汉竹编著●健康爱家系列

一穴一方对症按摩

刘乃刚 主编

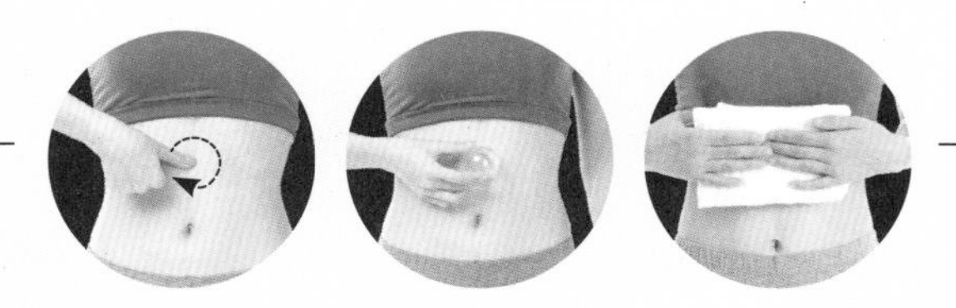

汉竹图书微博
http://weibo.com/hanzhutushu

江苏凤凰科学技术出版社
全国百佳图书出版单位

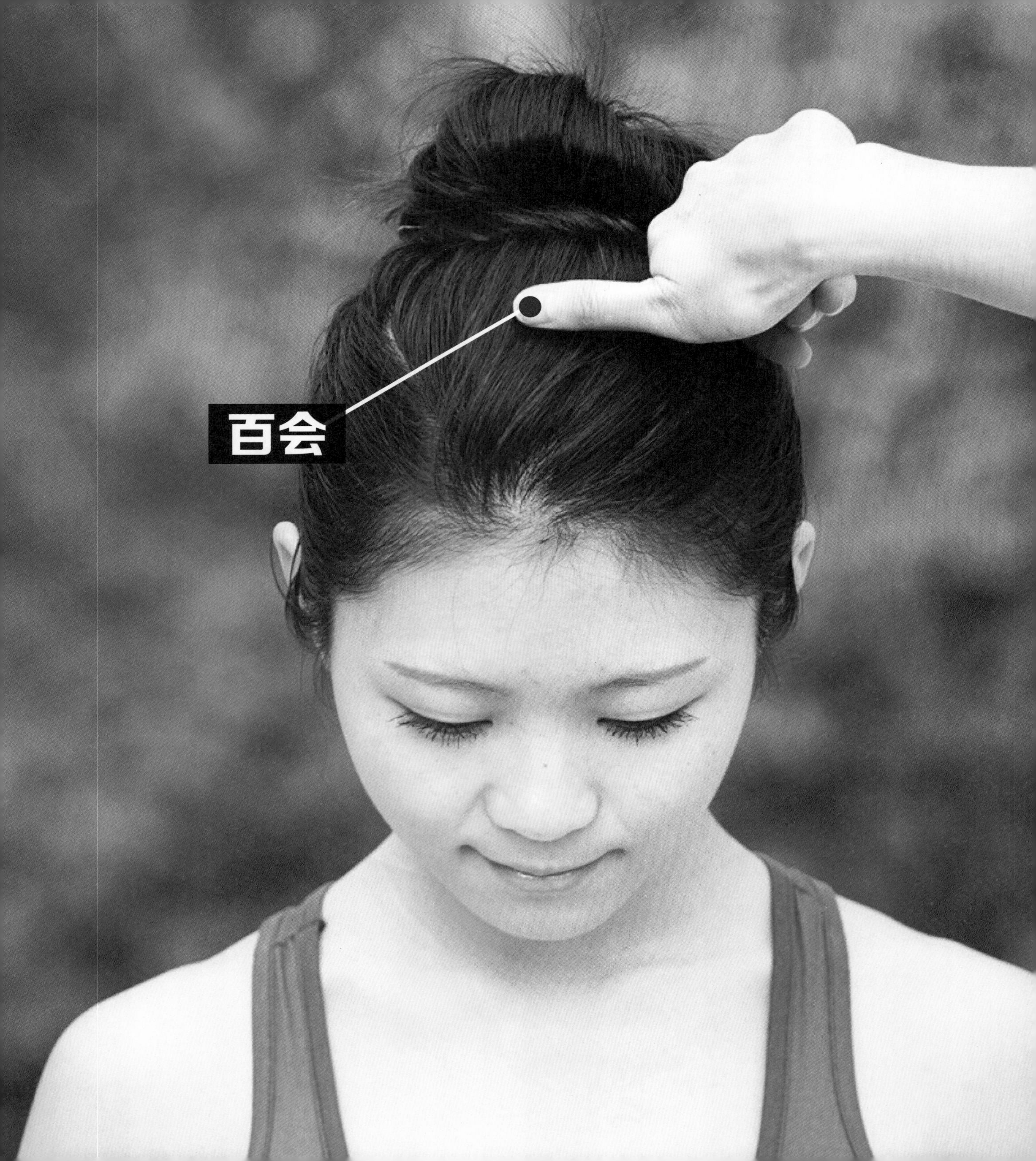
百会

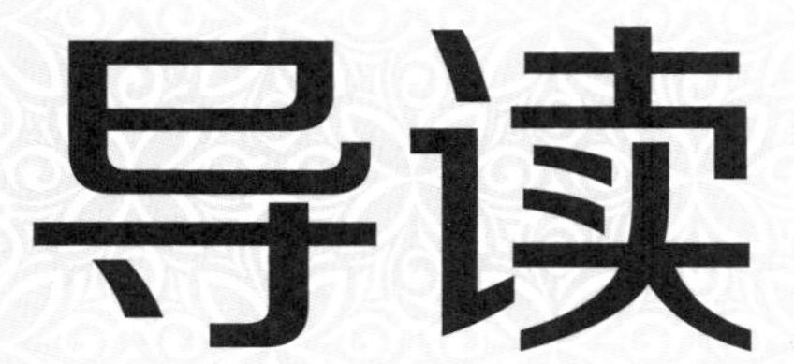

你知道穴位按摩也可以治病吗？
哪些小妙招可以缓解病痛？
八大救命穴是什么？
……

按摩一些穴位可以改善人体的亚健康状态，让人们远离疾病，缓解病痛。书中列举了各个年龄段的常见病症及多发病，配合彩色图片，生动形象，能对症找准穴位，用对穴位。一穴对应多种方法，揉一揉、刮一刮，简单易行。

本书的作者刘乃刚博士通过多年的临床经验，总结了不同病症的穴位治疗方法，结合按摩、艾灸、拔罐、刮痧及各种小妙招，常见的各种不适病症都能找到治疗方法，还讲解了日常生活的注意事项，让不懂养生理论的你也能在家轻松为自己治疗疾患。

主编：刘乃刚　**副主编：**李石良　唐学章　张慧芳
编委：史榕荇　贾云芳　张永旺　胥荣东　王　旭
李　辉　吴建敏　陈　剑

四季养生穴位

春季保肝 （太冲穴、风池穴、足三里穴）

疏肝理气

中医认为，肝气旺于春季，故应当以养肝为主。而肝气宜舒畅，“百病生于气”，肝气不畅，则人体的气血、津液都会受到影响，从而生病。此外，“菜花黄，痴人忙”，春天也最易患精神疾病，更应当调畅情志，疏通气血。春季可每天按摩太冲穴 10~30 分钟。按摩此穴符合肝的特性，能使脏腑之气舒畅，调畅气血。

助阳气

春季，阳气始生，万物得阳而生长。中医有“春夏养阳”之说，以助长自身的阳气。应该早睡早起，“人卧血归于肝”，这样更利于养肝，同时，早起可以吸收阳气。

而“头为诸阳之会”，《养生论》指出“春三月，每朝梳头一二百下，寿自高”，梳头可以疏通头部气血，从而增强阳气的生发，增强抗病能力。“风池”即风居住的地方，是胆经的穴位，按之可以助阳气和肝气。按摩时，双手拇指按压于颈后的风池穴部位，每日轻轻按压 10~30 分钟。

养肝先健脾

中医里有五行、五脏、五味相对应的说法，肝在五行中属木，脾在五行中属土。木能克土，即肝气旺盛会影响到脾胃，而气血的生化有赖于良好的脾胃功能，若气血不足，肝血就无以充养，体质就会下降，容易受到疾病侵袭，故应该健脾胃。春天应多吃甜（对应脾）的食物，以加强脾的功能，而要少吃酸（对应肝）的食物，避免肝火过旺。春季可每日按摩足三里穴 10~30 分钟，艾灸效果也很好。

春季预防感冒

春季气候忽冷忽热，应该适当地增减衣服，以防感冒。多喝水，多吃些禽蛋、鱼类等富含蛋白质的食物，以及含维生素较丰富的蔬菜等。居住环境要注意通风，加强锻炼，增强体质，以提高自身免疫力。

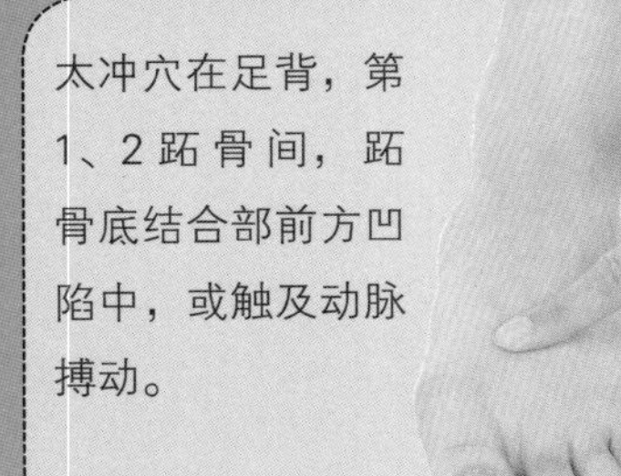

太冲穴在足背，第 1、2 跖骨间，跖骨底结合部前方凹陷中，或触及动脉搏动。

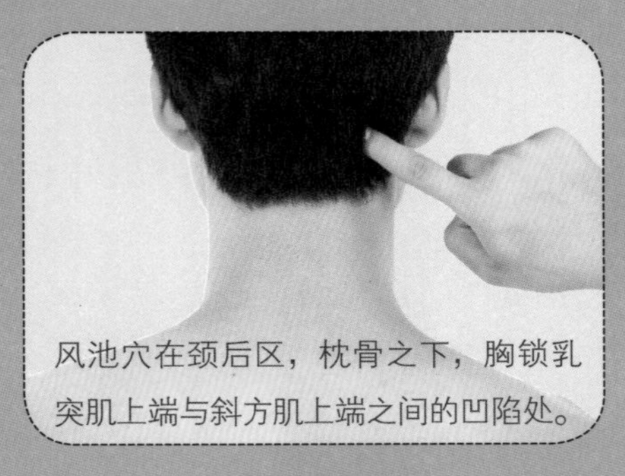

风池穴在颈后区，枕骨之下，胸锁乳突肌上端与斜方肌上端之间的凹陷处。

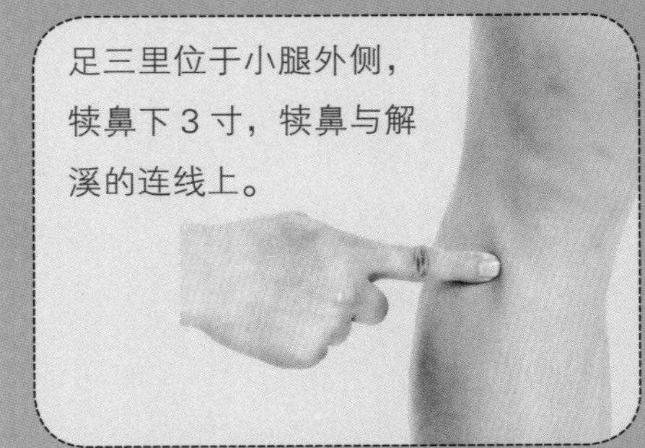

足三里位于小腿外侧，犊鼻下 3 寸，犊鼻与解溪的连线上。

夏季养心（百会穴、阴陵泉穴、印堂穴）

养心安神

夏季火旺，与心的功能相符，心主血脉，藏神，故夏应当养心。“心者，君主之官，神明出焉”，可见心为一身之主，脏腑百骸都听命于心。气候炎热的季节，人的“心”容易烦躁，即是这个原因。因此，夏季养心，可选取头部的特效穴位。比如百会穴，又名三阳五会，夏季每日按摩此穴 10~15 分钟，既可安神定志，又可醒脑开窍。因为该穴位居于头上，可以提升阳气。

谨防湿邪

夏季多雨，气候湿润，暑湿之邪容易侵犯人体，阻滞经络。夏季应防止湿邪侵犯人体。五行中土可以克水，而脾属土，可选脾经穴位进行按摩。阴陵泉是脾经的合穴，即脾经经气注入的部位，可以治疗脾虚，水湿不运。夏季每日按摩此穴 10~15 分钟，既可充养人体气血，又可防止湿邪侵犯。

护养阳气

夏季仍须护养体内阳气，使之保持充沛。夏天既要善处阴凉以避大热，又要避免过食冷饮，以防伤阳。可以用中指点按印堂穴，另外，每天用拇指和食指捏起眉间的皮肤稍向上拉 100 次左右，就能感受到一种发胀的感觉向两侧放散，之后就会感到头脑特别清醒，眼睛也特别亮。

夏季预防腹泻

在夏天由于酷暑难耐，很多人都将空调温度调得很低，或吃过多的冷饮，从而引起腹泻。治疗腹泻可以多用按摩的方法。

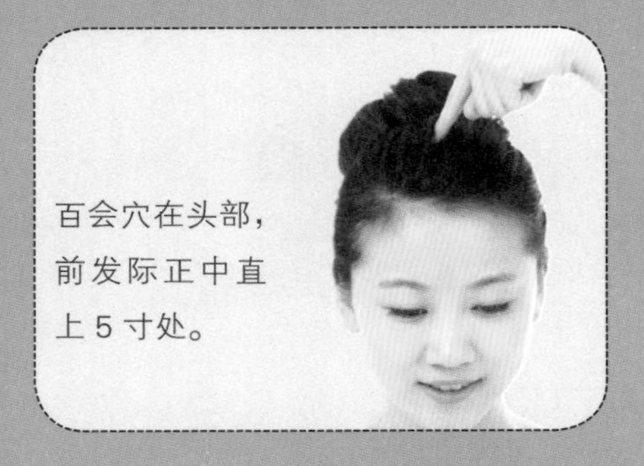

百会穴在头部，前发际正中直上 5 寸处。

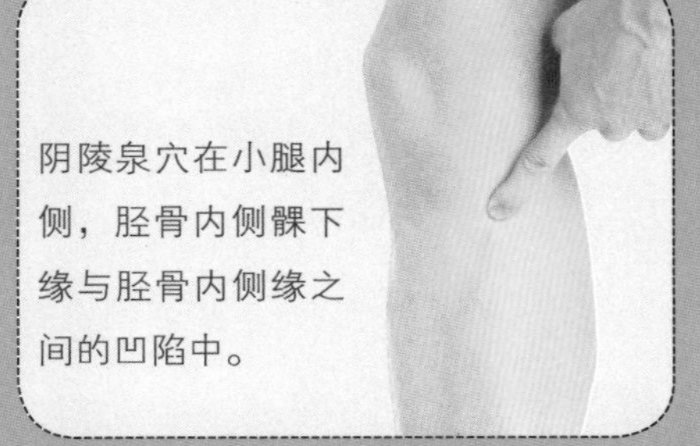

阴陵泉穴在小腿内侧，胫骨内侧髁下缘与胫骨内侧缘之间的凹陷中。

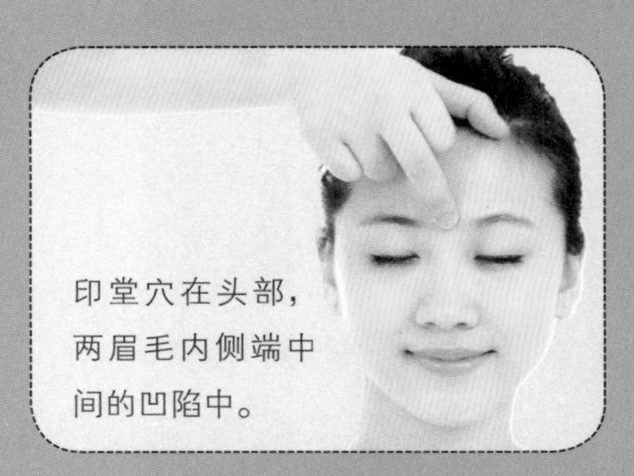

印堂穴在头部，两眉毛内侧端中间的凹陷中。

秋季润肺（列缺穴、曲池穴、合谷穴）

滋阴养肺

秋季，万物成熟，阳气开始收敛，阴气开始渐长。秋高气爽，天气干燥，应该注意保护精气，保养津液。秋在五行中属金，肺属金，金可以制造武器，具有肃杀之气。“秋者阴气始下，故万物收”，秋季应该养肺，增强其收敛、肃杀作用，尤以养肺阴为主。列缺穴是肺经的络穴，又是八脉交会穴之一，通任脉，可治疗肺系病症。同时还可治疗头颈病，即“头项寻列缺”。每日按摩列缺穴 10~15 分钟，可以补养肺气。因列缺穴通任脉，故还可以养肺阴。

防燥润燥

秋季燥气当令，人体容易受到燥邪的侵袭。无论温燥、凉燥，都以皮肤干燥、体液缺乏为特征。清燥祛热可按摩曲池穴。它是手阳明大肠经的合穴，即大肠经经气汇入的地方。每天阳气最盛的时候，即下午 1~3 点钟，按摩曲池穴 2 分钟，可起到很好的清热效果。

秋季的后半段，热气逐渐下去了，天气转凉，于是凉燥就开始通过口鼻来侵袭我们的身体，此时，除了按摩肺经上的列缺穴和大肠经的曲池穴之外，还要加上大肠经的合谷穴。合谷穴是大肠经的元气经过和留止的部位，属养生康复要穴。另外，肺与大肠相表里（在《黄帝内经》中，称外部为表，包括皮肤毛发；称内部为里，指内在脏器），它们之间总是相互影响，相互作用。因此，合谷穴既可疏风散寒解表，又能养肺润燥，治疗病种多不胜数。

秋季预防便秘

秋季干燥，燥邪易耗人津液，会出现燥证，常见症状有口干、皮肤干燥甚至皲裂等。秋季预防便秘要多补水，饮食上多吃滋阴润燥的食物，避免摄入过多辛辣之物。养成良好的生活习惯，生活起居规律，定时排便，积极参加体育活动，保持舒畅的心情，这些都有助于改善便秘。预防便秘可采用摩腹法。左手在下，右手叠于其上，按在脐部，稍用力做顺时针揉动 30 次。然后逐渐扩大范围，摩全腹 50 次，左腹 30 次。也可用掌心按揉神阙穴（即肚脐）50 次，会感到腹部有肠鸣。

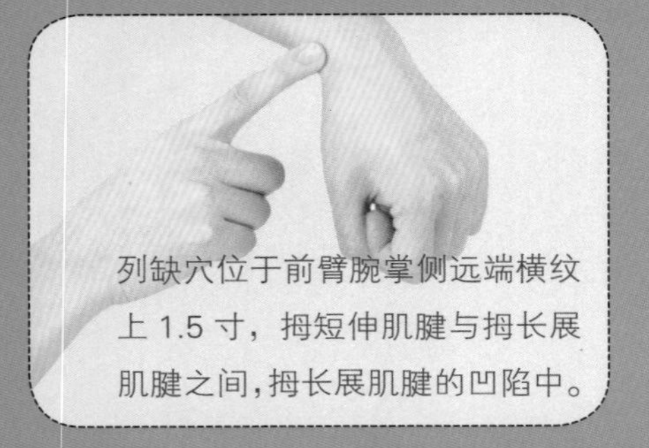

列缺穴位于前臂腕掌侧远端横纹上 1.5 寸，拇短伸肌腱与拇长展肌腱之间，拇长展肌腱的凹陷中。

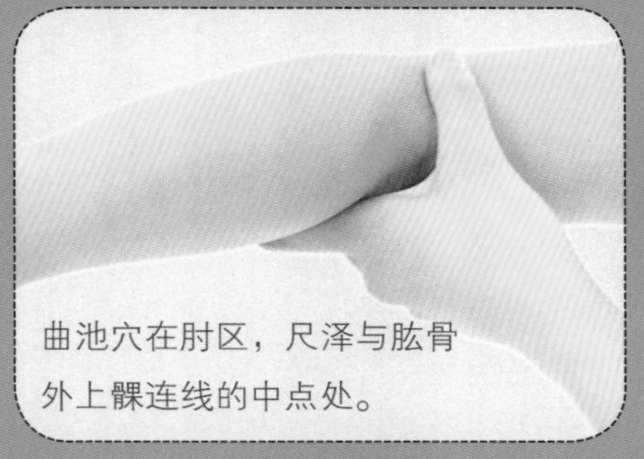

曲池穴在肘区，尺泽与肱骨外上髁连线的中点处。

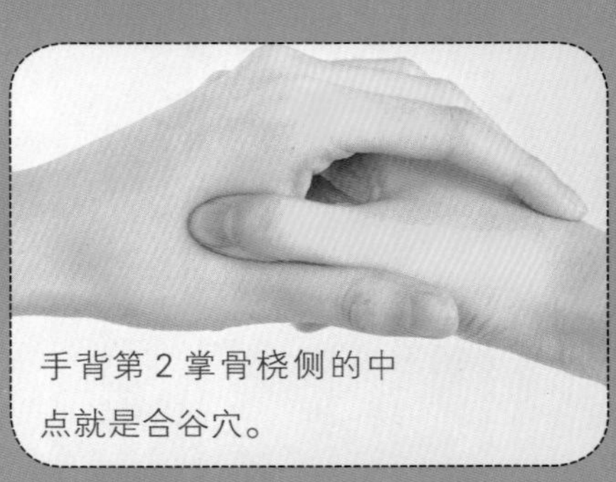

手背第 2 掌骨桡侧的中点就是合谷穴。

冬季补肾（足三里穴、关元穴、肾俞穴、太溪穴）

保养精气

冬季，万物蛰藏，阴寒极盛，阳气闭藏。养生应该以养阴为主，以养藏为本。“秋冬养阴”，应该早睡晚起，注意保暖，饮食宜热。冬主封藏，与肾的生理特性相似。大家都知道，精气的充养，必须靠后天脾胃吸收的水谷之气，所以除了吃温热的食物外，还应该主动按摩足三里穴，以增强脾胃的功能，补养后天精气，达到充养肾中精气的目的。

南北有别

冬季对人体的主要危害是寒气，但南北方有差别，南方寒湿较重，北方则以寒气为主。南方人在冬季养生，要以温阳化湿为原则。每天晚上用艾灸的方法艾灸脐下 3 寸的关元穴 5 分钟，然后喝一杯温开水。北方的冬季，除了寒冷还夹杂着燥气，所以北方人冬季养生，既要温阳，还要注意防燥，适当滋阴。太溪穴是足少阴肾经的腧穴，具有滋补肾阴、降火的作用。可以坚持刺激关元穴、肾俞穴、太溪穴。每天晚上临睡前 1 小时，先泡脚 20 分钟，然后按揉脚踝内两侧的太溪穴 5 分钟。之后艾灸关元穴 5 分钟，再艾灸两侧肾俞穴 5 分钟。

冬季预防呼吸道疾病

冬季天气寒冷，人们喜欢待在室内，把暖气开得十足，并使用加湿器给室内加湿。这样时间长了，由于室内外温度和湿度差异较大，很容易患上呼吸道疾病。因此，冬天室内暖气温度最好控制在 20℃左右，并要多开窗通风，保持室内空气清新。最好早晚各开 1 次，每次通风时间不要少于 30 分钟。饮食上要多吃水果和蔬菜，来补充足够的维生素。夜晚经常按摩太溪穴、足三里穴以提升人体免疫力，预防常见的呼吸道疾病。

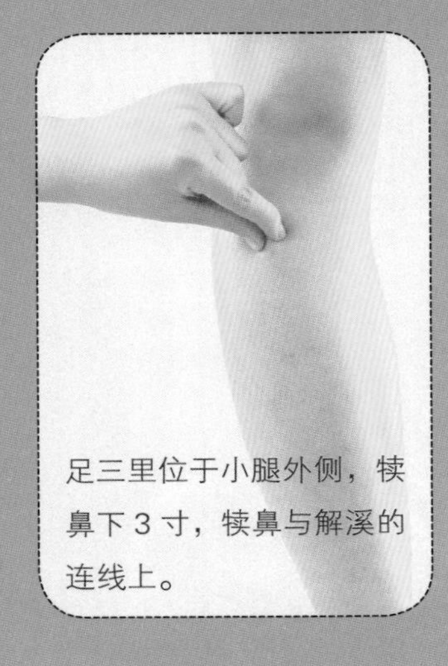

足三里位于小腿外侧，犊鼻下 3 寸，犊鼻与解溪的连线上。

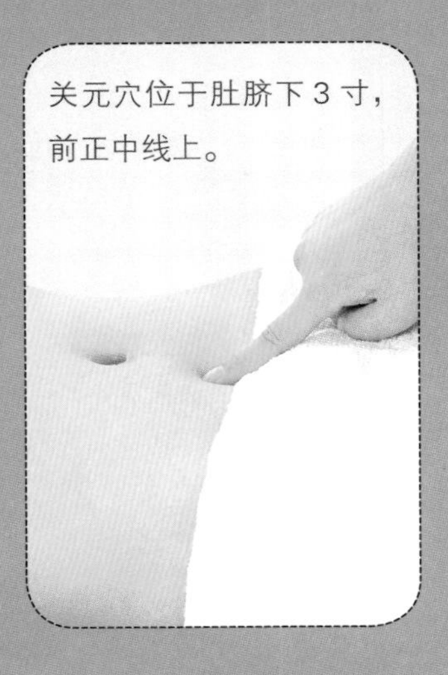

关元穴位于肚脐下 3 寸，前正中线上。

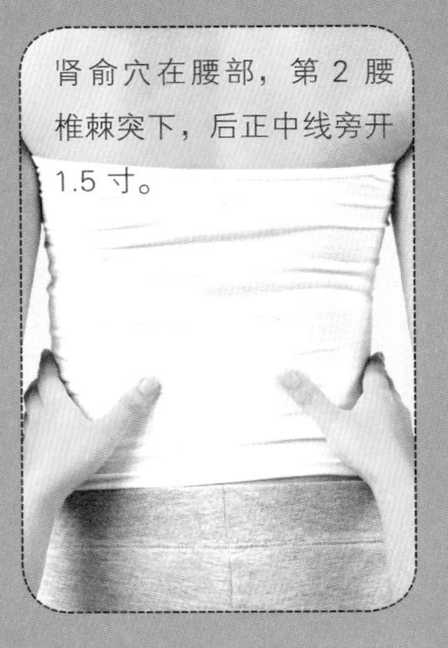

肾俞穴在腰部，第 2 腰椎棘突下，后正中线旁开 1.5 寸。

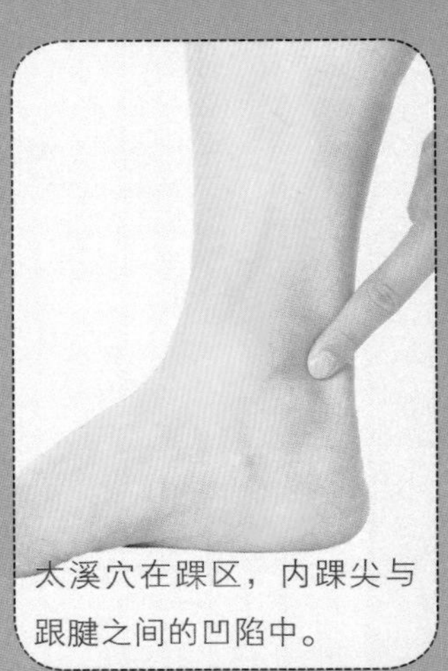

太溪穴在踝区，内踝尖与跟腱之间的凹陷中。

目录

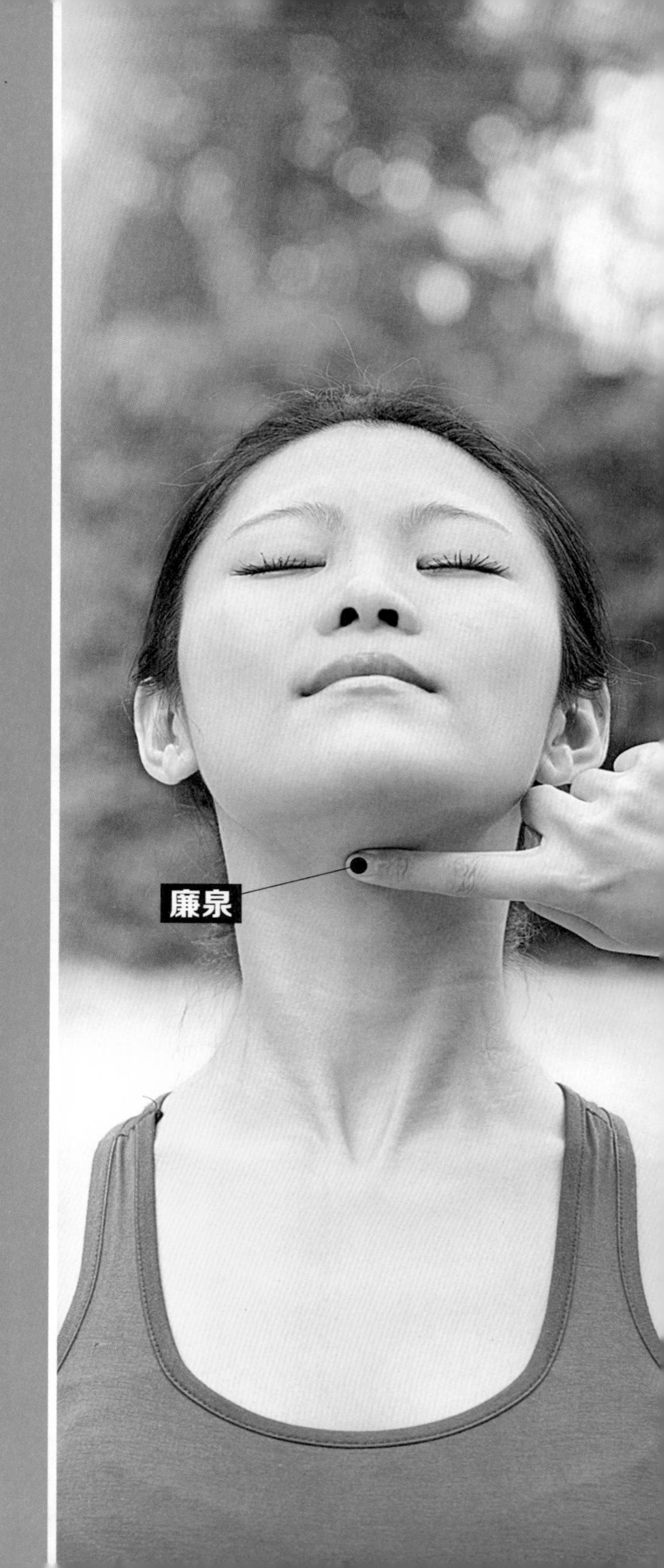

第二章 管用！常见病穴位按摩 /33

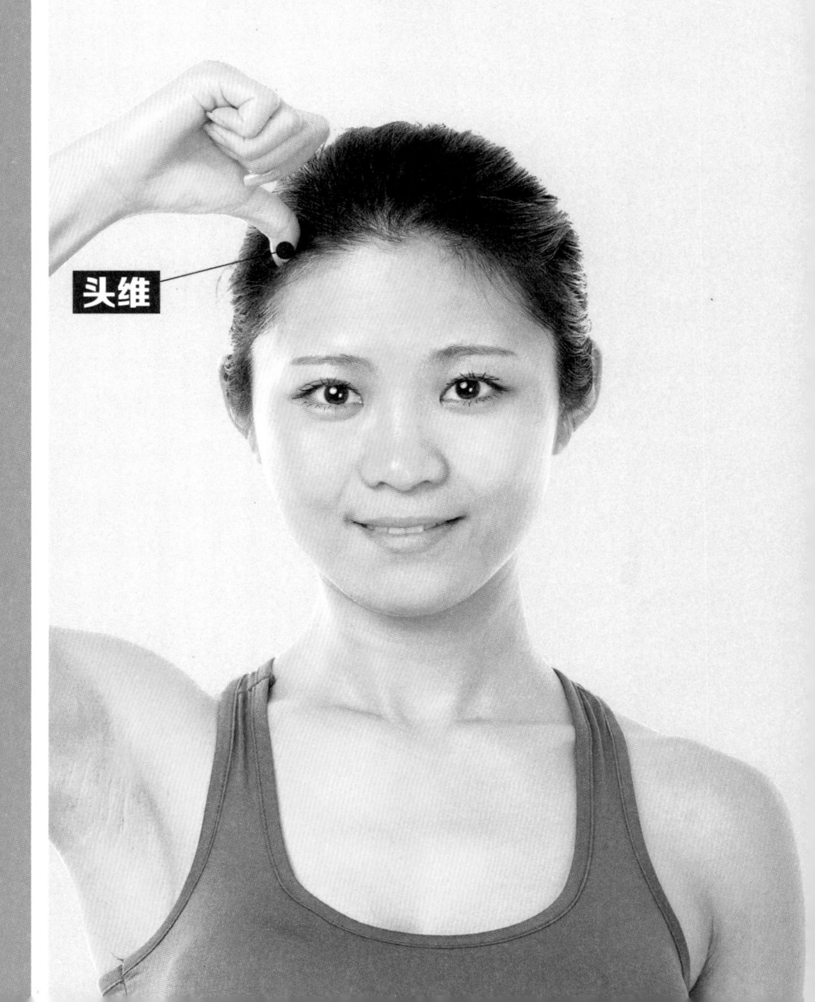

第三章 特效穴改善亚健康，身心都舒畅 /95

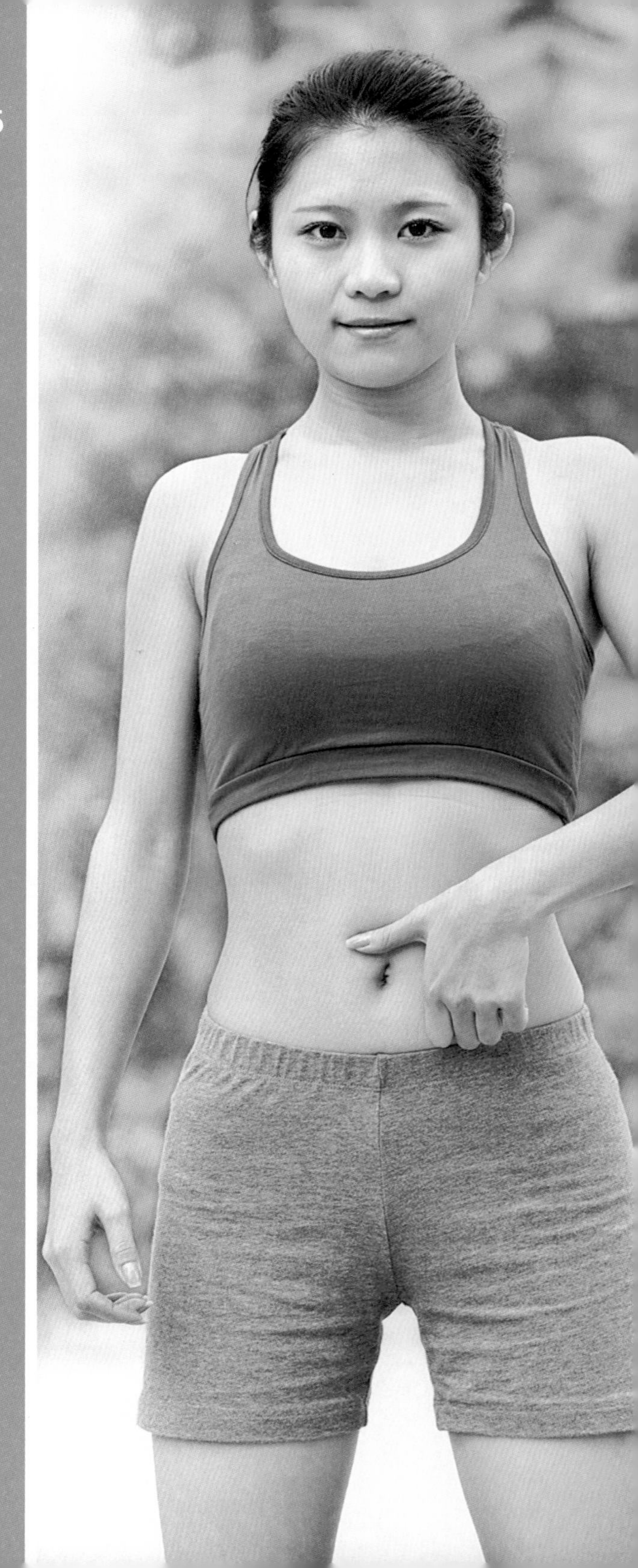

第四章 专用人体穴位，呵护全家健康 /139

呵护女性的奇效穴位 /140

关爱男性的奇效穴位 /156

强壮孩子的奇效穴位 /176

附录 教你八大奇效穴！关键时刻解烦忧 /184

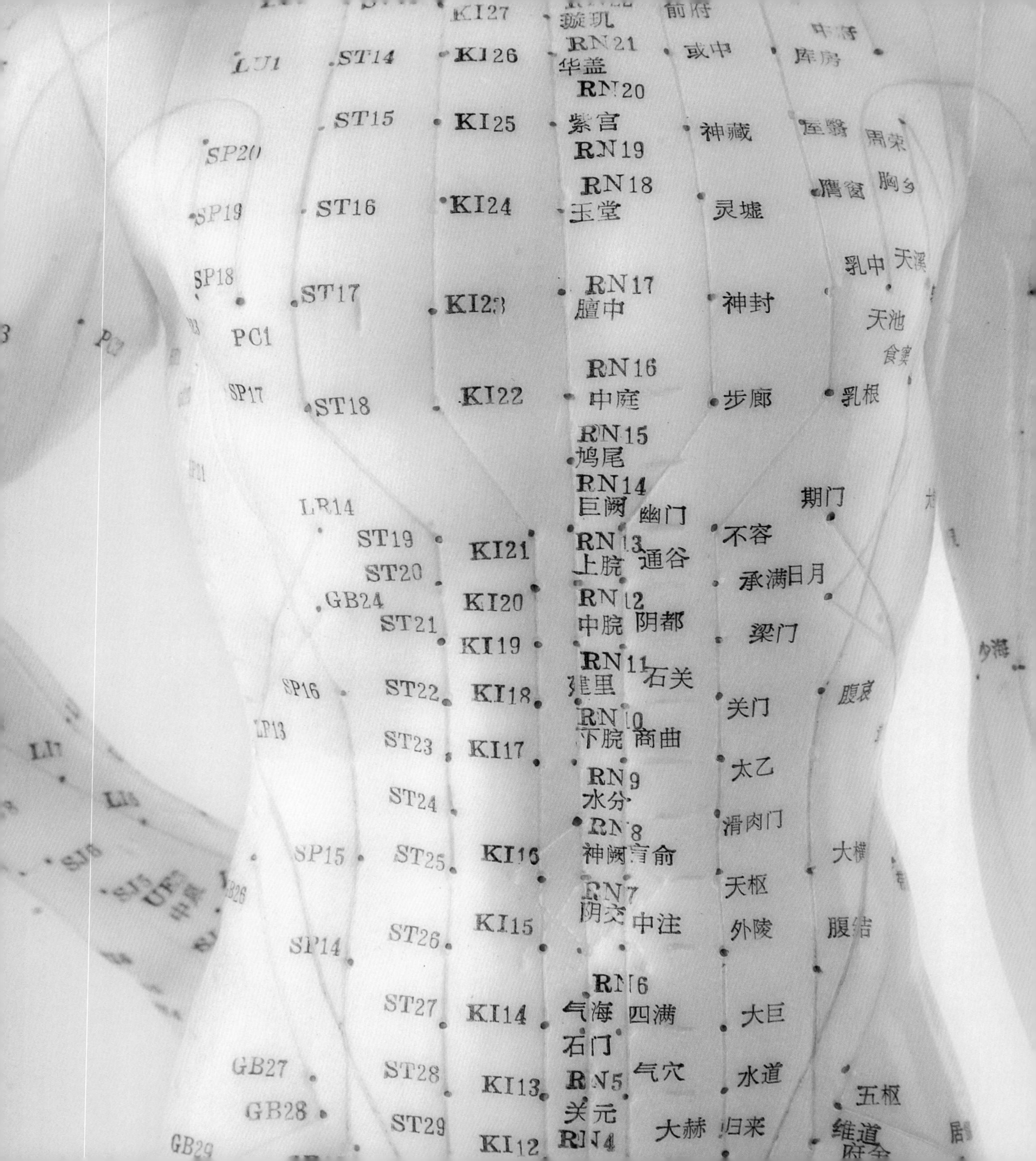

KI27 璇玑 前府 中府
LU1 ST14 KI26 RN21 或中 库房
华盖
RN20
ST15 KI25 紫宫 神藏 屋翳 周荣
SP20 RN19
RN18 膺窗 胸乡
SP19 ST16 KI24 玉堂 灵墟
乳中 天溪
SP18 ST17 KI23 RN17 神封
膻中 天池
PC1 食窦
RN16
SP17 ST18 KI22 中庭 步廊 乳根
RN15
鸠尾
RN14 期门
LR14 巨阙 幽门
ST19 KI21 RN13 不容
上脘 通谷
ST20 承满 日月
GB24 KI20 RN12
ST21 中脘 阴都 梁门
KI19
RN11 石关 少海
SP16 ST22 KI18 建里 腹哀
RN10 关门
LR13 ST23 KI17 下脘 商曲
太乙
ST24 RN9
水分
RN8 滑肉门
SP15 ST25 KI16 神阙 肓俞 大横
RN7 天枢
阴交 中注
SP14 ST26 KI15 外陵 腹结
RN6
ST27 KI14 气海 四满 大巨
石门
GB27 ST28 KI13 RN5 气穴 水道 五枢
GB28 关元
ST29 大赫 归来 维道
GB29 KI12 RN4 府舍

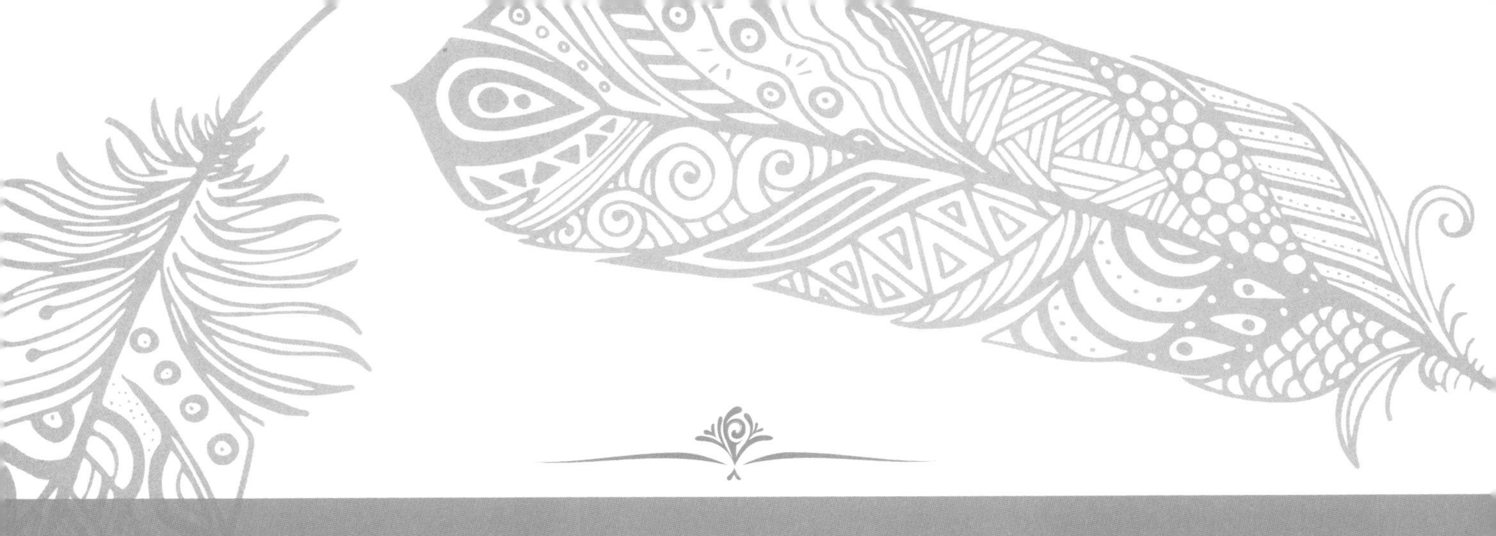

第一章
提前了解这些让你事半功倍

人体有很多特效穴位，轻轻按一按、拍一拍往往能解决一些亚健康的状态，省去了看病吃药的痛苦和去医院的辛劳。

人们都知道艾灸和拔罐能治疗一些常见病症，但是却有很多禁忌。有些特殊人群、人体的某些部位和一些特殊情况不能拔罐和艾灸，如孕妇的神阙穴。

本章将一一告诉你取穴的基本方法，艾灸、拔罐的适用人群及应用禁忌，常识性的知识配以取穴图片，通俗易懂，并有让你一学就会的按摩方法，不出门就可以安心解决病痛。

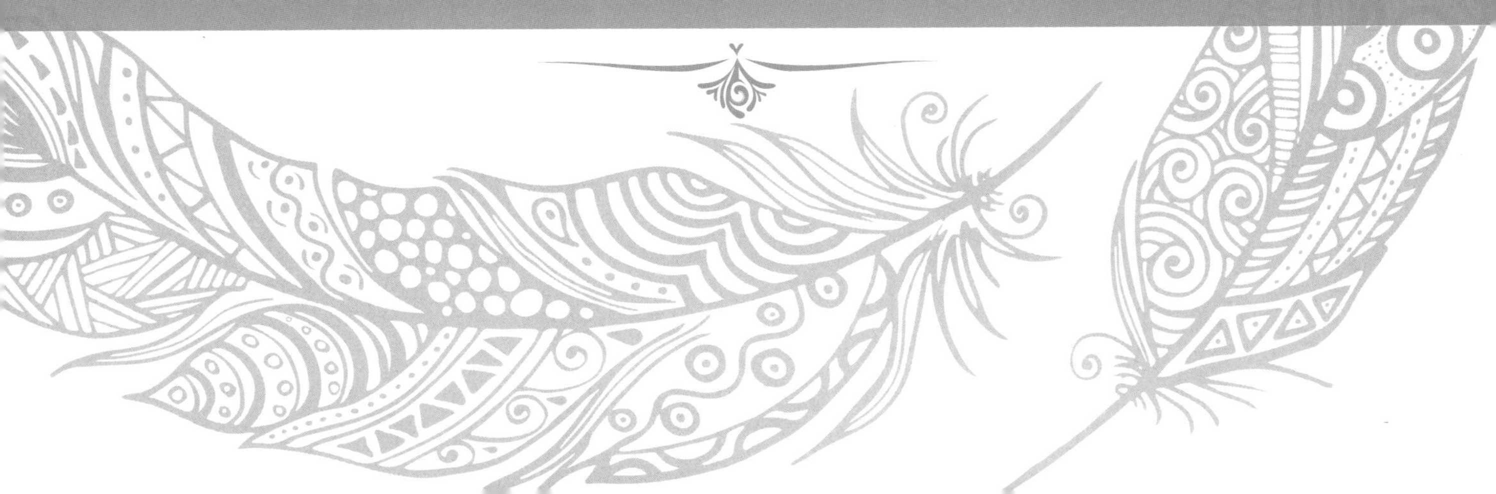

每个养生穴位都能治病

人体的每一个穴位都相当于一味中药，都是我们祖先用身体试验过的，只要你学会使用经络，轻轻用手指按一按，用刮痧板刮一刮，或者用艾灸、拔罐方法，可以打通人体经脉气血，从而达到缓解疼痛，甚至治愈疾病的目的。

经络穴位，人体自带治病良药

经络是人体气血运行的“交通图”

经络，即人体气血运行的通道。其中，大的、纵行的、主干条的，称之为“经”；小的、横行的、支线条的，则称之为“络”；两者相合统称为“经络”。正是由于经络“内属于脏腑，外络于肢节”，有连贯全身的功能，才使人体形成了一个有机的、不可分割的整体。因此，中医历来有“经脉者，所以决生死、处百病、调虚实，不可不通”的说法。经络主要包括经脉和络脉，经脉有十二经脉、奇经八脉以及附属于十二经脉的十二经别、十二经筋、十二皮部；络脉包括十五络脉和难以计数的浮络、孙络等。经络彼此连接、相互联系，将人体的四肢百骸、五脏六腑联络起来。人体通过经络系统调节气血阴阳，从而使机体保持相对平衡。

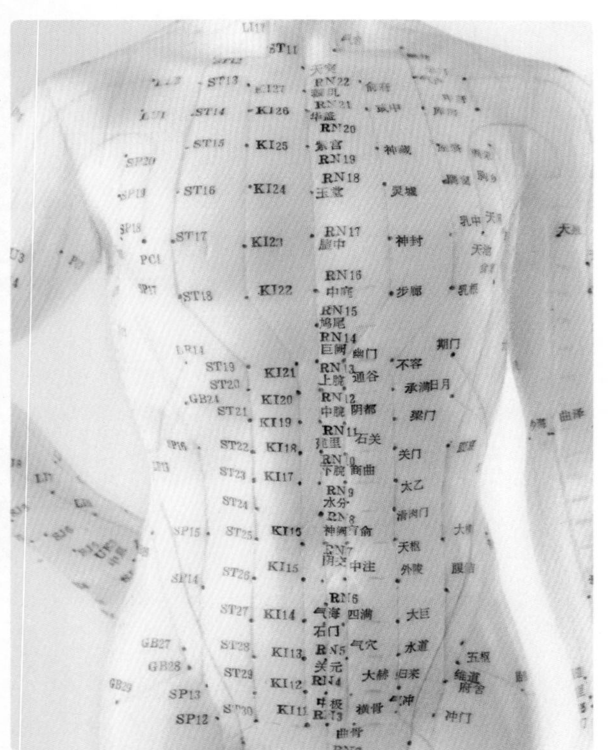

穴位是治疗人体疾病的“关键点”

如果说经络是气血运行传输的通道，是一条条线，那么，穴位就是气血停留汇聚的地方所形成的一个个点。人体的健康与疾病，通常都会通过其相对应的穴位做出一定程度的反应和提示。例如，背部心俞穴、肺俞穴处若发生剧烈疼痛，则往往提示存在心肺病变或其他相关疾病的可能，这就是中医所讲的“经穴——脏腑相关”。穴位按摩疗法是指通过各种肢体动作，尤其是手指产生的一种力学刺激，刺激穴位以治疗疾病的方法。对穴位进行按摩时，被刺激的部位因受到神经反射的影响，不仅局部组织的血液循环和新陈代谢会明显加快，还会使皮肤、肌肉的温度增高，营养状况得到改善，从而增强身体的抗病能力。按摩疗法不仅在防治疾病、维持身体健康方面具有一定的作用，而且在调节情绪、心理和精神状态方面，更具有明显的效果。

不出错的找穴方法

对穴位进行按摩时，要想达到预期的良好效果，那么取穴一定要准确。下面这几种常见的取穴方法，不仅方便易行，且准确度高。以此为依据，可以让你轻松找准穴位。

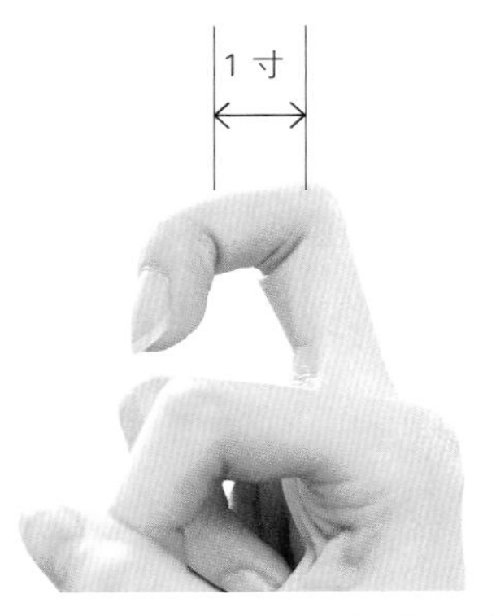

中指同身寸：以中指中节屈曲时内侧两端纹头之间的距离长度为 1 寸。

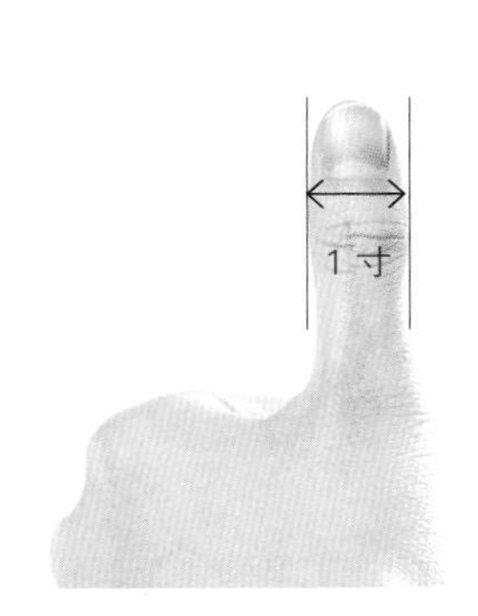

拇指同身寸：以自己拇指指关节的横向宽度为 1 寸。

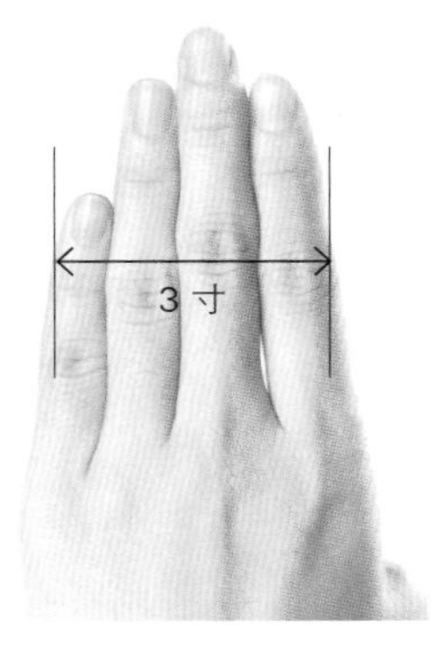

横指同身寸：将自己的食指、中指、无名指、小指并拢，以中指中节横纹处为标准，四指的宽度为 3 寸。

简易取穴定位法

简易取穴定位法是临床上常用的一种简便易行的取穴方法，虽然不适用所有穴位，但是操作方法简便，容易记忆。

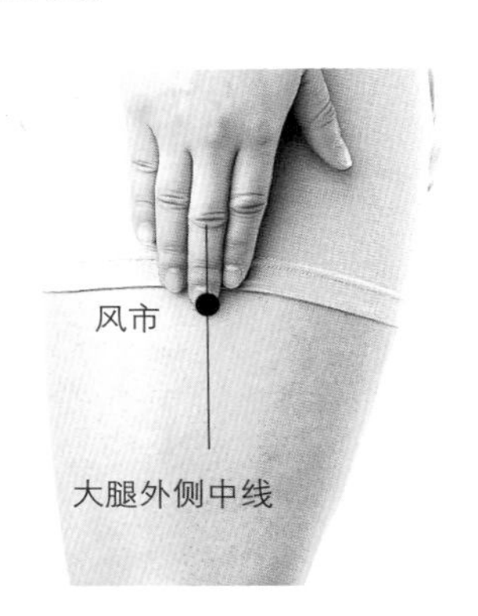

风市穴：立正，大腿外侧中指指端所指处即是。

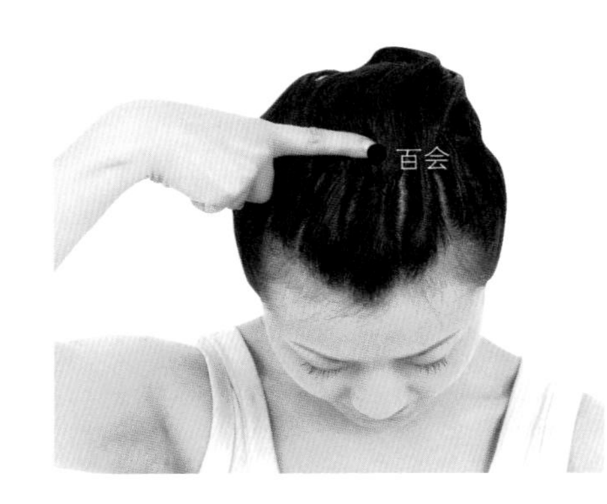

百会穴：两耳尖直上连线的中点即是。

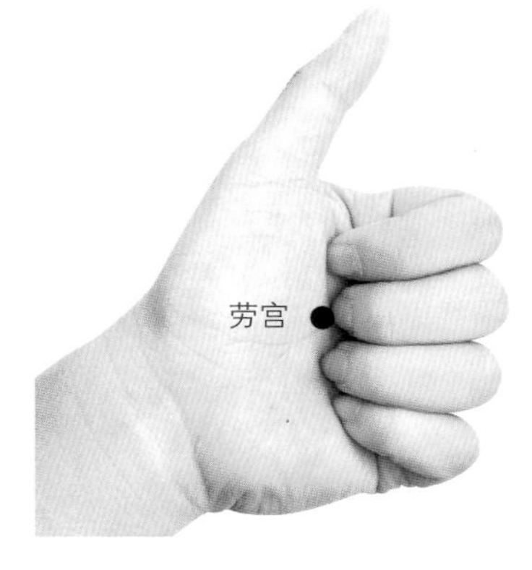

劳宫穴：半握拳，中指指尖压在掌心的第 1 横纹处即是。

体表标志定位法

这是根据人体体表标志而定取穴位的方法。人体体表标志，可分为固定标志和活动标志两种。固定标志，是指不受人体活动影响而固定不移的标志，比如五官轮廓、指（趾）甲等。以肚脐为标志，其上 1 寸是水分穴，其下 1 寸是阴交穴，左右旁开 4 寸是大横穴。活动标志，是指利用关节、肌肉、皮肤等随意活动而出现的孔隙、凹陷、皱纹等作为取穴的标志。如让手掌五指在同一平面，拇指与其余四指呈 90 度，拇指根部两个肌腱间的凹陷处就是阳溪穴。

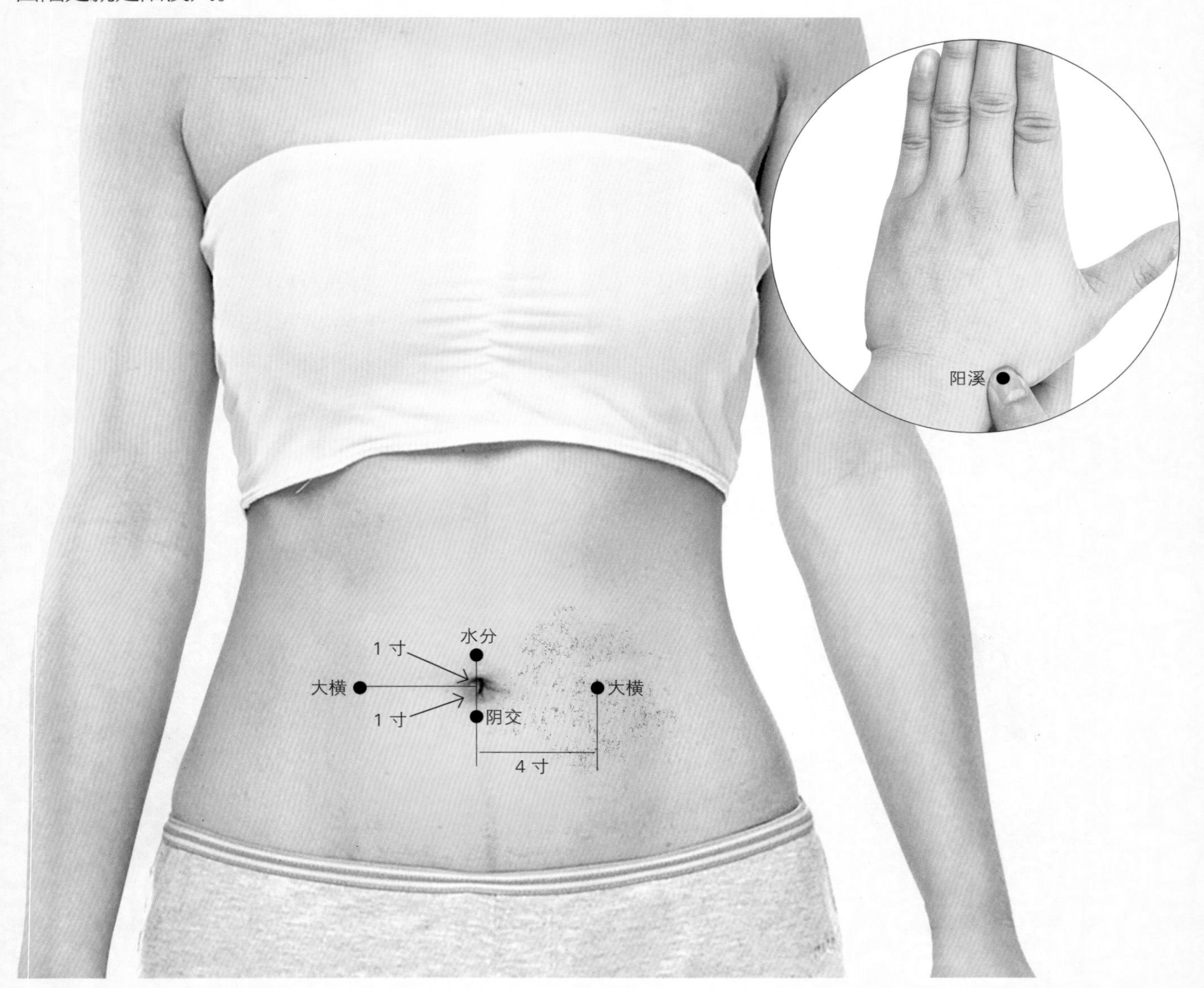

全身常用骨度分寸定位法

骨度分寸定位是指将全身各部以骨节为主要标志，规定其长短，并依其比例折算作为定穴的标准。此种方法，不论男女、老少、高矮、胖瘦都适用，从而解决了在不同人身上定穴的难题。

部位	起止点	骨度（寸）	度量
头面部	前发际正中至后发际正中	12	直寸
	眉间（印堂）至前发际正中	3	直寸
	两额角发际（头维）之间	9	横寸
	耳后两乳突间	9	横寸
胸腹胁部	胸骨上窝（天突）至剑胸结合中点（歧骨）	9	直寸
	剑胸结合中点（歧骨）至脐中（神阙）	8	直寸
	脐中（神阙）至耻骨联合上缘（曲骨）	5	直寸
	两乳头之间	8	横寸
	两肩胛骨喙突内侧缘（近脊柱侧）之间	12	横寸
背腰部	肩胛骨内缘（近脊柱侧）至后正中线	3	横寸
上肢部	腋前纹头、腋后纹头至肘横纹（平尺骨鹰嘴）	9	直寸
	肘横纹（平尺骨鹰嘴）至腕掌（背）侧远端横纹	12	直寸
下肢部	耻骨联合上缘（曲骨）至髌底	18	直寸
	髌底至髌尖	2	直寸
	胫骨内侧髁下方（阴陵泉）至内踝尖	13	直寸
	股骨大转子至腘横纹	19	直寸
	臀沟至腘横纹	14	直寸
	腘横纹到外踝尖	16	直寸
	内踝尖至足底	3	直寸

常用骨度分寸示意图（正面）

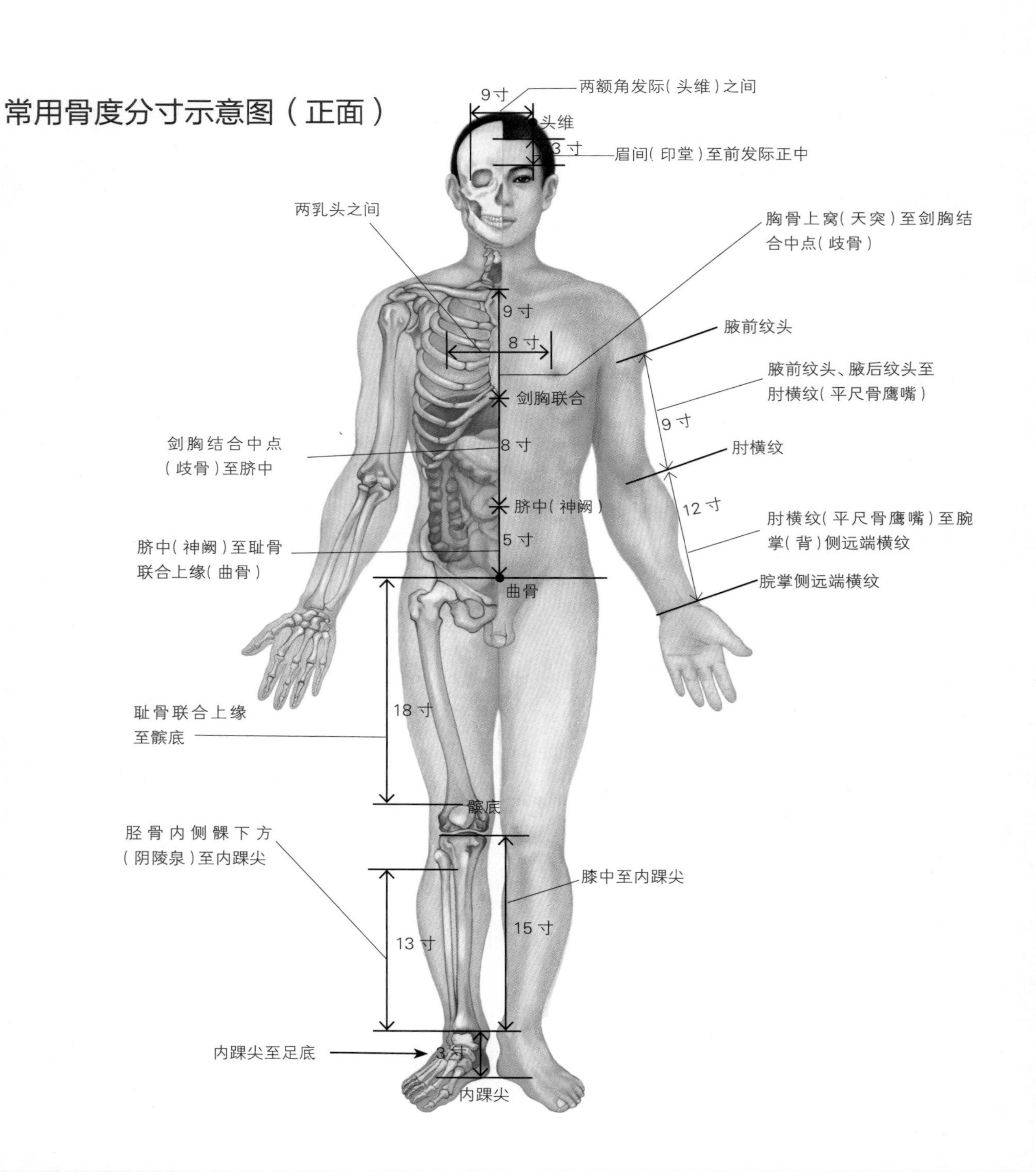

常用骨度分寸示意图（后面和侧面）

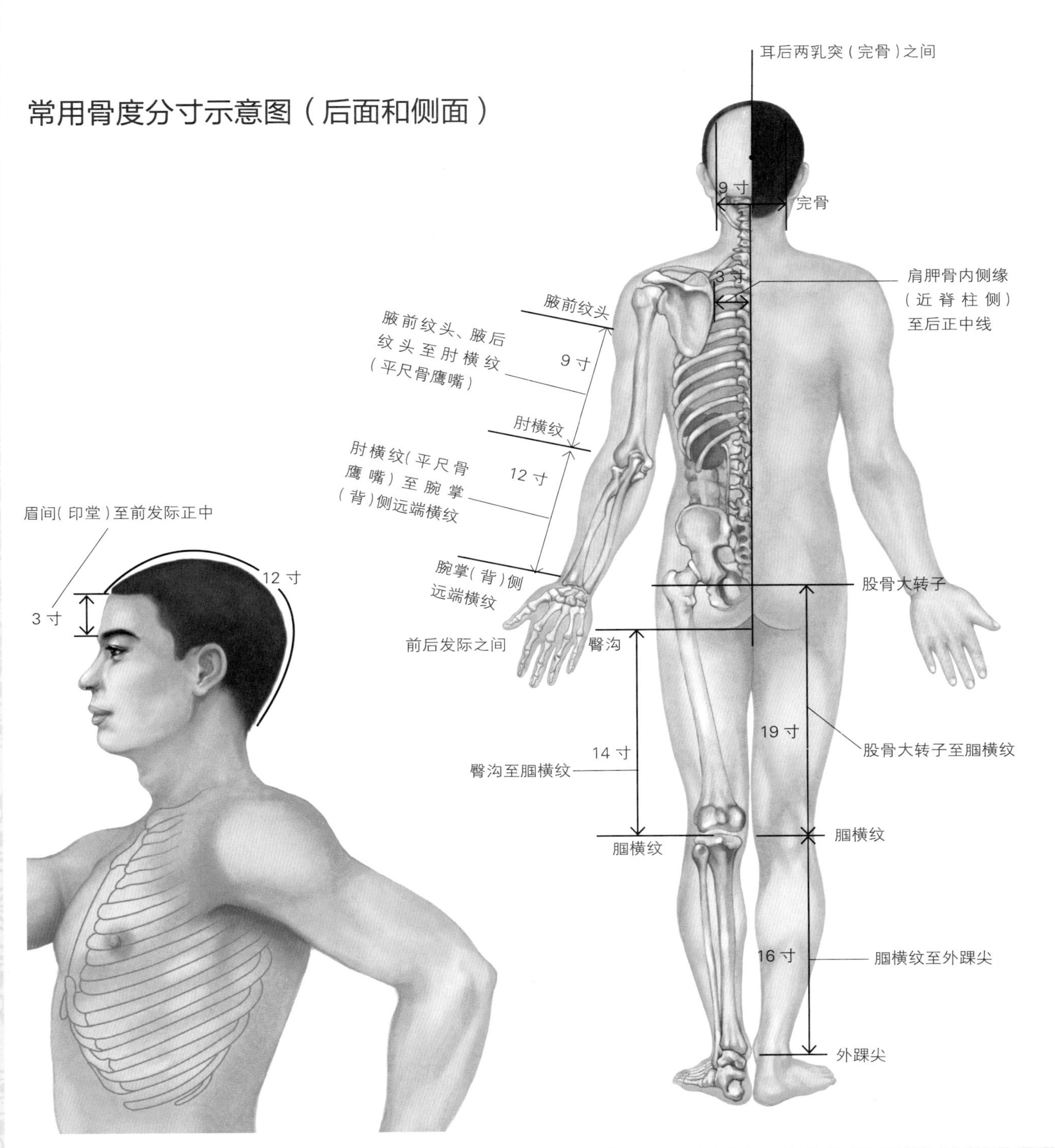

一学就会的按摩手法

点法

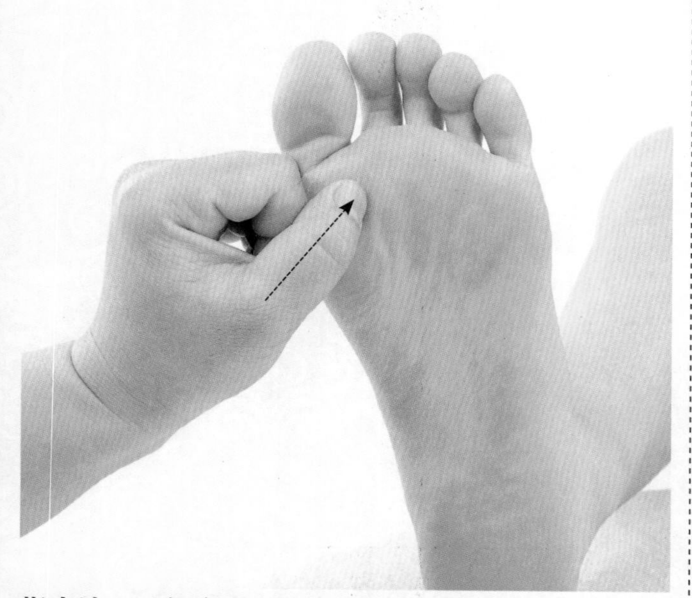

指点法：手握空拳，拇指伸直紧贴食指，以拇指指端着力于施术部位或穴位，持续点压。力量由轻到重，达最大力时停留，并重复。

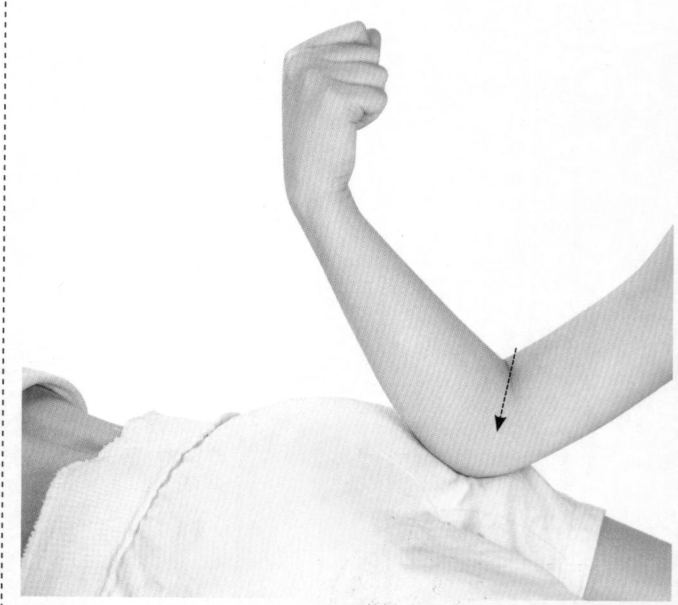

肘点法：用肘尖着力于施术部位或穴位上。通过上半身的重力，进行持续点压。

按法

分指按和掌按两种。用手指或手掌面着力于施术部位或穴位上，做垂直的按压，停留片刻，然后慢慢松开，再做重复按压。动作要平稳，不可用力过猛或突然用力。患骨质疏松者不宜使用。

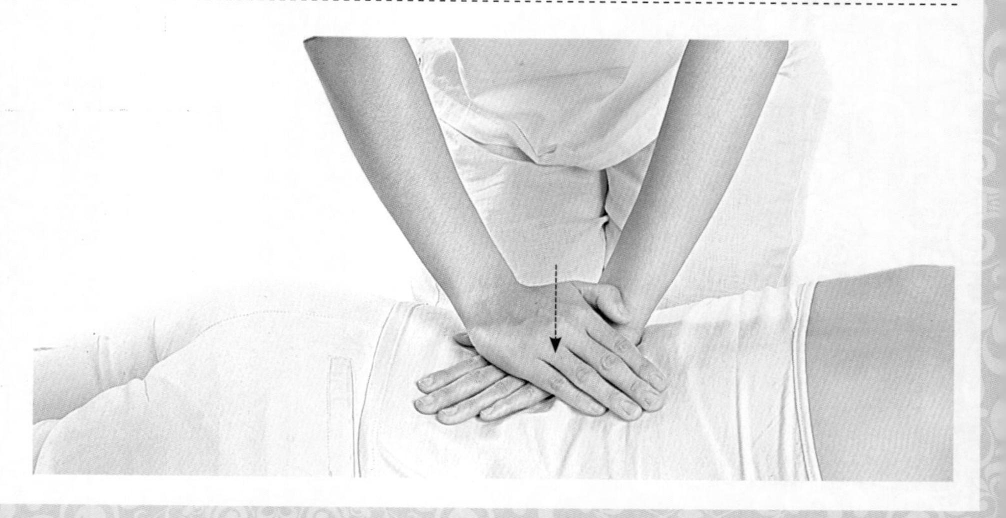

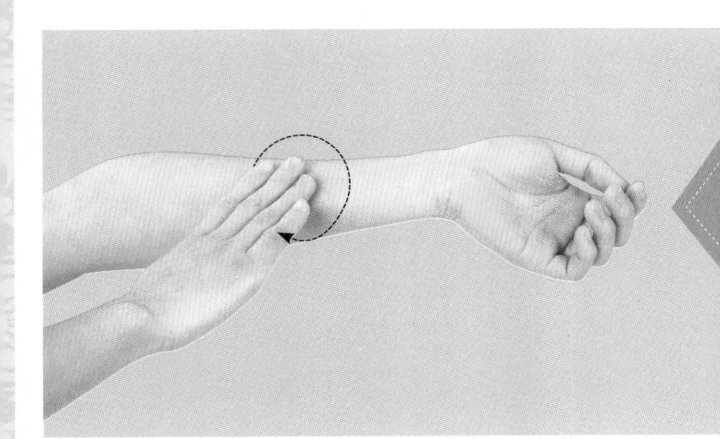

摩法

以手指或手掌在皮肤上做回旋性摩动，称为摩法。其中以指面摩动的称指摩法，用掌面摩动的称掌摩法。

推法

以手指或手掌贴紧皮肤，然后以按而送之的按摩方法做直线推动。动作不宜过快过猛，撒手时动作宜缓如抽丝。

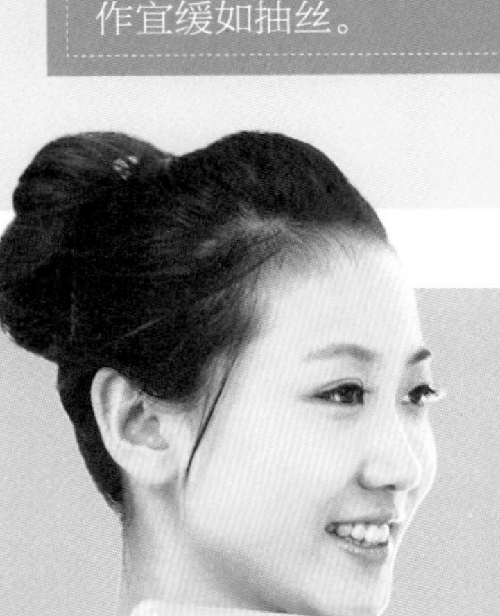

拿法

用拇指与食指、中指相对应，捏住某一部位或穴位，逐渐合力内收，并做持续性的上提动作。

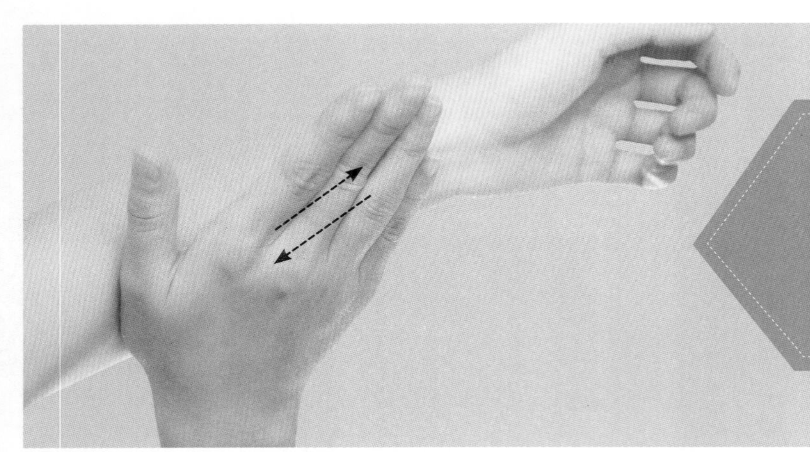

擦法

用手掌紧贴皮肤，并稍用力下压，做上下或左右的来回直线运动，擦时可以用掌擦，也可以用大、小鱼际擦。

揉法

用手指或手掌在人体局部组织做轻柔、和缓的回旋揉动。揉法可促进肌肉和皮下脂肪的新陈代谢。

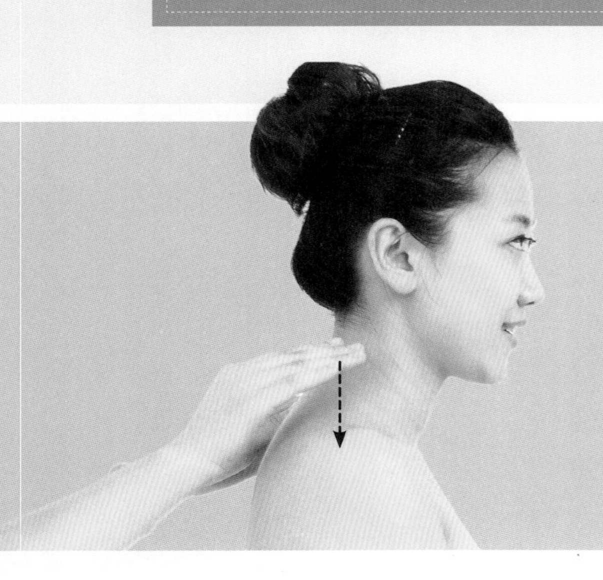

拍击法

可单手或双手轻轻拍击体表经络或穴位，以促进血液循环，舒展筋骨，还可快速缓解疲劳。

每个穴位都可以按摩吗

我们都知道按摩是生活中比较实用的保健治疗方法之一，一些常见病通过这种方法能得到缓解甚至治愈。但是在一些特殊情况下是禁止的，了解按摩的方法和禁忌情况有助于疾病的治疗。

哪些情况不能按摩

不可忽略的细节：按摩前，施术者必须先洗净双手，以保持手指的清洁和温暖；指甲应修磨圆钝，并解除有碍按摩的物品（如戒指），以免损伤皮肤。按摩时的室内温度要适宜，一般在20~25℃为宜，以免患者受寒着凉，引发疾病。按摩时，可根据按摩时间的不同，选择不同手法及经络路线。例如，清晨按摩，主要是唤醒机体组织，刺激的力度可稍稍轻微一些，选择穴位的范围可小一些；晚间按摩，则要促进体内代谢产物的排泄，让疲劳的肌肉得到恢复，刺激的力度可稍重一些，选择穴位的范围可扩大一些。按摩时，手法一般应轻柔舒适，切不可粗暴。特别是眼睛周围部位，只要给以轻轻触压即可；皮肤松弛者，可采取轻轻拍击的手法。按摩时，以皮肤微热为标准；为了增强皮肤的润滑度，可在局部涂抹些按摩霜或油脂，以促进按摩效果或吸收按摩所产生的热量，防止因温度过高造成皮肤的伤害。

以下情形不宜按摩：①有急、慢性传染病，如麻疹、结核、脊髓灰质炎等。②有骨科疾病，如骨折、关节脱位、骨肿瘤等。③有严重心脏、肝脏、肾脏疾病的患者。④患有恶性肿瘤、严重贫血，或久病体弱、极度虚弱的人。⑤患血小板减少性紫癜，或过敏性紫癜、血友病的患者。⑥患较大面积的皮肤疾病，或溃疡性皮炎的患者。⑦女性在月经期、妊娠期，某些特殊部位不可随意按压。⑧剧烈运动后、饮酒后、高热时不宜按摩。

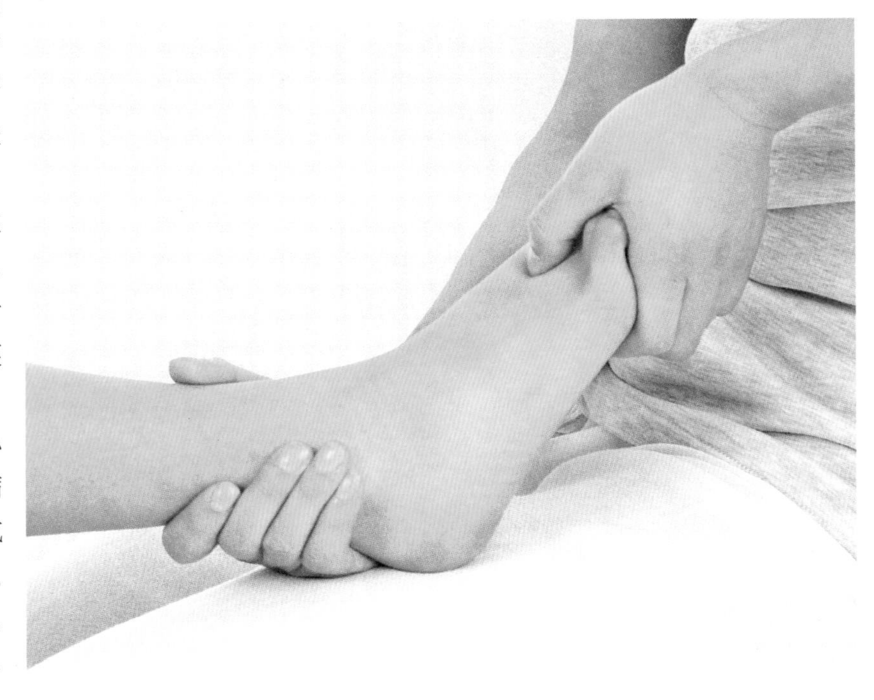

艾灸分哪几种

常用的 9 种传统艾灸方法

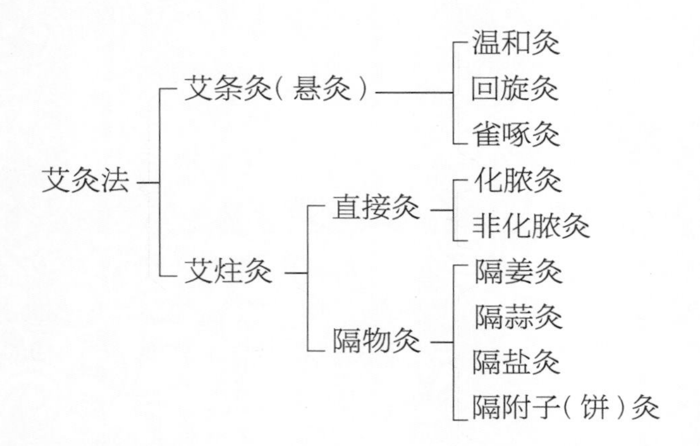

艾条灸

包括温和灸、回旋灸、雀啄灸。指用火燃烧艾卷的一端，置于离皮肤 2~3 厘米之处施行烫灸。由于艾火不接触皮肤，仅用手悬起施灸，故称“悬灸”。它的优点是操作方便，不易烧灼皮肤，除了五官之外，身体任何部位皆可使用，适合患者自己施灸。在实际操作过程中，三种灸法可以交替进行。

温和灸：点燃艾条，放于施灸部位之上，距皮肤 2~3 厘米，起初可以较接近皮肤，等到患者感觉太热时，再适当提高些，并固定在应灸之处，不要移动。灸时患者自觉有一股温热暖流，直达肌肤深部，有温热舒适感觉。施灸时，温热要保持均匀，不要时冷时热，更不要因过热而使患者皮肤灼热致痛。灸治时间每次 15~30 分钟，对痛证有镇静作用。

回旋灸：点燃艾条，对着施灸部位，调节好距离以后，使艾火沿着皮肤表面往复回旋移动，在较大范围内给患者一种舒适温和的刺激。每次灸治时间的长短，可视需要而定。此法适用于风湿痛、神经痛、神经麻痹等症。

雀啄灸：点燃艾条，对着施灸部位，使之接近皮肤，待有温热感后，再提高，一起一落，往返动作，如鸟之啄食。灸治时间短一些，一般 5~10 分钟，此法有兴奋作用。雀啄灸的热感要强于其他悬灸法，所以适用于急症和比较顽固的病症。

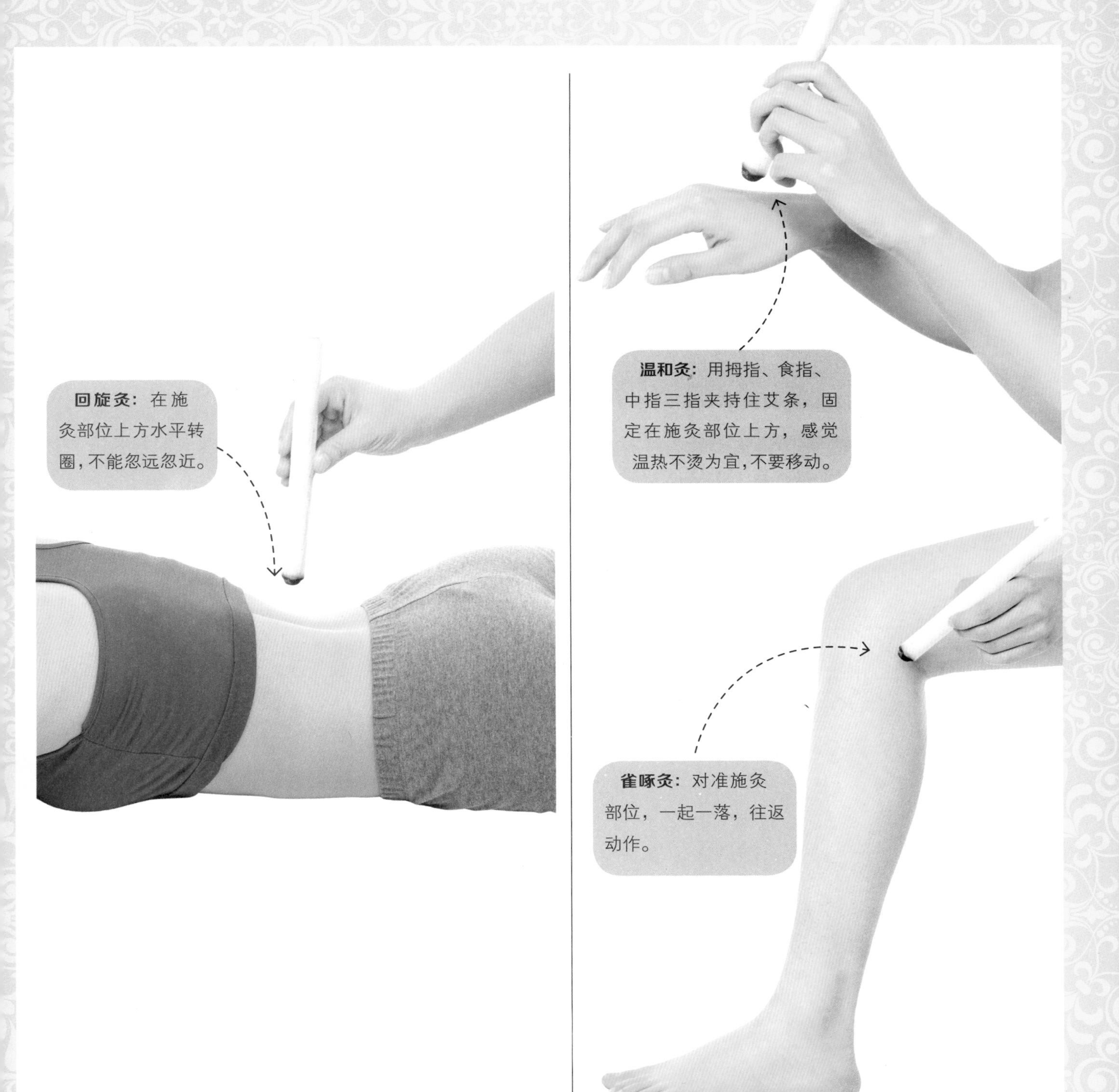
回旋灸：在施灸部位上方水平转圈，不能忽远忽近。
温和灸：用拇指、食指、中指三指夹持住艾条，固定在施灸部位上方，感觉温热不烫为宜，不要移动。
雀啄灸：对准施灸部位，一起一落，往返动作。

艾炷灸

艾炷灸是将纯净的艾绒搓捏成圆锥状（如麦粒大或半截枣核），大小不等，直接或间接置于穴位上施灸的一种技术操作。

隔姜灸：隔姜灸就是在皮肤和艾炷之间隔以姜片而施灸的一种方法。把生姜切成 0.3~0.5 厘米厚的薄片，贴在穴位上，然后把艾炷置于姜片上燃烧，每次以灸至局部皮肤轻度潮红为度。本法多用于虚寒病症，如胃寒呕吐、中寒腹痛、虚寒泄泻、风寒湿痹等症。

隔蒜灸：隔蒜灸又称蒜钱灸，是用蒜作为间隔物施灸的一种灸法。将大蒜切成约 0.3~0.5 厘米厚的薄片，铺在穴位上，把艾炷放在蒜上施灸，灸 3 壮另换蒜片。

疮疡需要大面积施灸者，可以将蒜头捣烂，铺贴于皮肤上施灸，此法多用于疮疡痈疽，有散结拔毒作用。灸时将艾炷置于疮头上施灸，如阴疮漫肿无头者，则先用湿纸覆于疮上，择其先干处施灸。

隔盐灸：隔盐灸是一种传统的艾灸疗法，已有一千多年的使用历史。在脐中央凹下处用细盐填满，并在盐上放艾炷施灸。如脐不凹陷或反突出者，用水调面粉，搓成条状围在脐旁四周，再将盐放入面圈内施灸。

此法在临床上用于中风脱证，有回阳复脉之功；亦可用于脾虚泄泻、中寒腹痛，有温中散寒、止痛和止泻的作用。

隔附子（饼）灸：隔附子（饼）灸是一种在皮肤和艾炷之间隔以附子而施灸的一种灸法。隔附子饼灸时，取生附子末，用水或酒调匀搓成饼，覆盖于患处，并置艾炷于附子饼上施灸，以灸至微热为度。注意不要使患者感觉太痛，只要施灸后皮肤微呈红色即可。此法用于气血俱虚或溃疡久不收口等阳气不足之症。

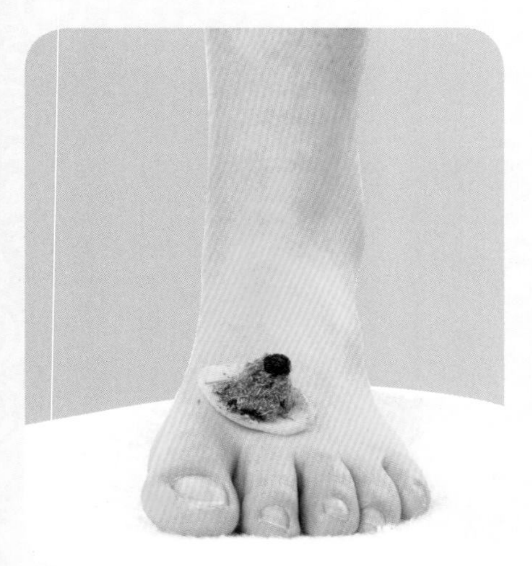

隔姜灸：将生姜切成 0.3~0.5 厘米厚的薄片放在穴位上，然后将艾炷放在上面燃烧。

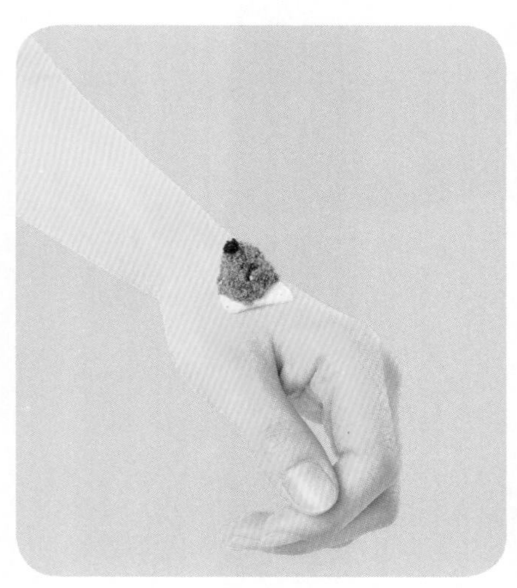

隔蒜灸：将 0.3~0.5 厘米厚的蒜片铺在穴位上，把艾炷放在蒜片上施灸。

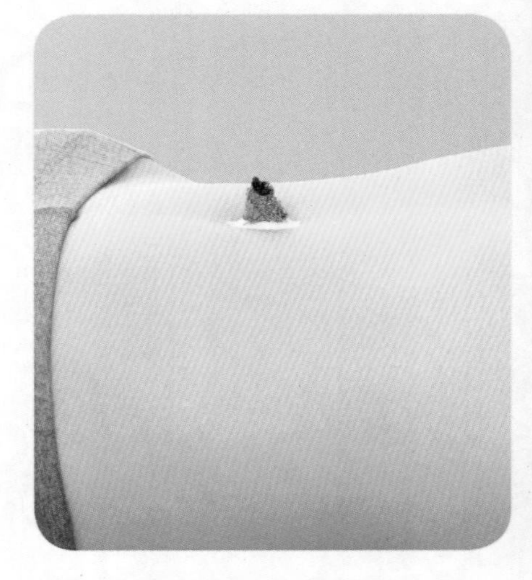

隔盐灸：用细盐将肚脐填满，上面再放艾炷燃烧。

艾灸的禁忌

艾灸有很多好处，而且方法简便又安全。古往今来，使用艾灸治疗的人无数，是老祖宗传下来的一种传统方法，但是有些人不能艾灸，还有一些情况也需要慎重对待。

哪些人不能艾灸

①急性病症如胃肠穿孔者。②不明原因的高热昏迷者。③身体极度虚弱者。④身体经过人工注射“硅胶”等丰胸美容之物者。⑤精神病患者及其他不适于艾灸的重症患者。⑥骨折、有创伤者。⑦无行为能力者。⑧戴隐形眼镜者不宜灸头面部。注意：不能艾灸，也是因时、因情形、因人而异，需要从辨证和得法的角度来施灸。

这些情况下不能艾灸

①极度疲劳。②过饥、过饱。③醉酒。④大汗淋漓、情绪不稳。⑤女性经期。注意：月经正常的女性，不需要艾灸，如果做了艾灸会增加出血量。但月经有血块、色黑、质暗者，需要在经期艾灸，这是一个很好的治疗时机。⑥某些传染病、高热、昏迷、抽风患者的生病期间。⑦身体极度衰竭，形瘦骨立的人群。

有些部位艾灸要慎重

不是所有穴位都能艾灸

古代文献记载的艾灸禁忌颇多，禁灸的穴位就有 45 穴之多。从现代的知识来看，有些穴位是不需要禁灸的，施灸反而有切实的效果。如灸鸠尾治癫痫，灸隐白治血崩，灸心俞治夜梦遗精，灸少商治鼻出血，灸犊鼻治关节炎，灸阳池治耳聋，灸白环俞治白带，灸石门治经闭，灸髀关、腰阳关、伏兔、阴市治疗下肢痿痹等。但有些禁忌是有道理的，因为这些穴位的部位归属，均分布于头面部、重要脏器和浅表大血管的附近，以及皮薄肉少筋结聚的部位。在头面部穴位如哑门、睛明施灸可能会留下瘢痕，大血管浅表处如人迎施灸容易损伤到血管。还有一些穴位位于手或足的掌侧或肢端，如中冲，这类穴位可能在施灸时较疼痛，易造成损伤。

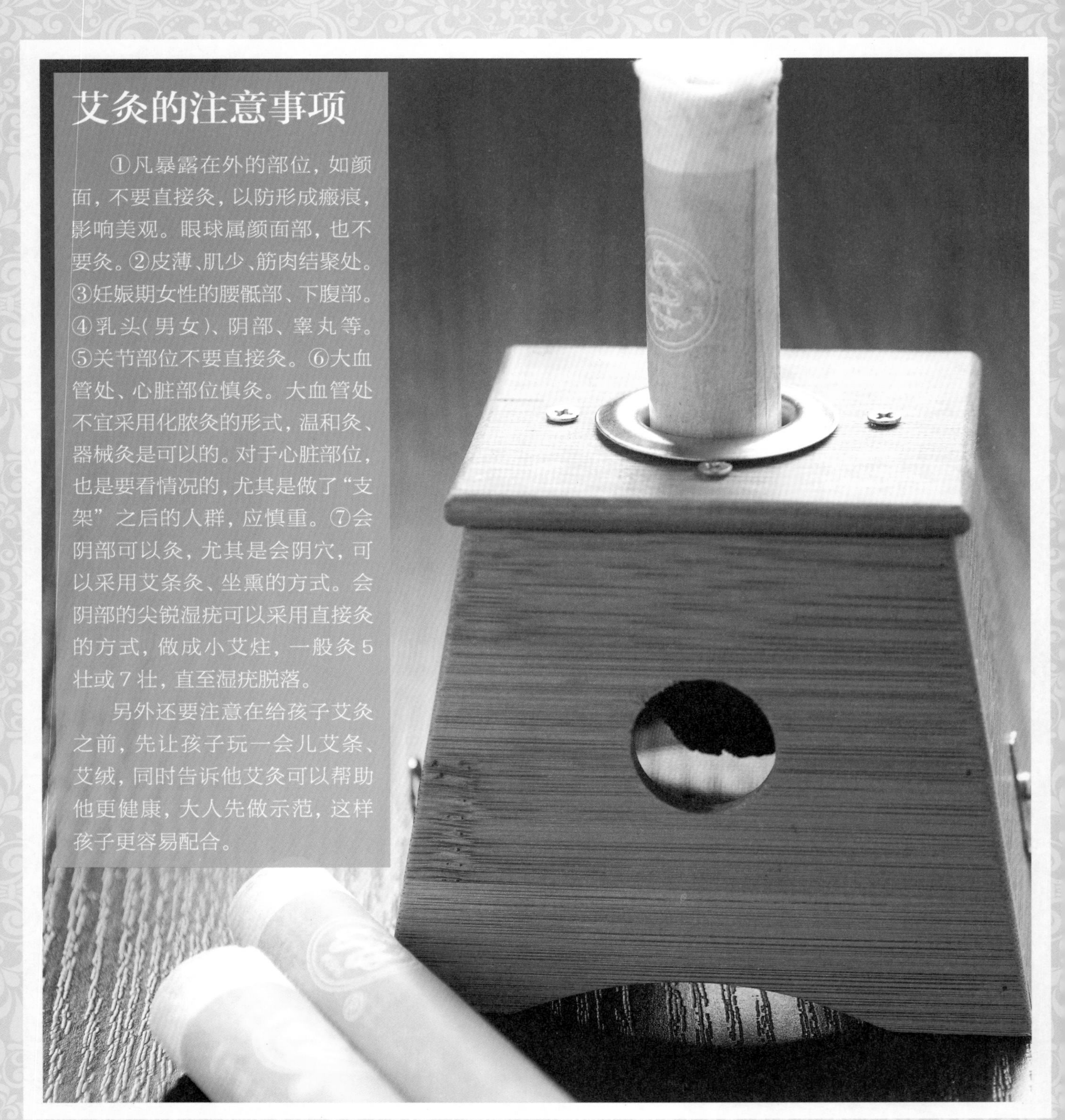

艾灸的注意事项

①凡暴露在外的部位，如颜面，不要直接灸，以防形成瘢痕，影响美观。眼球属颜面部，也不要灸。②皮薄、肌少、筋肉结聚处。③妊娠期女性的腰骶部、下腹部。④乳头(男女)、阴部、睾丸等。⑤关节部位不要直接灸。⑥大血管处、心脏部位慎灸。大血管处不宜采用化脓灸的形式，温和灸、器械灸是可以的。对于心脏部位，也是要看情况的，尤其是做了“支架”之后的人群，应慎重。⑦会阴部可以灸，尤其是会阴穴，可以采用艾条灸、坐熏的方式。会阴部的尖锐湿疣可以采用直接灸的方式，做成小艾炷，一般灸5壮或7壮，直至湿疣脱落。

另外还要注意在给孩子艾灸之前，先让孩子玩一会儿艾条、艾绒，同时告诉他艾灸可以帮助他更健康，大人先做示范，这样孩子更容易配合。

什么人适合拔罐

先天禀赋有强弱，饮食气味有厚薄，方位地势有差异，贫富苦乐各不相同，从而导致了人与人之间的体质差异。只有选择适合自己的个性化拔罐方案，才能将身体调理到最佳状态。

痰湿体质的肥胖人群

通常胖人体内的津液代谢不够畅通，容易产生痰湿，泛溢肌肤或停滞体内，从而形成肥胖。中医认为，人体内脾主运化水湿，是津液代谢的枢纽，一旦脾虚不运化，就会产生痰湿，因此，自古便有“脾为生痰之源”的说法。同时，脾虚还会使人气血不足，所以，胖人常见倦怠乏力、皮肤皖白，缺乏光泽等虚象。

体质偏热的瘦人

瘦人多火的意思是指那些怎么吃也不胖的瘦人，往往阳热偏盛，容易产生内热而上火。这类人通常属于肝肾阴虚水少，因而相对地阳热过盛、内热不断而引起上火。阴虚水少的人通常显得缺乏滋润，形体不充而瘦削，筋骨关节不柔软。内热上行、虚火上炎就会经常出现咽喉疼痛、小便发黄、失眠烦躁等症状。拔罐就宜选用养阴去火的穴位来调节。

脾胃虚弱的小儿

小儿肝常有余，脾常不足。儿童脏腑娇嫩、形气未充，脾胃的功能还较弱，所以生理上就容易出现饮食停滞、气血两虚的病症。儿童生机蓬勃，精力旺盛，肝气偏旺，故有“肝常有余”的生理特点。但是儿童的肝常有余也是相对来说的，儿童在生长发育的过程中脏腑功能也是逐渐趋于完善的，这样的生理特点预示了儿童病理上容易出现肝火上炎、肝阳上亢、肝气横逆、肝风内动的实证与虚证。所以儿童拔罐需要选择健脾疏肝的穴位。

血气方刚的青年人

青年人血气方刚，体质坚实，精力充沛，如果身体发育正常，一般不必服用补养之品。但是，现在青年人工作压力大，不注意劳逸结合，卫生保健意识缺乏，往往也感到身体虚弱，甚至失眠、健忘、多梦、食欲不振等。从中医辨证分析，大多属于心肾不交。拔罐就需要选择滋阴降火、交通心肾的穴位和方法。

40 岁以上亚健康人群

年过 40，阴气自半。《素问・阴阳应象大论》篇记载："人年四十，而阴气自半也。"从人体生理角度来讲，进入 40 岁以后，阴精衰减，肝肾渐虚，机体功能下降，多种退行性疾病也会应时而生。高血压肝阳上亢，阴虚化热，损伤津液，肝肾阴虚者多见。糖尿病以阴精亏虚为主要病机。动脉硬化者也以舌红、苔少、脉细多见。患冠心病伴阴液不足、气阴两虚者也占很大比例。人的衰老是一个自然规律，长期劳作、作息失常会导致机体退化，阴精渐少。此时应注意休作有度，不过度劳累；应节欲保精，同时还需恬淡虚无，不追名逐利，不耗伤精神；应饮食有度，饥饱适当；注意运动，强身健体。

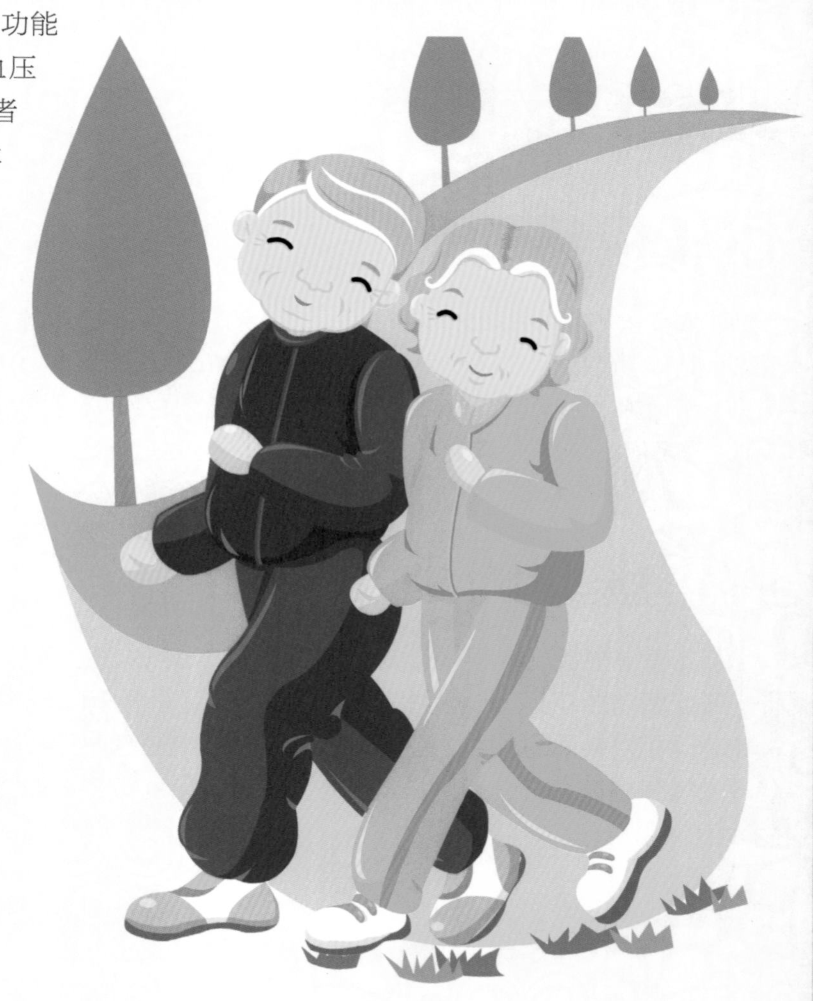

体质虚弱的老年人

老年人，肝、脾、肾俱虚。进入老年后，经常会出现耳鸣、眼花、头晕、健忘、脱发、畏寒等症状，患病概率也越来越高。这是因为老年人气血阴阳俱损、肝脾肾皆亏，应注重调肝健脾、补肾活血、调理阴阳。在足三里穴、三阴交穴、阴陵泉穴等处拔罐对老年人保持健康和疾病的恢复有很大帮助。

哪些情况下不适合拔罐

1. 过饥、过饱、过渴、过劳、醉酒、大怒、大惊者。

2. 精神高度紧张，重度精神病、癫痫伴全身剧烈抽搐者、烦躁不安者。

3. 皮肤溃烂、静脉曲张、严重过敏者或有接触性传染病者。

4. 皮肤肿瘤或有皮下不明包块者，局部忌拔罐。

5. 重度心脏病、凝血机制差，患出血性疾病，如紫癜、血友病患者，肝肾功能不全者，全身水肿者，患皮肤严重过敏等疾病者。

6. 严重水肿，关节肿胀者，心尖部，眼、耳、鼻等五官处，肛门及体表大动脉处忌用拔罐疗法。

7. 体质过于瘦弱，全身极端枯瘦，以及人体的前后阴、乳头、脐眼、毛发多的部位。

8. 孕妇腹部禁忌拔罐。

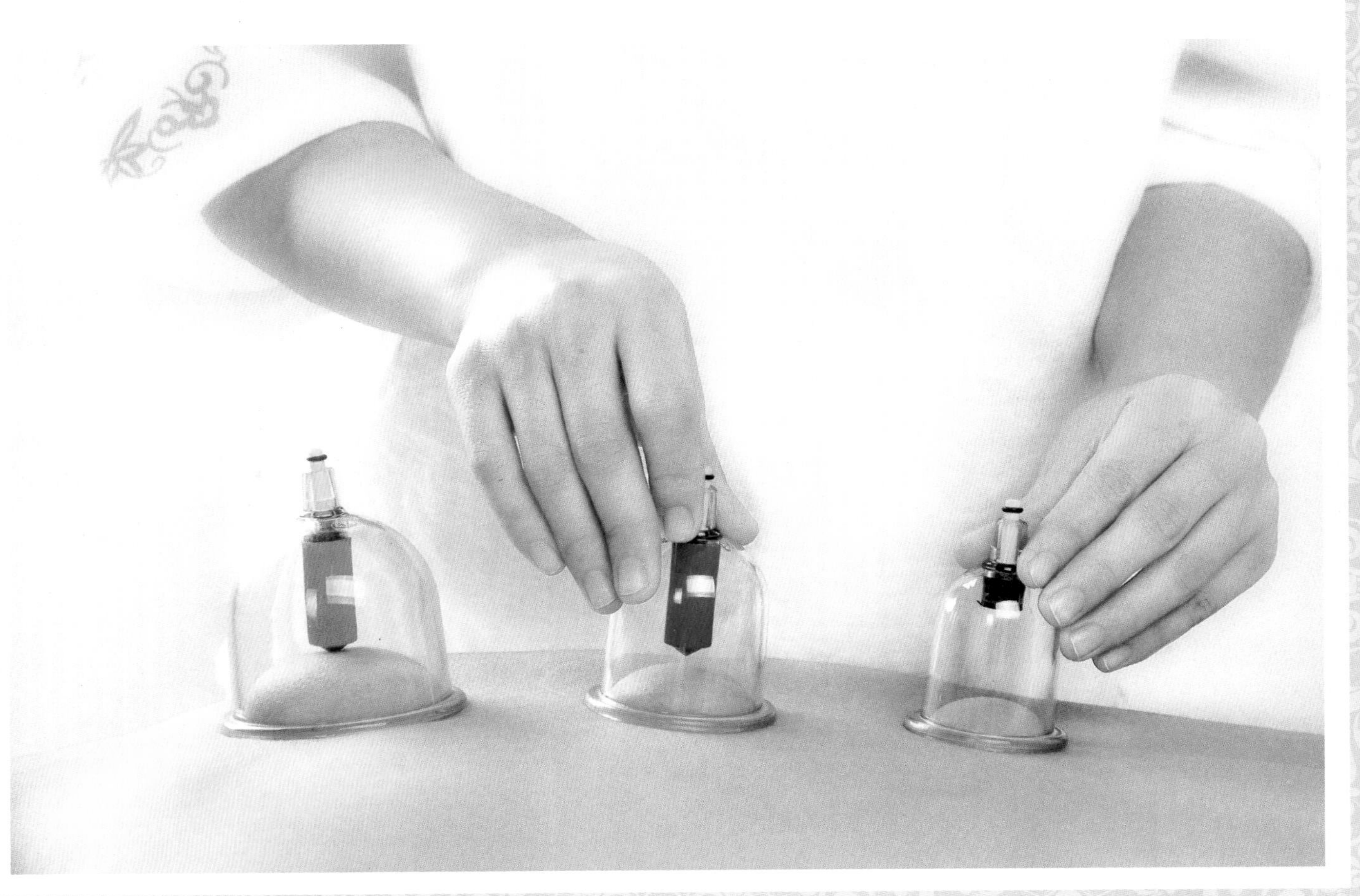

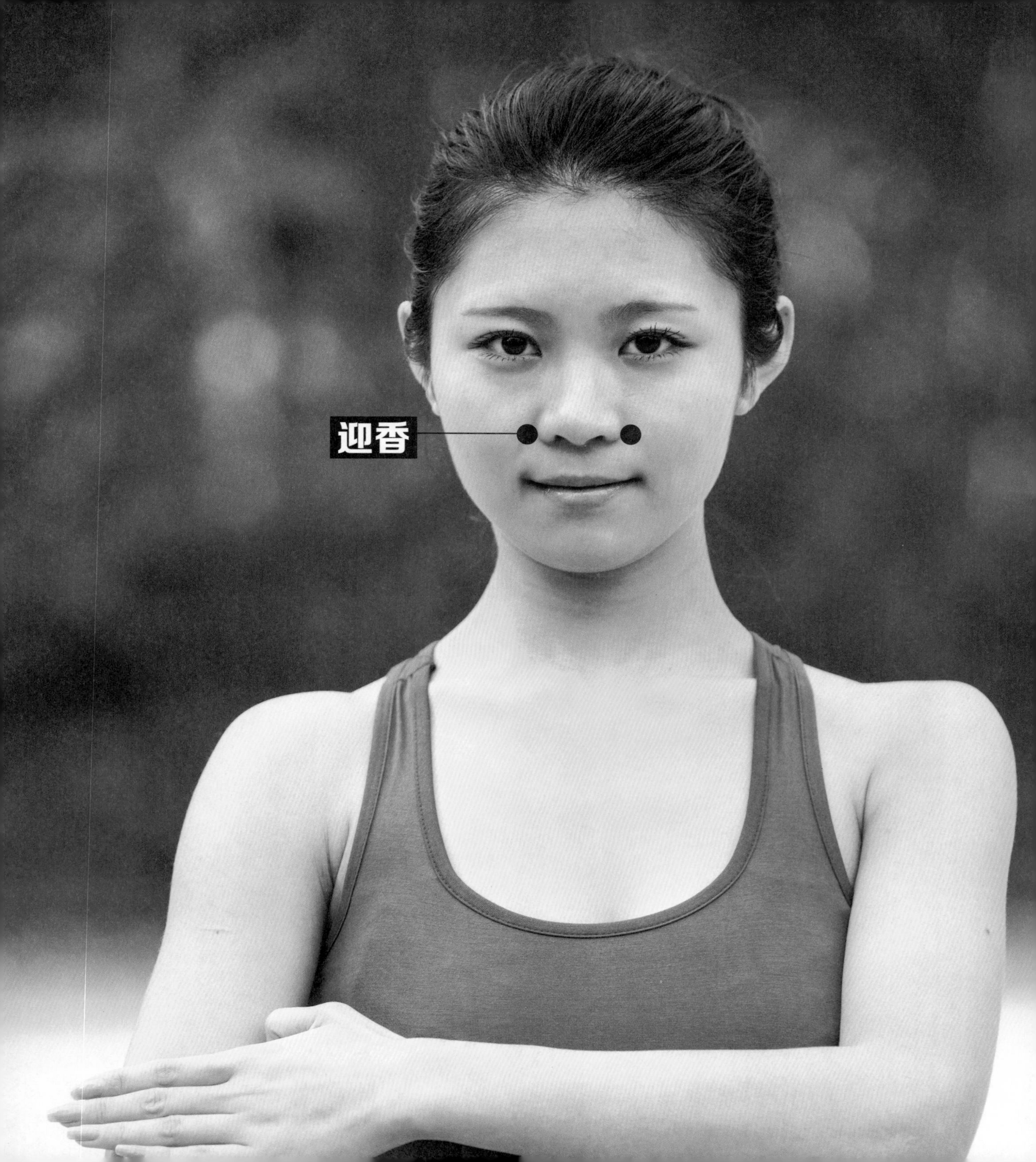
迎香

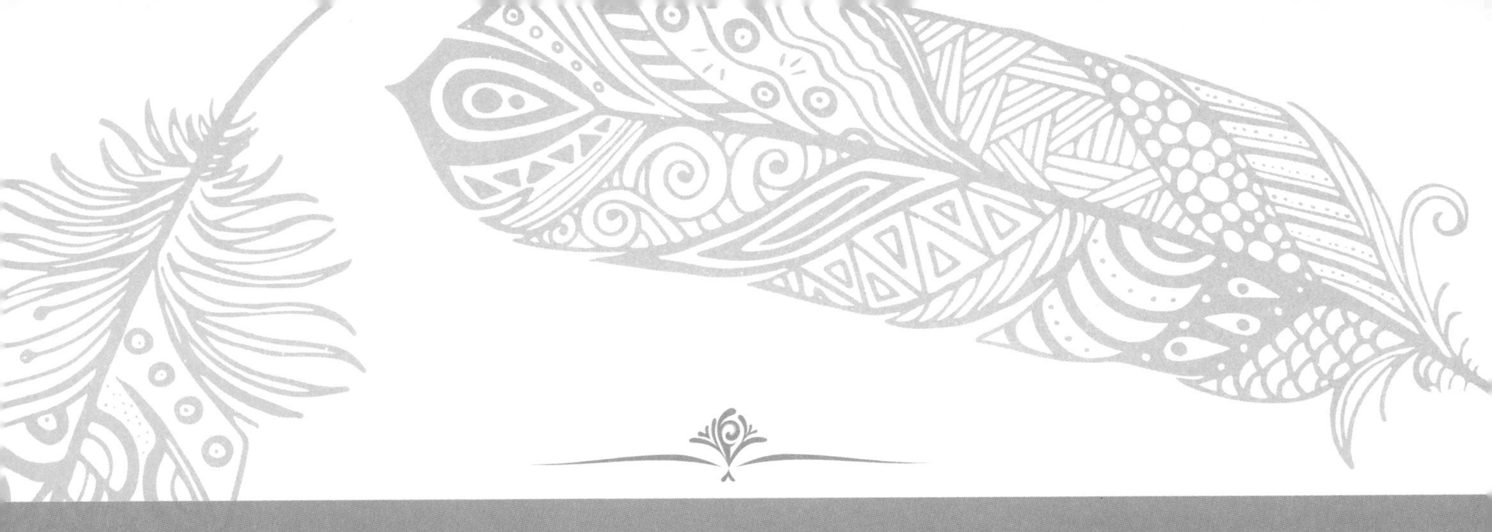

第二章
管用！常见病穴位按摩

俗话说，人吃五谷杂粮，没有不生病的。再加上现代人的生活节奏快、压力大、工作忙，难免会生病。面对越来越多的疾病，我们必须学会自我防护。按摩是中医的一种绿色疗法，简便易行，效果明显，也不会像吃药那样带来副作用。

本章我们选取了适合按摩防治的常见病、多发病，希望通过这种容易实现的按摩方法，帮助你足不出户也能为自己的健康保驾护航。

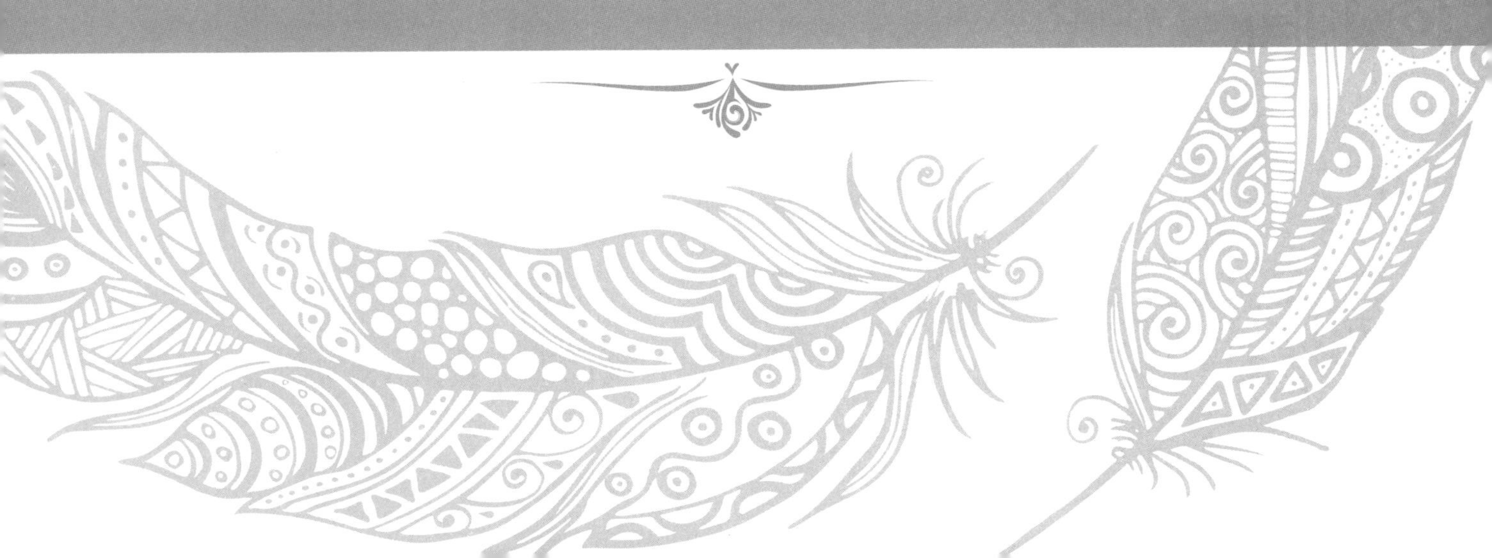

用对穴位，小病小痛一扫光

人体经络上每个穴位都有特定的取穴方法，本节教你精准取穴，可通过快捷取穴的方式，解决你难以判断位置的困惑。同时，合理选择刺激方法，如按摩、艾灸、拔罐、刮痧等，则可轻松应付小病小痛。

感冒——风府穴

中医认为，“风为百病之长”，人体中有很多易受风袭击的地方，将其命名为 “风”，风府穴是其中之一。

穴位功效

- 风府穴善治风证。
- 外感风邪而致伤风感冒、发热、鼻塞、流涕、咽喉肿痛。
- 内风上头而致中风不语、头晕等。

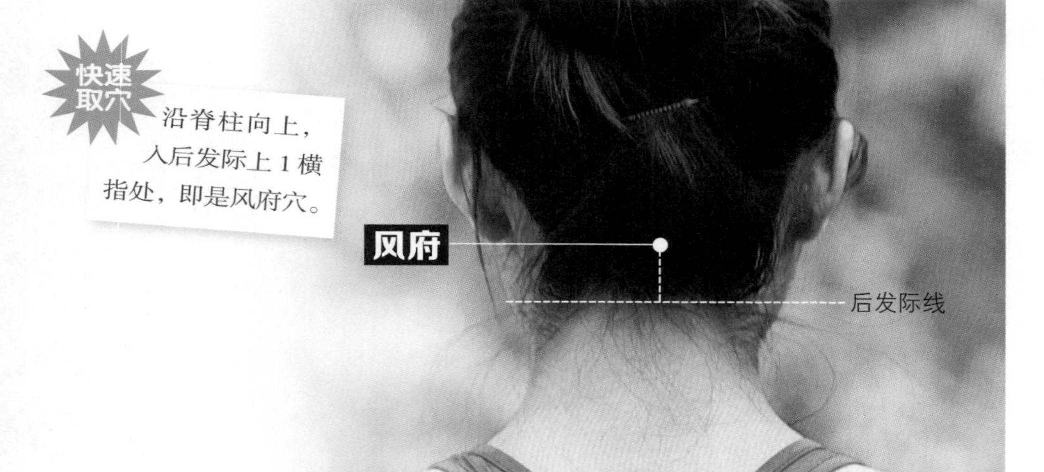

快速取穴 沿脊柱向上，入后发际上1横指处，即是风府穴。

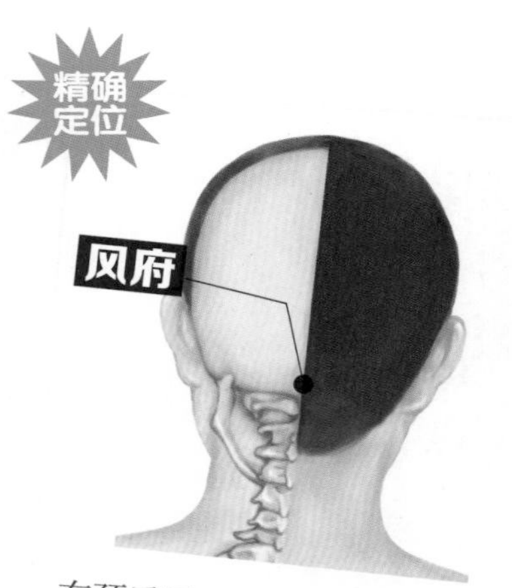

精确定位 在颈后区，枕外隆凸直下，两侧斜方肌之间凹陷中。

一穴多用

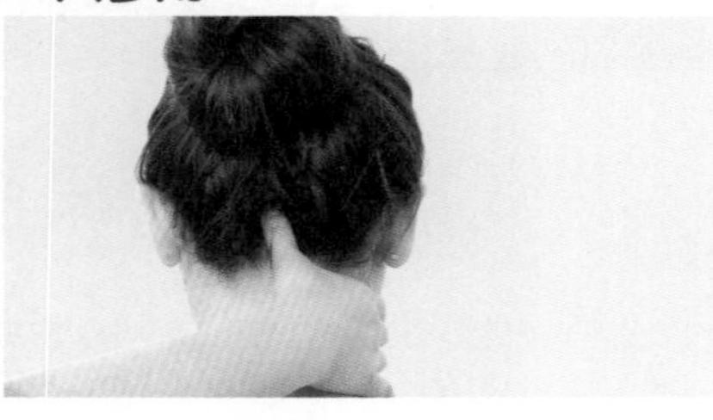

按摩 如果不小心得了感冒，可用拇指指腹揉按此穴，以有酸、痛、胀、麻的感觉为度。

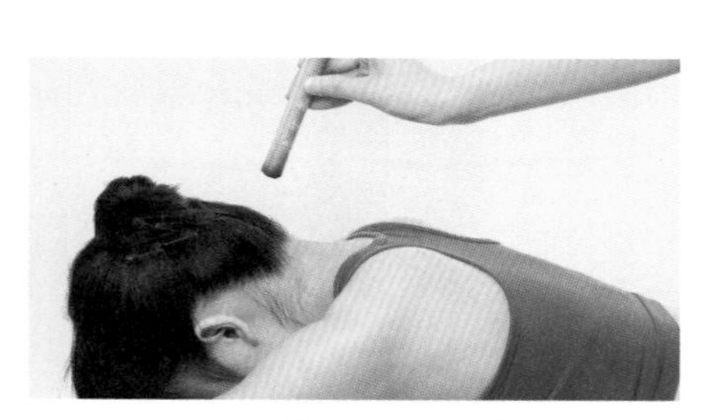

艾灸 用艾条温和灸5~20分钟，每天1次，可用于治疗风寒感冒。

妙招 用吹风机热风吹5~10分钟，至微有汗出，可治风寒感冒。

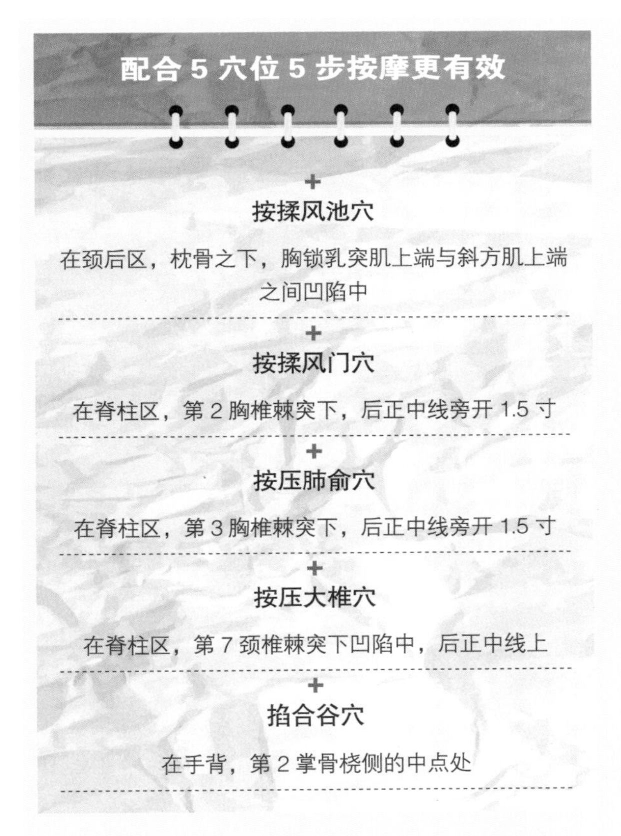

1 坐姿，双手抱拢头部，用双手大拇指在颈后的风池穴处按揉，力度以酸胀透遍全身为宜。

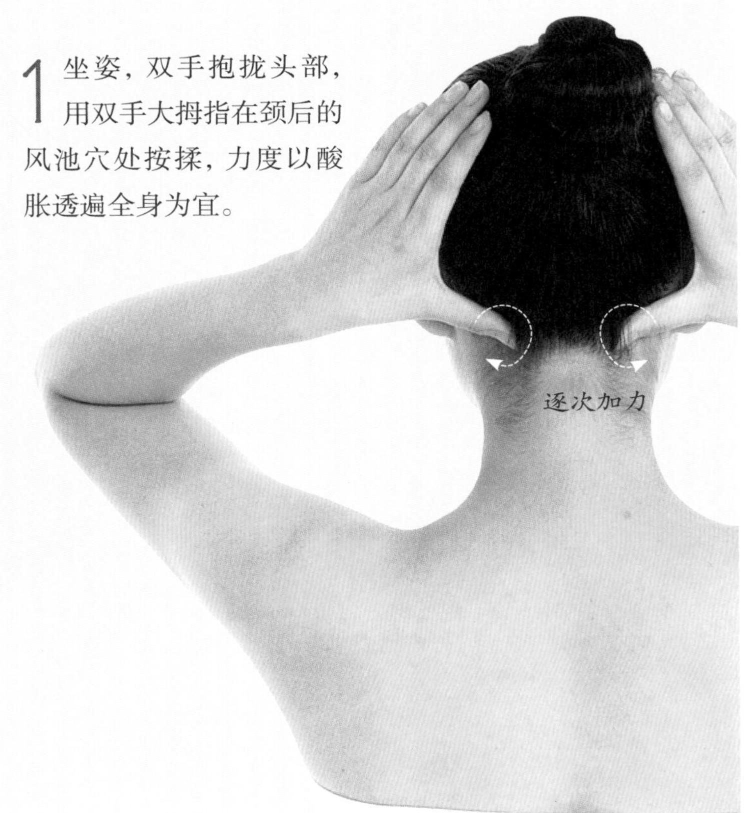

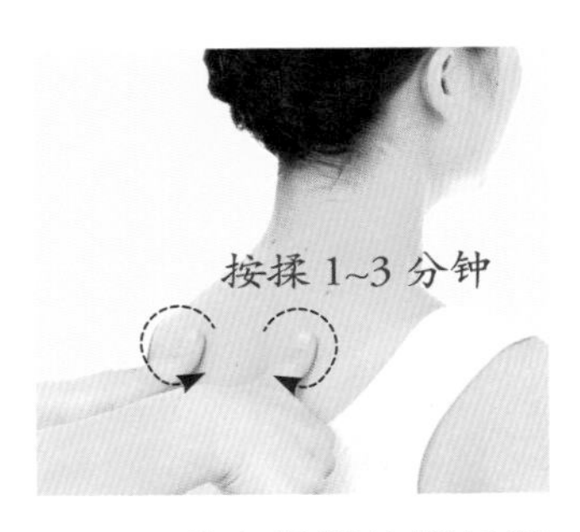

2 双手大拇指按揉风门穴 1~3 分钟，也可使用掌推法、摩法、揉法等。刺激此穴，力度适中。

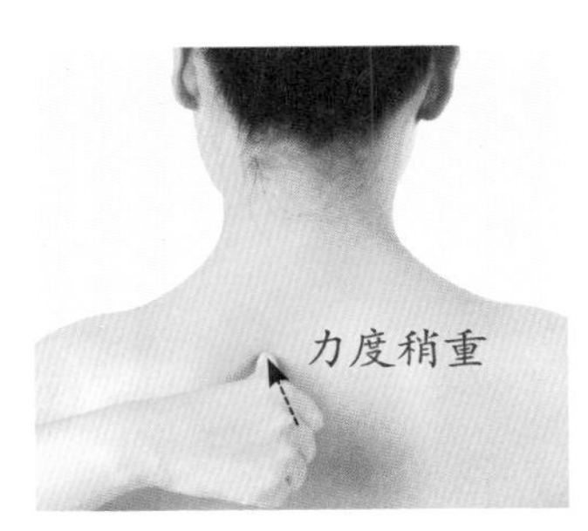

3 大拇指指腹用力按压肺俞穴 1~3 分钟，力度较重，直至感到酸胀为止。每天早、晚各按 1 次。

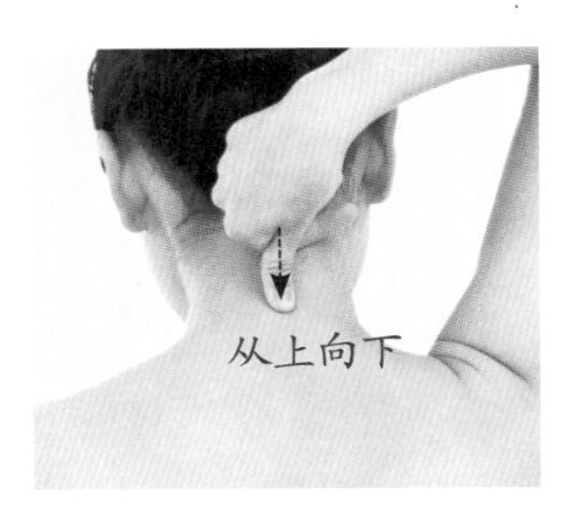

4 用大拇指的指腹对大椎穴进行按压，每次可按压 3 分钟。

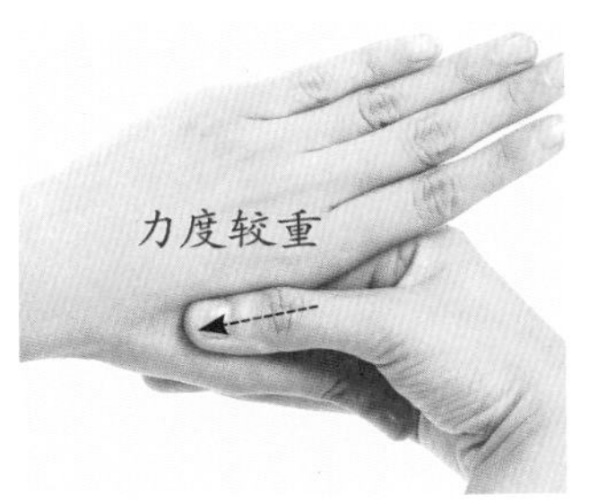

5 先用大拇指指端用力掐合谷穴 1 分钟，再按揉 10 次，反复操作 5 遍以上，手法宜稍重。

牙痛这样做：✓ 多休息　✗ 忌劳累　✗ 忌食冷饮　✗ 忌辛辣食物

牙痛——阳溪穴

称其阳溪穴，是因为人的肢体中手背为阳，而溪代表的是水流。经络理论中，将位于前臂（小腿）附近，具有畅行水流作用的穴位叫作“经”穴。阳溪就是手阳明大肠经的“经”穴。

穴位功效

- 阳溪穴是医治人体头面部疾病的穴位。
- 疏通局部经脉气血运行、调节经气。
- 经常用于治疗头痛、牙痛等疾病。

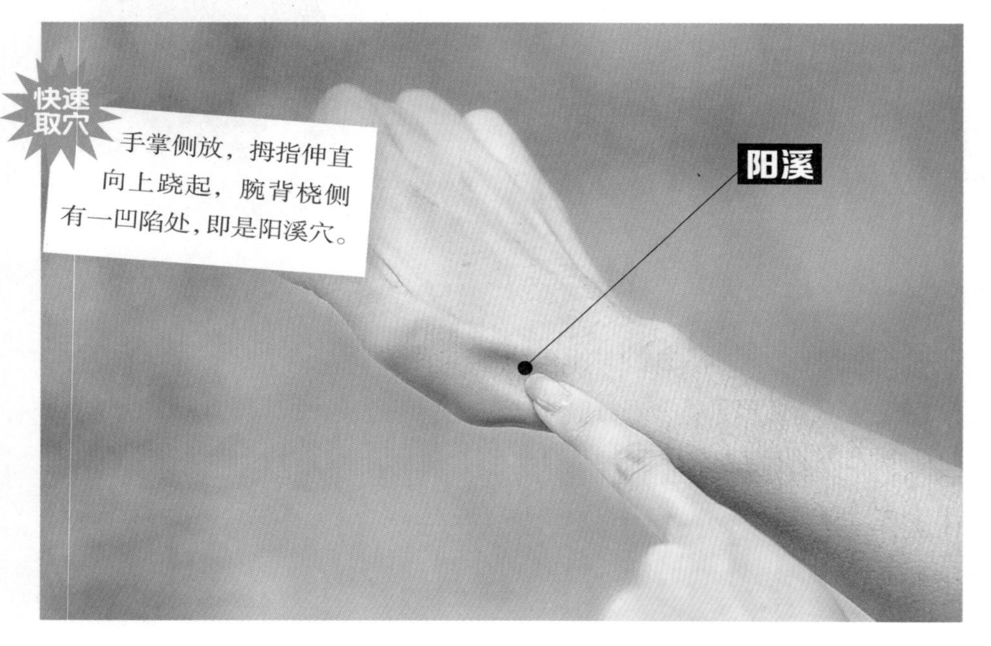

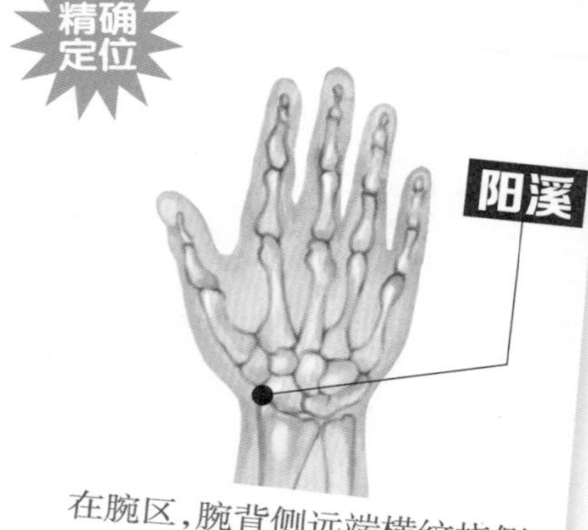

在腕区，腕背侧远端横纹桡侧，桡骨茎突远端，解剖学“鼻烟窝”凹陷中。

一穴多用

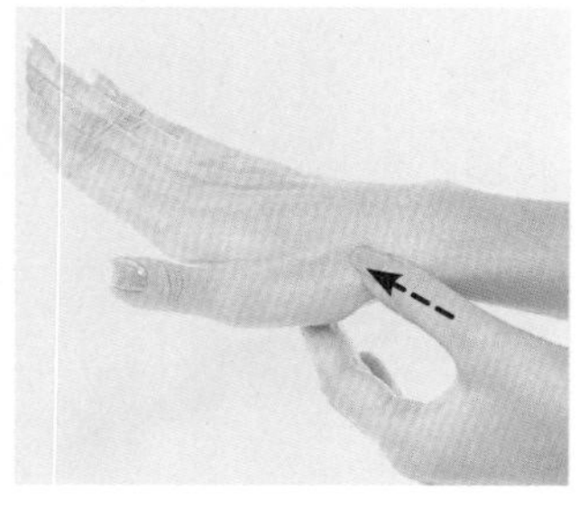

按摩 头痛或牙痛时，用指甲垂直掐按此穴1~3分钟，会使疼痛迅速得到缓解。

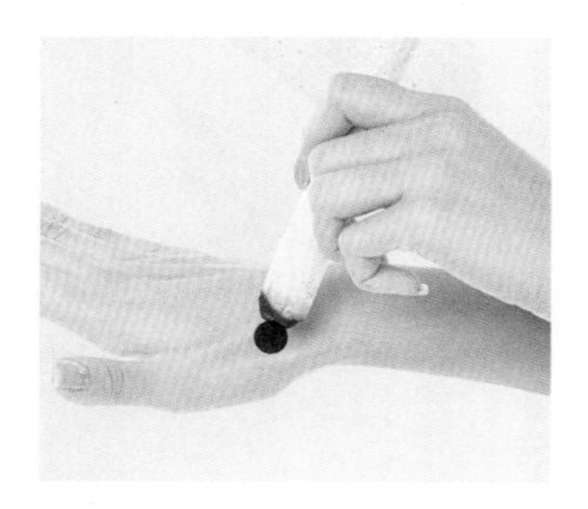

艾灸 用艾条温和灸5~20分钟，每天1次，可用于治疗牙痛、腰痛等疾病。

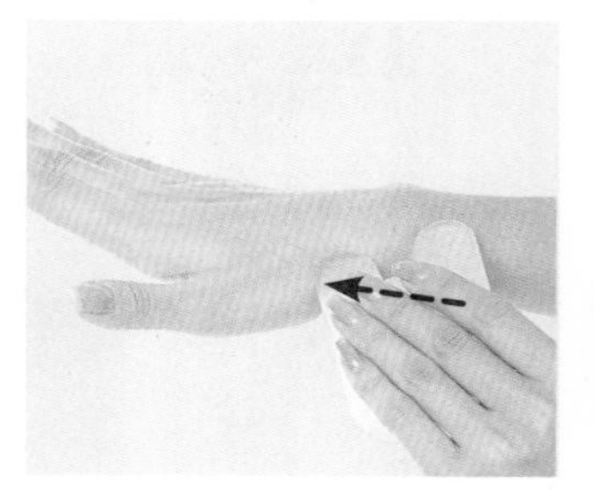

刮痧 从手指近端向指尖刮拭3~5分钟，每天3~5次，可用于治疗头痛、牙痛等。

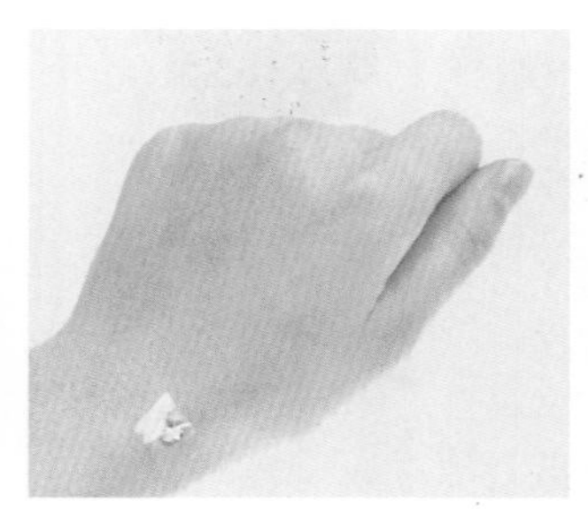

妙招 除指压外，可用米粒、王不留行子等贴压在阳溪穴上，可用于治疗耳鸣、牙痛等。

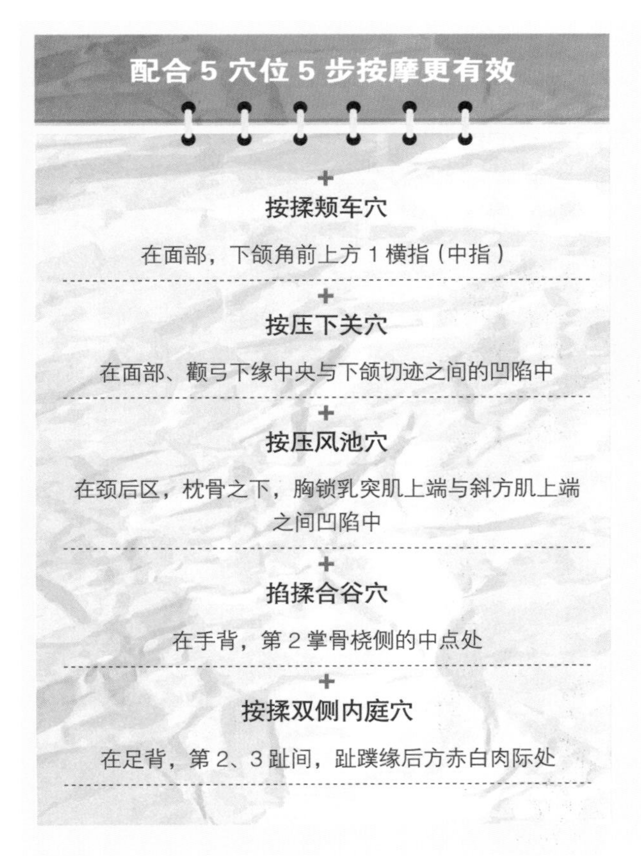

配合 5 穴位 5 步按摩更有效

按揉颊车穴

在面部，下颌角前上方 1 横指（中指）

按压下关穴

在面部、颧弓下缘中央与下颌切迹之间的凹陷中

按压风池穴

在颈后区，枕骨之下，胸锁乳突肌上端与斜方肌上端之间凹陷中

掐揉合谷穴

在手背，第 2 掌骨桡侧的中点处

按揉双侧内庭穴

在足背，第 2、3 趾间，趾蹼缘后方赤白肉际处

1 用食指指腹按揉颊车穴 2 分钟，手法宜稍重，有明显酸胀感为佳。

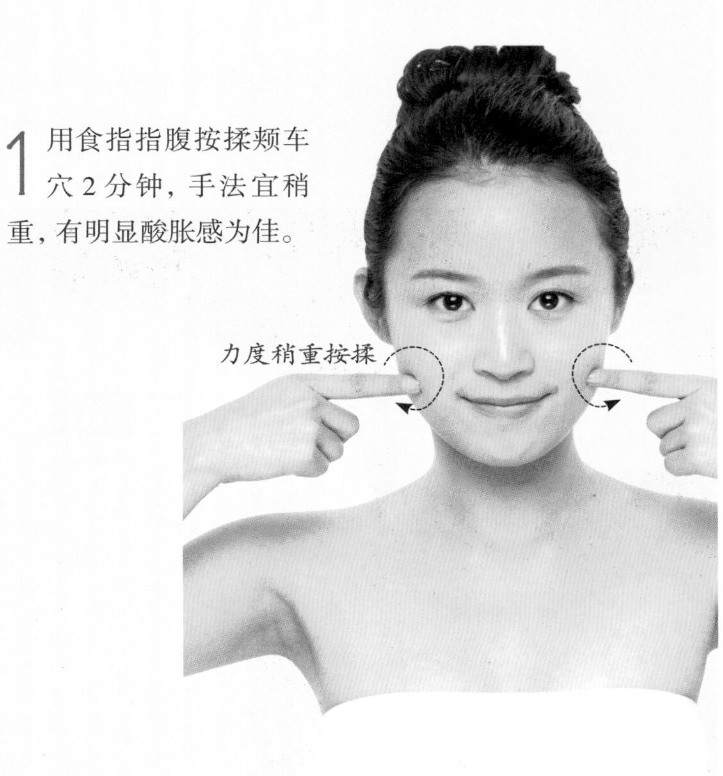

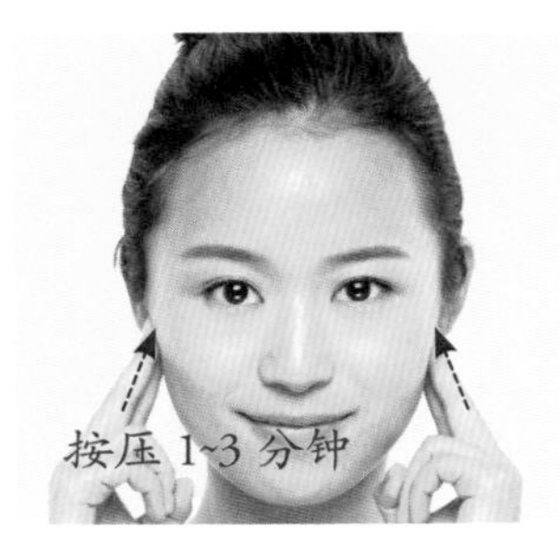

2 用双手食指指腹按压下关穴，每次 1~3 分钟。

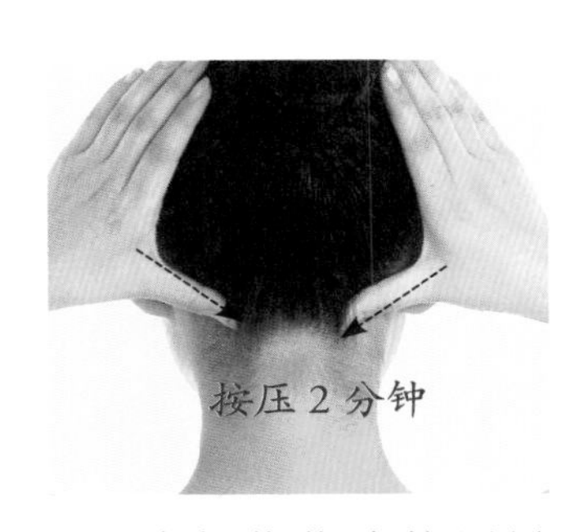

3 大拇指指腹按压风池穴 2 分钟，直至感到酸胀为宜。

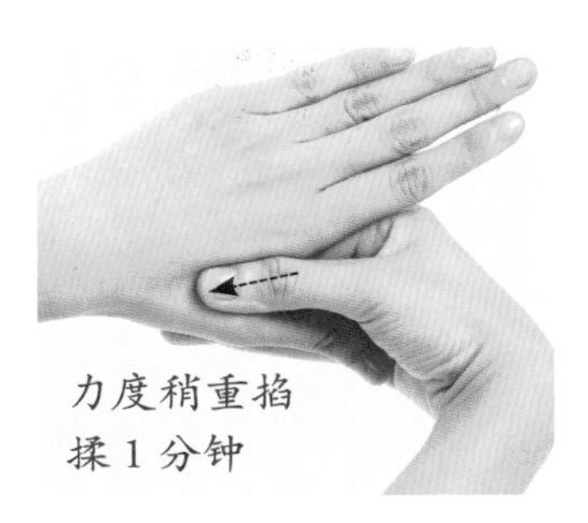

4 用大拇指和食指指腹夹住合谷穴，掐揉 1 分钟，手法力量稍重。

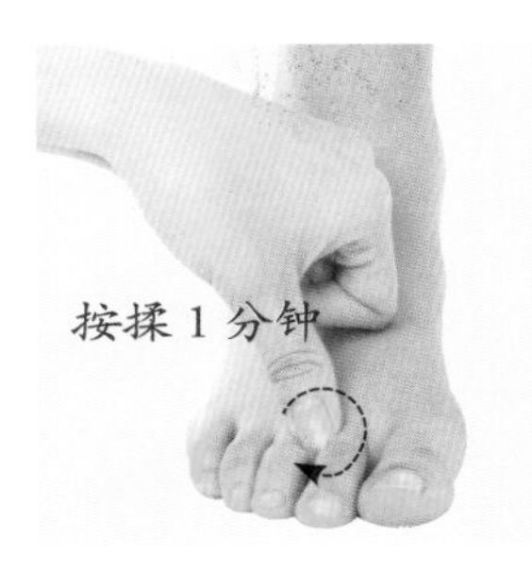

5 按揉双侧内庭穴各 1 分钟，力度稍重，还可采取点、压的按摩手法。

咳嗽——身柱穴

颈、胸、腰、四肢等部位的不适与病痛，可反馈到相应的神经节。在背部神经节部位（督脉）上指压，可以治疗颈、胸、腰、四肢的疾病。

穴位功效

- 按摩身柱穴对气喘、感冒、咳嗽、肺结核有帮助。
- 因咳嗽导致的肩背疼痛等疾患，具有特殊的疗效。

快速取穴

两侧肩胛下角水平连线与后正中线相交处向上推 4 个椎体，下缘凹陷处，即是身柱穴。

身柱

4 个椎体

肩胛骨下角水平连线

后正中线

精确定位

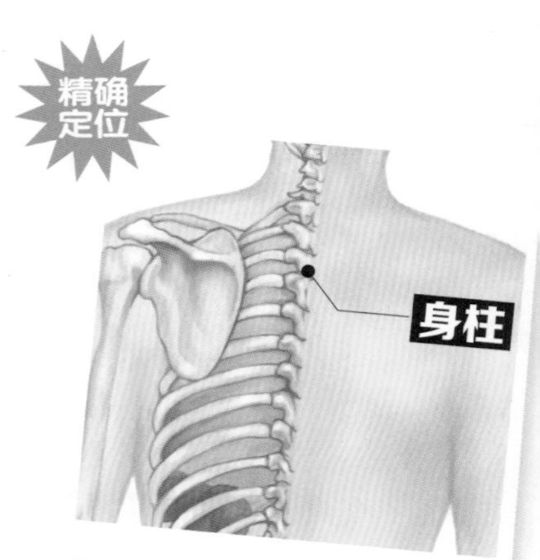

在脊柱区，第 3 胸椎棘突下凹陷中，后正中线上。

一穴多用

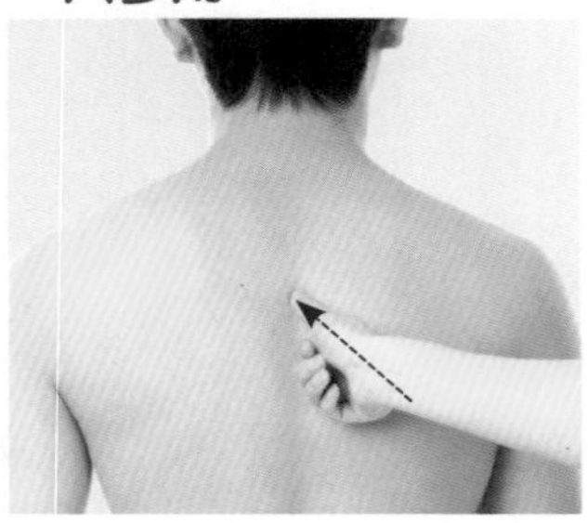

按摩 当咳嗽时，可以用拇指指尖揉按穴位，有刺痛的感觉，每次揉按 3~5 分钟。

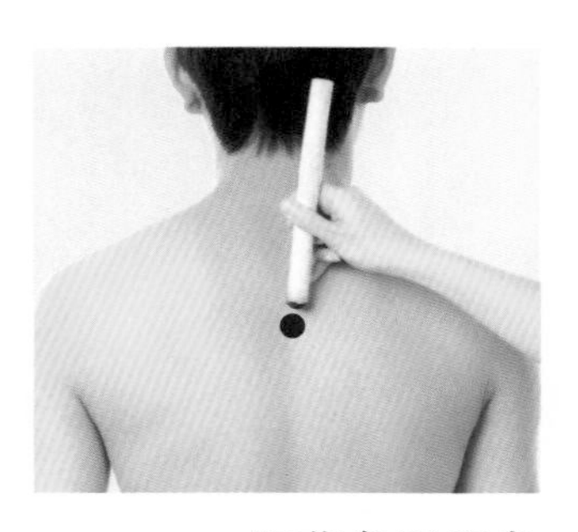

艾灸 用艾条温和灸 5~20 分钟，每天 1 次，可用于治疗咳嗽、后背冷痛。

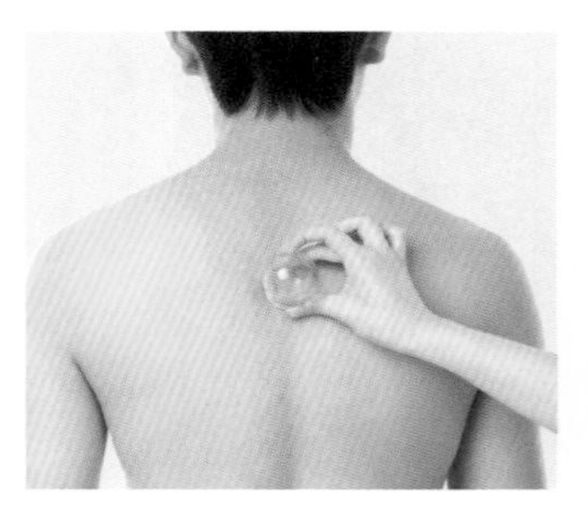

拔罐 用火罐留罐 5~10 分钟，隔天 1 次，可用于治疗咳嗽、肩背痛。

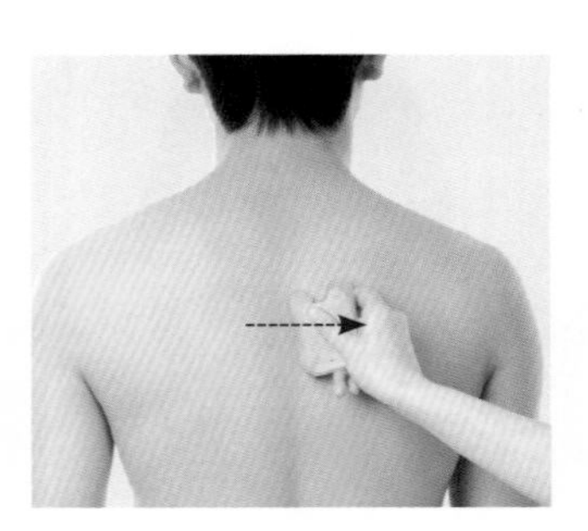

刮痧 从中间向外侧刮拭3~5 分钟，隔天 1 次，可用于治疗癫狂、疔疮发背、咳嗽。

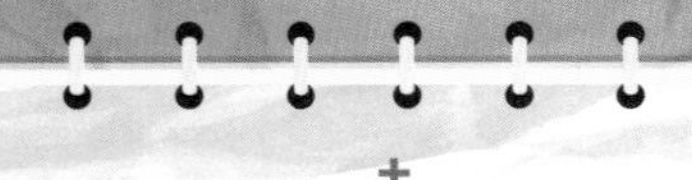

按压大椎穴

在脊柱区，后正中线第 7 颈椎棘突下凹陷中

叩击肺俞穴

在脊柱区，第 3 胸椎棘突下，后正中线旁开 1.5 寸

按压天突穴

在颈前区，胸骨上窝中央，前正中线上

压捻列缺穴

在前臂，腕掌侧远端横纹上 1.5 寸，拇短伸肌腱与拇长展肌腱之间，拇长展肌腱沟的凹陷中

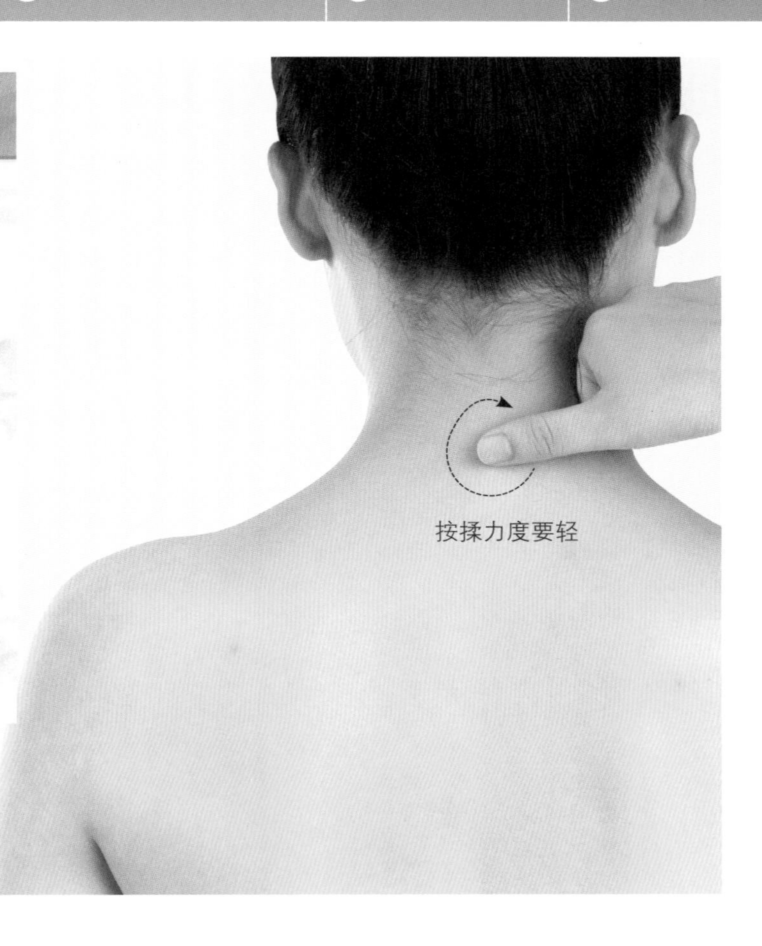

1 先用大拇指按压大椎穴，再轻轻按揉，效果较好。

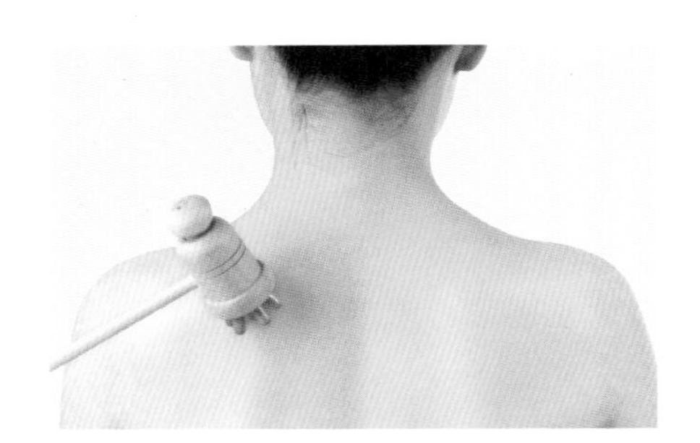

2 利用健康槌轻轻叩击肺俞穴，力度以酸胀能耐受为宜，能有效治疗感冒引起的咳嗽。

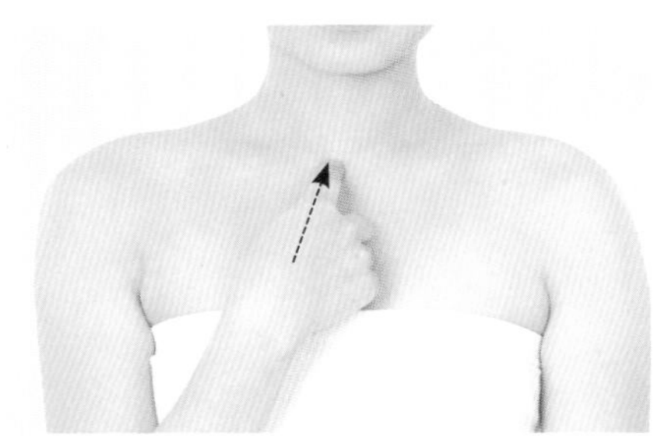

3 轻轻地用食指按压天突穴，手法不宜过重、过深，以免造成相关组织的损伤。

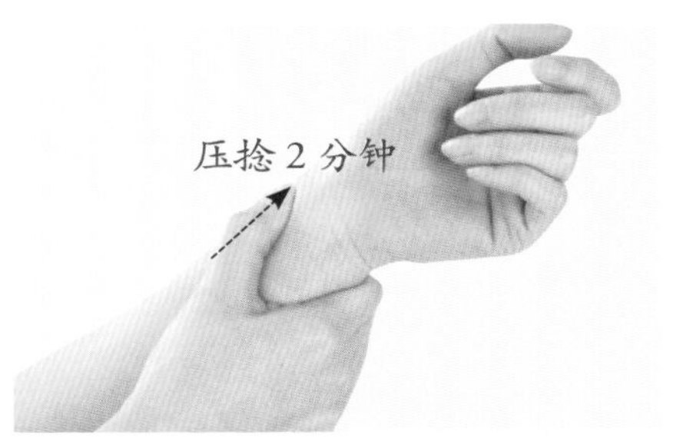

4 握住手腕，用大拇指指端按在列缺穴处，并逐渐用力，压捻 2 分钟。

腹胀、腹泻——章门穴

肝脏是“体阴而用阳”，藏的是血（阴），作用却是气的疏泄（阳），阴血储藏不足、气机失于疏泄，会出现胆囊炎、胆结石、脂肪肝等各种疾病。而肝气过于旺盛，会造成消化不良、腹泻等不适。所以治肝，宜柔不宜强，宜疏不宜郁。

穴位功效

- 章门穴有疏肝理气的作用。
- 是脾的募穴，消化系统的疾病都可通过刺激章门穴来缓解症状。

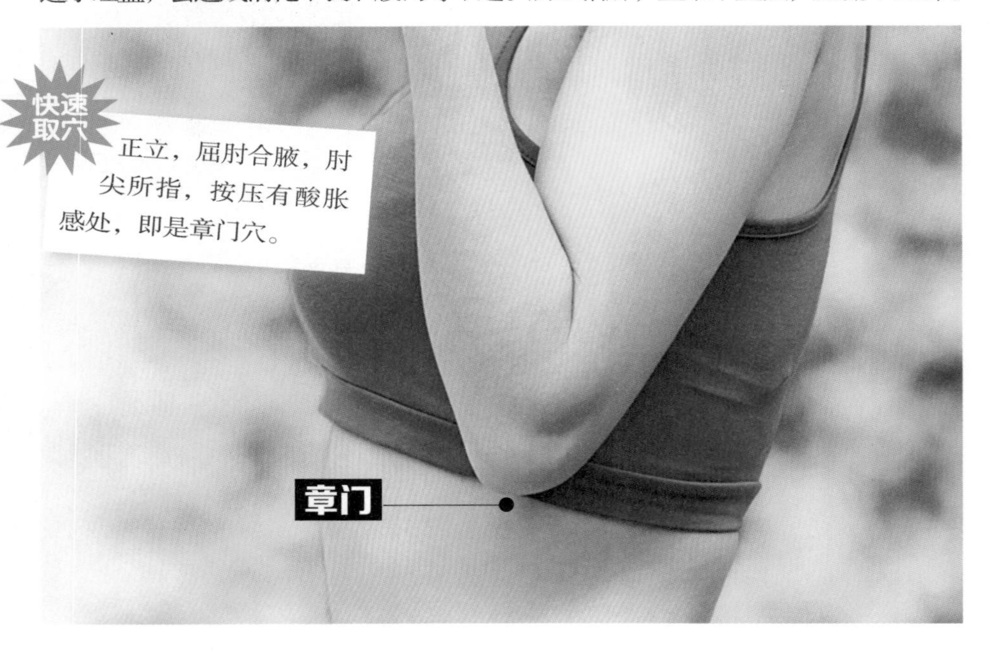

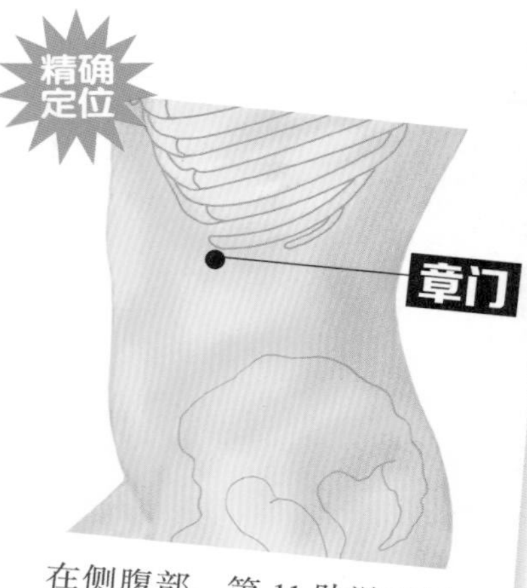

在侧腹部，第 11 肋游离端的下际。

一穴多用

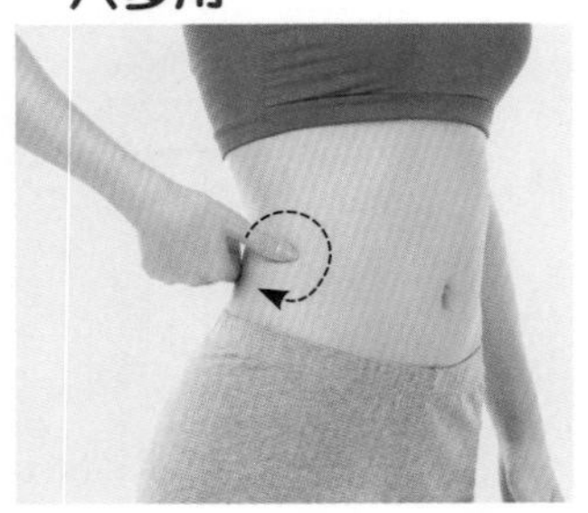

按摩 腹痛、腹胀时用拇指按揉章门穴，左右各 1~3 分钟，可以有效缓解症状。

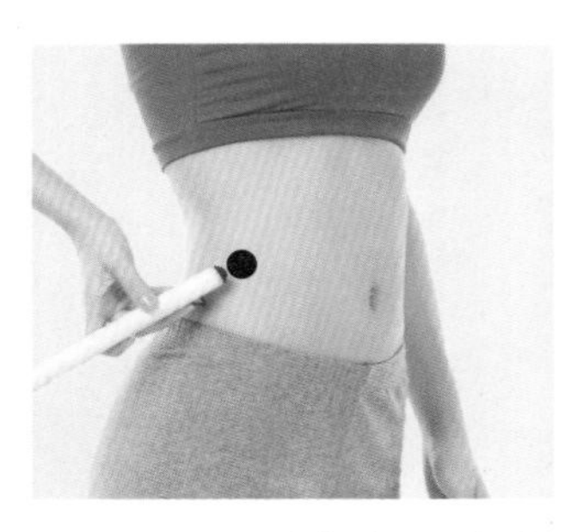

艾灸 用艾条温和灸 5~20 分钟，每天 1 次，可用于治疗胸胁痛、泄泻等。

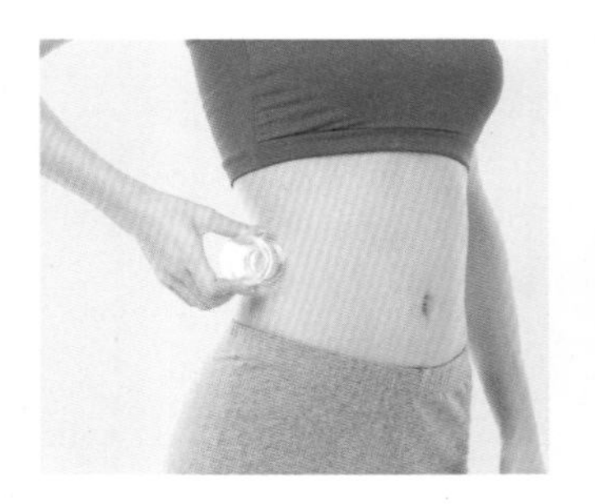

拔罐 用火罐留罐 5~10 分钟，隔天 1 次，用于治疗腹胀痛、胁肋胀痛。

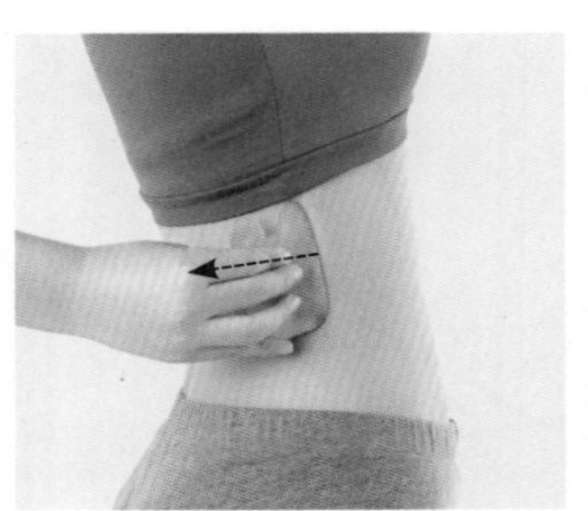

刮痧 从中间向两侧刮拭 3~5 分钟，隔天 1 次，可用于治疗腹胀、腹痛、呕吐。

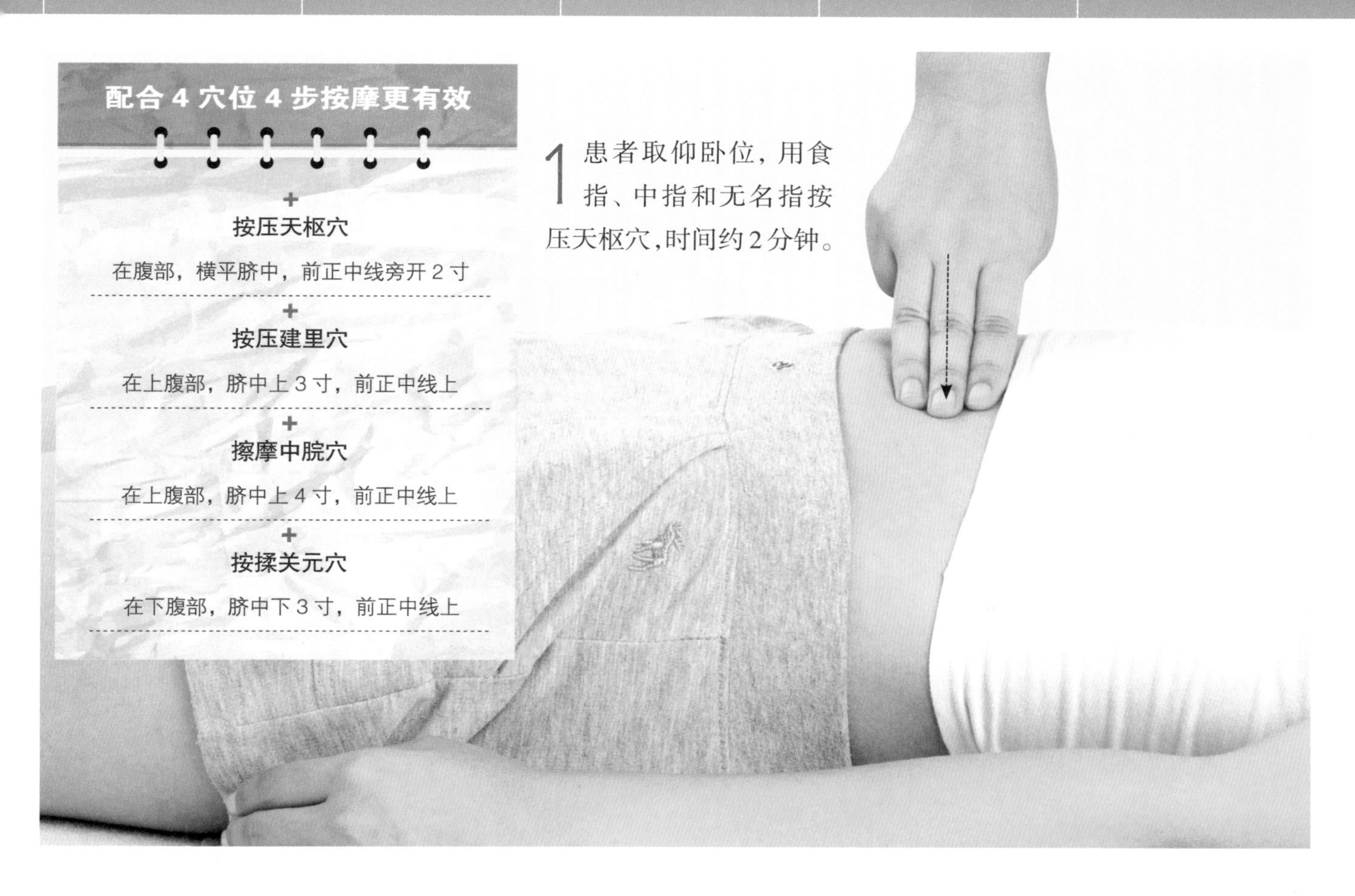

配合 4 穴位 4 步按摩更有效

+ **按压天枢穴**
在腹部，横平脐中，前正中线旁开 2 寸

+ **按压建里穴**
在上腹部，脐中上 3 寸，前正中线上

+ **擦摩中脘穴**
在上腹部，脐中上 4 寸，前正中线上

+ **按揉关元穴**
在下腹部，脐中下 3 寸，前正中线上

1 患者取仰卧位，用食指、中指和无名指按压天枢穴，时间约 2 分钟。

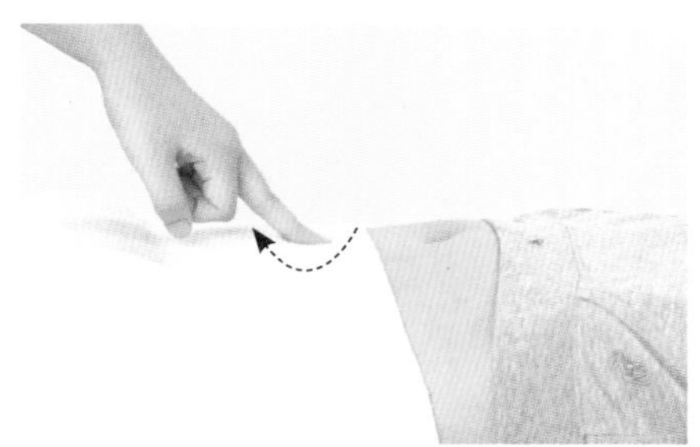

2 患者取仰卧位，用中指抵住建里穴，用力按压，并按顺时针方向按揉。

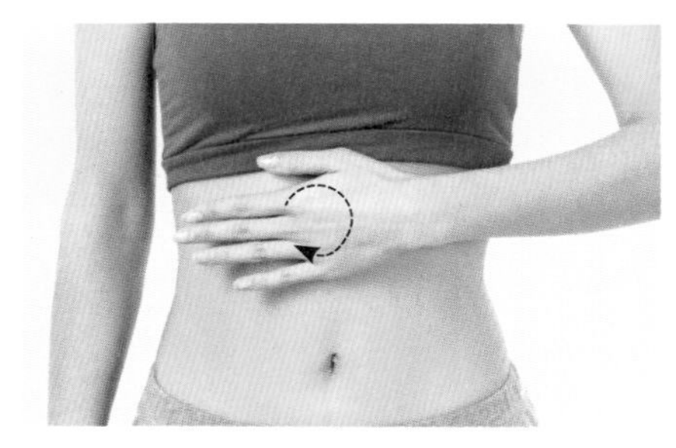

3 将手掌擦热，在中脘穴周围擦摩，做环状运动，直至感到皮肤发热为止。

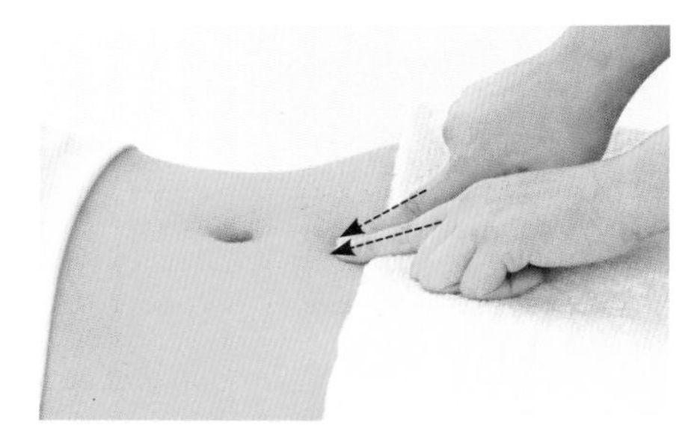

4 用双手食指指腹重叠用力按揉关元穴，力度较重，按揉 1~3 分钟。

胃痛这样做： ✓ 多休息　✓ 多食易消化食物　✗ 忌食冷饮　✗ 忌辛辣食物

胃痛——中脘穴

作为胃的募穴，中脘穴最能反映胃的运化功能和疾病状况。中医常说“有胃气则生，无胃气则死”，经常按压中脘穴，能调节和促进人体的胃肠功能，有益于营养物质的吸收与代谢。

穴位功效

- 中脘穴是任脉上的重要穴位，是治疗消化道疾病的最常用穴之一。
- 对胃、十二指肠疾病的治疗效果最佳。

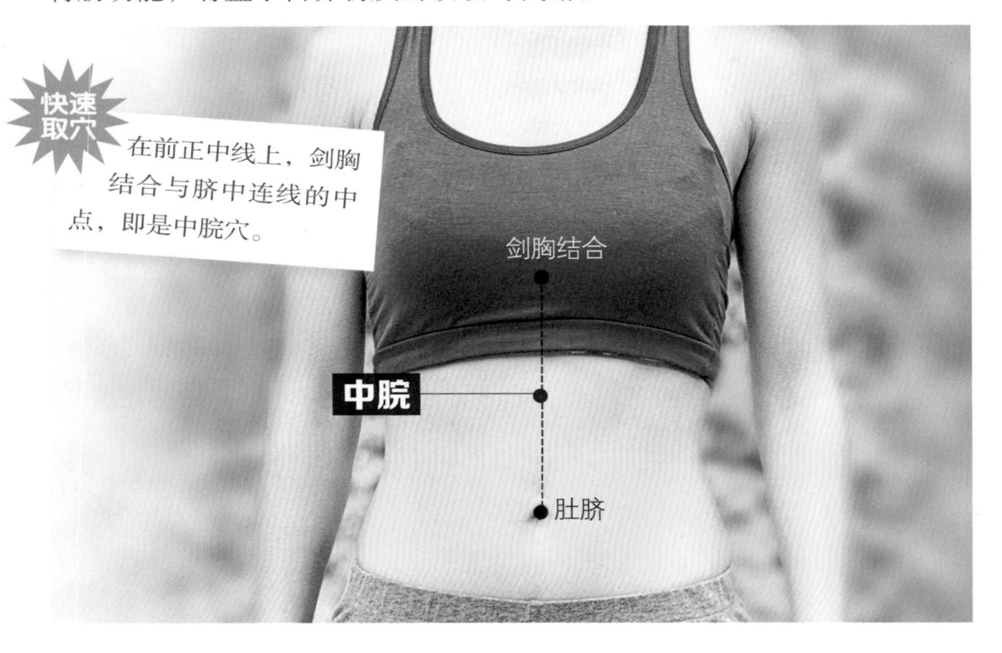

在前正中线上，剑胸结合与脐中连线的中点，即是中脘穴。

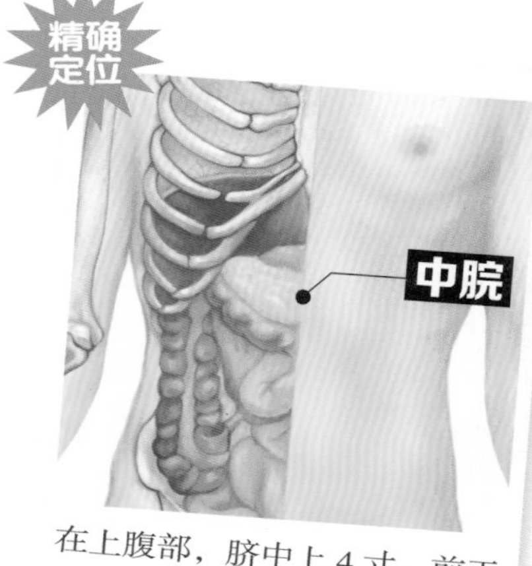

在上腹部，脐中上 4 寸，前正中线上。

一穴多用

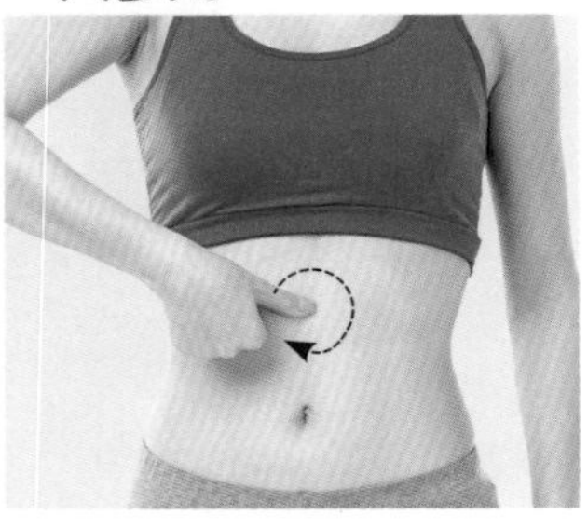

按摩 用拇指指腹按揉中脘穴，可用于治疗消化不良。

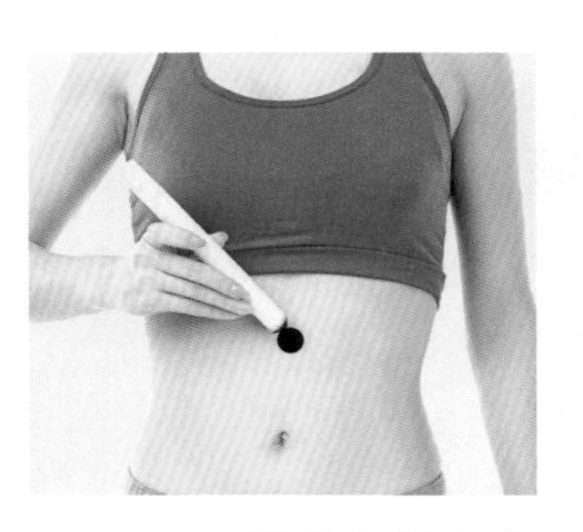

艾灸 用艾条温和灸5~20 分钟，每天 1 次，可用于治疗泄泻、腹胀等疾病。

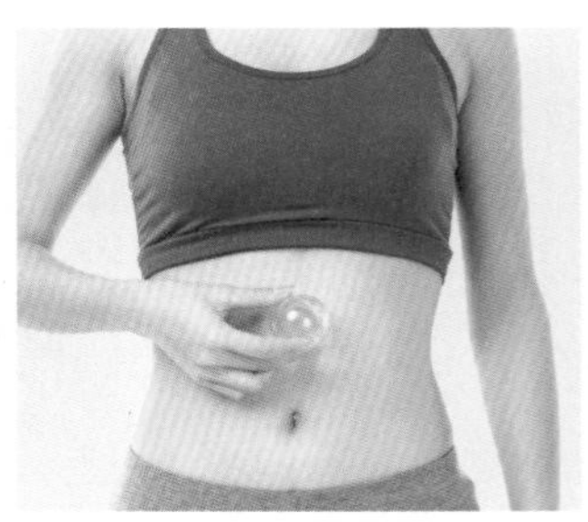

拔罐 用火罐留罐5~10 分钟，隔天 1 次，可用于治疗腹痛、胃痛等疾病。

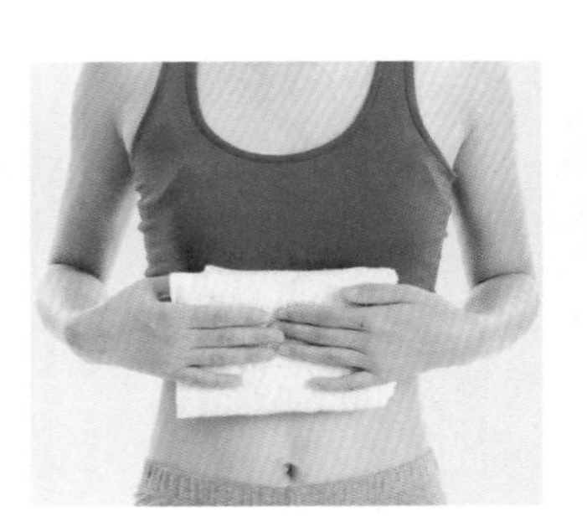

妙招 胃脘部出现急性疼痛、呃逆等，可用热毛巾热敷中脘穴。

腿脚抽筋——承山穴

足太阳膀胱经外走腰脊，内连于肾，故女子痛经、坐骨神经痛、小腿腓肠肌痉挛等症，皆与风寒侵扰、肾气受损有关。治疗时常需要疏风散寒、补益腰肾，此时就可选取承山穴进行按摩。

穴位功效

- 承山穴是治疗小腿肌肉痉挛的最常用穴位。
- 按摩承山穴，具有舒筋活血的作用。
- 因过度运动或疲劳引起的小腿抽筋，可按摩承山穴。

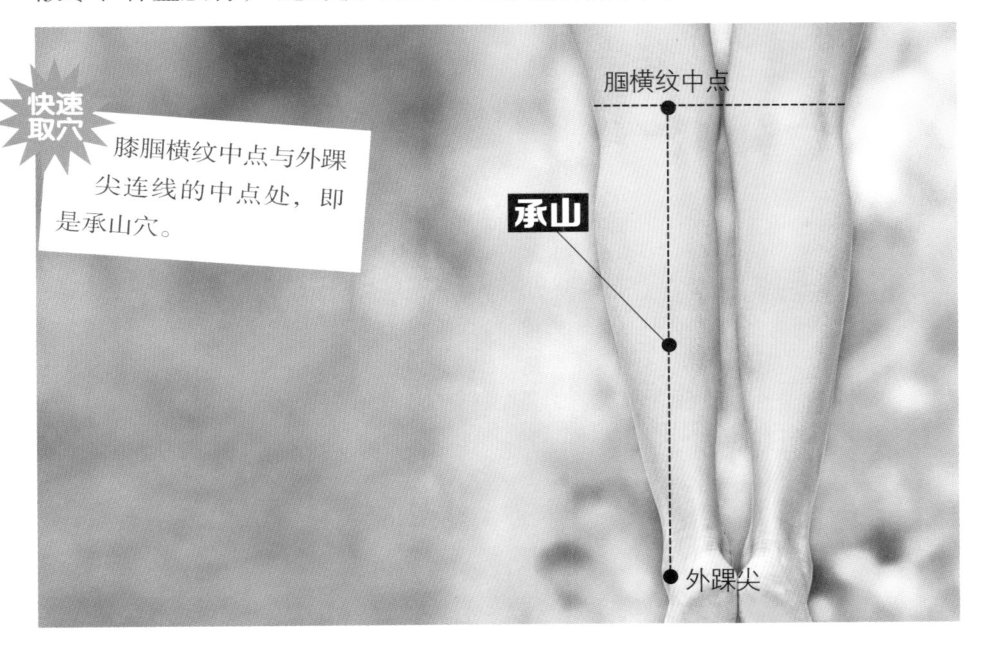

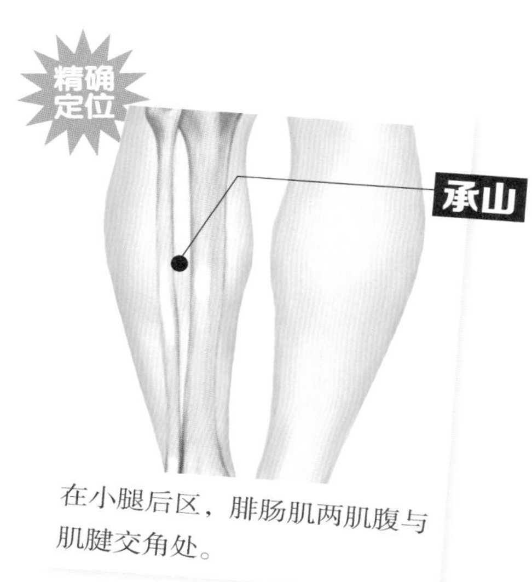

在小腿后区，腓肠肌两肌腹与肌腱交角处。

一穴多用

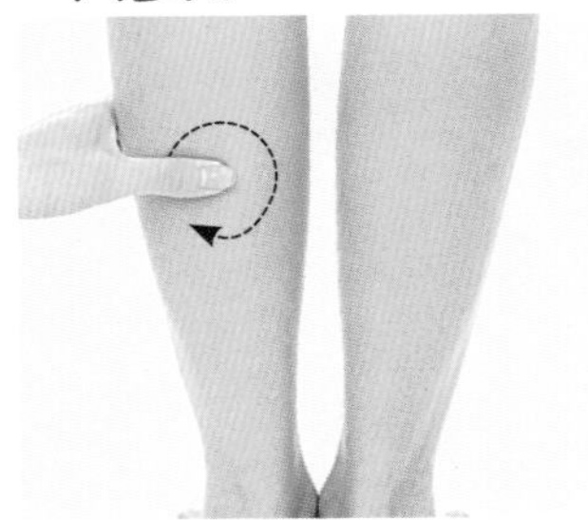

按摩 如果小腿突然抽筋，可立即坐下来，用拇指指腹按揉承山穴，力度应由轻到重。

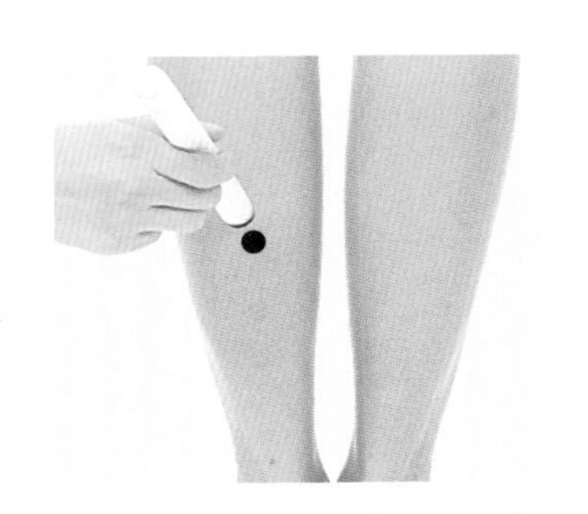

艾灸 用艾条温和灸5~20分钟，每天1次，可用于治疗腿痛、疝气、腰背痛。

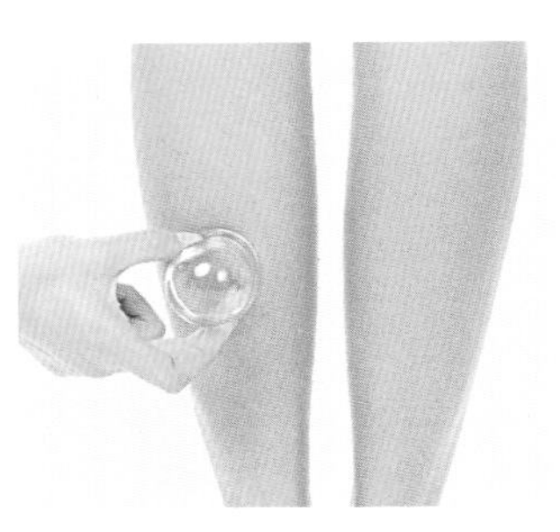

拔罐 用火罐留罐5~10分钟，隔天1次，可用于治疗下肢痛、转筋。

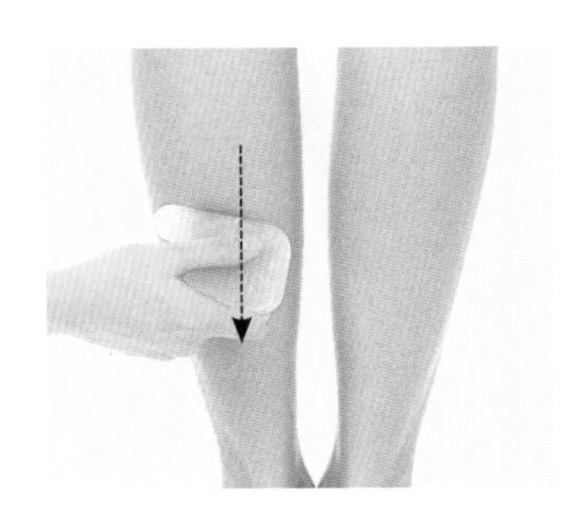

刮痧 从上向下刮拭3~5分钟，隔天1次，可治疗痔疮、鼻出血、脚气、下肢疼痛等疾病。

鼻炎——迎香穴

手阳明经和足阳明经在迎香穴处会合，而足阳明经通达于胃，脾胃为“气血生化之源”，所以按压迎香穴，具有补气开胃、增强鼻腔黏膜免疫功能、预防感冒的作用。

穴位功效

- 迎香穴是治疗鼻疾的特效穴。
- 可缓解遇伤风引起的流涕、鼻塞症状。
- 过敏性鼻炎，按摩迎香穴至发热，立刻可以缓解。

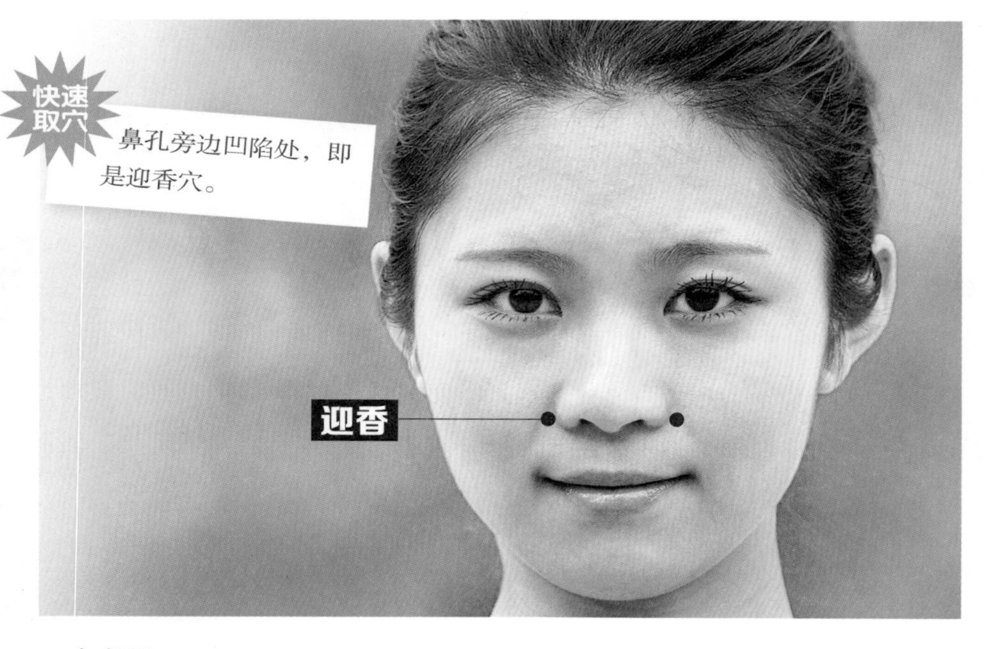

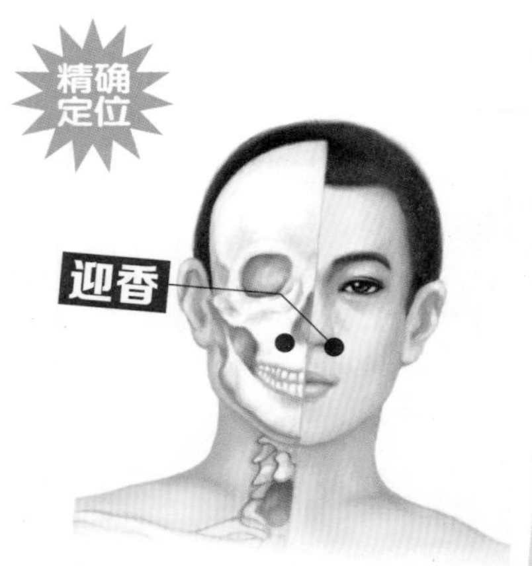

在面部，鼻翼外缘中点，鼻唇沟中。

一穴多用

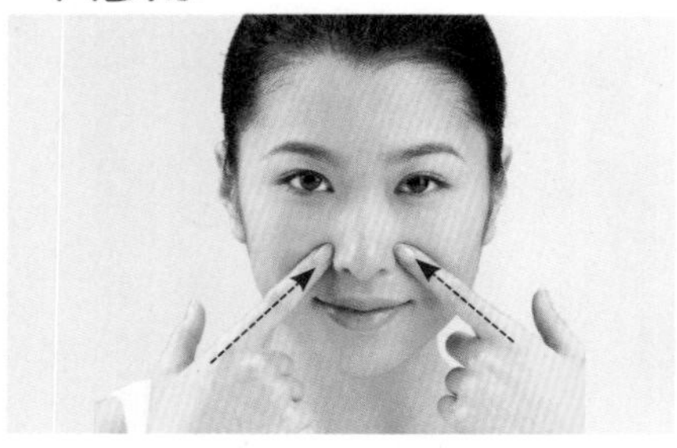

按摩 用食指指腹垂直按压迎香穴1~3分钟，可以改善过敏性鼻炎的症状。

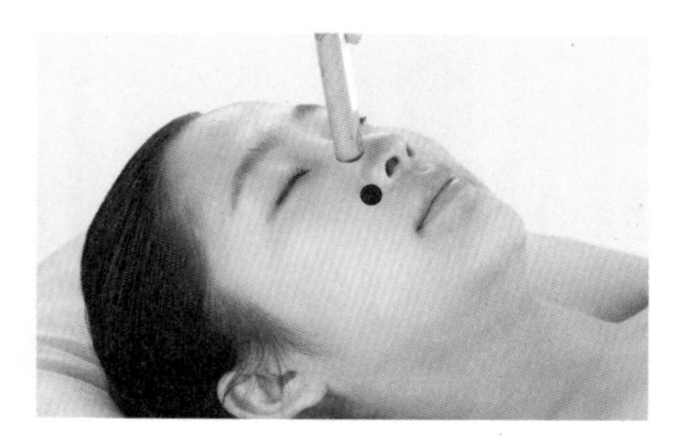

艾灸 用艾条温和灸5~20分钟，每天1次，可用于治疗口眼㖞斜、鼻塞、鼻炎等。

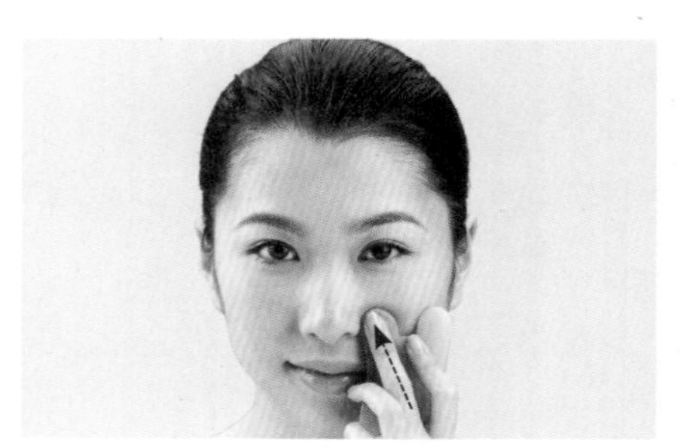

刮痧 经常用刮痧板刮拭迎香穴有预防感冒的作用。

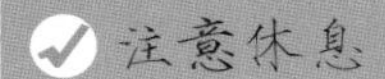

注意休息　热毛巾勤敷鼻部　积极锻炼　避免和感冒患者接触

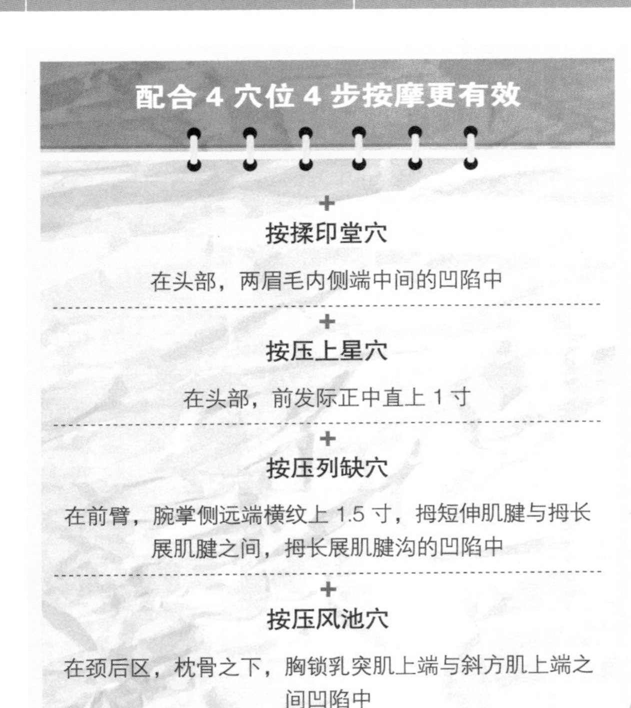

配合 4 穴位 4 步按摩更有效

按揉印堂穴

在头部，两眉毛内侧端中间的凹陷中

按压上星穴

在头部，前发际正中直上 1 寸

按压列缺穴

在前臂，腕掌侧远端横纹上 1.5 寸，拇短伸肌腱与拇长展肌腱之间，拇长展肌腱沟的凹陷中

按压风池穴

在颈后区，枕骨之下，胸锁乳突肌上端与斜方肌上端之间凹陷中

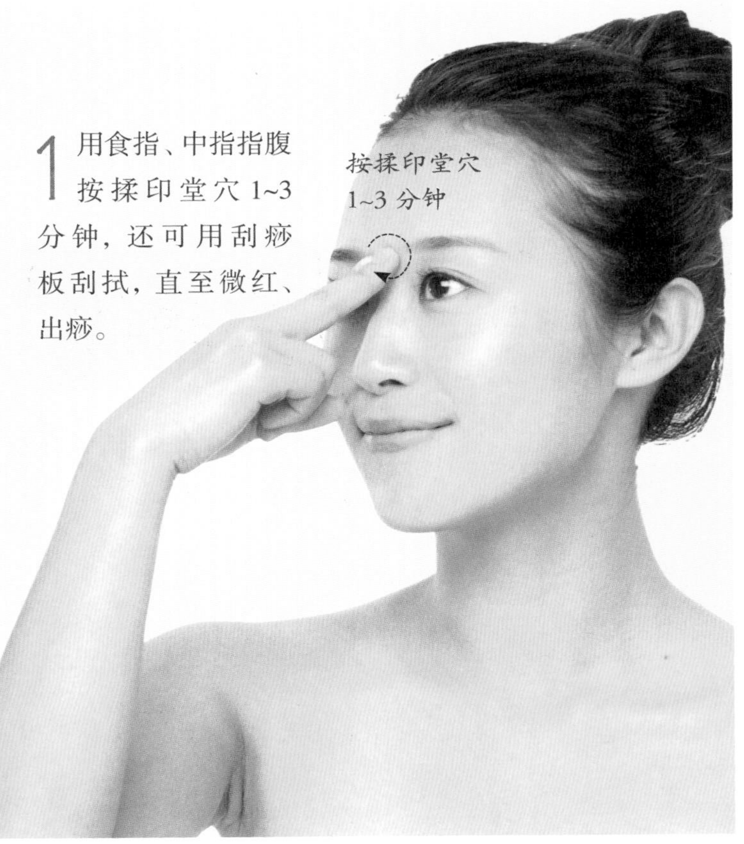

1 用食指、中指指腹按揉印堂穴 1~3 分钟，还可用刮痧板刮拭，直至微红、出痧。

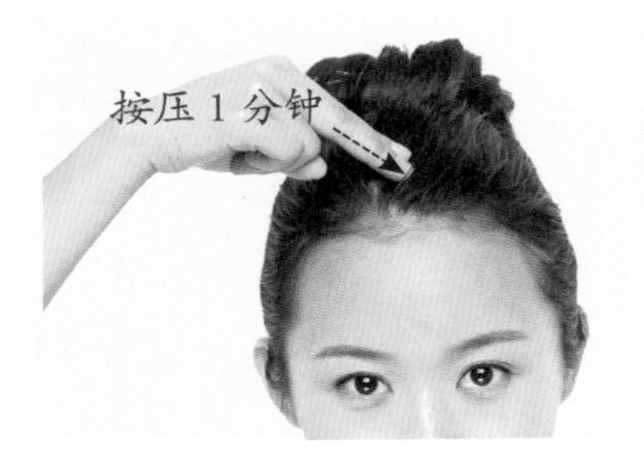

2 用食指、中指指腹向下按压上星穴，并按顺时针方向按揉约 1 分钟。

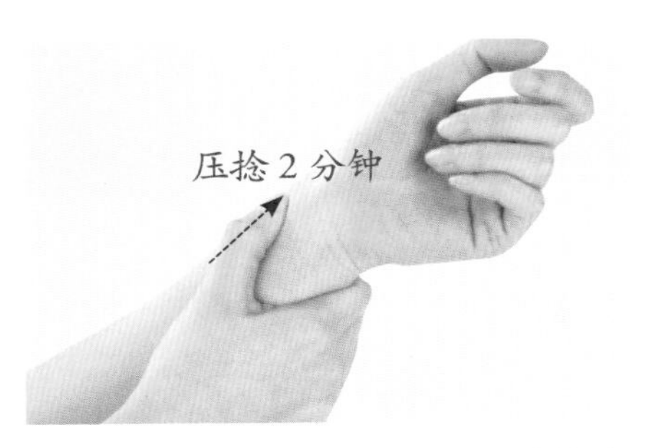

3 握住手腕，用大拇指指端按在列缺穴处，并逐渐用力，压捻 2 分钟。

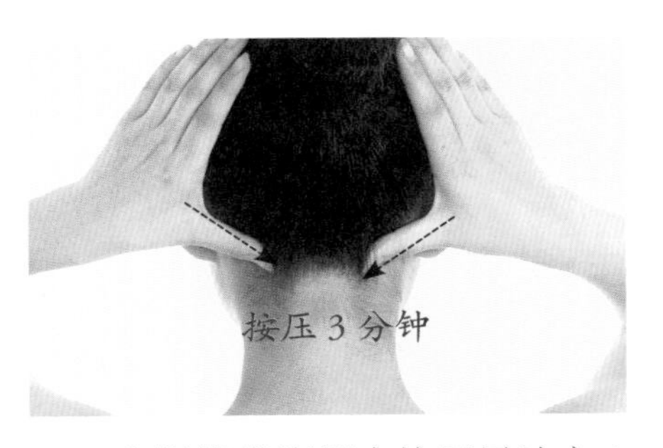

4 大拇指指腹用力按压风池穴 3 分钟，力度较重。

腹痛——水分穴

以穴位治疗与“水”相关之病，选择水分穴十分合适，因它可将益肺、健脾、补肾、疏通任脉、利水、化湿、消肿集于一体。

穴位功效

- 水分穴主治水肿、泄泻、腹痛、肠鸣等。
- 有利水渗湿、通利小便的功效。

快速取穴
在上腹部，正中线上，肚脐中央向上1横指处，即是水分穴。
水分

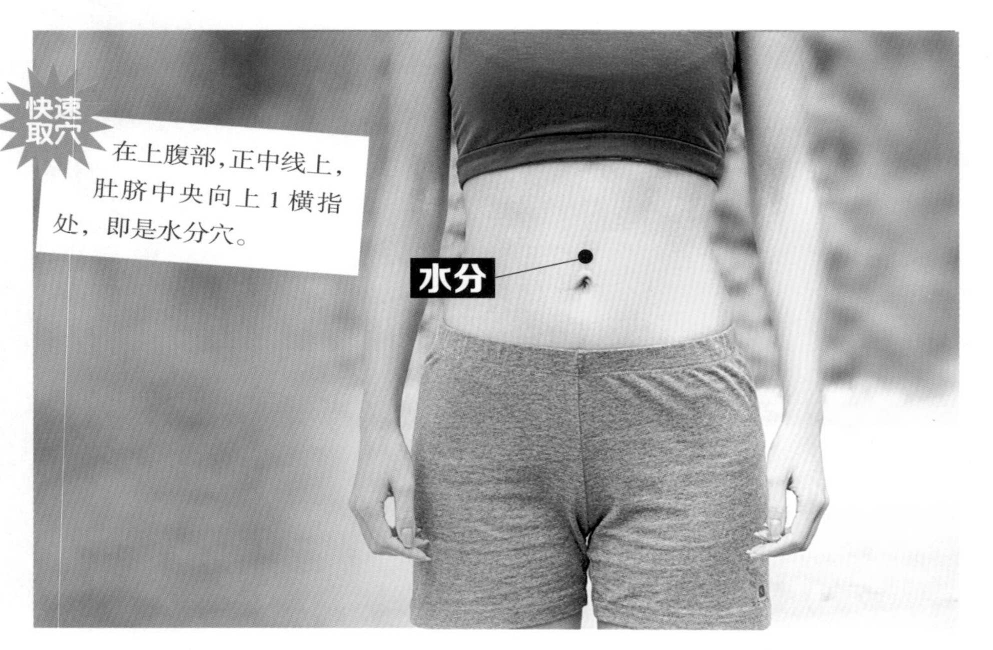

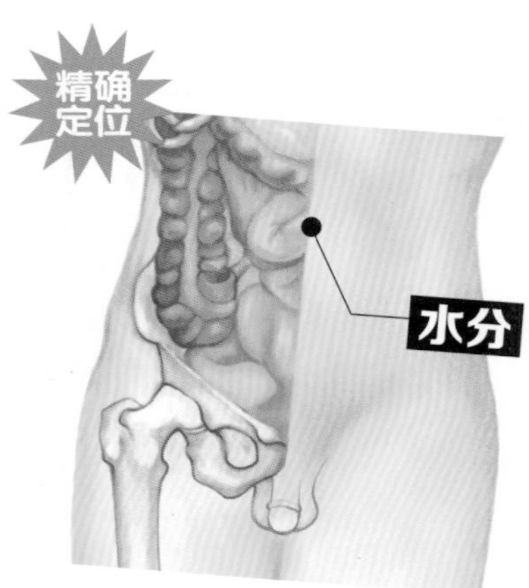

在上腹部，脐中上1寸，前正中线上。

一穴多用

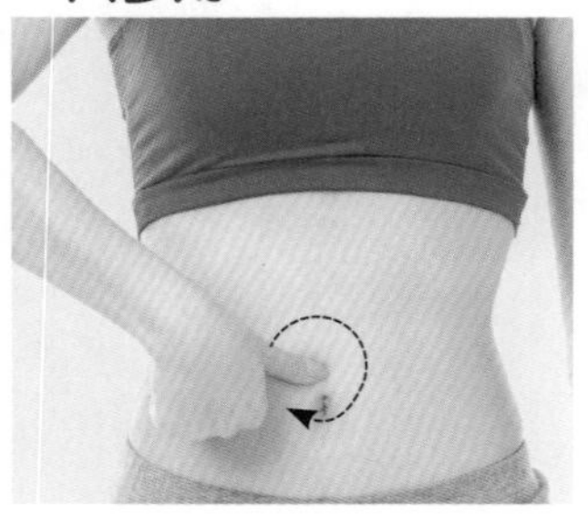

按摩 用拇指指腹按揉水分穴，有助于肠胃蠕动、锻炼腹肌，避免腹痛。

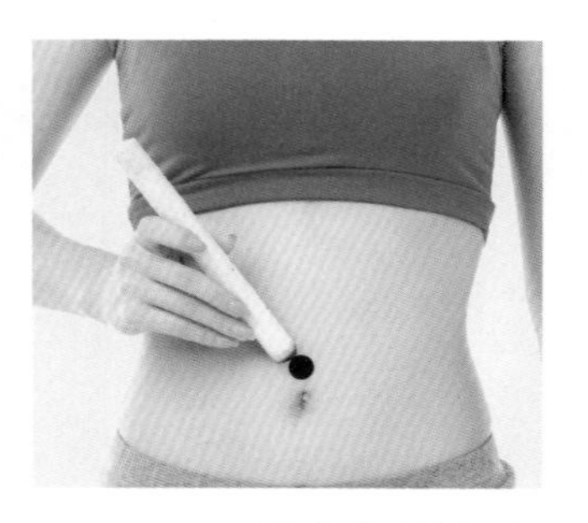

艾灸 用艾条温和灸5~20分钟，每天1次，可用于治疗肠鸣、泄泻、水肿等。

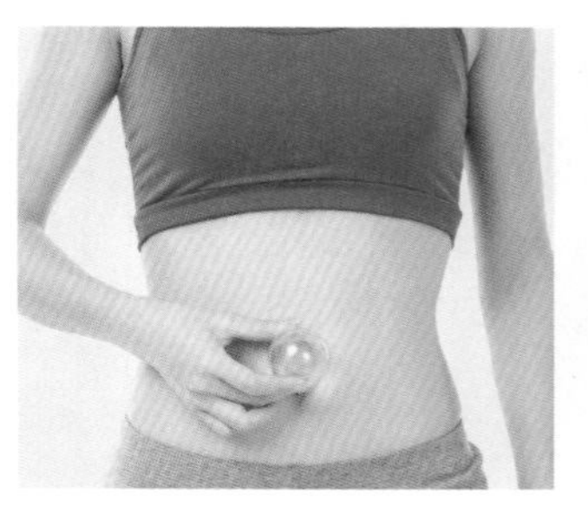

拔罐 用火罐留罐5~10分钟，隔天1次，可用于治疗腹痛且有助于减肥。

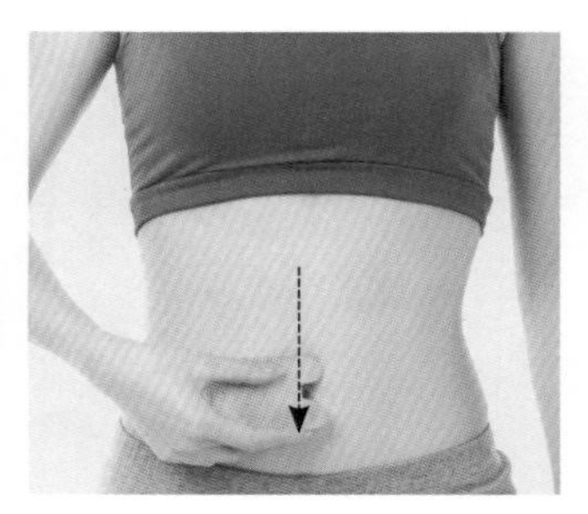

刮痧 从上向下刮拭3~5分钟，隔天1次，可用于治疗水肿、泄泻。

咳喘——风门穴

在现代疾病中，各种过敏性疾病日益增多，如急慢性湿疹、支气管哮喘、过敏性鼻炎、皮肤瘙痒等，中医认为这些都是风邪所致，宜取风门穴，有抗过敏、止痒的治疗作用。

穴位功效

- 风门穴是中医祛风常用的穴位之一。
- 有宣通肺气、调理气机的作用。
- 辅助治疗各种风寒感冒、发热、咳嗽等疾病。

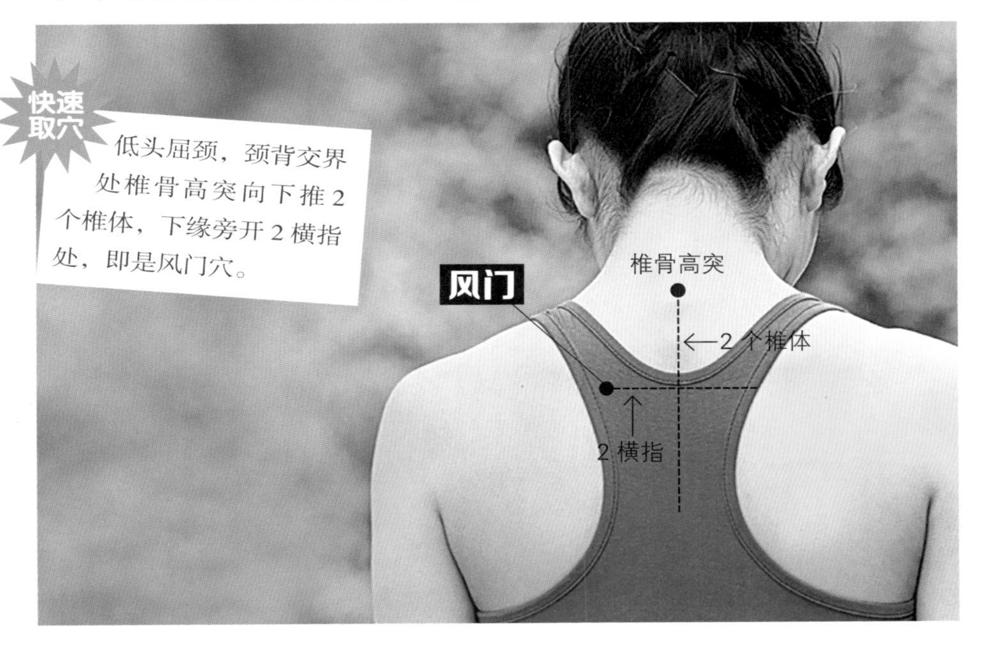

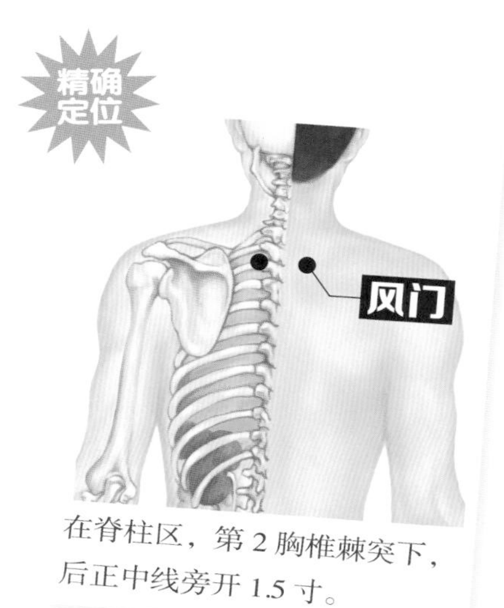

在脊柱区，第2胸椎棘突下，后正中线旁开1.5寸。

一穴多用

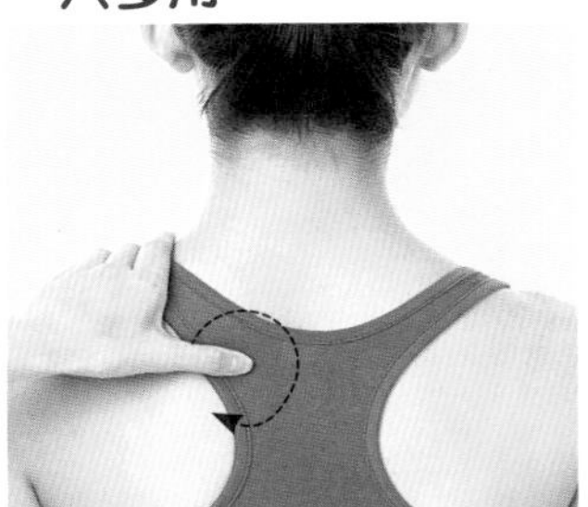

按摩 按摩风门穴可改善颈肩血液循环。举手抬肘，用拇指指腹按揉此穴1~3分钟。

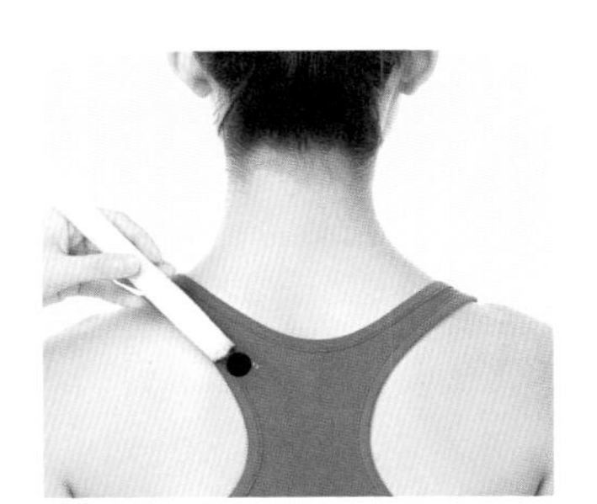

艾灸 用艾条温和灸5~20分钟，每天1次，可用于治疗咳嗽、头痛、鼻塞。

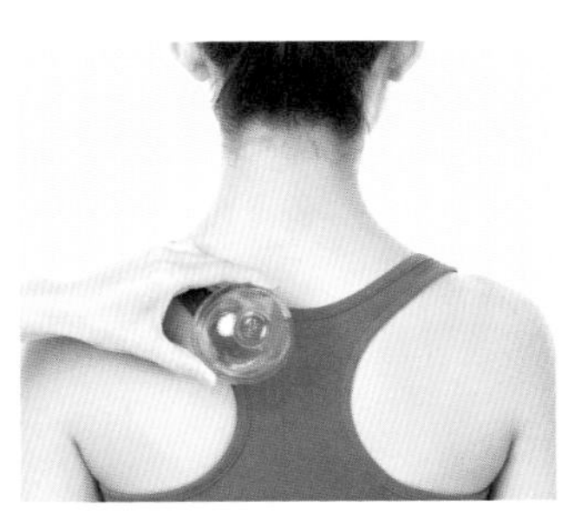

拔罐 用火罐留罐5~10分钟，隔天1次，可用于治疗肩背痛、头痛、咳嗽等疾病。

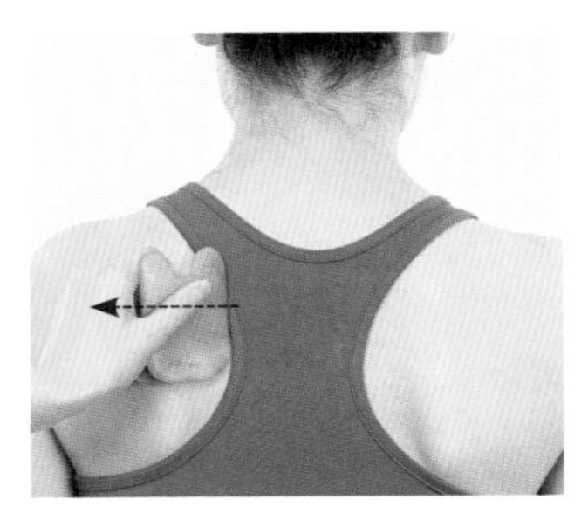

刮痧 从中间向外侧刮拭3~5分钟，隔天1次，可用于治疗发热、伤风、咳嗽等疾病。

头痛——四神聪穴

四神聪穴，因位于百会穴（位置见第 49 页）四周，犹如四路神仙各守一方。其功效与百会穴十分接近，也可提升人体之阳气， 善于治疗因阳气下陷而引起的内脏下垂、头晕目眩等病症。

穴位功效

- 按压四神聪可促进头部的血液循环，增加大脑的供血。
- 常按既安神又能醒脑开窍。
- 主治神志失调、耳目不聪等病症。

快速取穴
先找到百会穴，其前后左右各量 1 横指处即是，共 4 穴。
四神聪
禁
直接在头发上拔火罐

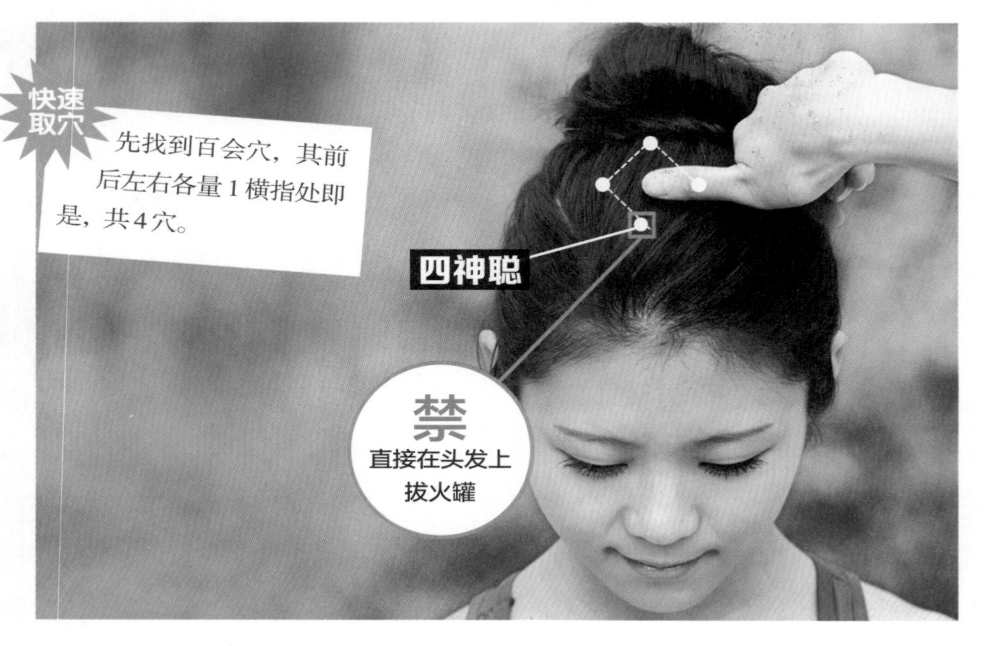

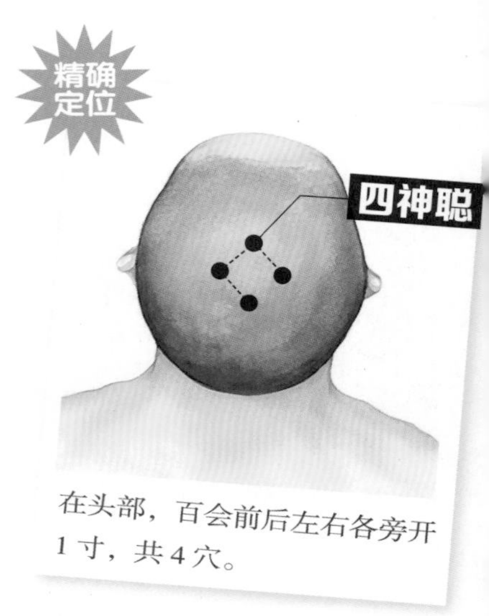

在头部，百会前后左右各旁开 1 寸，共 4 穴。

一穴多用

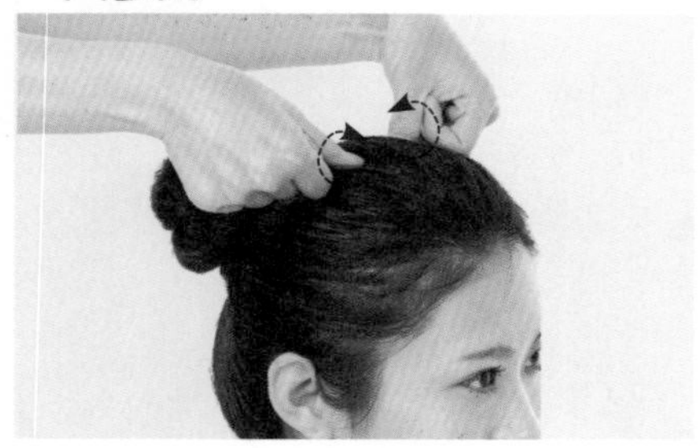

按摩 因劳累、思虑过度而引起的头痛，可用点、揉等手法，逐一按摩四神聪穴。

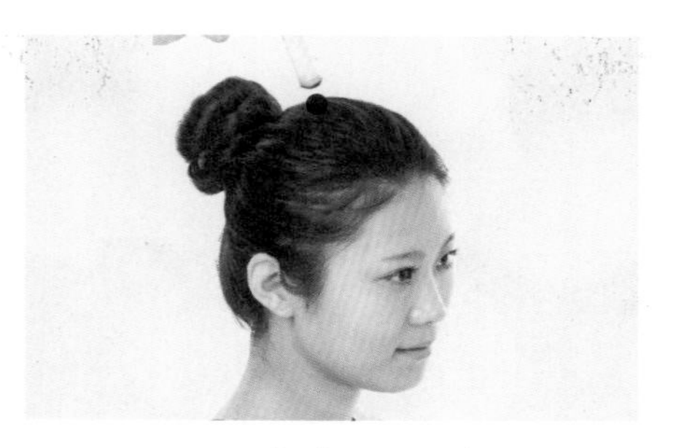

艾灸 用艾条温和灸 5~20 分钟，每天 1 次，可用于治疗头痛。

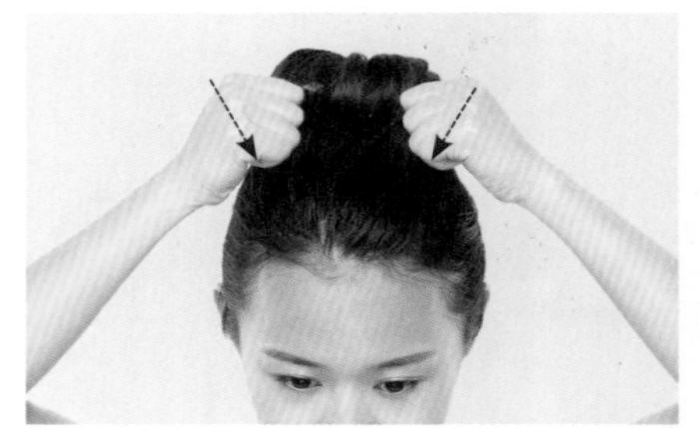

妙招 双手握拳、轻拍头顶四神聪穴，每天坚持可治疗头痛、眩晕、健忘等。

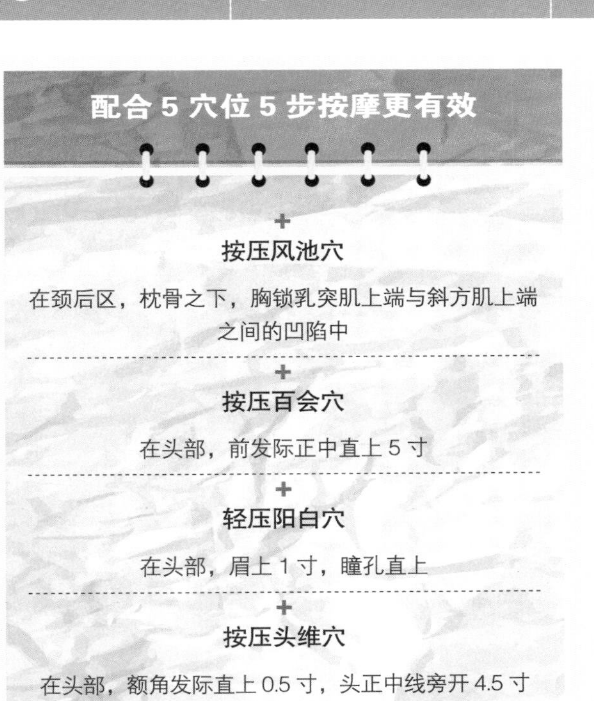

配合 5 穴位 5 步按摩更有效

+
按压风池穴

在颈后区，枕骨之下，胸锁乳突肌上端与斜方肌上端之间的凹陷中

+
按压百会穴

在头部，前发际正中直上 5 寸

+
轻压阳白穴

在头部，眉上 1 寸，瞳孔直上

+
按压头维穴

在头部，额角发际直上 0.5 寸，头正中线旁开 4.5 寸

+
按压阳陵泉穴

在小腿外侧，腓骨头前下方凹陷中

1 用两手大拇指抵住风池穴，其余四指包住头做支撑，左右同时按压。

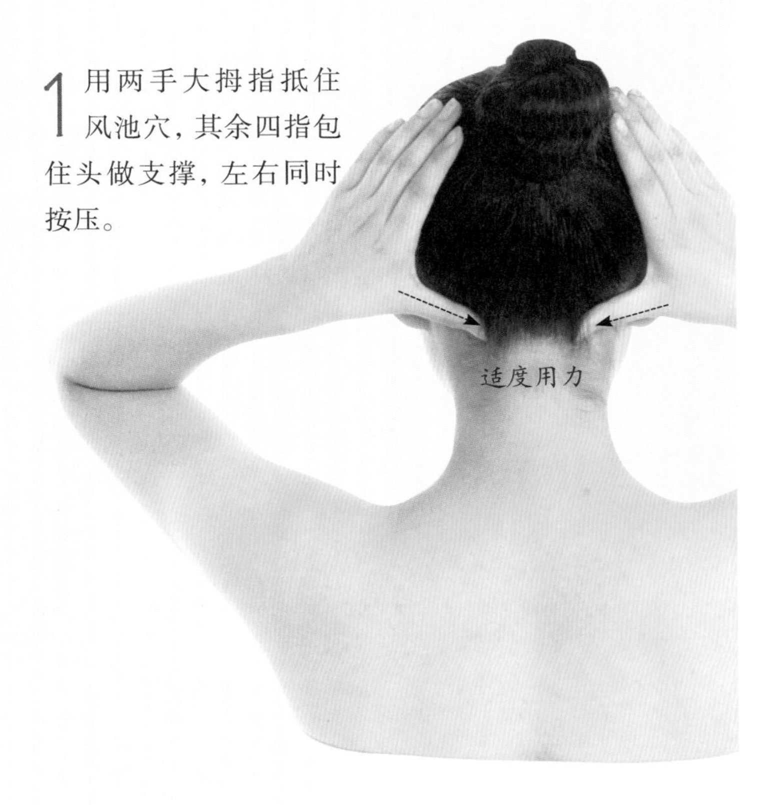

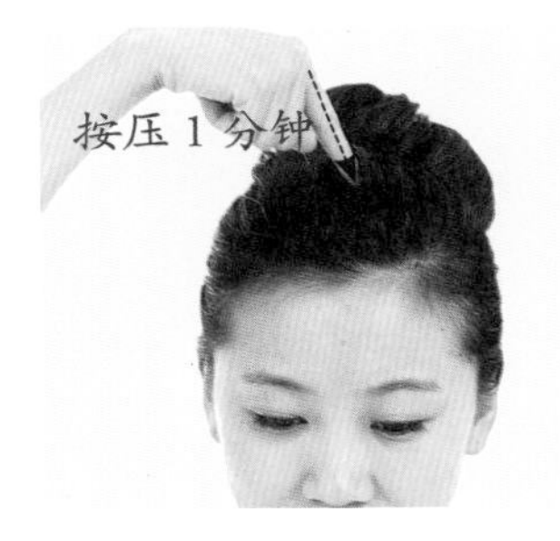

2 用食指向下按压百会穴，或者以急速、间歇性手法敲打百会穴。

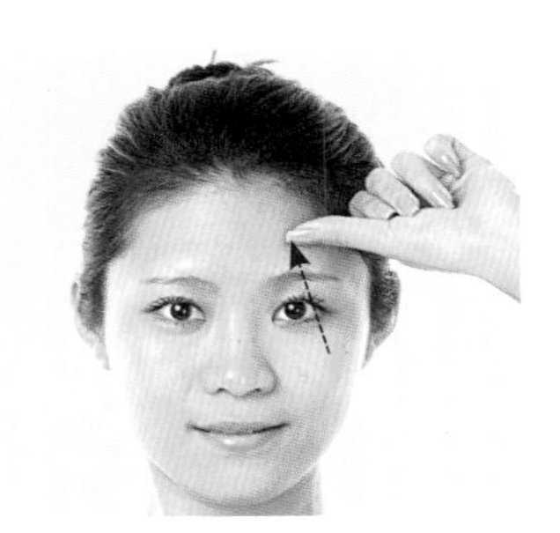

3 双手握拳，用拇指指腹轻压阳白穴 8~10 次，一边按压一边轻轻向上提。

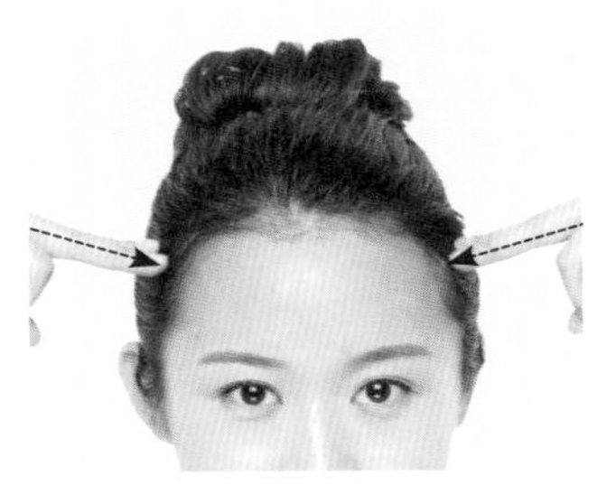

4 每天用双手食指和中指同时按压头维穴，重复 10~20 次。

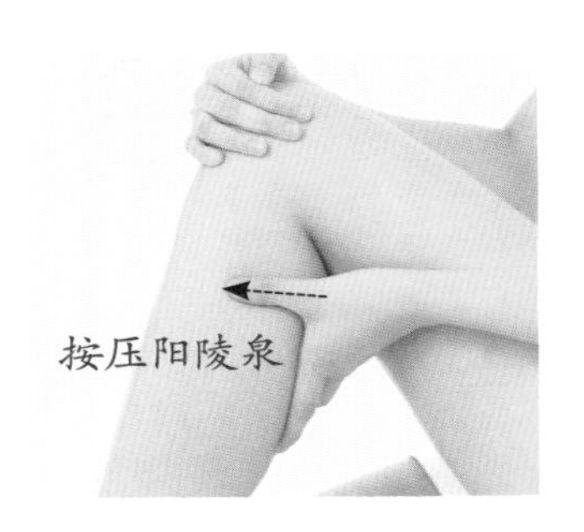

5 大拇指指腹按压阳陵泉穴，手法要沉重有力，可帮助患者缓解头痛症状。

便秘——天枢穴

天枢穴属足阳明胃经，又是大肠的募穴，为治疗便秘之要穴。人体各种代谢产物都要经胃肠排泄出，若是排泄功能遭受阻碍，则湿、热、痰、瘀诸毒就会乘势而上，影响气血脏腑功能的正常运行。

穴位功效

- 天枢穴是治疗消化系统疾病的重要穴位。
- 缓解消化不良、恶心、胃胀、腹泻、便秘等症状。

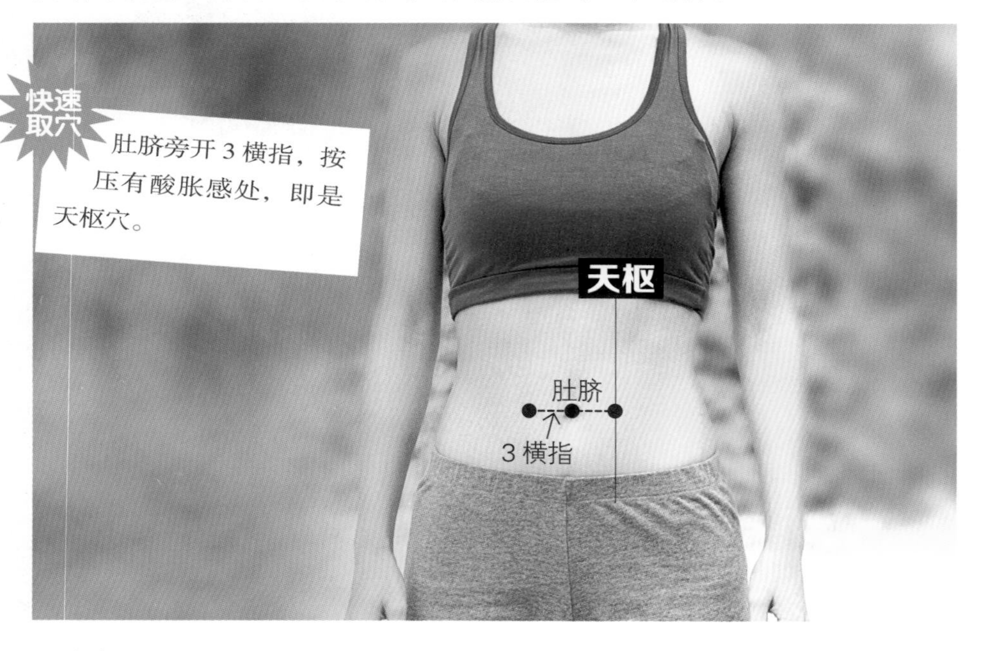

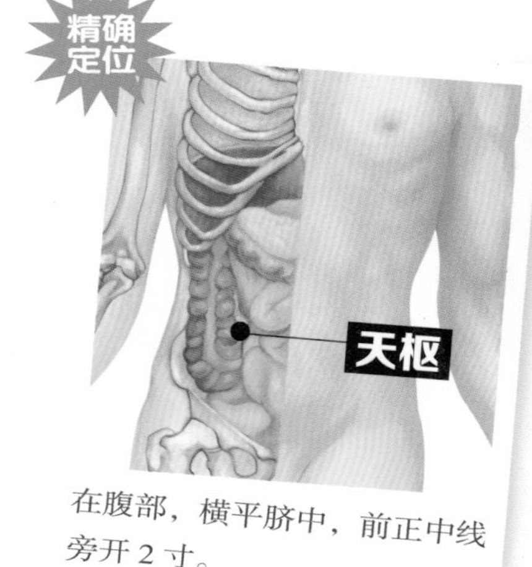

在腹部，横平脐中，前正中线旁开2寸。

一穴多用

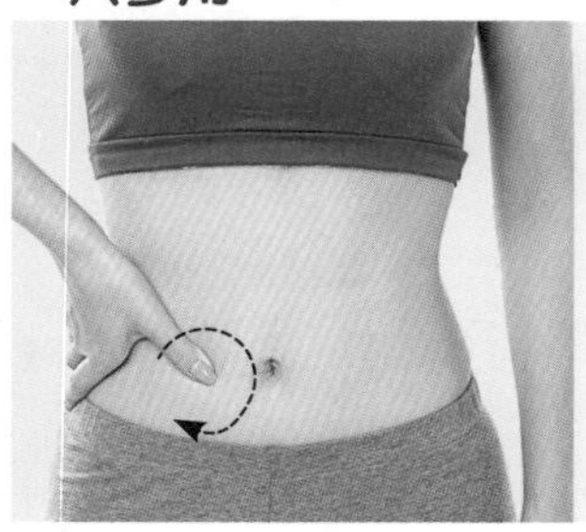

按摩 经常用拇指按揉天枢穴，可以增强肠胃动力，帮助肠道蠕动。

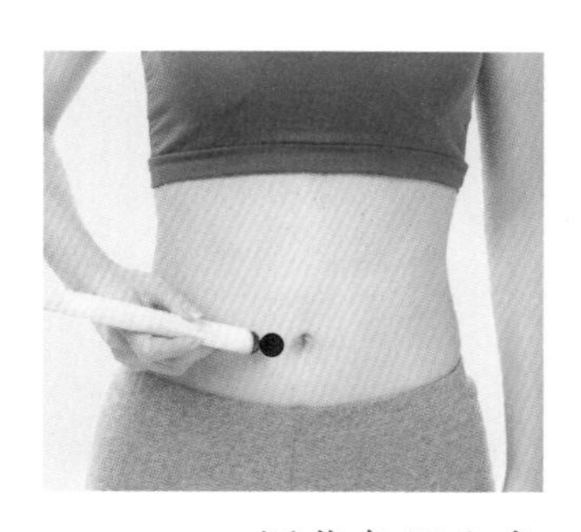

艾灸 用艾条温和灸5~20分钟，每天1次，可用于治疗便秘、泄泻、痛经。

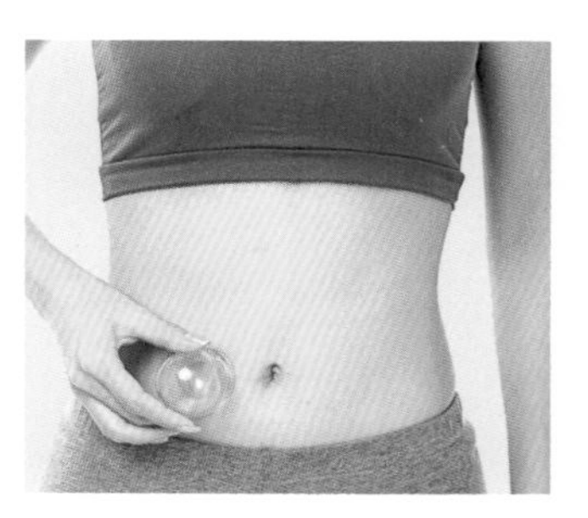

拔罐 用火罐留罐5~10分钟，隔天1次，可用于治疗便秘并利于减肥。

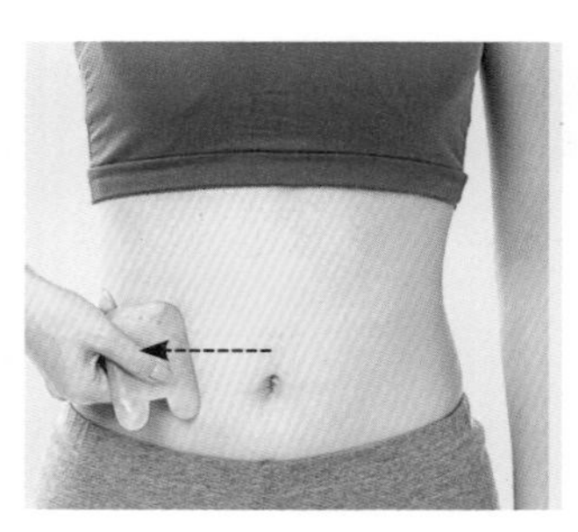

刮痧 从中间向两侧刮拭3~5分钟，隔天1次，可用于治疗痢疾、排泄、便秘。

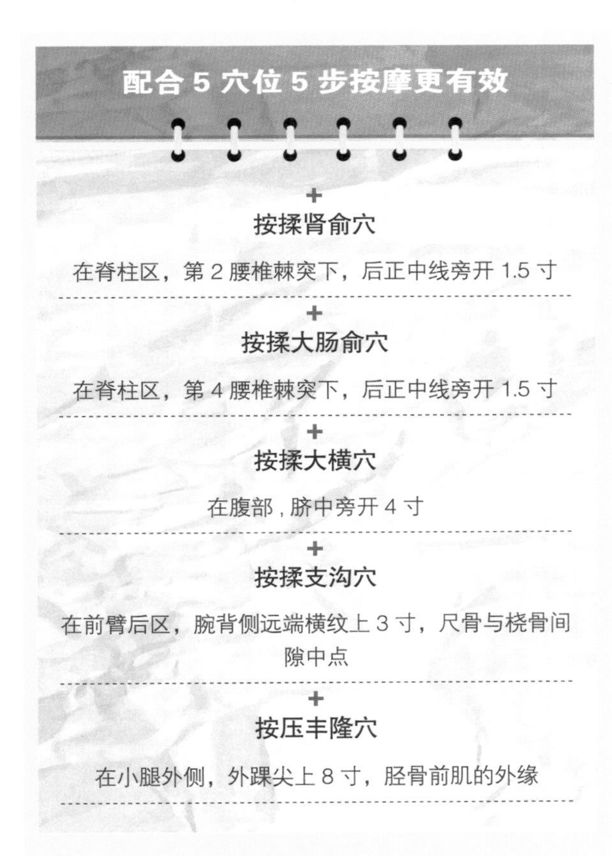

配合 5 穴位 5 步按摩更有效

按揉肾俞穴

在脊柱区，第 2 腰椎棘突下，后正中线旁开 1.5 寸

按揉大肠俞穴

在脊柱区，第 4 腰椎棘突下，后正中线旁开 1.5 寸

按揉大横穴

在腹部，脐中旁开 4 寸

按揉支沟穴

在前臂后区，腕背侧远端横纹上 3 寸，尺骨与桡骨间隙中点

按压丰隆穴

在小腿外侧，外踝尖上 8 寸，胫骨前肌的外缘

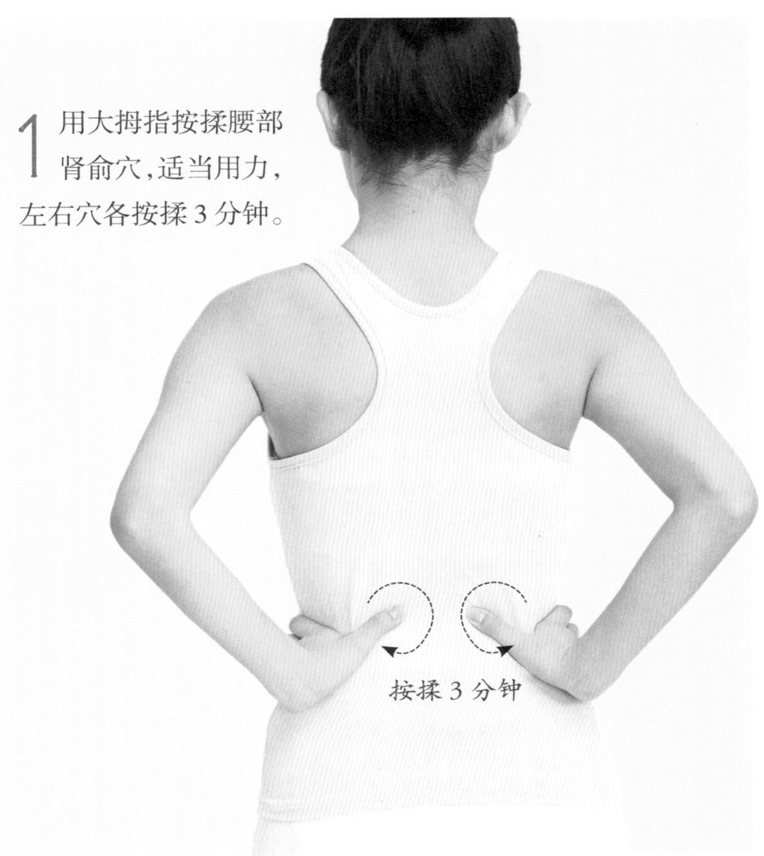

1 用大拇指按揉腰部肾俞穴，适当用力，左右穴各按揉 3 分钟。

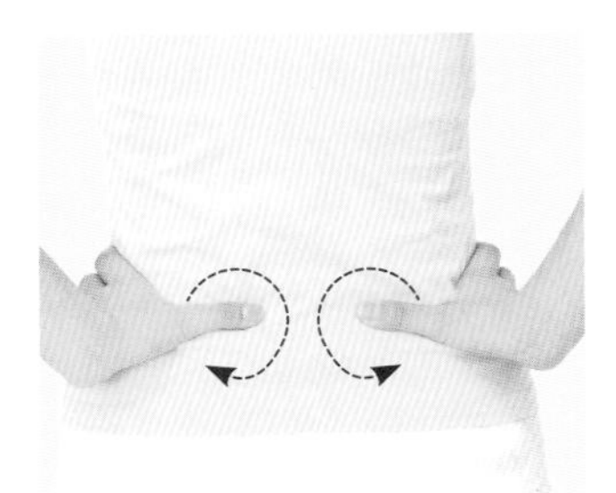

2 用大拇指指腹按揉大肠俞穴 1 分钟，同时按揉左右两穴。

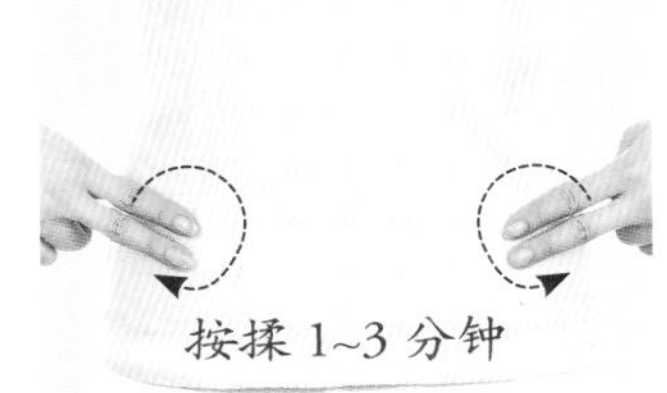

3 用食指、中指指腹按揉大横穴，每次可按 1~3 分钟。

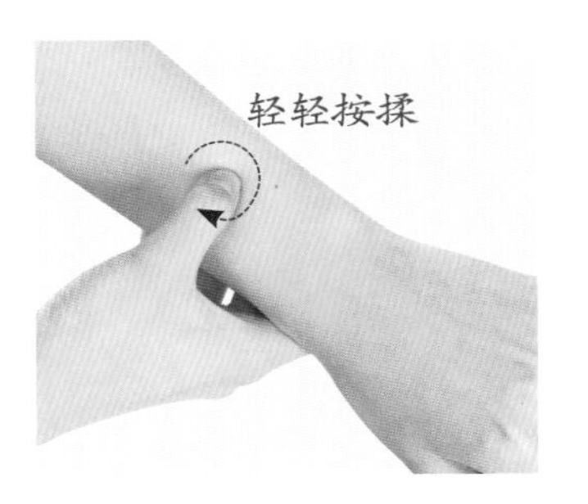

4 用一侧大拇指指腹按住支沟穴，轻轻揉动，以酸胀感为宜，每侧按摩各 1 分钟。

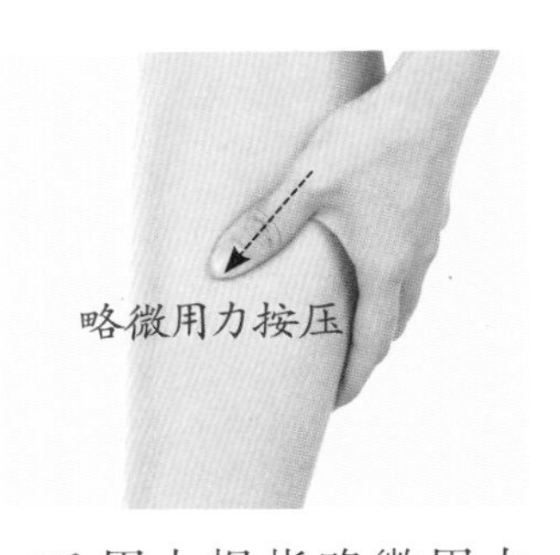

5 用大拇指略微用力按压丰隆穴，以略感疼痛为佳，按住 5 秒后松开，反复 10 次。

快速止吐这样做：多休息 适宜多补钙 忌着凉 忌劳累

快速止吐——厉兑穴

自我按摩厉兑穴，可有效改善和缓解呕吐。不过，妊娠引起的呕吐不在此范围，不宜尝试，否则容易出现危险。

穴位功效

- 厉兑穴有清热和胃、苏厥醒神、通经活络的功效，主治多梦、晕厥、胃脘痛、便秘、水肿、牙痛、足背肿痛等症。

快速取穴

足背第2趾趾甲外侧缘与趾甲下缘各作一垂线的交点处，即是厉兑穴。

厉兑

精确定位

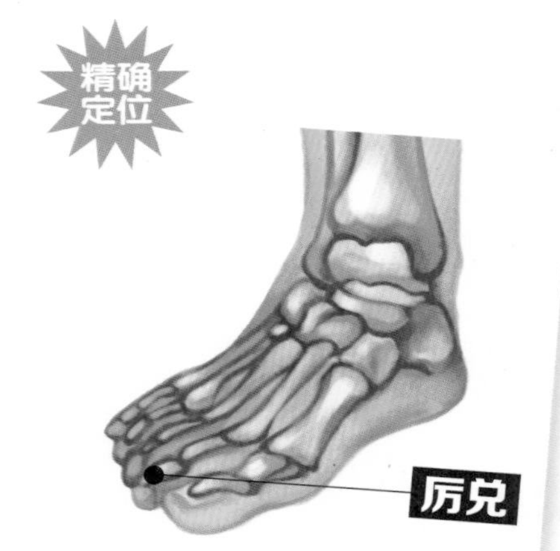

在足趾，第2趾末节外侧，趾甲根角侧后方0.1寸（指寸）。

一穴多用

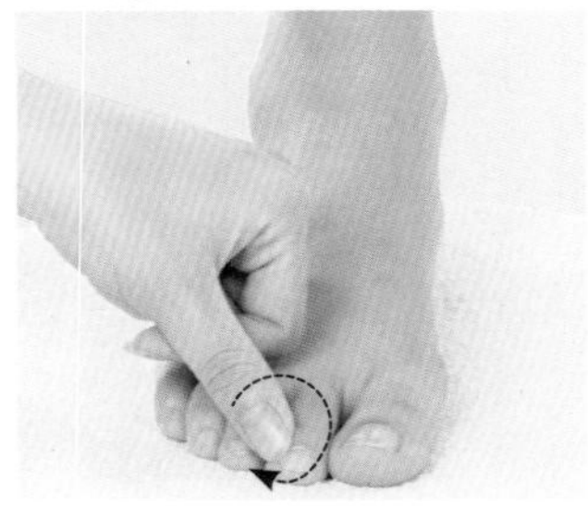

按摩 用拇指指甲尖垂直掐揉厉兑穴，每次左右各掐揉1~3分钟。有和胃降逆的功效。

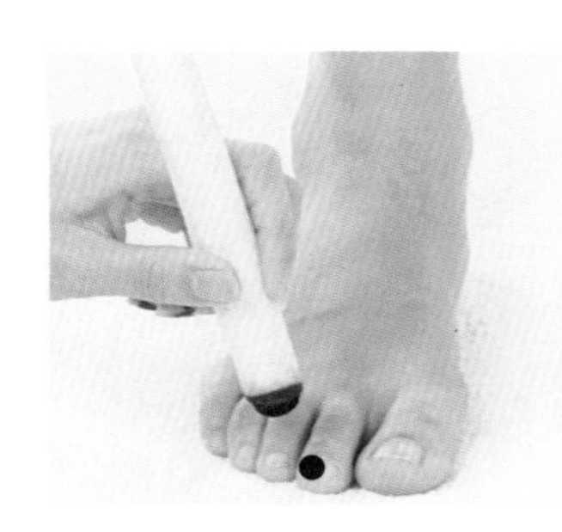

艾灸 用艾条温和灸5~20分钟，每天1次，可用于治疗牙痛、鼻出血。

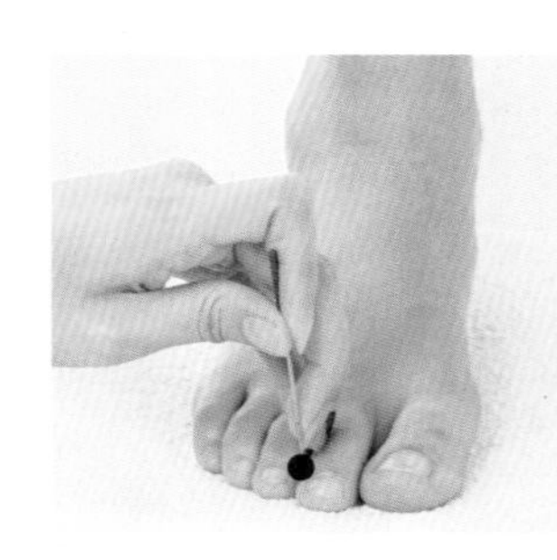

刺血 在厉兑穴处用三棱针点刺放血1~2毫升，可用于治疗梦魇、失眠、疮疡、呕吐。

妙招 用牙签的钝头点按厉兑穴10~20次，可用于治疗多梦、呕吐等。

尿频、尿痛——中极穴

中极穴是膀胱的募穴，主管尿液的排泄，故对泌尿系统疾病有很好的疗效。

穴位功效

- 中极穴是任脉在脐下的主要穴位之一。
- 主治泌尿系统疾病，如尿频、尿急等。

快速取穴
在下腹部，前正中线上，曲骨向上1横指处。
中极
1横指
曲骨

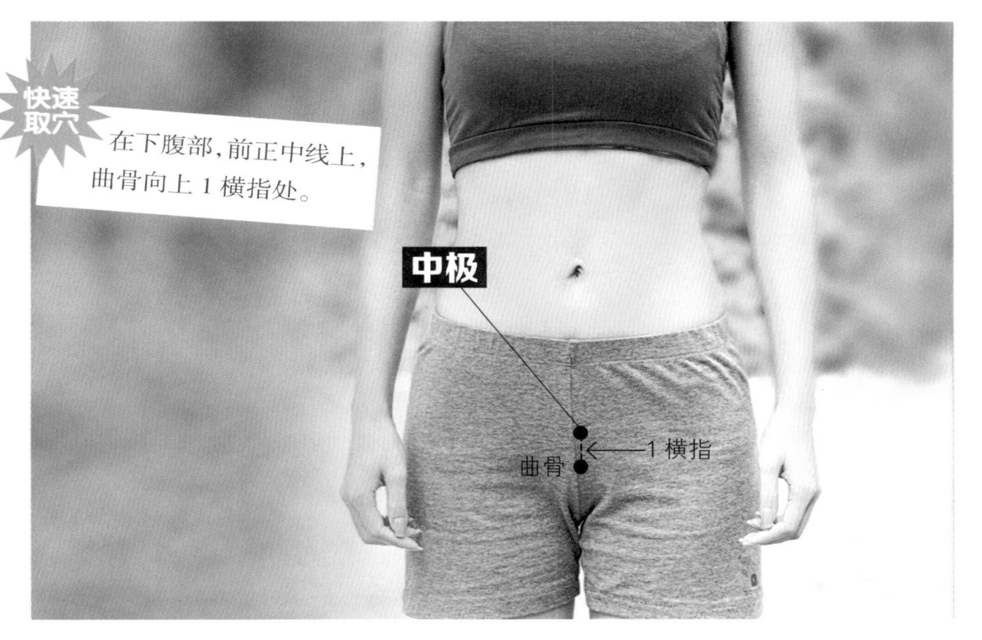

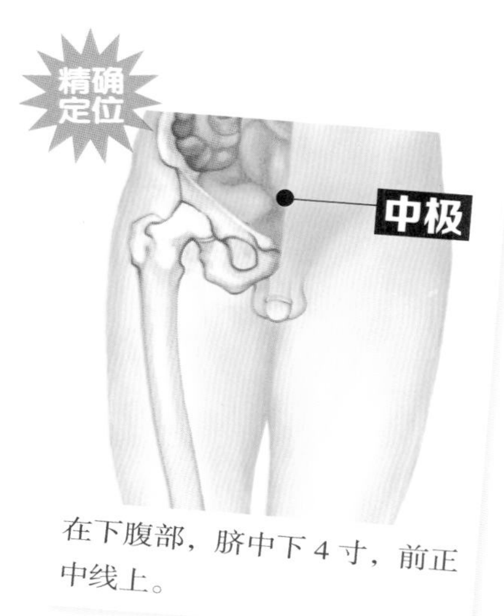

一穴多用

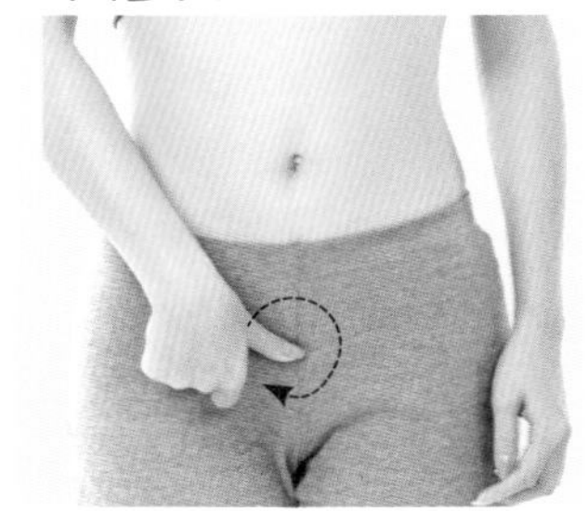

按摩 用拇指指腹按揉中极穴，以有酸胀感为宜，每次1~3分钟。

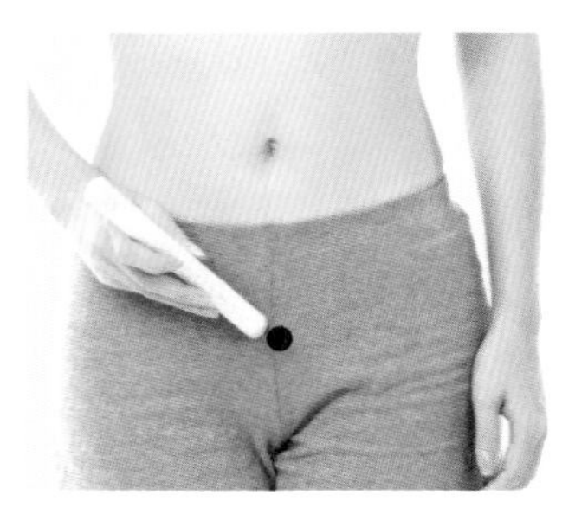

艾灸 用艾条温和灸5~20分钟，每天1次，可用于治疗阳痿、前列腺炎、月经不调。

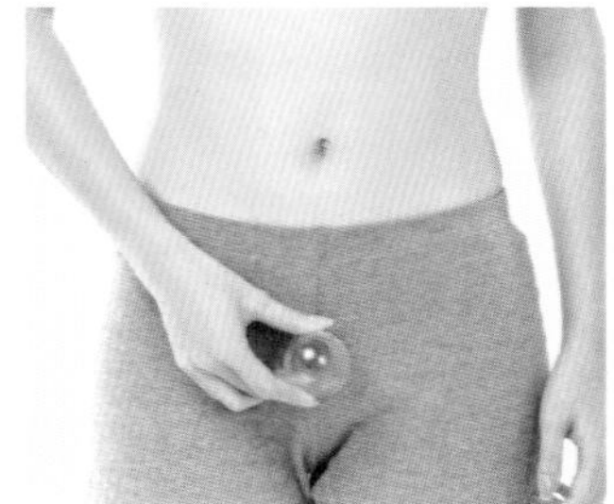

拔罐 用火罐留罐5~10分钟，隔天1次，用于治疗癃闭、淋证、尿频、尿痛。

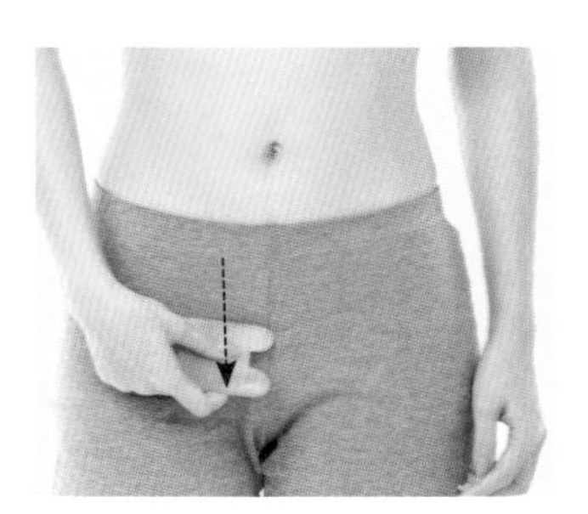

刮痧 从上向下刮拭3~5分钟，隔天1次，可用于治疗癃闭、淋证等疾病。

贫血——小海穴

心经与小肠经互为表里，所以，病气虽然是从小肠而泻，实际真正的病源是在心。例如头痛目眩、失眠多梦、牙龈肿痛等病症，实际上都是心火上炎所致。因此，可借小肠经清热泻火。

穴位功效

- 凡是小肠经脉所过部位的诸病，都可以通过按摩小海穴进行调理。
- 此穴是人体养生保健的一个要穴。

快速取穴
屈肘，肘尖最高点与肘部内侧高骨最高点间凹陷处，即是小海穴。
小海

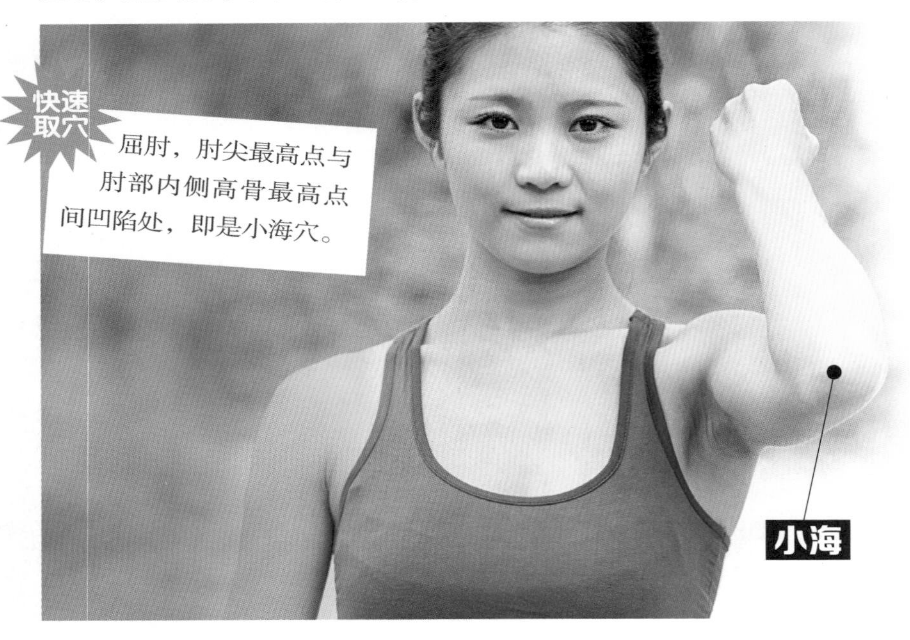

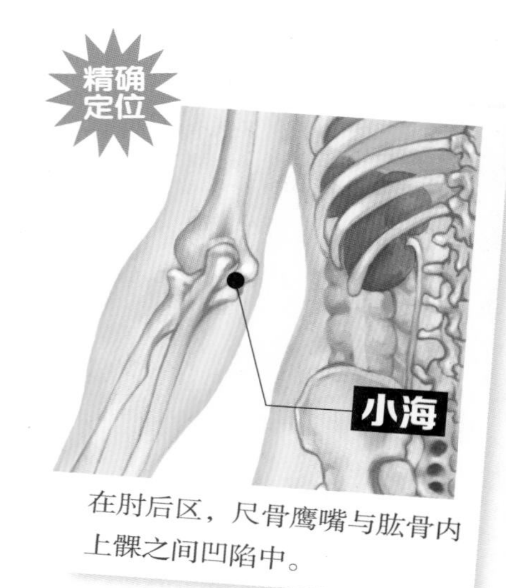

一穴多用

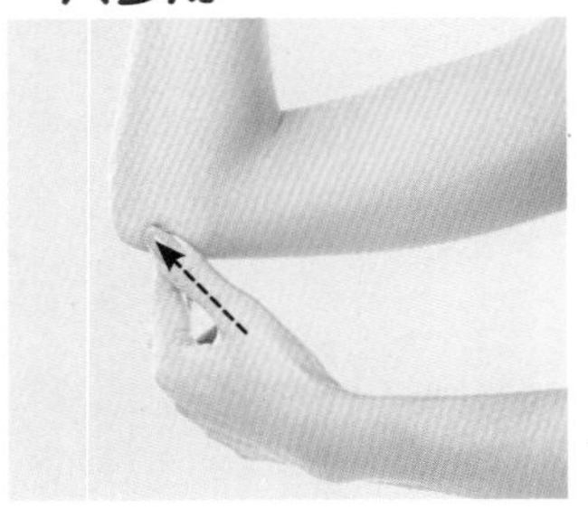

按摩 用拇指指腹垂直下压小海穴，每次左右各揉按1~3分钟。可改善贫血症状。

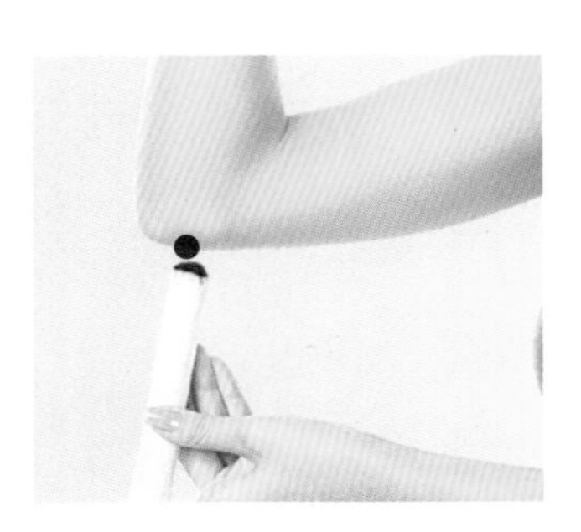

艾灸 用艾条温和灸5~20分钟，每天1次，可用于治疗疥疮、颊肿等疾病。

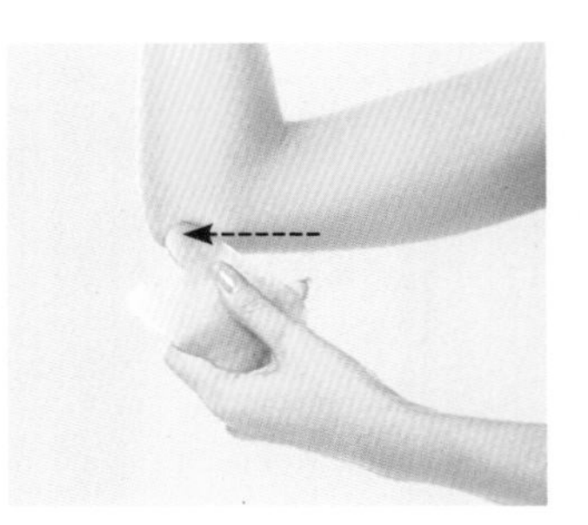

刮痧 从上向下刮拭3~5分钟，隔天1次，可用于治疗癫狂、耳鸣、耳聋。

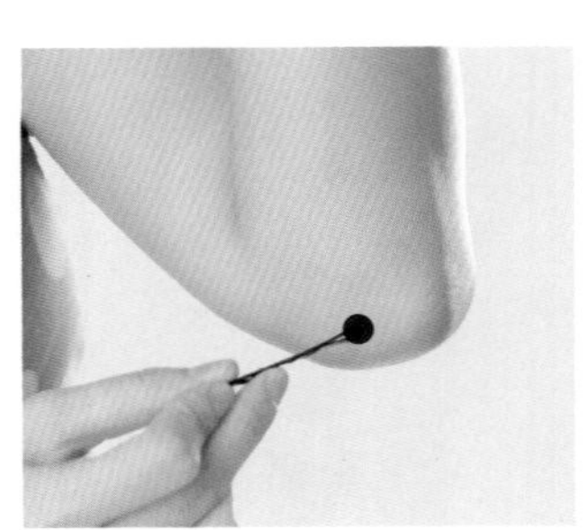

妙招 用牙签或发夹点击小海穴处的皮肤，同样能够刺激穴位。

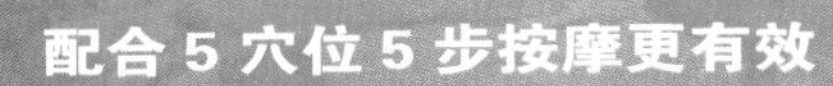

配合 5 穴位 5 步按摩更有效

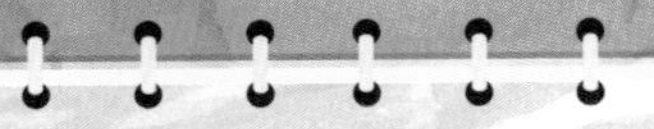

＋ 按摩气海穴

在下腹部，脐中下 1.5 寸，前正中线上

＋ 按揉神阙穴

在脐区，脐中央

＋ 点按关元穴

在下腹部，脐中下 3 寸，前正中线上

＋ 点按中脘穴

在上腹部，脐中上 4 寸，前正中线上

＋ 刺激足三里穴

在小腿外侧，犊鼻下 3 寸，犊鼻与解溪连线上

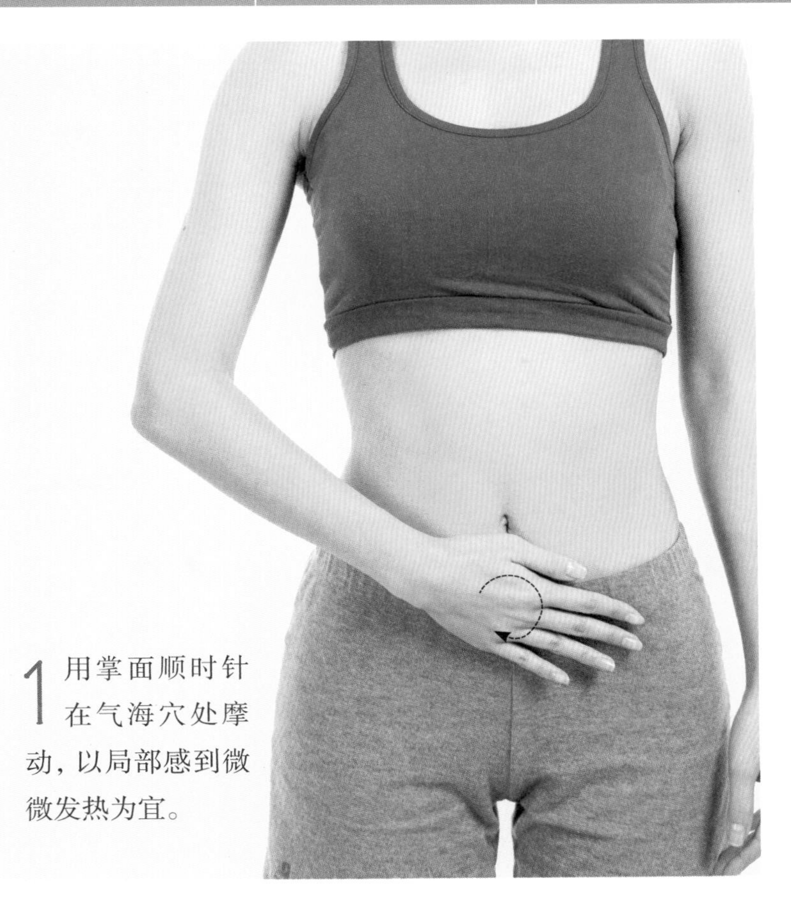

1 用掌面顺时针在气海穴处摩动，以局部感到微微发热为宜。

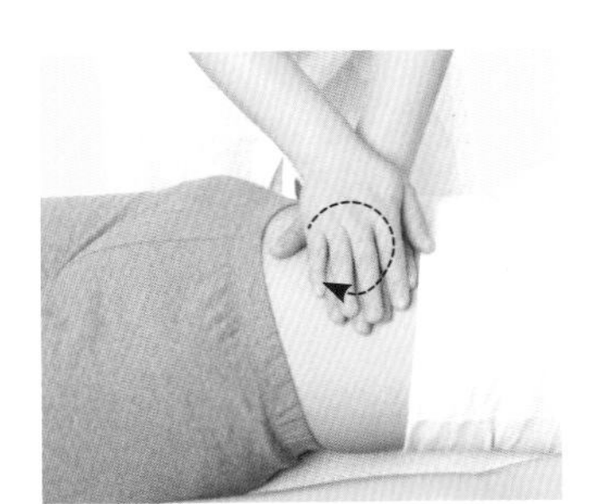

2 双掌重叠，将掌心放在神阙穴上，顺、逆时针各按揉 100 次，可促进消化吸收。

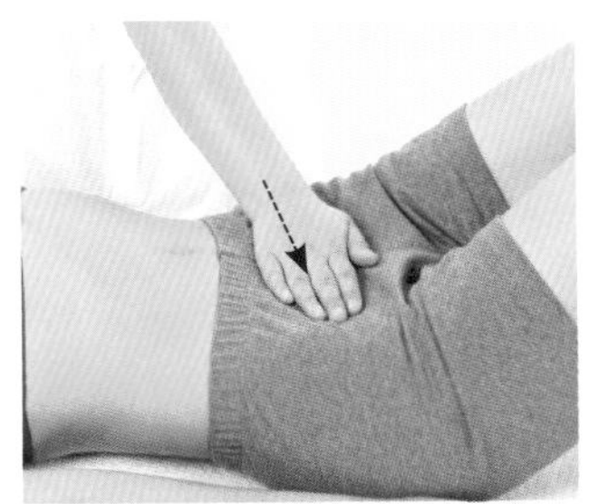

3 可用食指点按关元穴，也可以用掌心轻揉，均以局部微热为度。

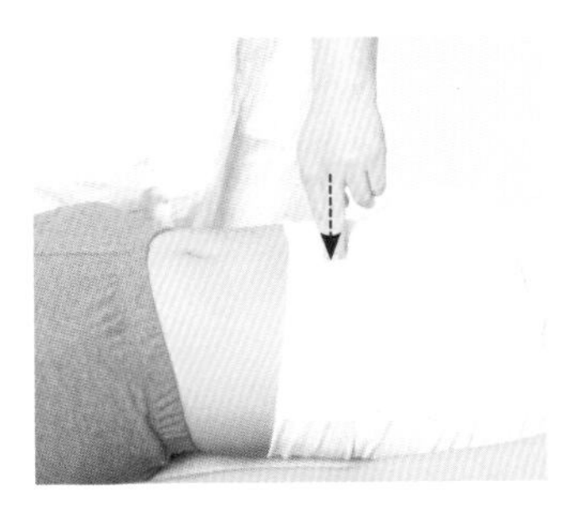

4 用中指指端点按中脘穴，力度适中，每次约点按 1 分钟。

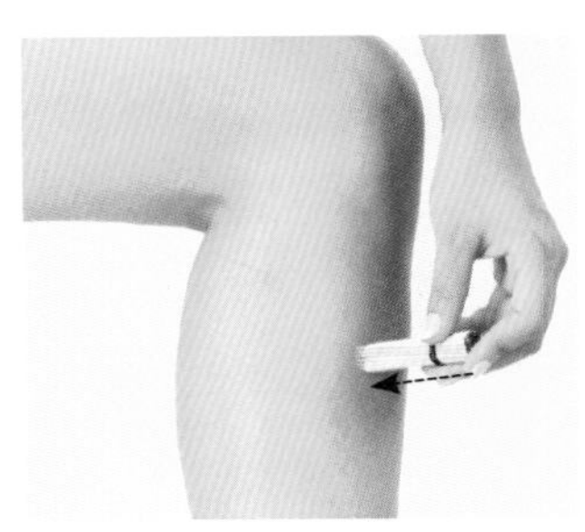

5 用多根捆绑的牙签刺激足三里穴 1 分钟，长期坚持，能补益气血，适合女性患者。

慢性病、中老年疾病必用养生穴

本节不仅有精准定位和快速取穴，还有按摩、艾灸、拔罐、刮痧等多种穴位使用方法，只要一个穴位就能缓解高血压、糖尿病等引起的不适症状，用起来方便快捷，疗效好。

高血压——人迎穴

人迎穴位于颈总动脉附近，通过相应的神经反射对人体的心血管功能进行调节。按压时，随时注意血压和心率的变化，不可用力过度或按压太久，否则会有生命危险。

穴位功效

- 缓解咽喉肿痛、咯血、喘息等症状。
- 按摩人迎穴对肾、脾、肝、心等经络有关疾病有良好的治疗效果。

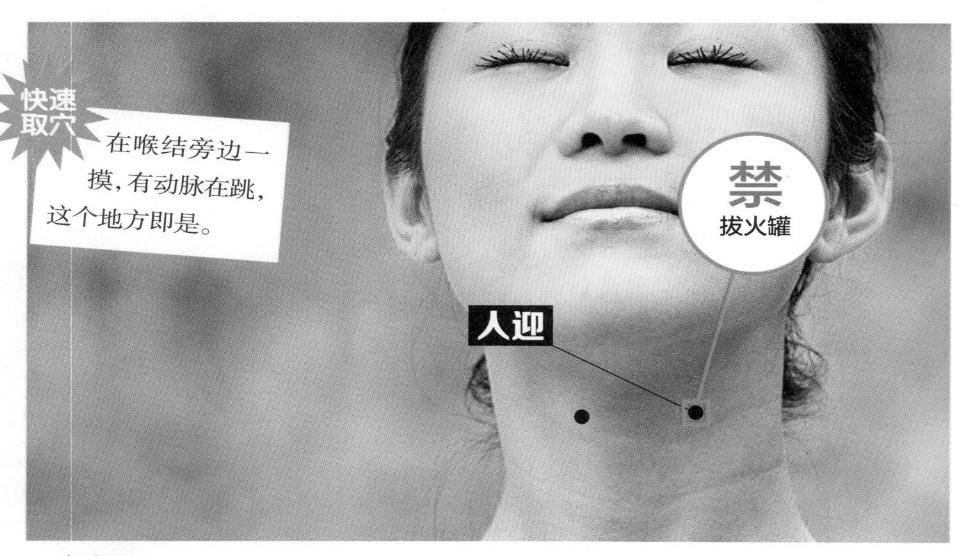

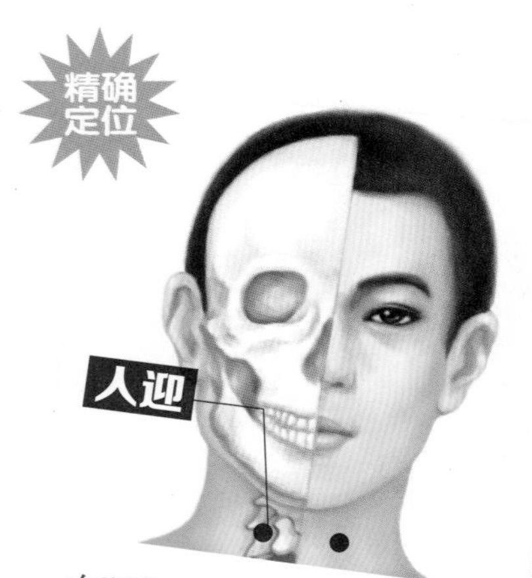

在颈部，横平喉结，胸锁乳突肌前缘，颈总动脉搏动处。

一穴多用

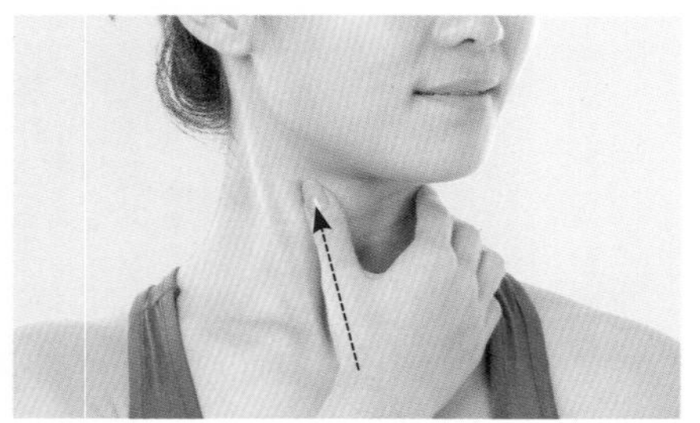

按摩 按摩人迎穴可以清咽利喉。用拇指指腹轻轻上下按压人迎穴 1~3 分钟。

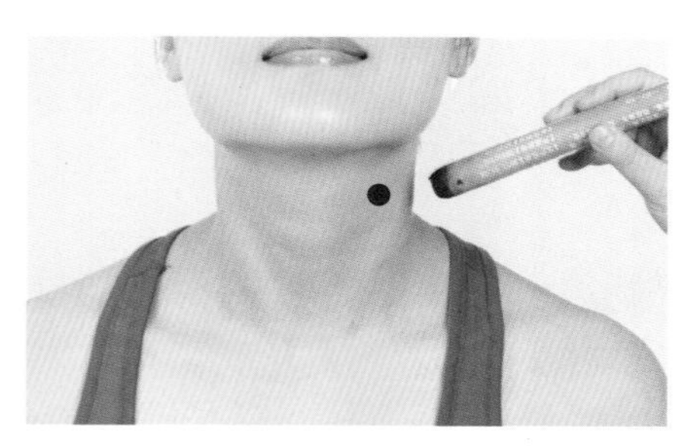

艾灸 用艾条温和灸 10~15 分钟，每天 1 次，可用于治疗高血压。

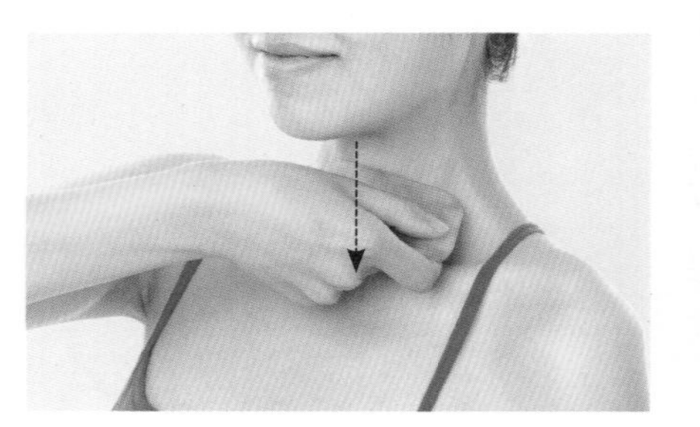

刮痧 以面刮法刮拭人迎穴 5~10 次，可以养护咽喉，改善咽喉不适。忌用力过大。

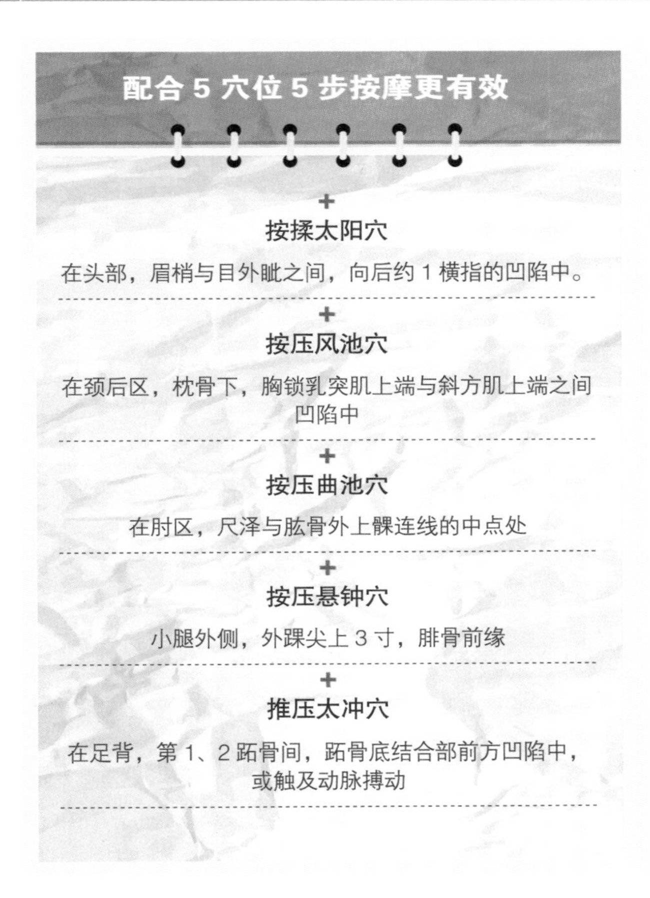

配合 5 穴位 5 步按摩更有效

按揉太阳穴

在头部，眉梢与目外眦之间，向后约 1 横指的凹陷中。

按压风池穴

在颈后区，枕骨下，胸锁乳突肌上端与斜方肌上端之间凹陷中

按压曲池穴

在肘区，尺泽与肱骨外上髁连线的中点处

按压悬钟穴

小腿外侧，外踝尖上 3 寸，腓骨前缘

推压太冲穴

在足背，第 1、2 跖骨间，跖骨底结合部前方凹陷中，或触及动脉搏动

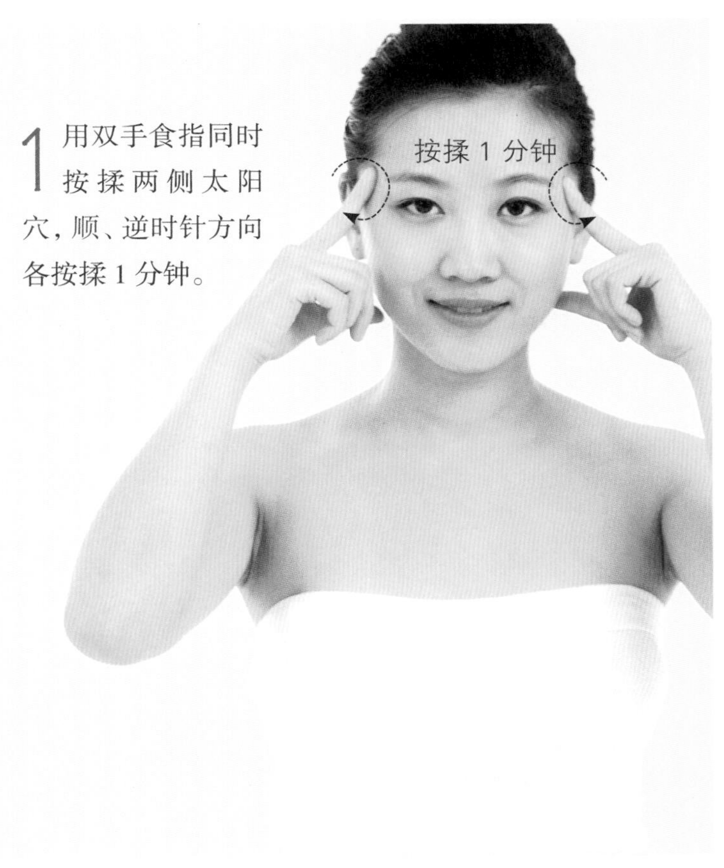

1 用双手食指同时按揉两侧太阳穴，顺、逆时针方向各按揉 1 分钟。

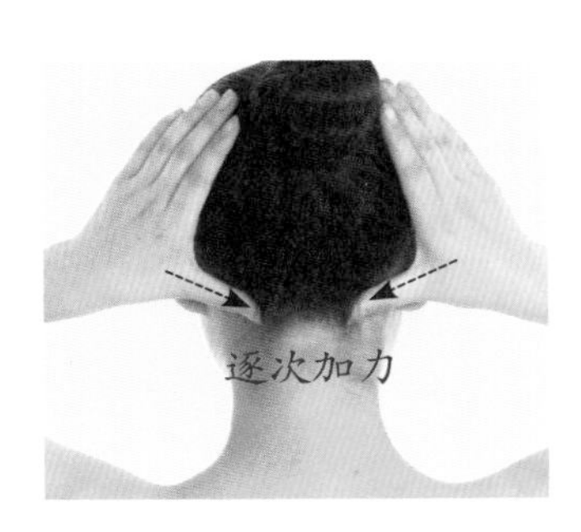

2 用两手大拇指抵住风池穴，其余四指包住头来支撑，左右同时按压。

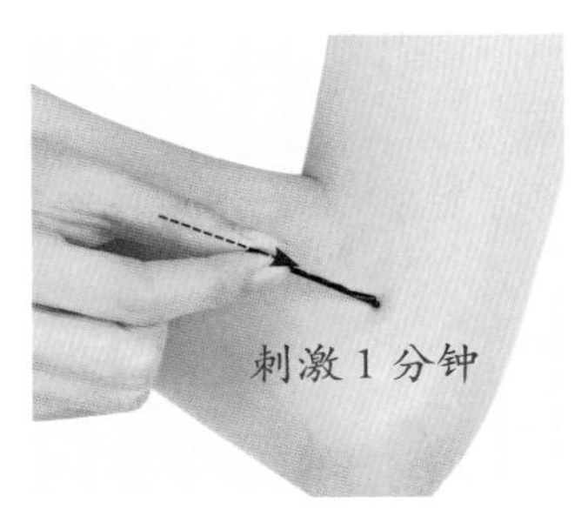

3 用牙签、发夹等硬物，按压曲池穴，能起到降压、止痛的效果。

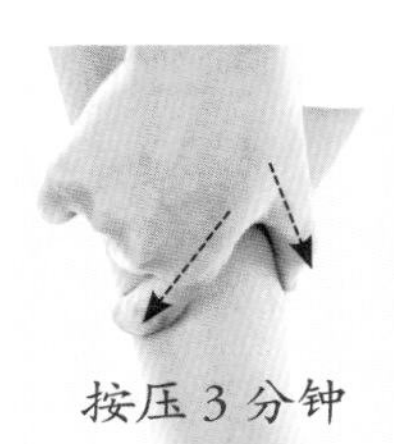

4 将食指按于悬钟穴，大拇指按于三阴交穴，每次按压 3 分钟。

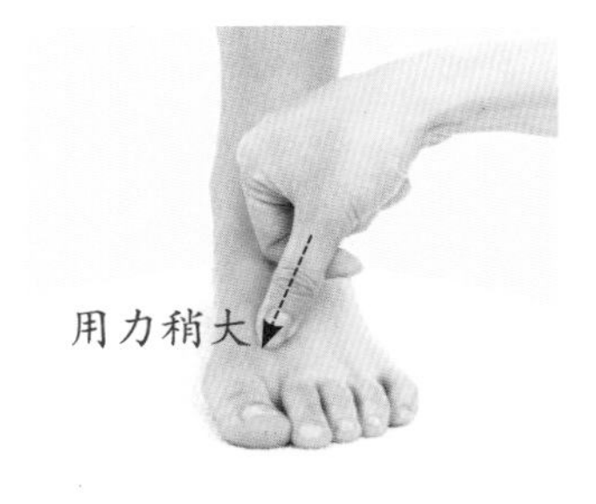

5 用大拇指指腹推压太冲穴，从脚趾向脚跟的方向，每次约 1 分钟。

糖尿病——地机穴

“地机”属足太阴脾经。因为脾属土，土属大地，而人体的后天之本都靠脾胃来供应，所以按揉地机穴可以增强整个脾胃的运化功能。

穴位功效

- 地机穴对胰腺很有帮助。
- 可以调节胰岛素分泌，降低血糖。

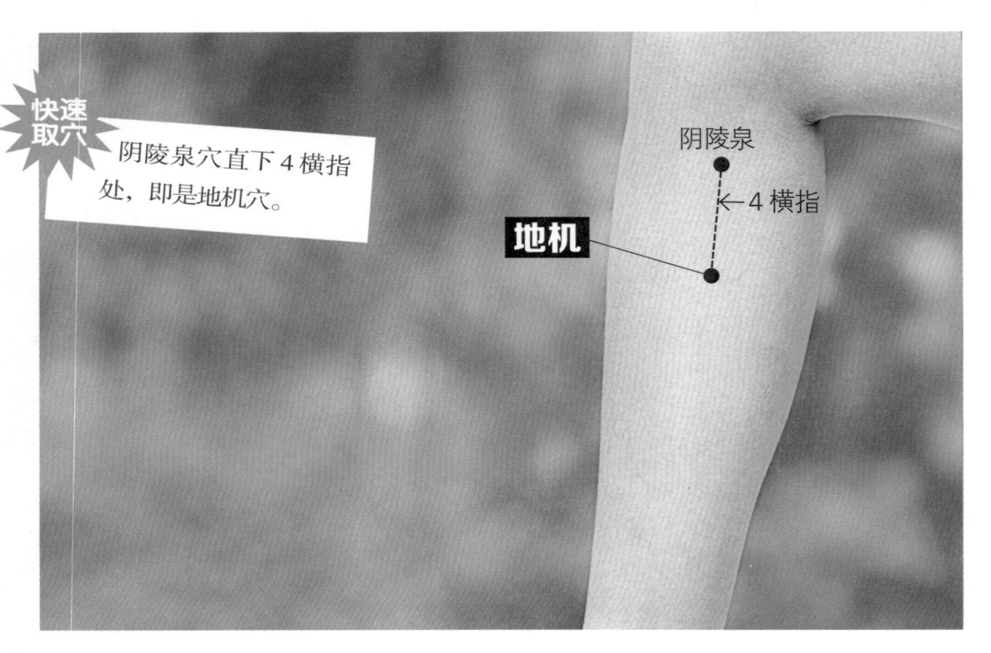

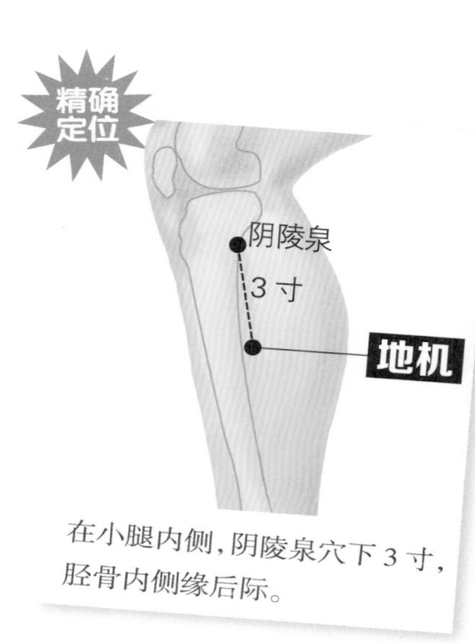

在小腿内侧，阴陵泉穴下 3 寸，胫骨内侧缘后际。

一穴多用

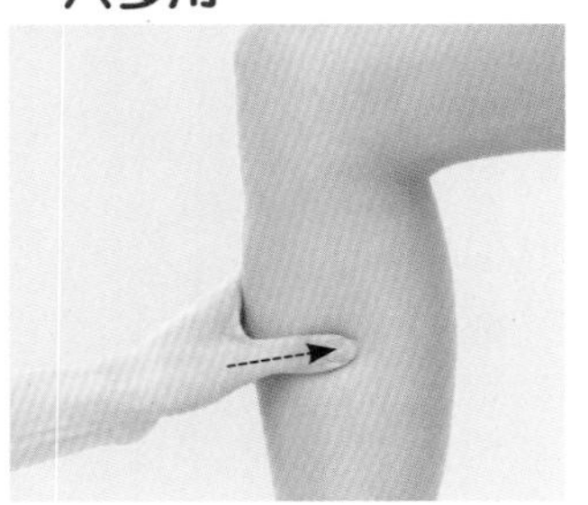

按摩 用拇指指腹垂直用力按压，每天早、晚各揉按 1 次，每次 1~3 分钟。

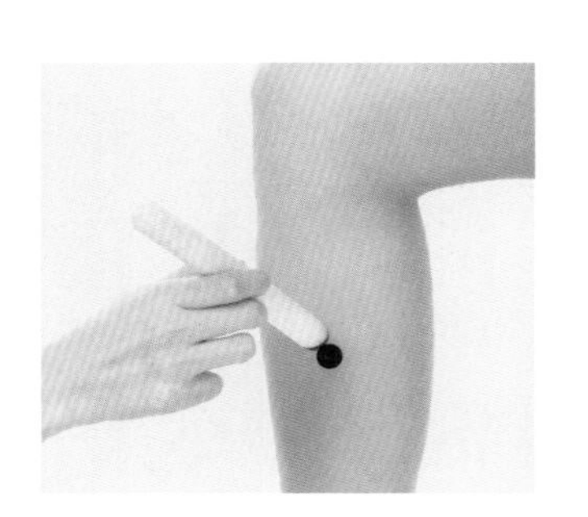

艾灸 用艾条温和灸 5~20 分钟，每天 1 次，可用于治疗痛经、水肿、糖尿病等。

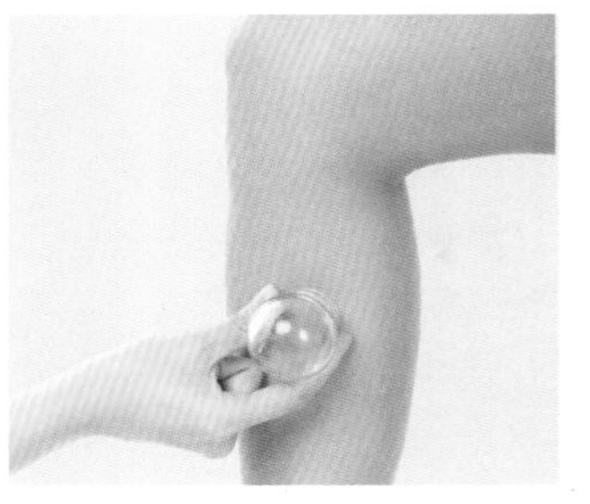

拔罐 用火罐留罐 5~10 分钟，隔天 1 次，可 用于治疗下肢疼痛。

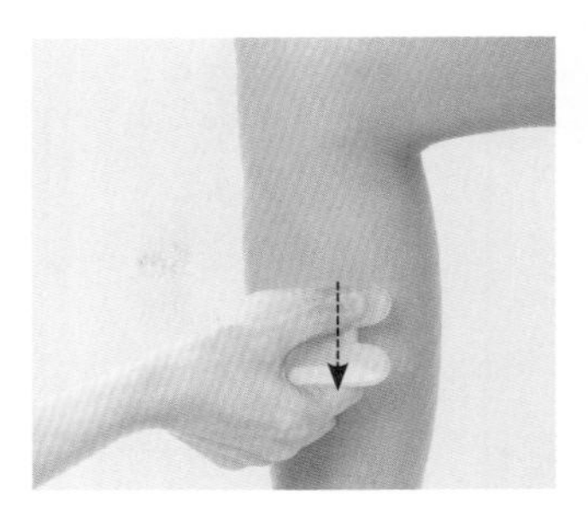

刮痧 从上向下刮拭 3~5 分钟，隔天 1 次，可用于治疗腹痛、糖尿病。

✔ 心情愉快　✔ 生活规律　✖ 忌焦虑　✖ 忌含糖高的水果　✖ 忌偏食

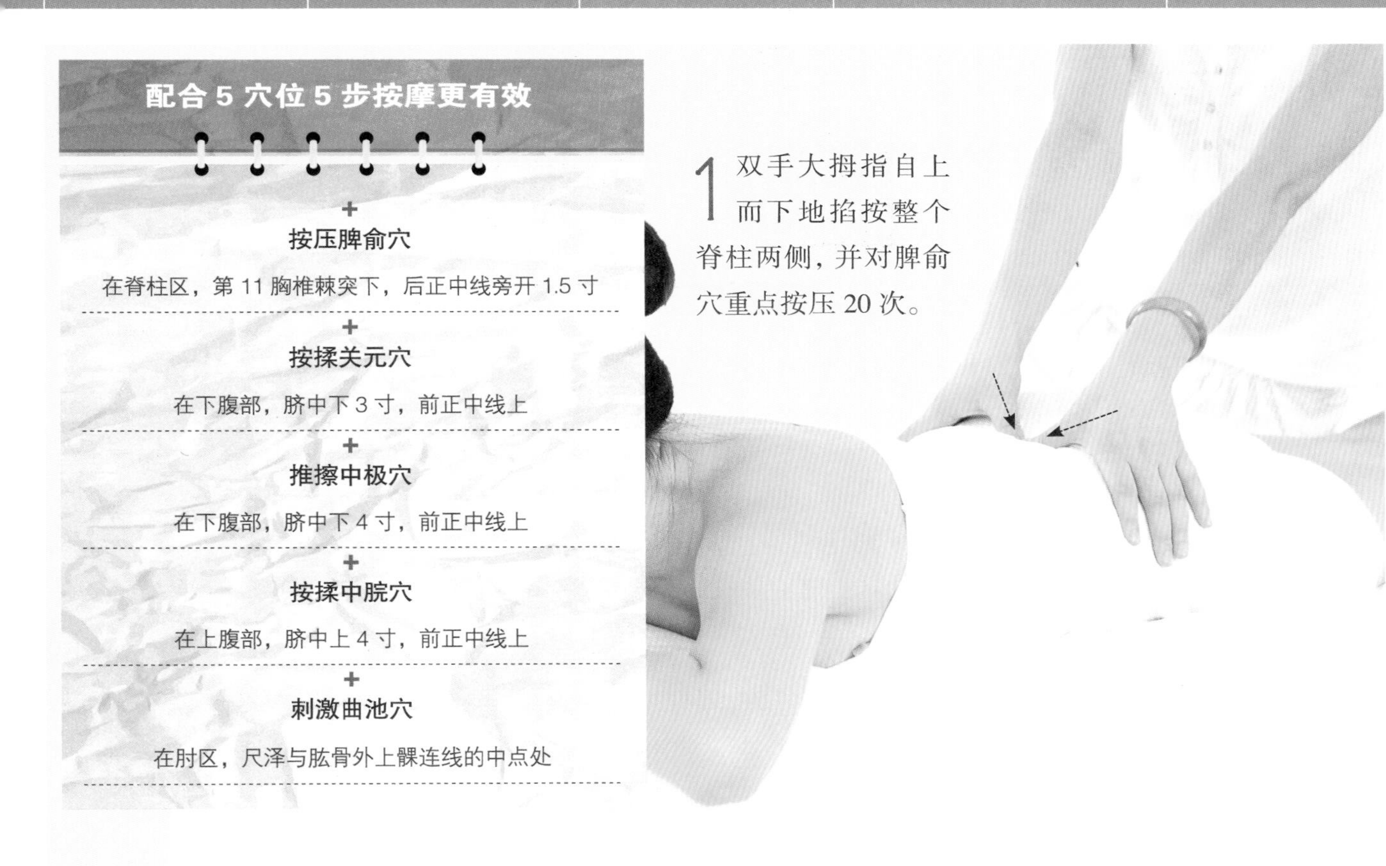

配合 5 穴位 5 步按摩更有效

\+ **按压脾俞穴**

在脊柱区，第 11 胸椎棘突下，后正中线旁开 1.5 寸

\+ **按揉关元穴**

在下腹部，脐中下 3 寸，前正中线上

\+ **推擦中极穴**

在下腹部，脐中下 4 寸，前正中线上

\+ **按揉中脘穴**

在上腹部，脐中上 4 寸，前正中线上

\+ **刺激曲池穴**

在肘区，尺泽与肱骨外上髁连线的中点处

1 双手大拇指自上而下地掐按整个脊柱两侧，并对脾俞穴重点按压 20 次。

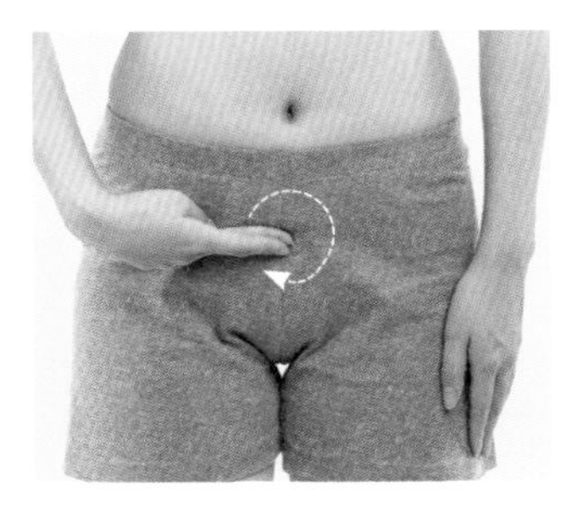

2 用大拇指或中指按揉腹部关元穴 1 分钟，力度要轻，每天早、晚各按揉 1 次。

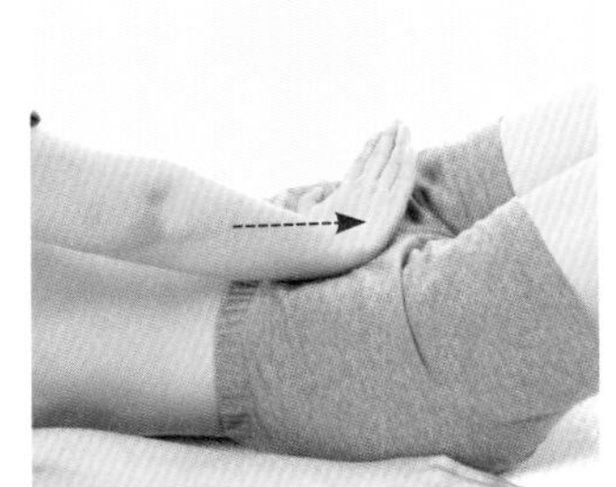

3 用手掌掌面紧贴中极穴，稍用力推擦 2 分钟左右即可。

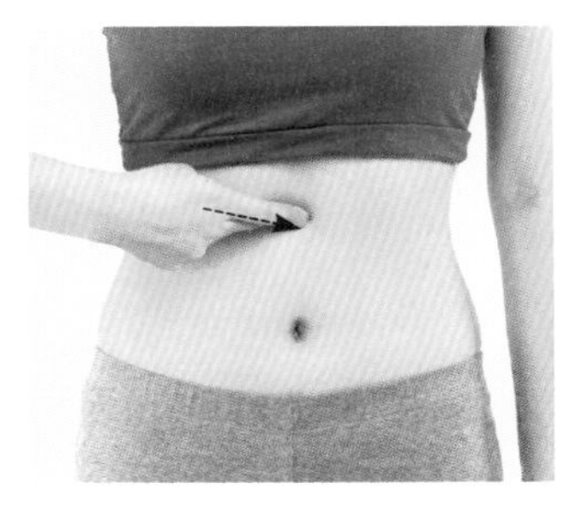

4 用中指指腹按揉中脘穴，适当用力，按揉约 3 分钟。每天早、晚各按揉 1 次。

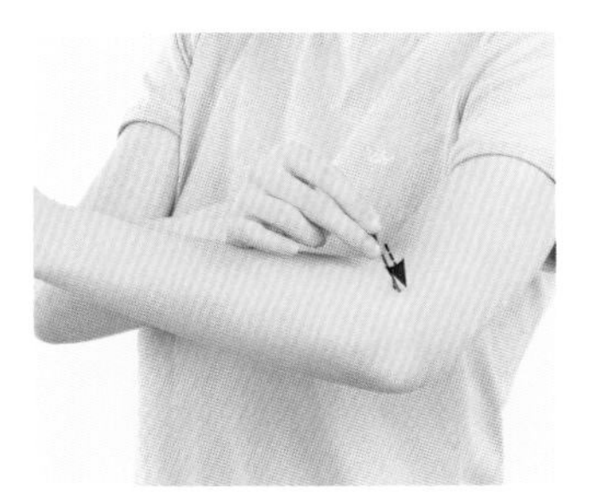

5 用牙签或发夹刺激曲池穴 3~5 分钟，可起到降压、明目的作用。

胸闷——神堂穴

经常刺激神堂穴，可以畅通气血，调理心肺功能。对低血压、心情烦躁也有很好的调理作用。

穴位功效

- 神堂穴主治咳嗽、气喘、胸闷、脊背强直等。
- 按摩神堂穴有止咳平喘、理气止痛、通经活络的功效。

快速取穴

肩胛骨下角水平连线与脊柱相交椎体处，往上推2个椎体，下缘旁开4横指处，即是神堂穴。

神堂

4横指

肩胛骨下角水平连线

2个椎体

后正中线

精确定位

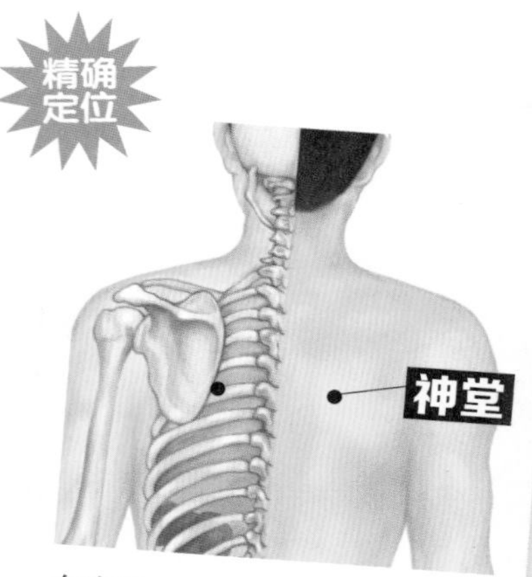

在脊柱区，第5胸椎棘突下，后正中线旁开3寸。

一穴多用

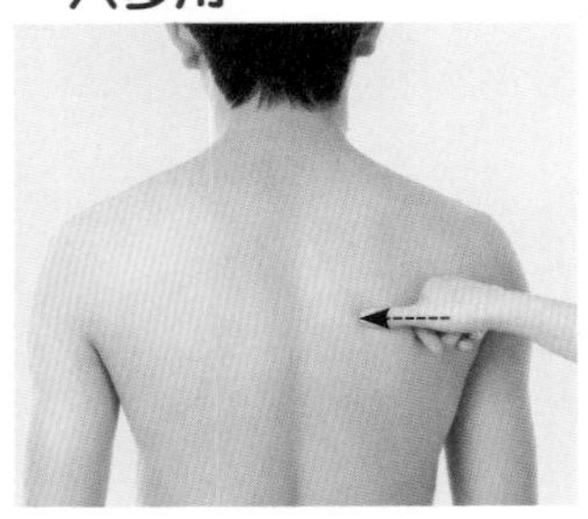

按摩 感到胸闷时，用拇指直接点压该穴，坚持3~5分钟，可以很快缓解症状。

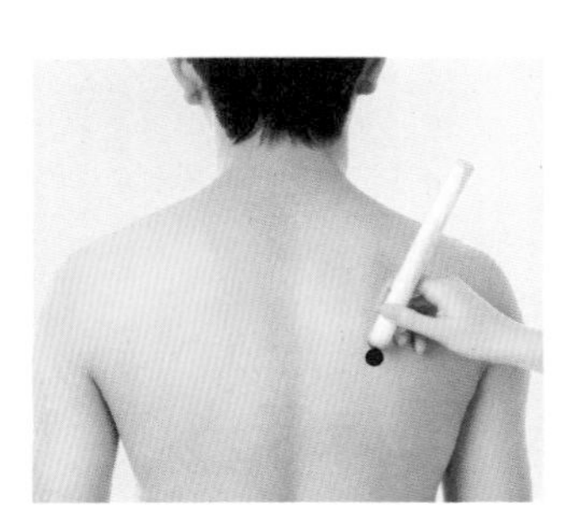

艾灸 用艾条温和灸10~15分钟，每天1次，可用于治疗胸闷、气喘等症。

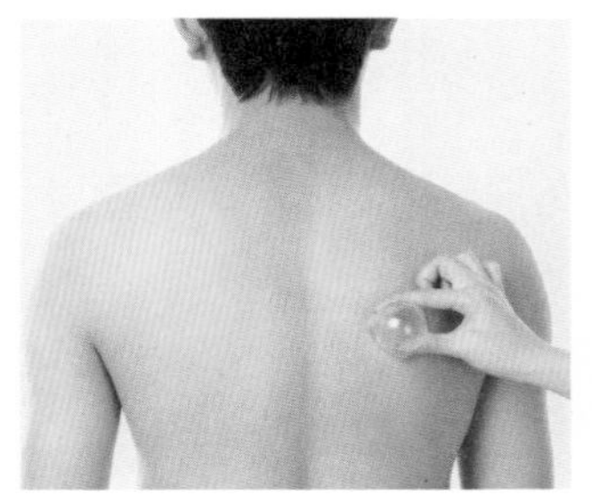

拔罐 用火罐留罐10~15分钟，每天1次，可用于治疗神经衰弱、胸闷、心悸。

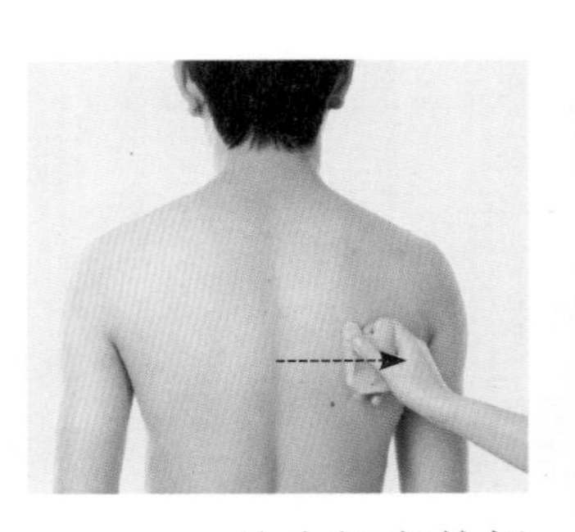

刮痧 从中间向外侧刮试3~5分钟，隔天1次，可用于治疗咳嗽、失眠、胸闷等疾病。

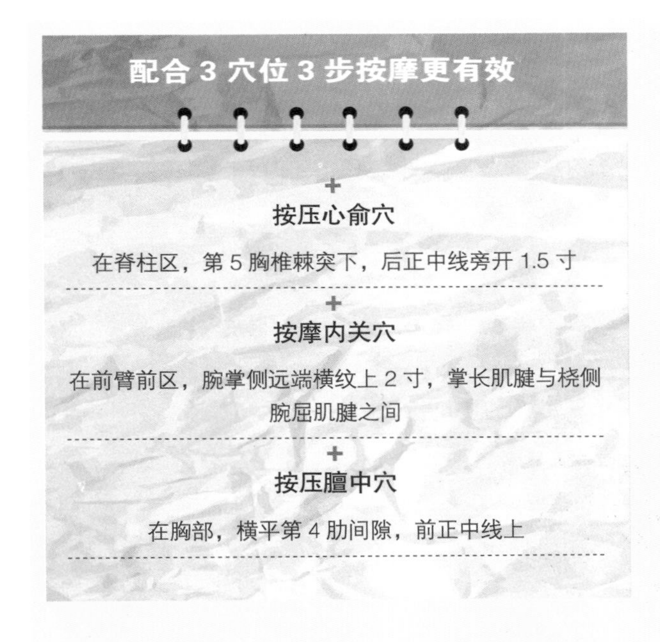

配合 3 穴位 3 步按摩更有效

+ 按压心俞穴

在脊柱区，第 5 胸椎棘突下，后正中线旁开 1.5 寸

+ 按摩内关穴

在前臂前区，腕掌侧远端横纹上 2 寸，掌长肌腱与桡侧腕屈肌腱之间

+ 按压膻中穴

在胸部，横平第 4 肋间隙，前正中线上

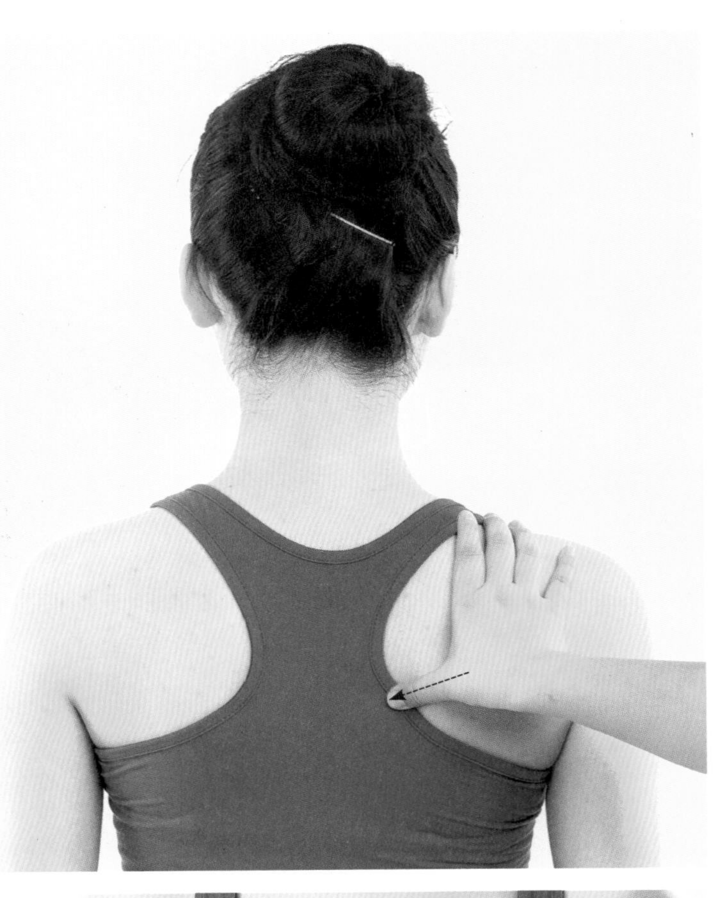

1 拇指指端按压心俞穴，也可轻轻握拳，叩击该穴位。

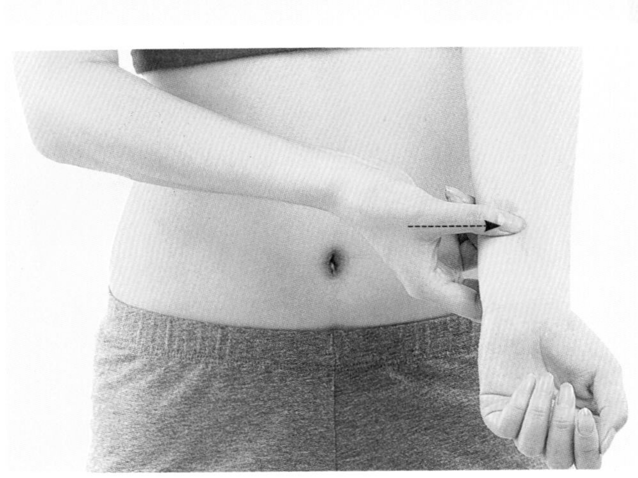

2 用大拇指指腹按摩内关穴 2 分钟，可起到宽胸解郁的作用。

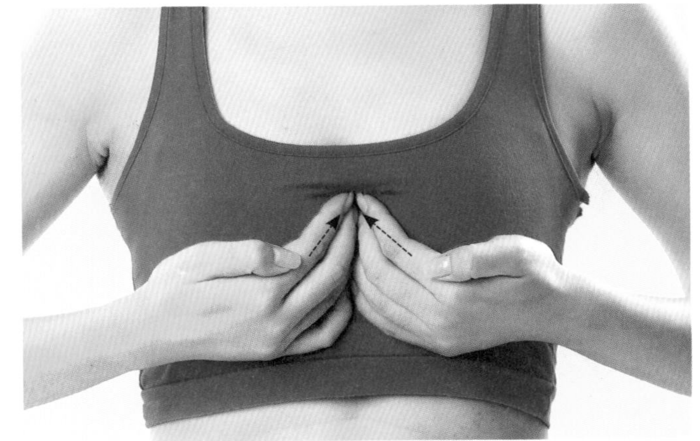

3 用食指、中指指腹按压膻中穴，力度要轻，点到为止，按压次数以感到胸闷缓解为宜。

面部痉挛——头维穴

头维穴为足阳明胃经与足少阳胆经两经相会之处，按照中医“六腑以通为用”的理论，按压此穴，既能解前额阳明之疾，又可除颞部少阳之病，既能用于养生保健、美容护肤，又能用于头、面部疾病的治疗。

穴位功效

- 头维穴对头部各项功能的正常运转起着重要作用。
- 按摩头维穴可治疗面部痉挛、偏头痛、目赤肿痛、视物不清等。

快速取穴
在额头上，距额头角1横指处。
头维
禁
直接在头发上拔火罐

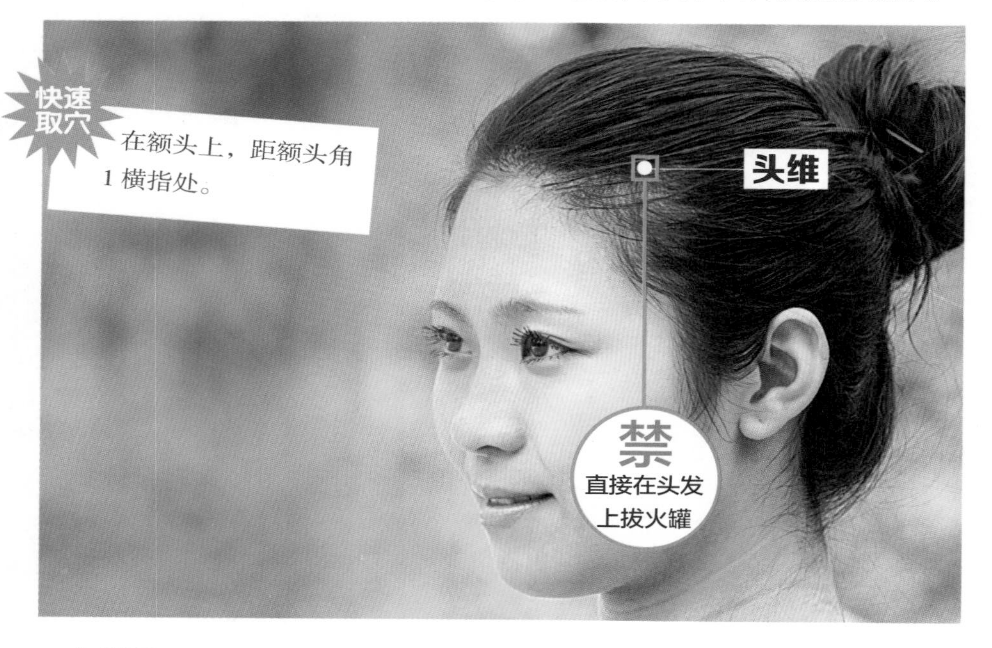

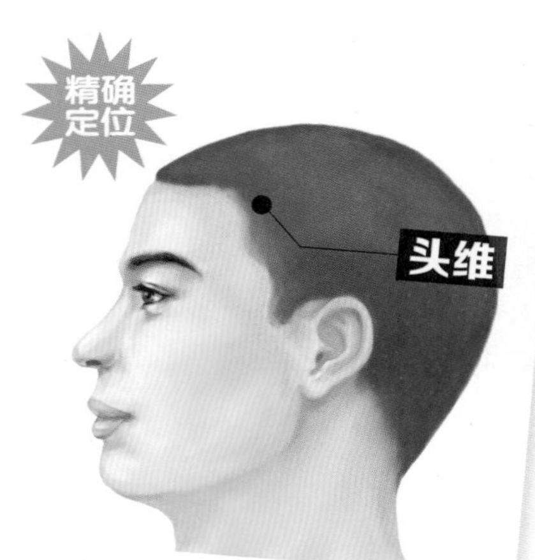

在头部，额角发际直上0.5寸，头正中线旁开4.5寸处。

一穴多用

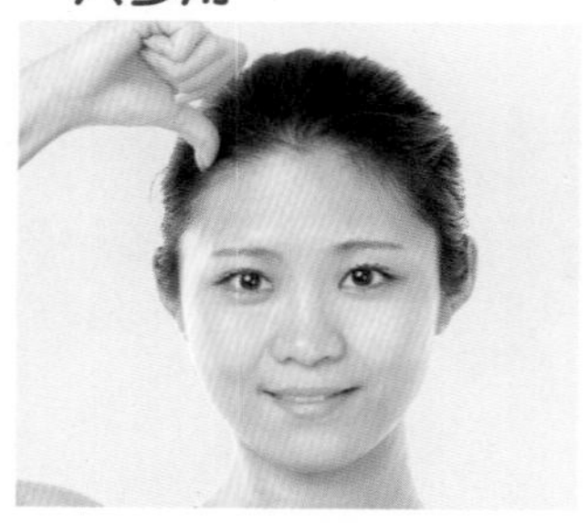

按摩 面部痉挛用拇指指腹强压头维穴，每秒1次，重复10~20次，有酸胀感为宜。

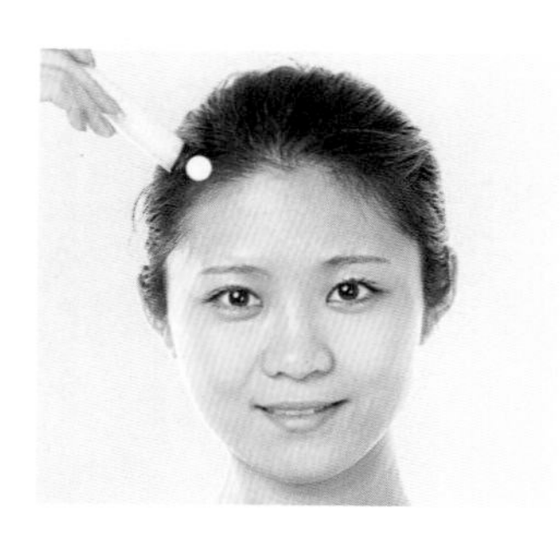

艾灸 用艾条温和灸5~20分钟，每天1次，可用于治疗迎风流泪、视物不清等。

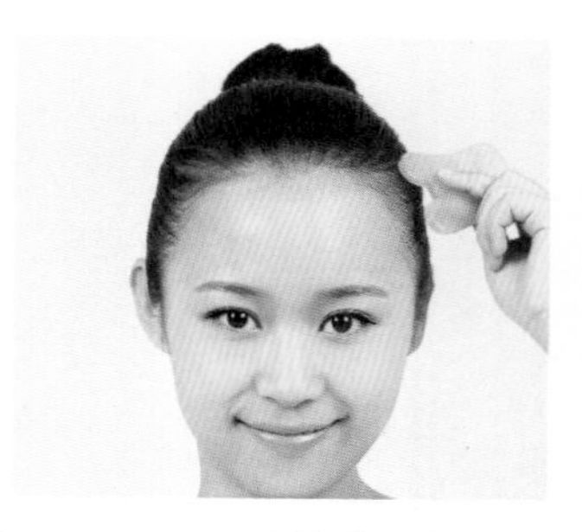

刮痧 用单角刮法刮拭头维穴，对头痛、头晕、面部痉挛有一定的调理作用。

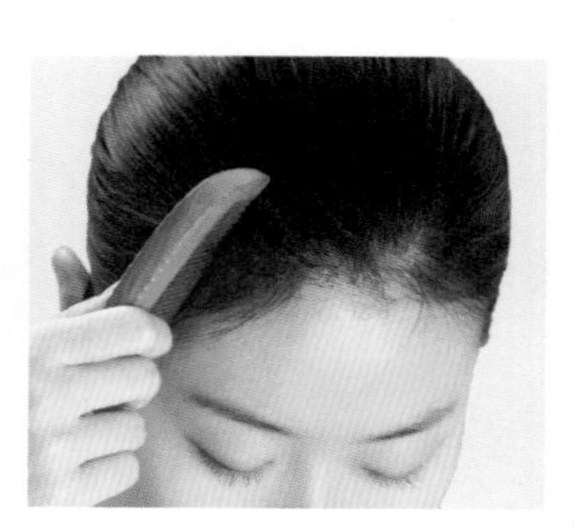

妙招 每天梳头时，可用梳子刺激头部的头维穴，有提神醒脑的功效。

中风——廉泉穴

中风后有言语障碍或吞咽困难症状的老年人，不妨每天自行按摩廉泉穴 20~30 分钟。长期坚持有养生保健、清咽利音的作用。

穴位功效

- 廉泉穴有开舌窍、通喉痹、利咽喉的功效。
- 主治舌下肿痛、舌强不语、暴喑、口舌生疮等病症。

快速取穴

仰坐，从下巴沿颈前正中线向下推，喉结上方可触及舌骨体，上缘中点处，即是廉泉穴。

廉泉

精确定位

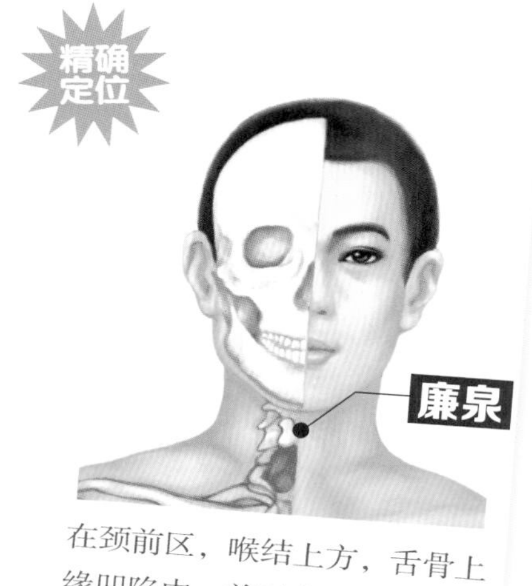

在颈前区，喉结上方，舌骨上缘凹陷中，前正中线上。

一穴多用

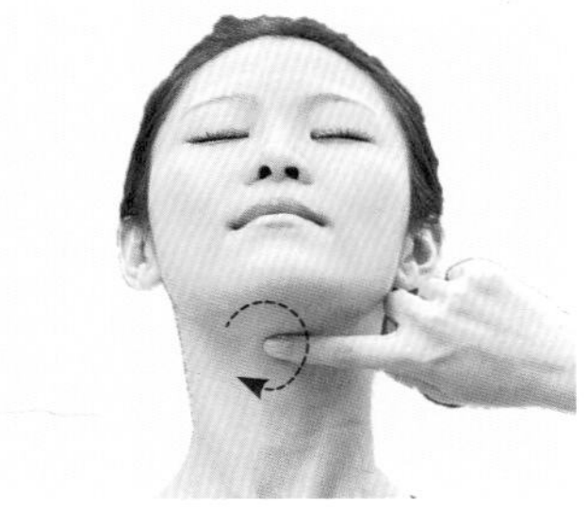

按摩 用食指指腹点揉廉泉穴，用力要轻且均匀。对中风失语有较好疗效。

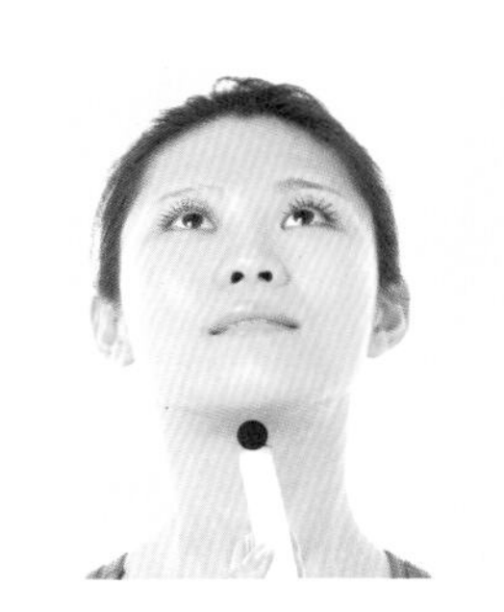

艾灸 用艾条温和灸 5~20 分钟，每天 1 次，可用于治疗声音嘶哑。

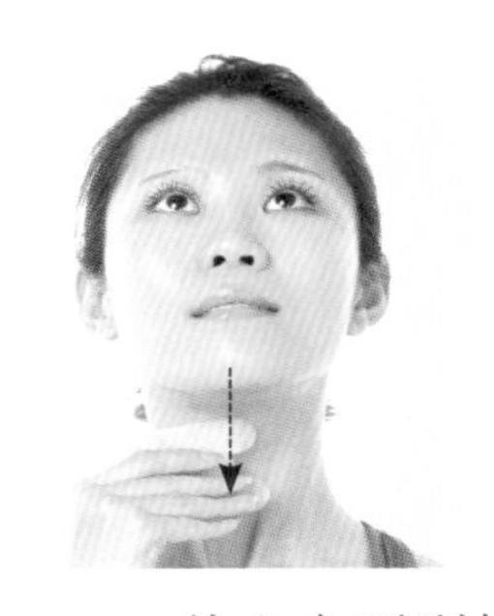

刮痧 从上向下刮拭 3~5 分钟，隔天 1 次，可用于治疗言语不利、扁桃体炎。

放血 用三棱针放血 2~3 滴，对于中风失语、咽喉疼痛，有较好疗效。

面神经麻痹——巨髎穴

巨髎穴位于手足三阳经脉循行交会之处，与颧骨部有密切关系，故本穴为面神经麻痹临床上最有效的治疗穴位。

穴位功效

- 巨髎穴有清热息风、明目退翳、通经活络的功效。
- 主治口眼㖞斜、鼻出血、齿痛、面痛等症。

快速取穴
直视前方，沿瞳孔直下垂直线向下，与鼻翼下缘水平线交点凹陷处，即是巨髎穴。
巨髎
禁
拔火罐

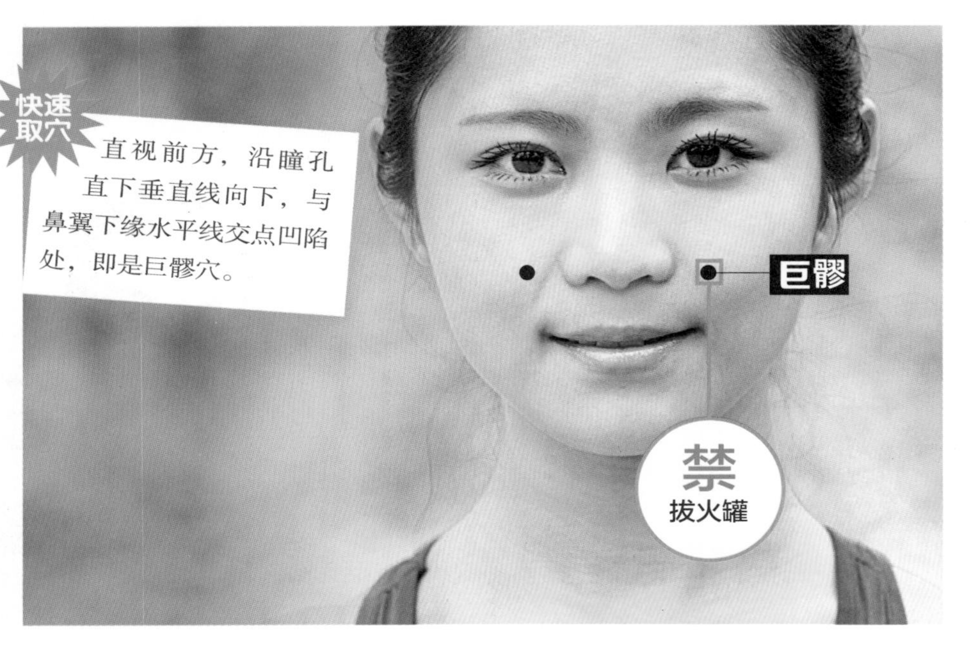

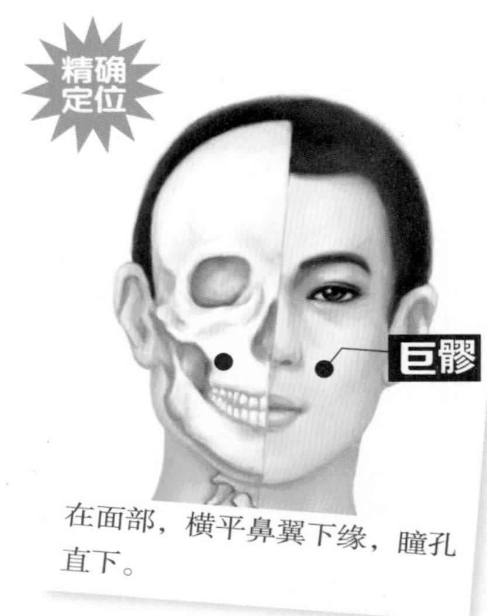

在面部，横平鼻翼下缘，瞳孔直下。

一穴多用

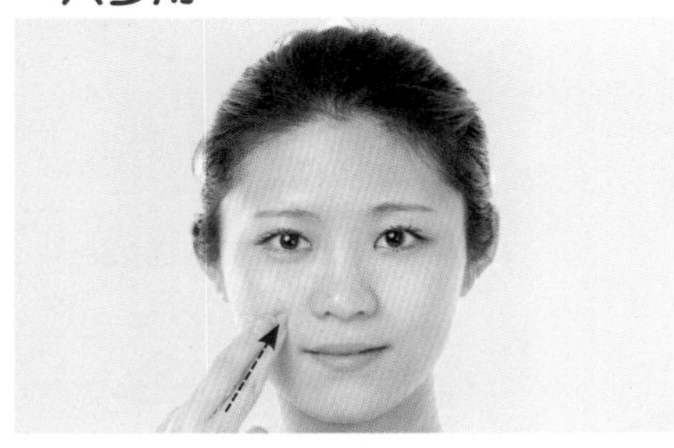

按摩 用中指指腹点按巨髎穴3~5分钟，对面神经麻痹有很好的调理作用。

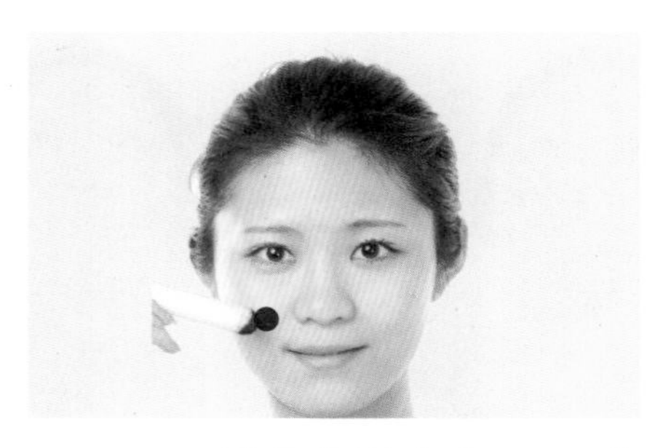

艾灸 用艾条温和灸5~20分钟，每天1次，可用于治疗口眼㖞斜、鼻出血等症。

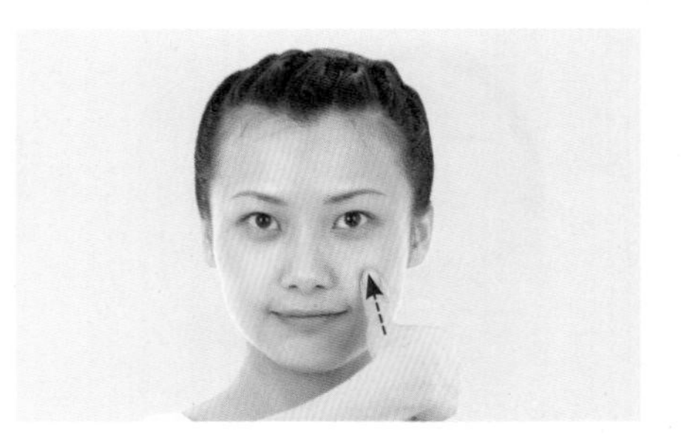

妙招 用拇指指腹推抹巨髎穴及其周围30秒，长期坚持可改善皮肤松弛、肤色不匀、粉刺等症状。

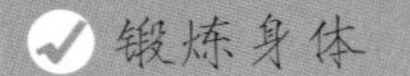
锻炼身体　✕ 避免风吹　✕ 夏天避免贪凉　✕ 少食辛辣刺激和油腻的食物

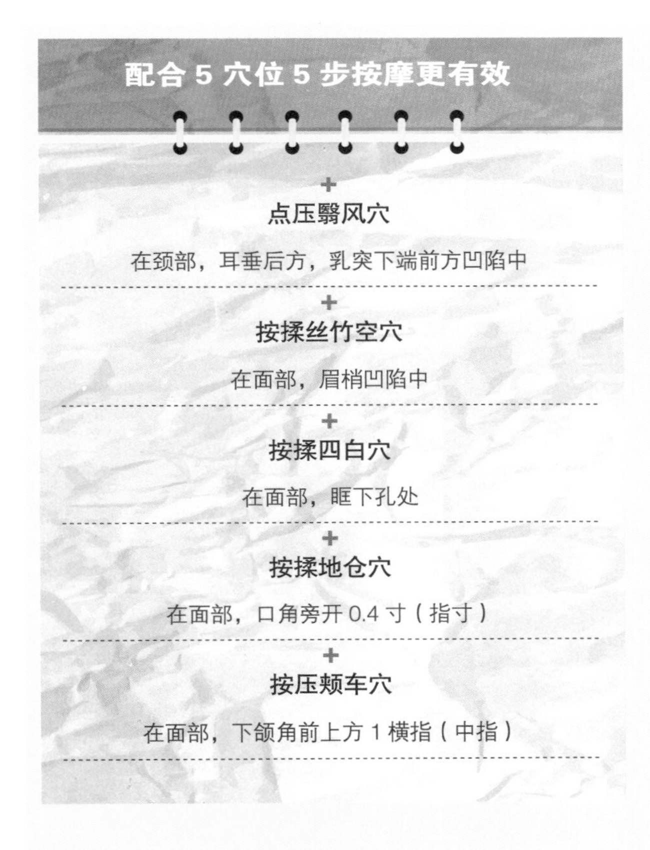

配合 5 穴位 5 步按摩更有效

+
点压翳风穴
在颈部，耳垂后方，乳突下端前方凹陷中

+
按揉丝竹空穴
在面部，眉梢凹陷中

+
按揉四白穴
在面部，眶下孔处

+
按揉地仓穴
在面部，口角旁开 0.4 寸（指寸）

+
按压颊车穴
在面部，下颌角前上方 1 横指（中指）

1 用双手食指、中指轻轻点压翳风穴 20 次，力度较轻，以感觉微微酸胀为度。

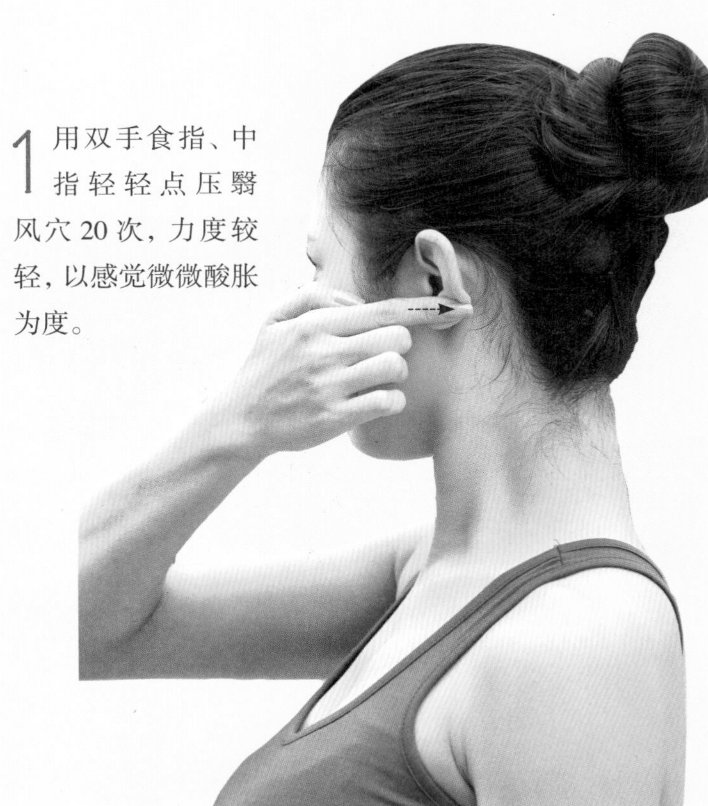

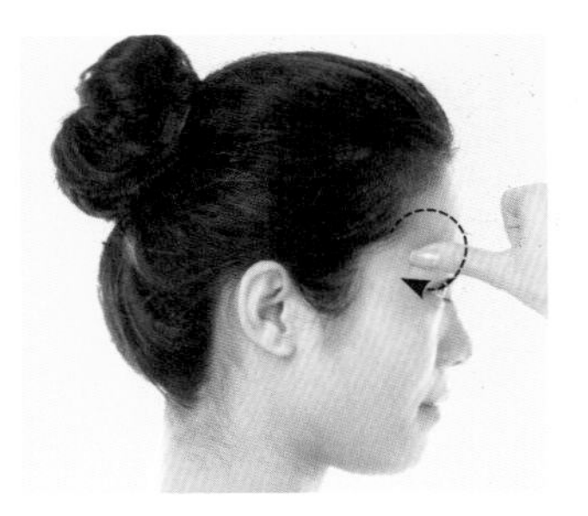

2 用双手大拇指按揉丝竹空穴，按压前，用热毛巾敷 5 分钟，效果更佳。

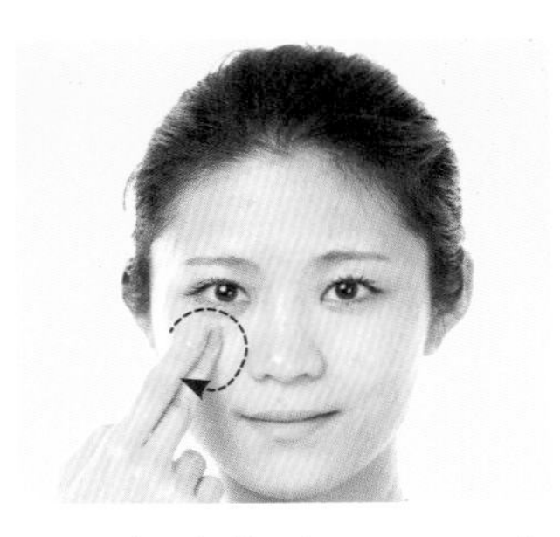

3 食指指腹置于四白穴，按住穴位皮肤做环形揉动。

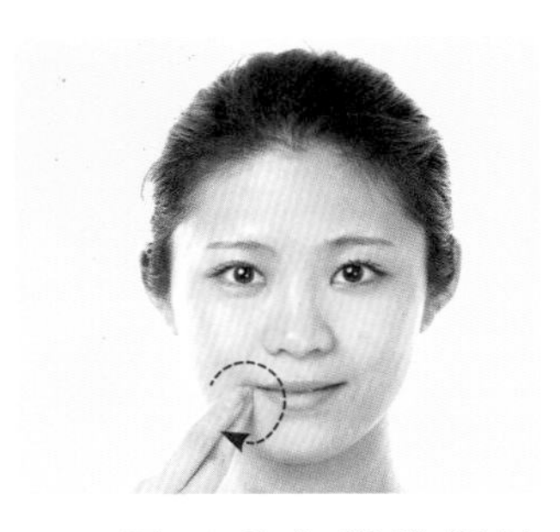

4 用双手食指按揉地仓穴，可帮助缓解嘴部肌肉的僵硬状态。

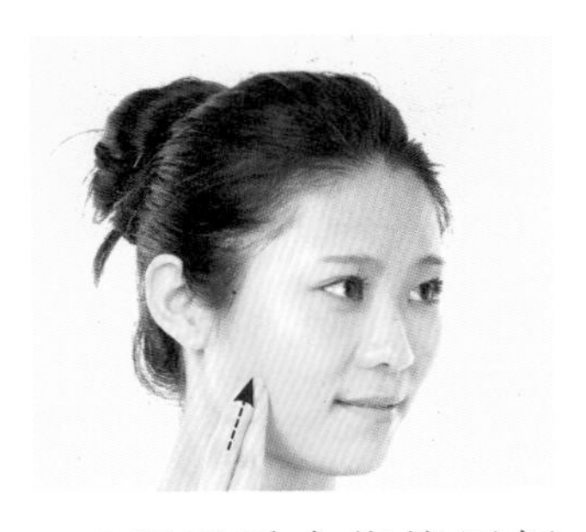

5 用双手食指按压颊车穴，力度适中，双侧穴位各按压 1 分钟。

耳鸣耳聋——听会穴

听会穴在耳垂边、贴着面颊的地方。有的人因岁数大了，耳聋、耳鸣，这是气血聚集不到这里而造成的。每天点按听会穴，气血就会重新汇集到耳朵，原来听不清的声音就能够听清了。

穴位功效

- 听会穴有聪耳开窍、清热止痛、祛风通络的功效。
- 主治头痛眩晕、下颌关节炎、耳鸣、耳聋等症。

快速取穴
正坐，耳屏下缘前方，张口有凹陷处，即是听会穴。
听会
禁
刺激健侧的听会穴

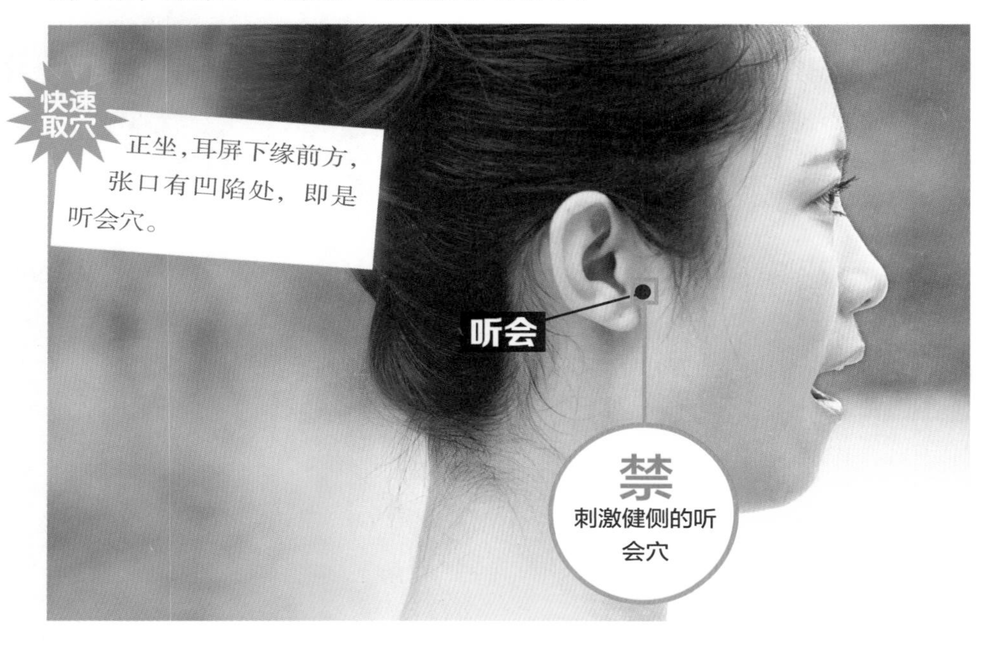

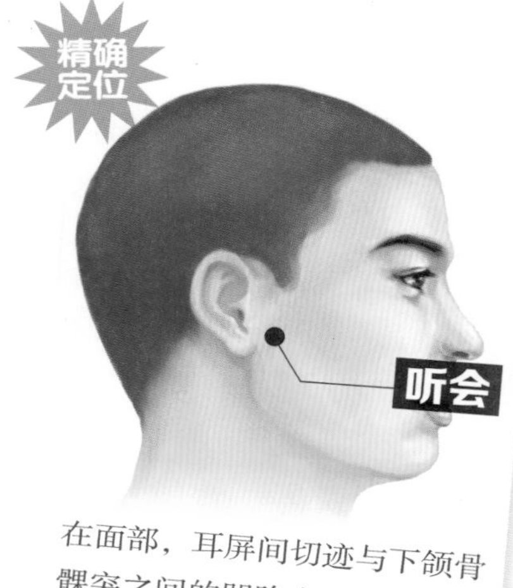

一穴多用

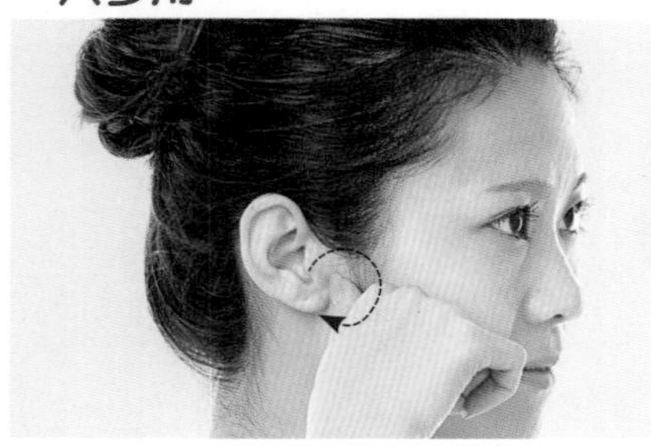

按摩 耳鸣时按摩听会穴，用拇指指尖进行垂直按揉，每次5秒，直到症状缓和为止。

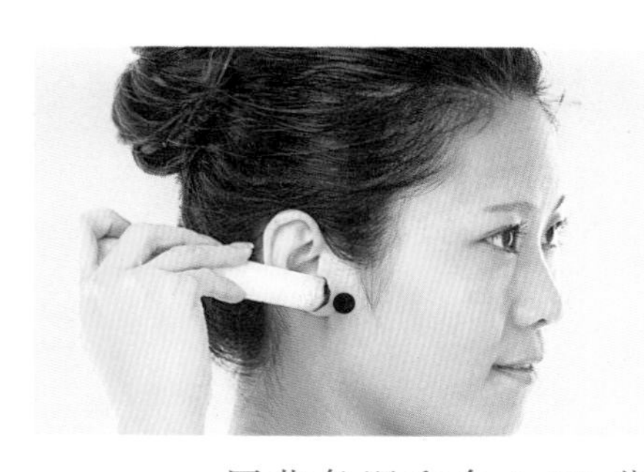

艾灸 用艾条温和灸5~20分钟，每天1次，可用于治疗耳鸣、耳聋、下颌关节炎。

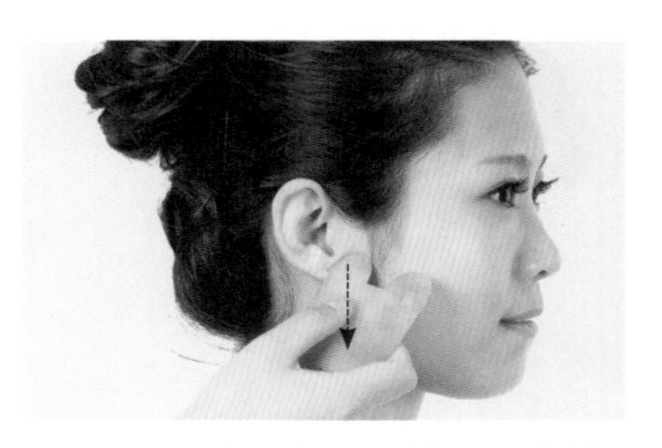

刮痧 从上向下刮拭3~5分钟，隔天1次，可用于治疗耳鸣、耳聋、口眼㖞斜。

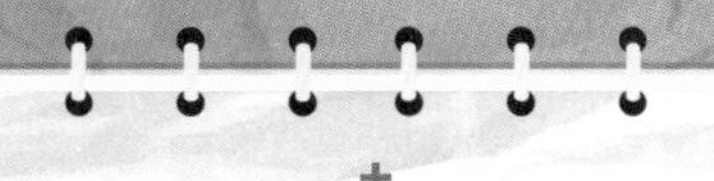

按压听宫穴

在面部，耳屏正中与下颌骨髁突之间的凹陷中

揉捏少泽穴

在手指，小指末节尺侧，指甲根角侧上方 0.1 寸（指寸）

按压太溪穴

在踝区，内踝尖与跟腱之间的凹陷中

按压太冲穴

在足背，第 1、2 跖骨间，跖骨底结合部前方凹陷中，或触及动脉搏动

按揉中渚穴

在手背，第 4、5 掌骨间，第 4 掌指关节近端凹陷中

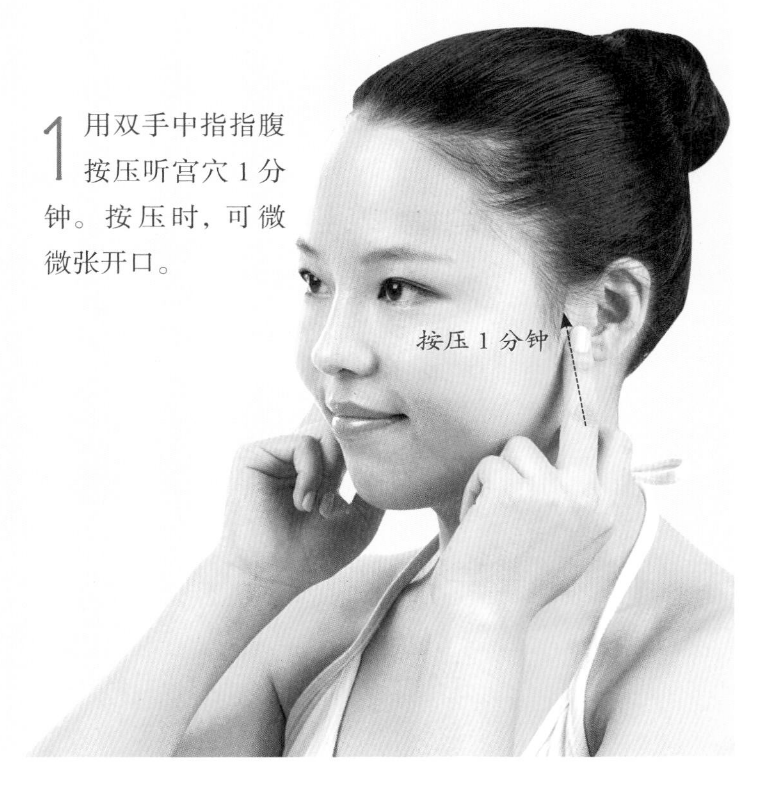

1 用双手中指指腹按压听宫穴 1 分钟。按压时，可微微张开口。

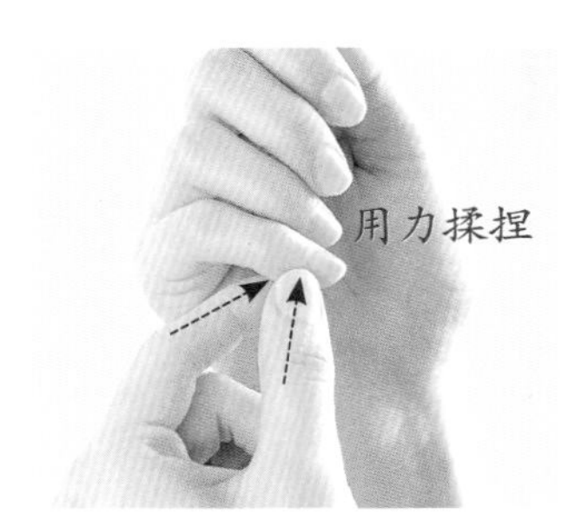

2 用另一只手的大拇指和食指揉捏少泽穴，用力揉捏，效果更佳。

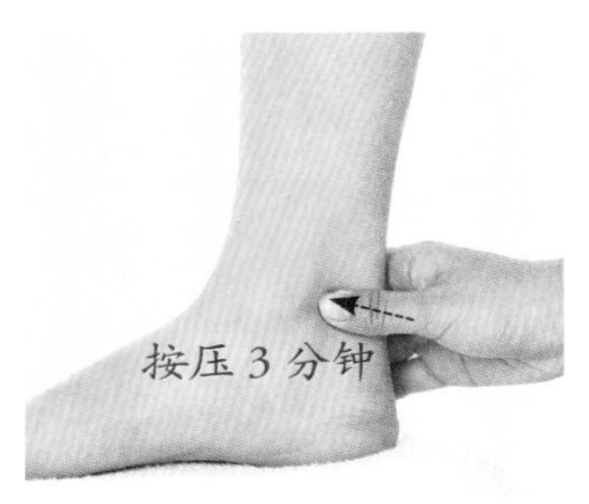

3 大拇指指腹按压太溪穴 3 分钟，同时用食指按压昆仑穴，效果更佳。

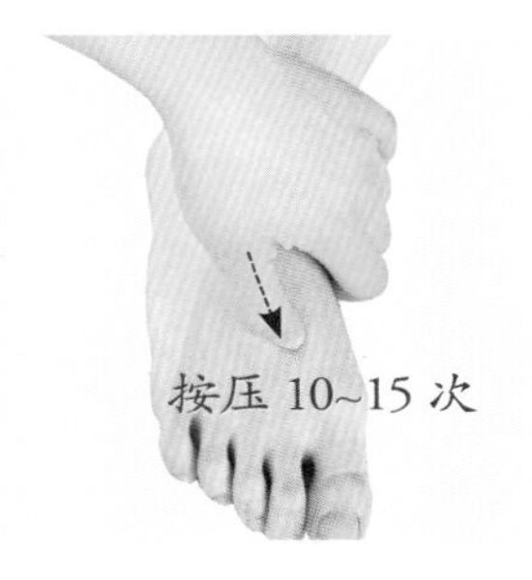

4 用大拇指指腹按压太冲穴，两侧穴位各按压 10~15 次。

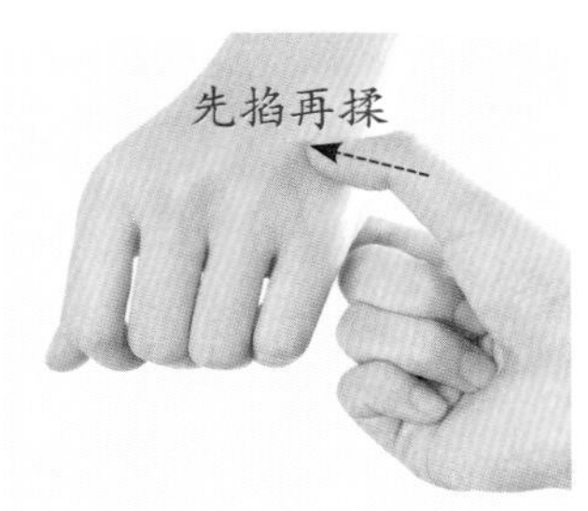

5 用大拇指指腹按揉中渚穴，可先掐进去，再搓着揉，直至发麻为止。

慢性咽炎——水突穴

慢性咽炎常由急性咽炎演变而来，多由用嗓过度、烟酒刺激、熬夜等因素造成，按摩水突穴具有利咽宽喉、润喉开音的作用。

穴位功效

- 水突穴有清热利咽、降逆平喘、通经活络的功效。
- 主治呼吸喘鸣、咽喉肿痛、咳逆上气、呃逆等症。

快速取穴

先找到人迎穴，人迎穴直下，锁骨上缘处是气舍穴。两者连线中点，即是水突穴。

人迎
水突
气舍

精确定位

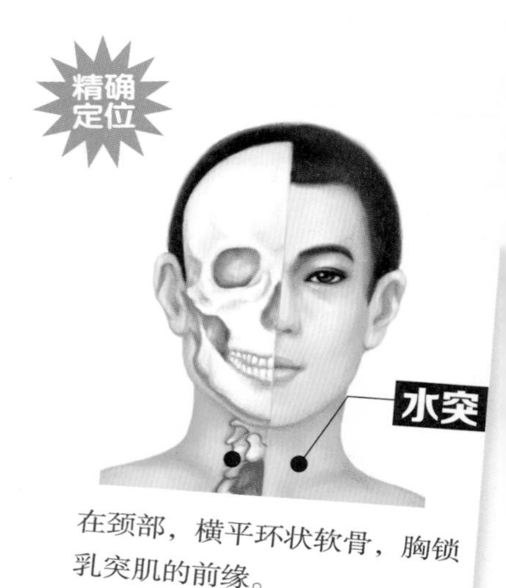

在颈部，横平环状软骨，胸锁乳突肌的前缘。

一穴多用

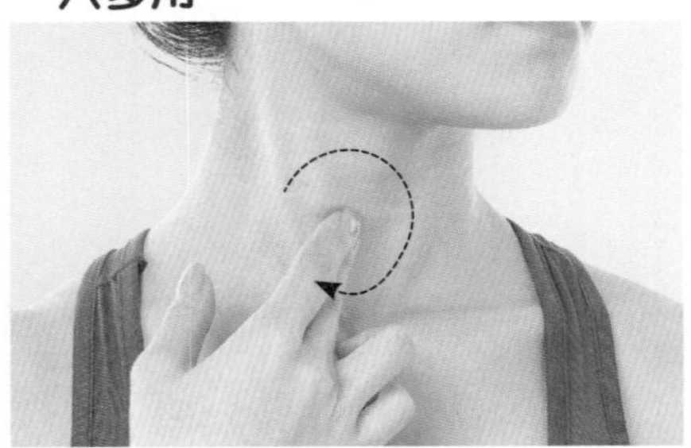

按摩 得了咽炎不用着急，每天用中指指腹按揉水突穴 100 次，手法要轻柔。

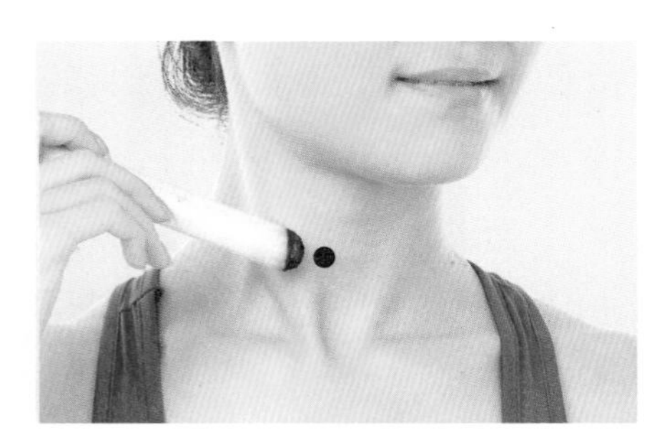

艾灸 用艾条温和灸 5~20 分钟，可用于治疗咳嗽、气喘、咽喉肿痛。

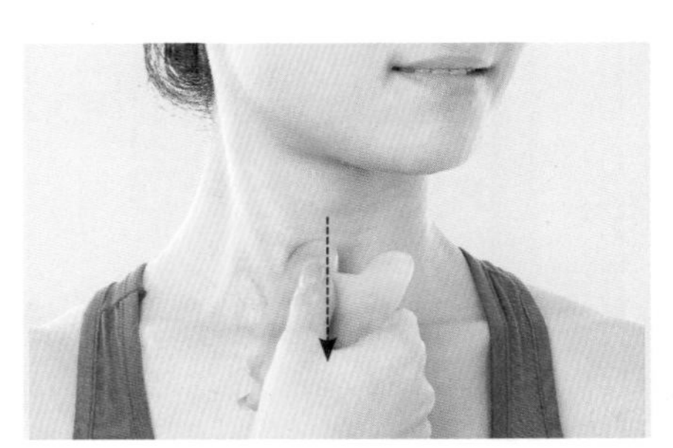

刮痧 从上向下刮拭 3~5 分钟，隔天 1 次，能治疗咽喉肿痛、呃逆。

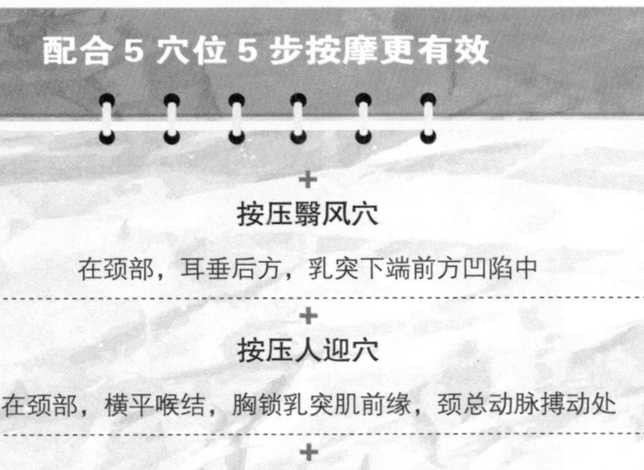

配合 5 穴位 5 步按摩更有效

+ **按压翳风穴**

在颈部，耳垂后方，乳突下端前方凹陷中

+ **按压人迎穴**

在颈部，横平喉结，胸锁乳突肌前缘，颈总动脉搏动处

+ **按压天突穴**

在颈前区，胸骨上窝中央，前正中线上

+ **按压肾俞穴**

在脊柱区，第 2 腰椎棘突下，后正中线旁开 1.5 寸

+ **发夹刺激关冲穴**

在手指，第 4 指末节尺侧，指甲根角侧上方 0.1 寸（指寸）

1 用双手食指和中指的指腹同时按压头部两侧的翳风穴，约 1 分钟。

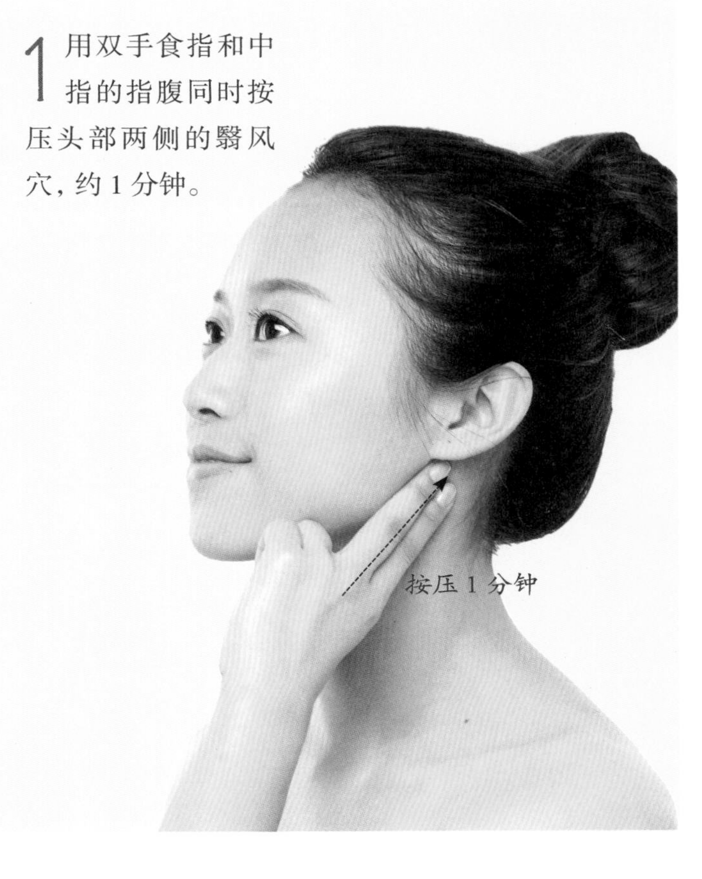

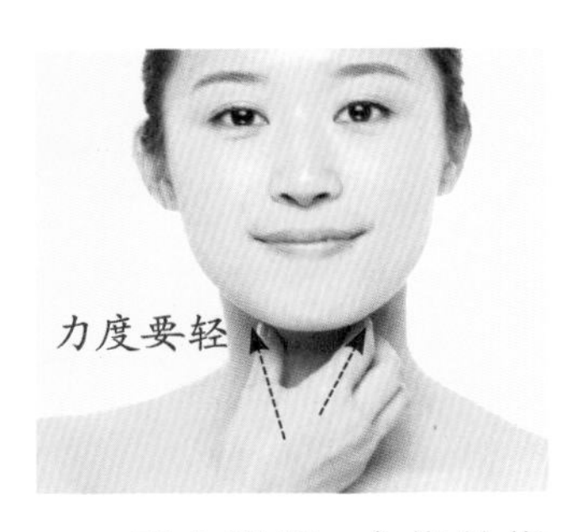

2 用大拇指、食指的指腹同时按压两侧的人迎穴，可改善喉咙沙哑。注意避开颈总动脉。

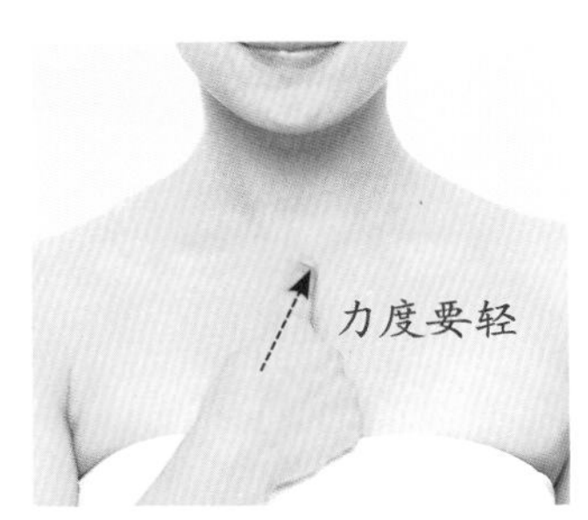

3 用食指按压天突穴 3 分钟，力度不要太重，以感到酸胀为宜。

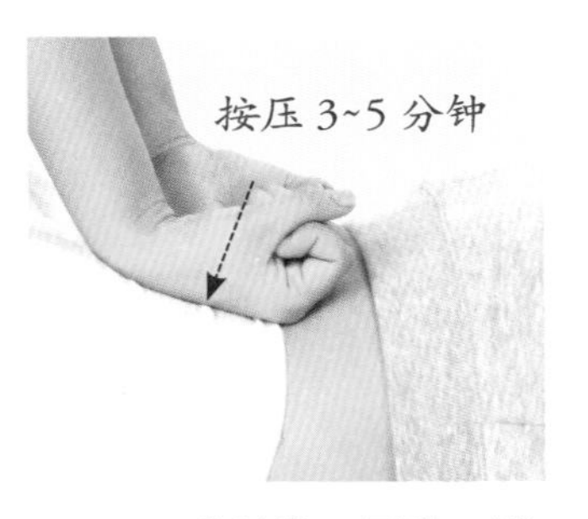

4 双手握拳，用拳面按压肾俞穴，左右两穴同时按压 3~5 分钟。

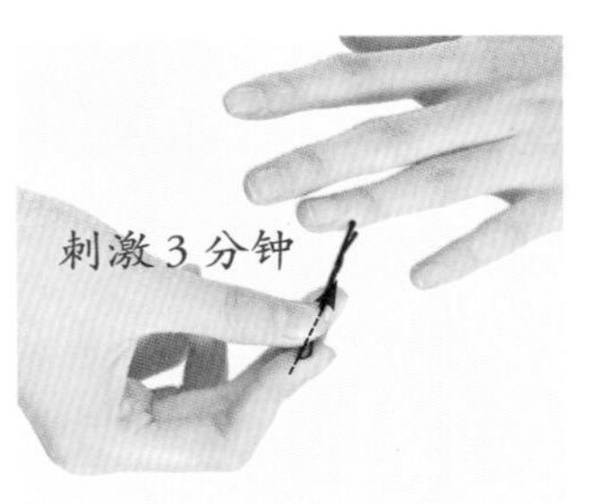

5 用发夹刺激关冲穴 3 分钟，每天坚持可泻热开窍，清咽利喉。

心绞痛——郄门穴

治心病首先得治血，而治血的重点在于经气运行的调整。郄门穴属手厥阴心包经，为心包经之郄穴。郄穴善治急症、血证。心绞痛时用郄门穴既能行血活血、又能行气通络，效果满意。

穴位功效

- 郄门穴有宁心安神、通络止血的作用。
- 治胸痛、胸膜炎、痫证、神经衰弱、乳腺炎、心悸、心动过速、心绞痛等症。

快速取穴
从腕横纹向上量3横指，两条索状筋之间是内关穴，再向上4横指处，即是郄门穴。
内关
郄门

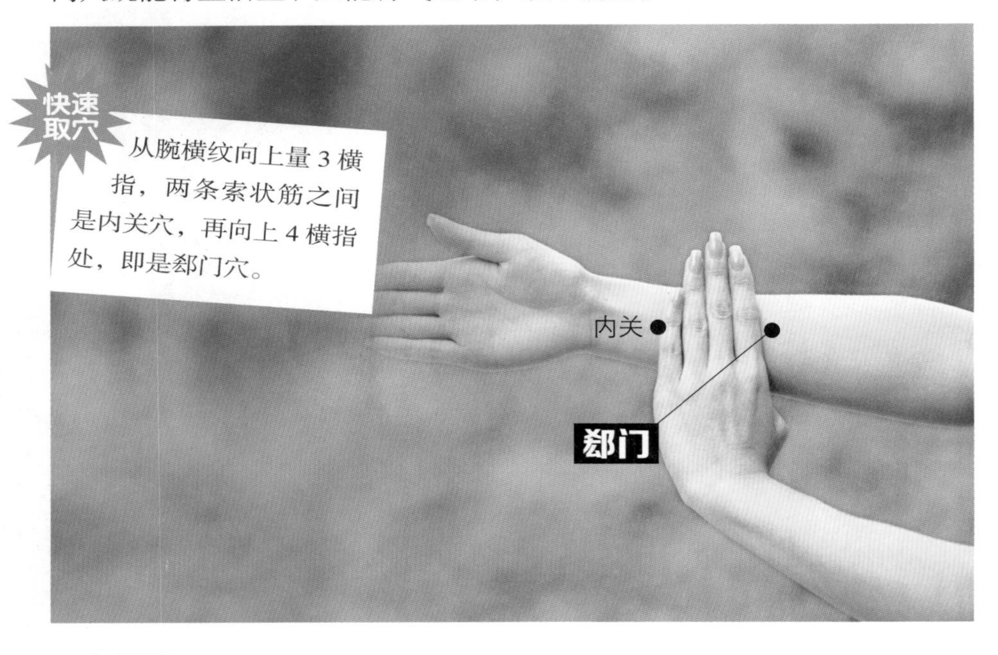

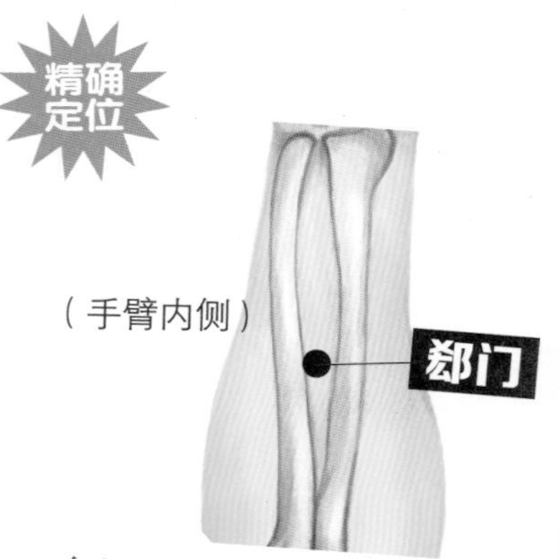

在前臂前区，腕掌侧远端横纹上5寸，掌长肌腱与桡侧腕屈肌腱之间。

一穴多用

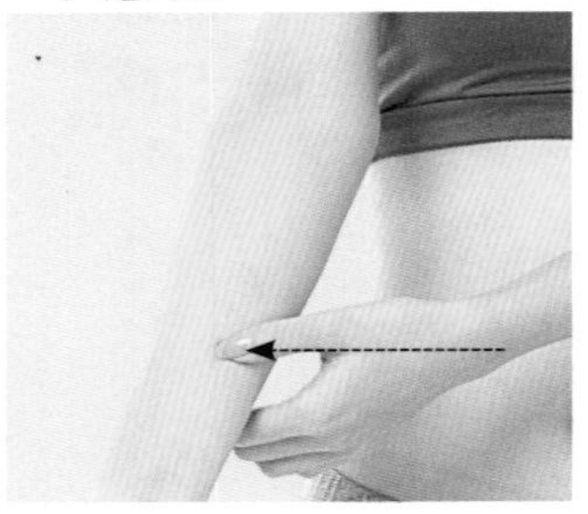

按摩 用左手拇指按压右手郄门穴，长期坚持可缓解心绞痛。

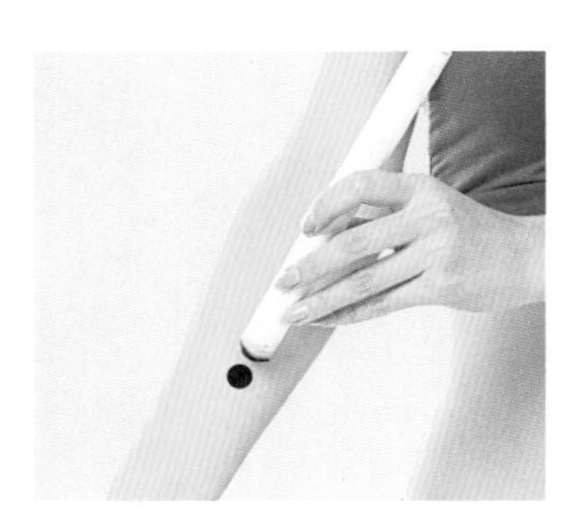

艾灸 用艾条温和灸5~20分钟，每天1次，可用于治疗心悸、心动过速等。

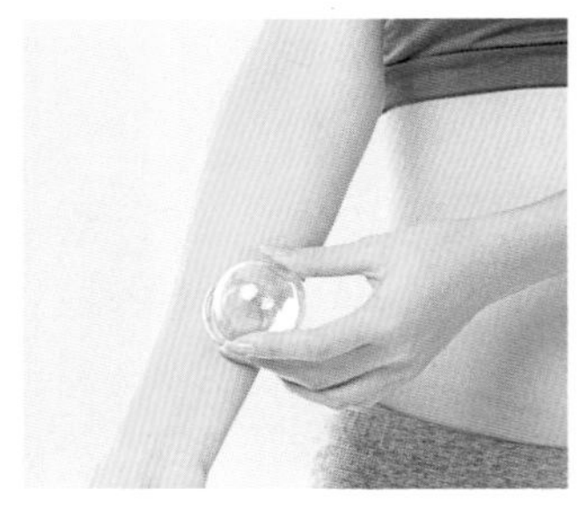

拔罐 用火罐留罐5~10分钟，隔天1次，可用于治疗健忘症。

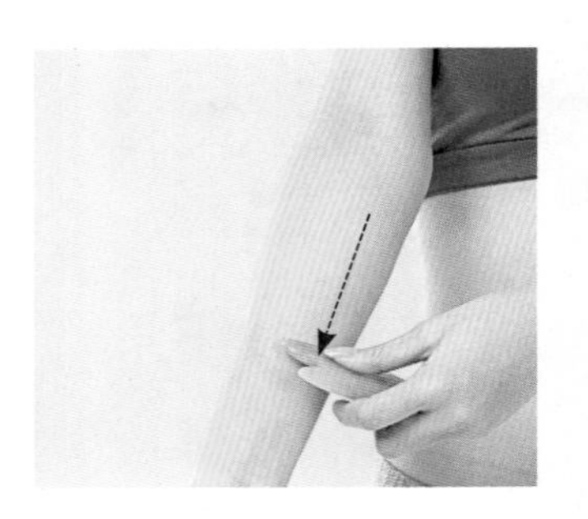

刮痧 从上向下刮拭3~5分钟，隔天1次，可用于治疗心悸、心绞痛等疾病。

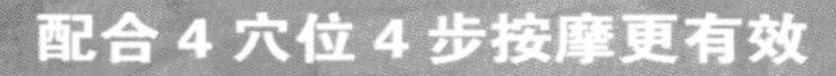

配合 4 穴位 4 步按摩更有效

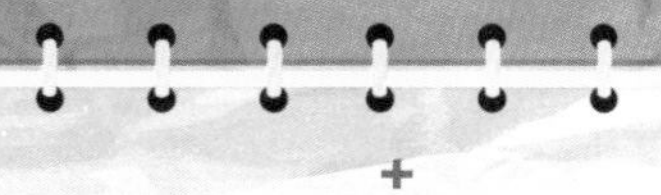

+
按压心俞穴

在脊柱区，第 5 胸椎棘突下，后正中线旁开 1.5 寸

+
温和灸内关穴

在前臂前区，腕掌侧远端横纹上 2 寸，掌长肌腱与桡侧腕屈肌腱之间

+
揉捏中冲穴

在手指，中指末端最高点

+
按揉间使穴

在前臂前区，腕掌侧远端横纹上 3 寸，掌长肌腱与桡侧腕屈肌腱之间

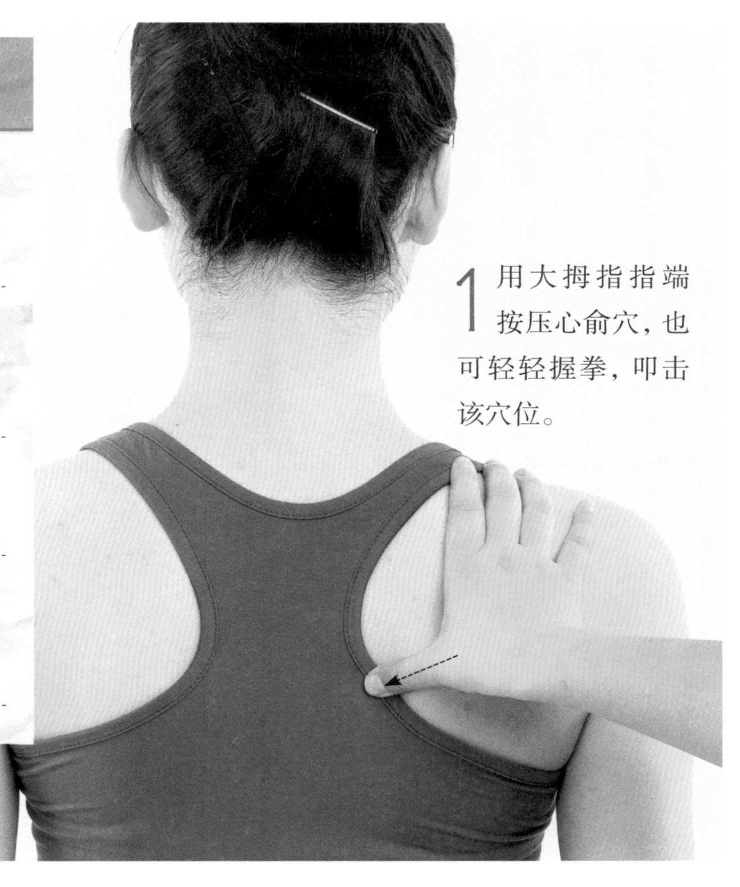

1 用大拇指指端按压心俞穴，也可轻轻握拳，叩击该穴位。

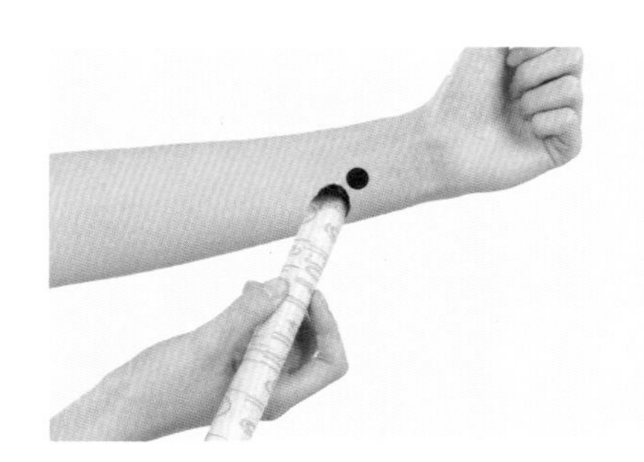

2 在内关穴处施行温和灸，可以温阳通络、补心益气，改善心肌组织的血液循环。

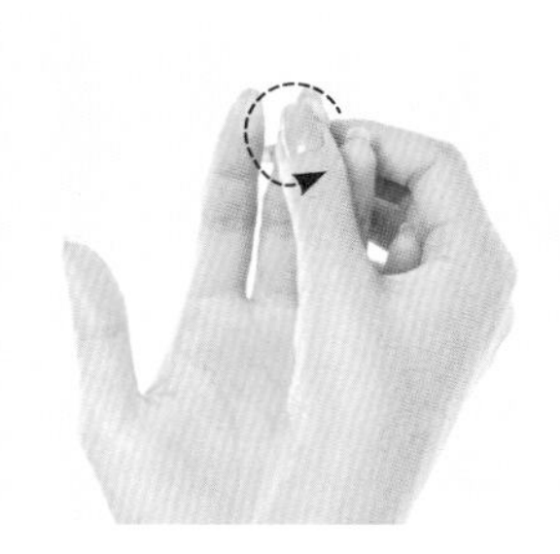

3 用食指和大拇指迅速揉捏中冲穴，可有效缓解心绞痛症状。

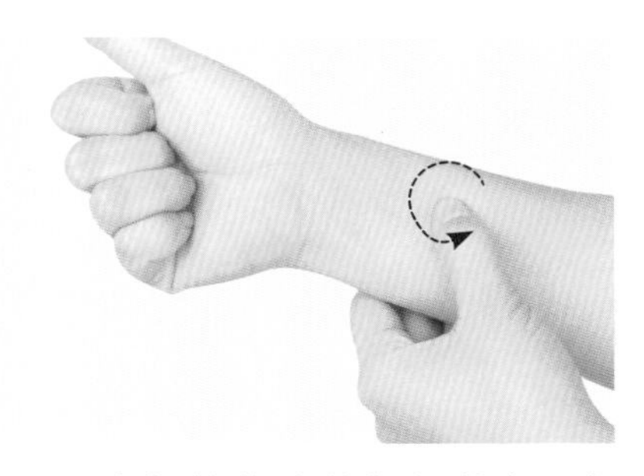

4 用大拇指指腹按揉间使穴，先向内旋再向外旋，每天临睡前按揉 1 次。

哮喘这样做： 多食蔬果 多休息 勤晒被褥 忌辛辣食物 远离过敏原

哮喘——肺俞穴

肺主气，司呼吸，主宣发、肃降，通调水道，朝会百脉，在体合皮，其华在毛，开窍于鼻。故以上所有功能异常所引发的疾病，均与肺有关，所以，皮肤瘙痒、色斑、粉刺、水肿等病症，都可取肺俞穴而治。

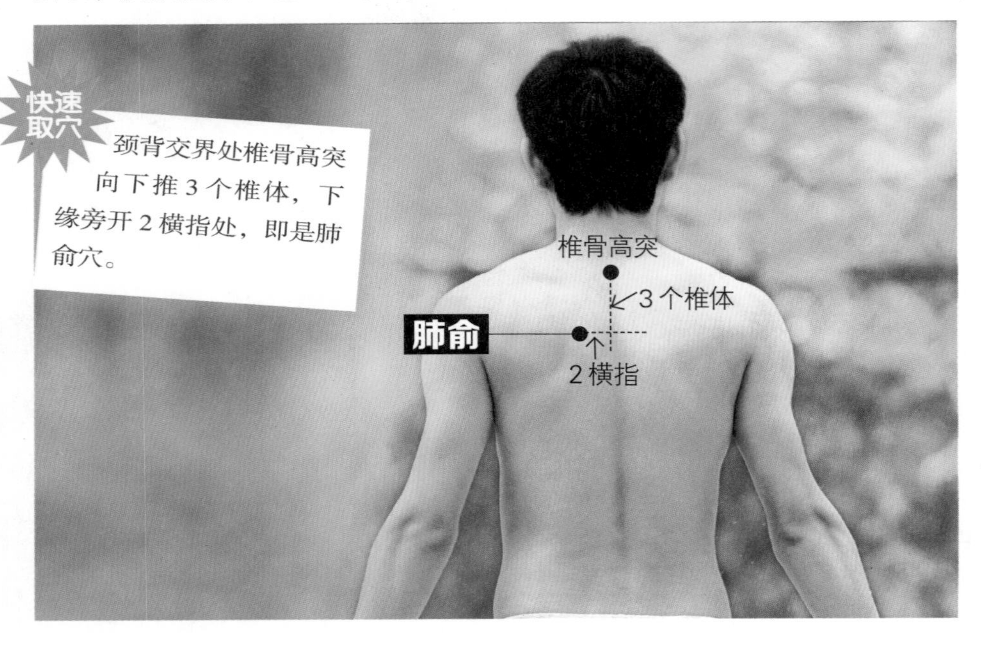

快速取穴

颈背交界处椎骨高突向下推3个椎体，下缘旁开2横指处，即是肺俞穴。

穴位功效

- 肺俞穴善治呼吸方面的病变，尤其是慢性疾病和器质性病变。
- 肺与皮肤关系密切，故肺俞穴也治皮肤疾病，如牛皮癣、慢性湿疹等。

精确定位

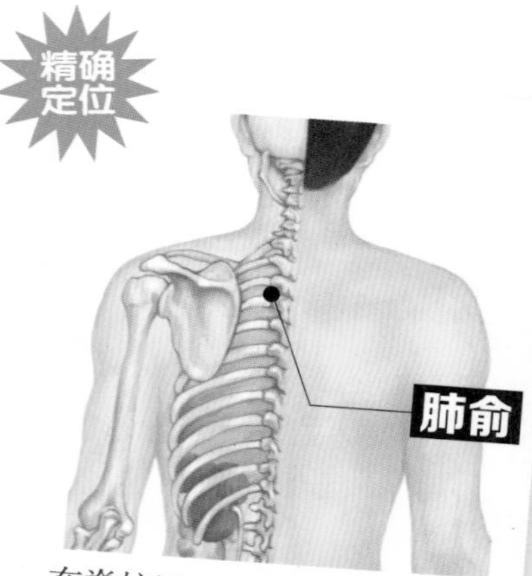

在脊柱区，第3胸椎棘突下，后正中线旁开1.5寸。

一穴多用

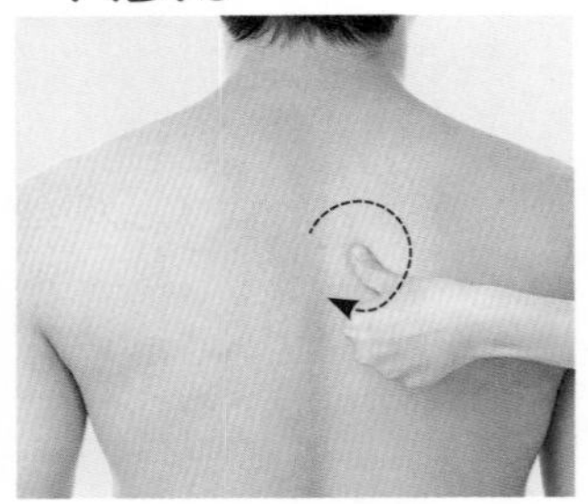

按摩 用拇指指腹按揉此穴，可以很快缓解哮喘，对于慢性喘息也很有疗效。

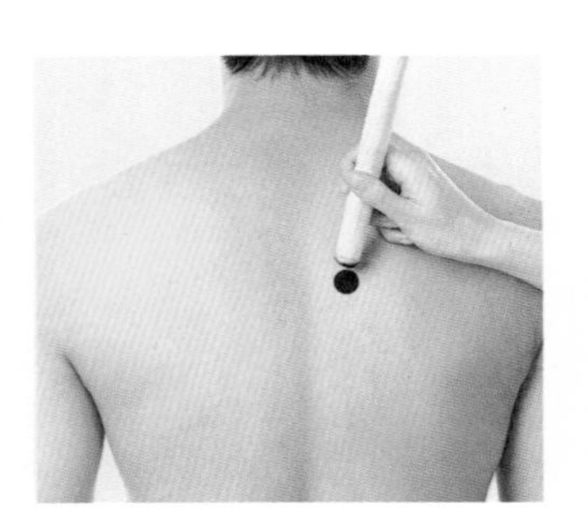

艾灸 用艾条温和灸5~20分钟，每天1次，可用于治疗咳嗽、气喘、胸满。

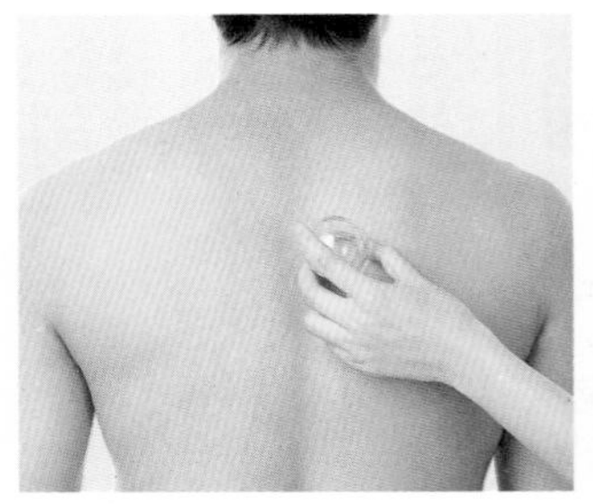

拔罐 用火罐留罐5~10分钟，隔天1次，可用于治疗肩背痛、咳喘、伤风等疾病。

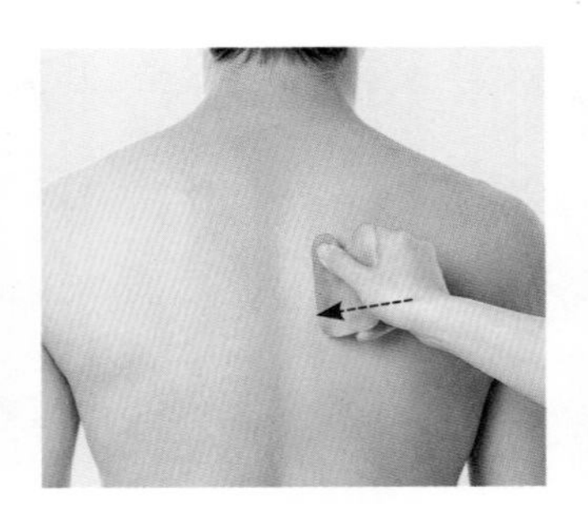

刮痧 从中间向外侧刮拭3~5分钟，隔天1次，可用于治疗发热、伤风、喘息等疾病。

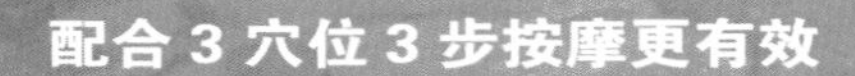

配合 3 穴位 3 步按摩更有效

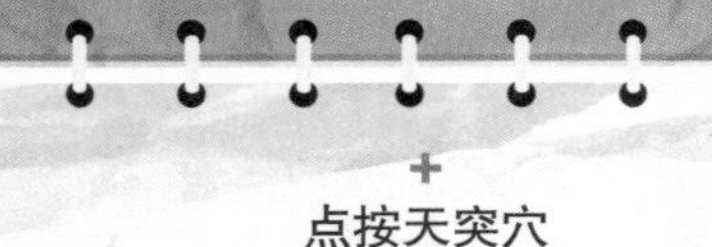

+
点按天突穴

在颈前区，胸骨上窝中央，前正中线上

+
按摩定喘穴

在脊柱区，横平第 7 颈椎棘突下，后正中线旁开 0.5 寸

+
按揉膻中穴

在胸部，横平第 4 肋间隙，前正中线上

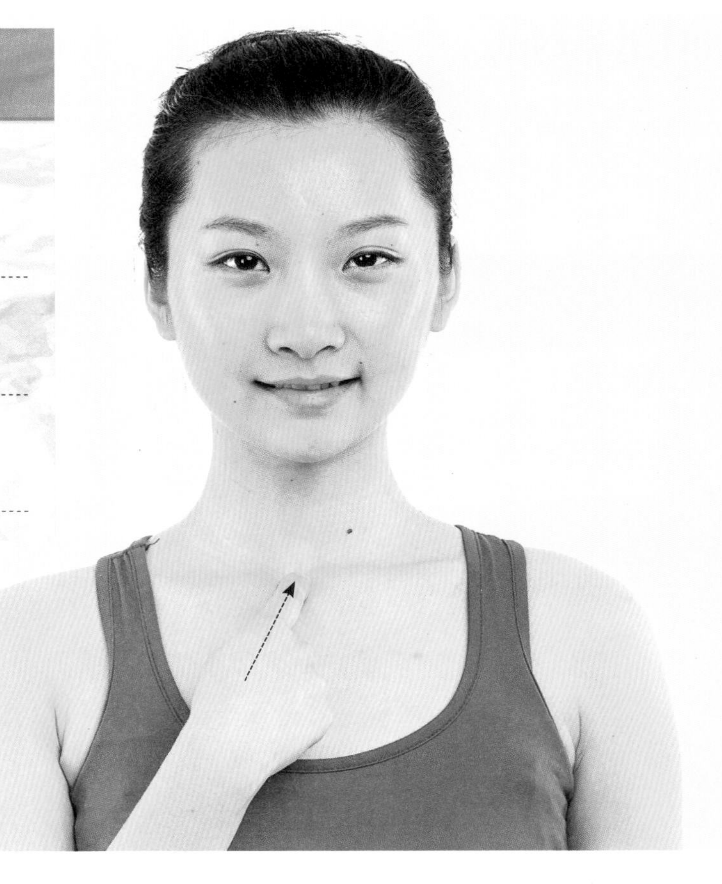

1 用食指或中指指腹慢慢点按天突穴 1~2 分钟，有利于宣肺化痰，治疗咳嗽、哮喘。

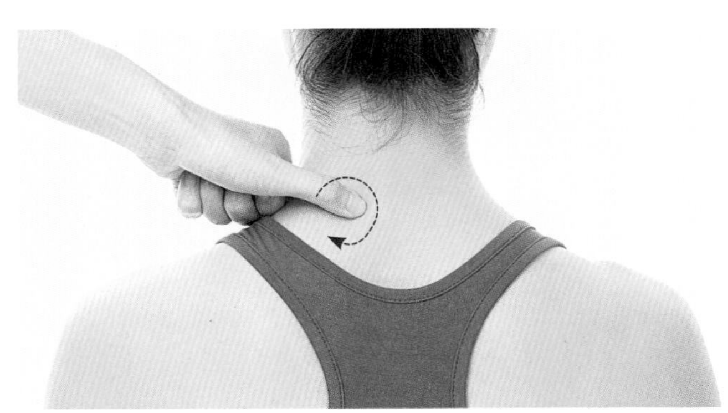

2 用手指指腹按摩定喘穴。哮喘症状明显的患者可以多按摩几次，隔 3~5 小时 1 次。此方法适合任何哮喘患者。

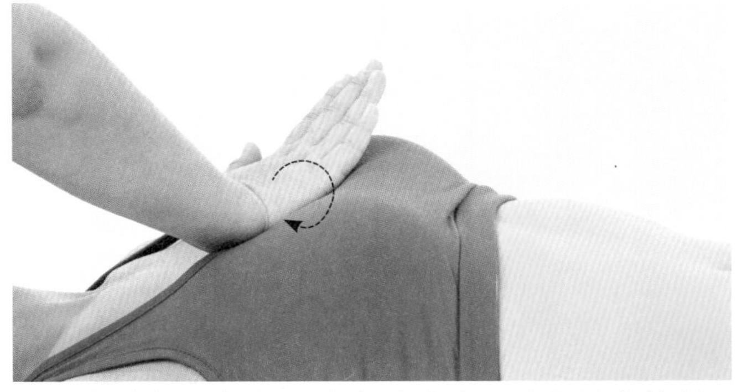

3 将手掌的大鱼际放在膻中穴，适当用力按揉 2 分钟。

顽固胃痛——梁丘穴

梁丘穴最能反映胃功能的正常与否。梁丘穴属足阳明胃经，且为胃经郄穴，善治急性胃痛，顽固胃痛等。而该穴居膝关节上方，故胃脘痛、乳腺炎、膝关节疼痛不能伸屈，取梁丘穴尤为合适。

穴位功效

- 梁丘穴是治胃病的常用穴。
- 擅长治疗胃痛、胃酸过多，有缓解胃脘疾患急性发作的作用。

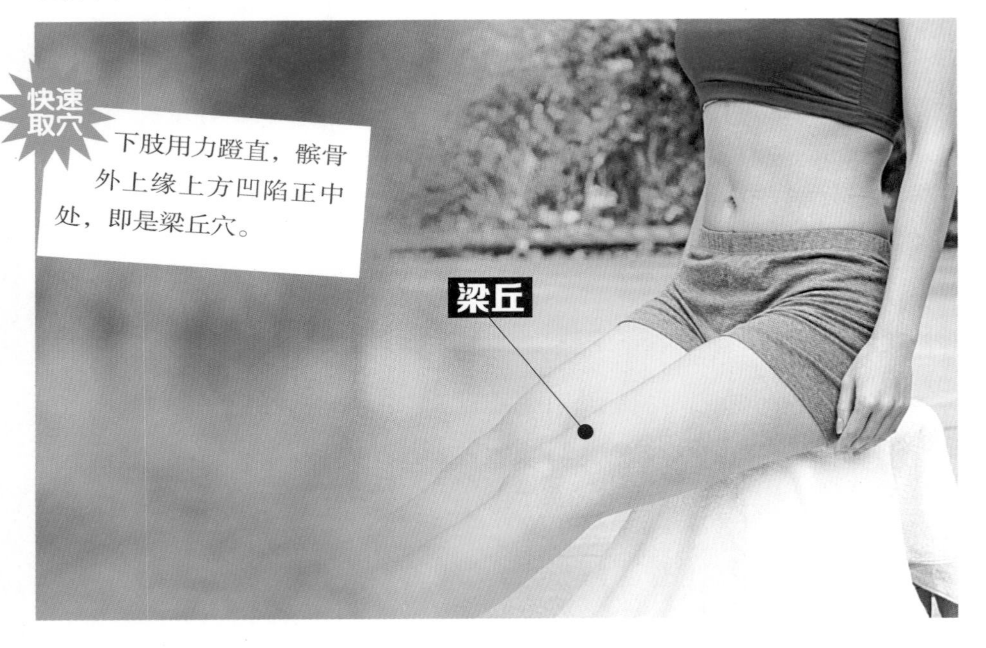

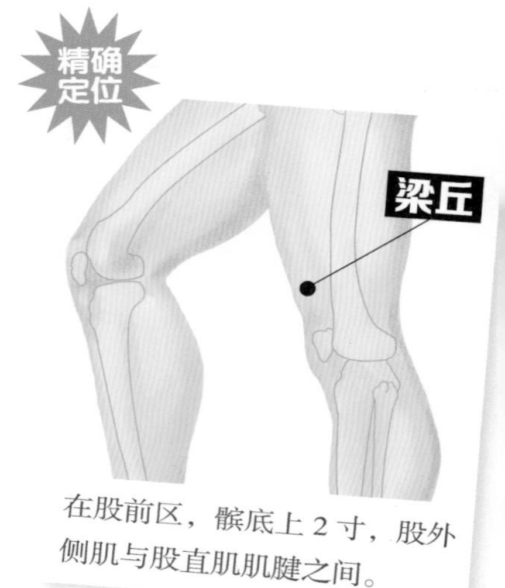

在股前区，髌底上 2 寸，股外侧肌与股直肌肌腱之间。

一穴多用

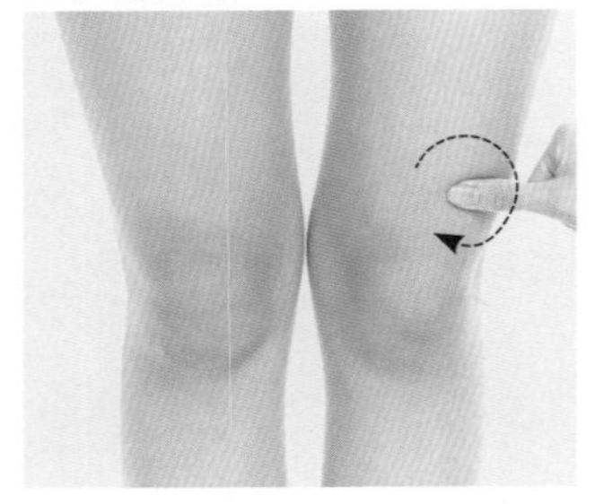

按摩 如果胃痛突然发作，用力按揉两侧梁丘穴，持续 3~5 分钟，可快速缓解。

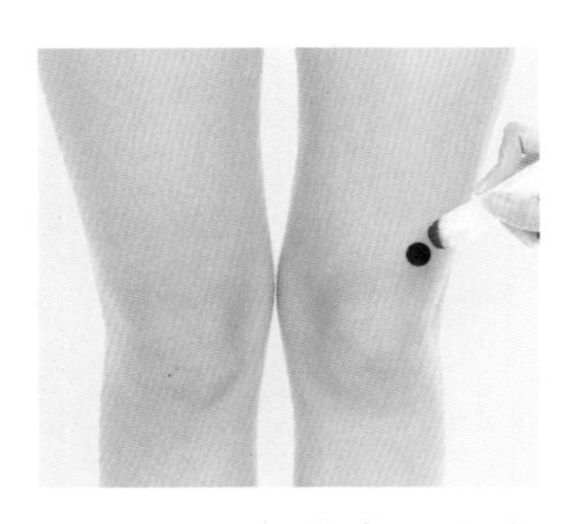

艾灸 用艾条温和灸 5~20 分钟，每天 1 次，可用于治疗下肢寒痹、胃寒、乳痈。

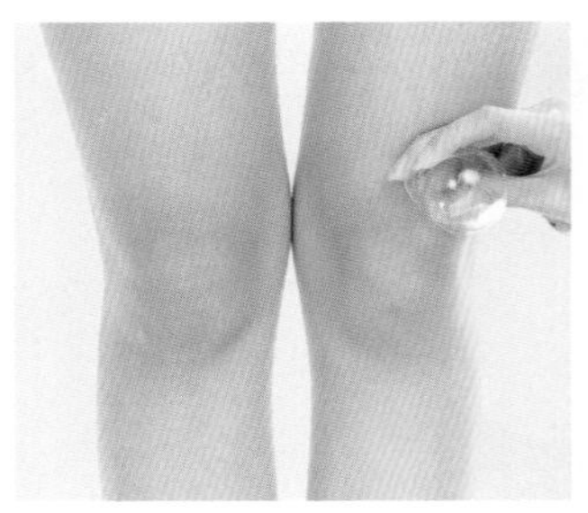

拔罐 用火罐留罐 5~10分钟，隔天 1 次，用于治疗腰腿酸痛、胃痛。

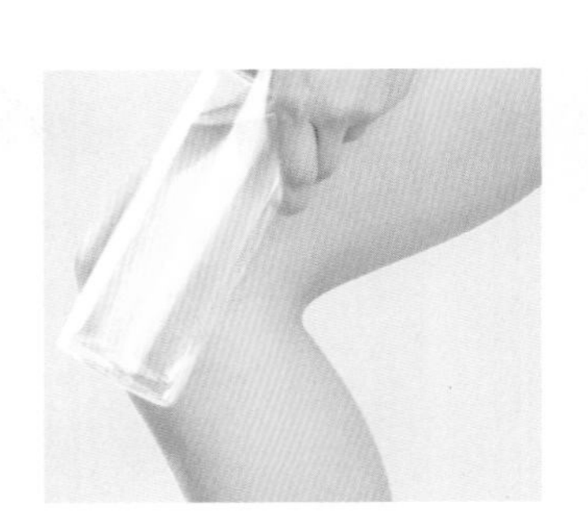

妙招 长时间站立行走导致膝部疼痛，可用带密封盖的热水杯热敷梁丘穴，再指压。

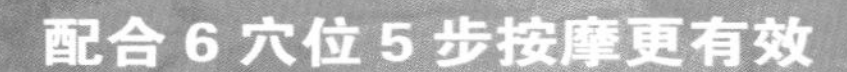

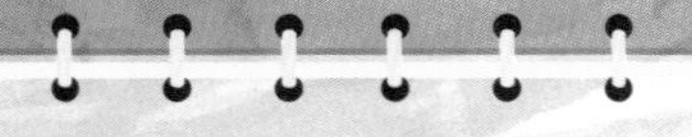

配合 6 穴位 5 步按摩更有效

按压脾俞穴

在脊柱区，第 11 胸椎棘突下，后正中线旁开 1.5 寸

从巨阙穴向下推摩至神阙穴

巨阙穴在上腹部，脐中上 6 寸，前正中线上；神阙穴在脐区，脐中央

点按中脘穴

在上腹部，脐中上 4 寸，前正中线上

按压血海穴

在股前区，髌底内侧端上 2 寸，股内侧肌隆起处

按压足三里穴

在小腿外侧，犊鼻下 3 寸，犊鼻与解溪连线上

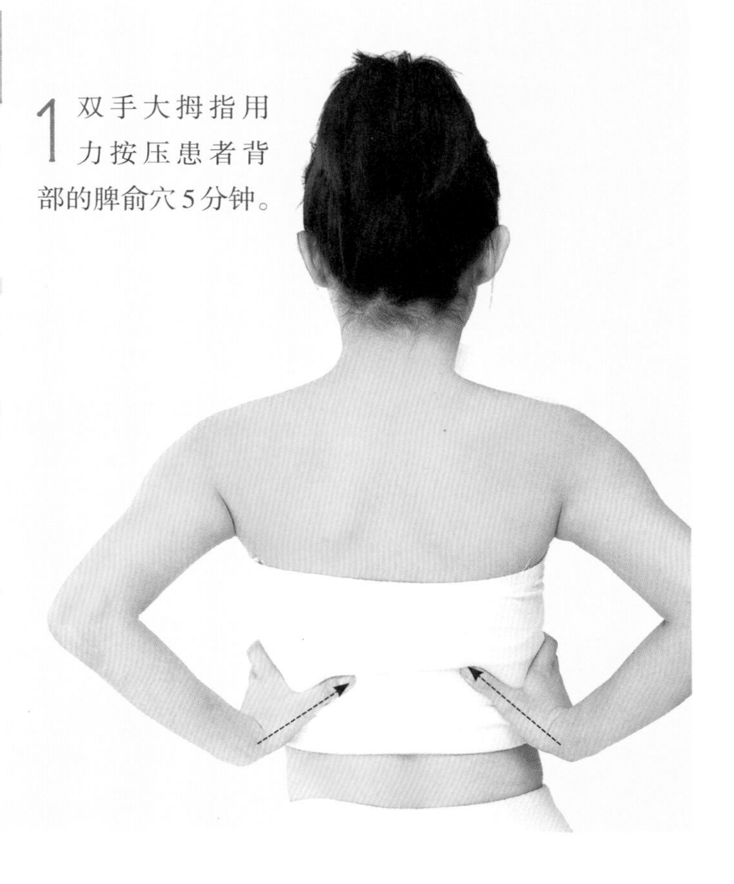

1 双手大拇指用力按压患者背部的脾俞穴 5 分钟。

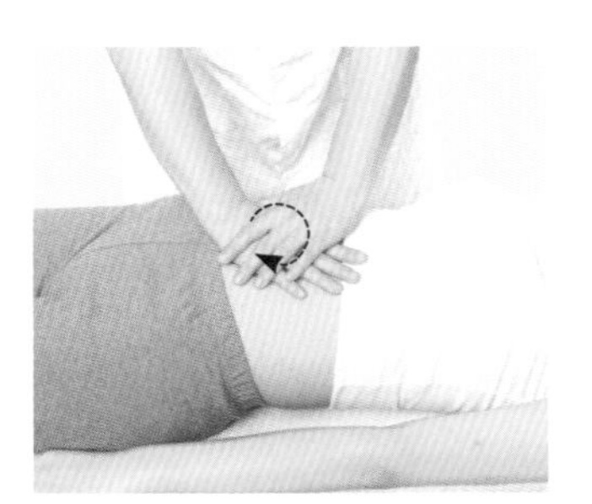

2 双手叠掌，从患者腹部巨阙穴向下轻轻推摩至神阙穴，按揉 5 分钟。

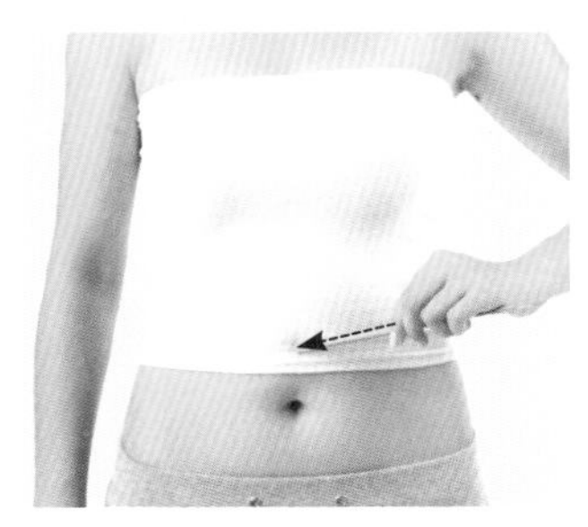

3 胃痛发作时，用筷子较粗一端点按中脘穴 5~10 次，可缓解胃痛症状。

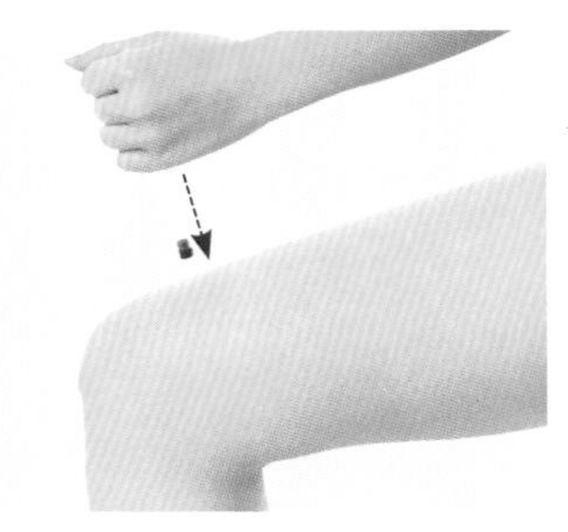

4 用手拿着管子，用力均衡地按压血海穴，配合腹式呼吸，效果更好。

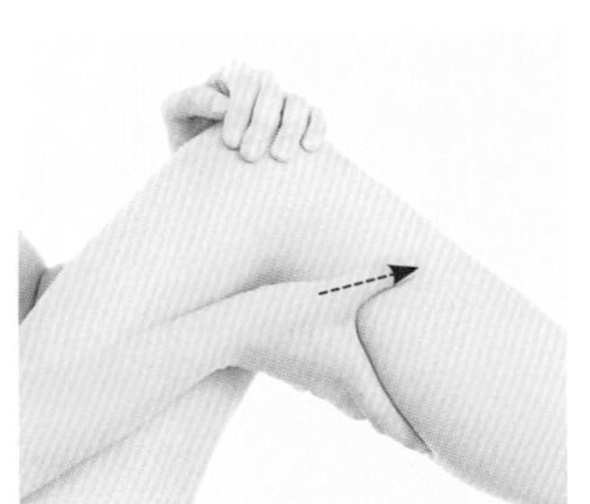

5 大拇指指端用力按压足三里穴，用力较重，左右穴各按压 3 分钟。

关节肌肉疼痛，特定穴位有奇效

关节肌肉疼痛往往和过度运动和受风寒有关，轻松对症取穴可以缓解你所受的烦扰。

肩臂痛——肩髎穴

肩髎穴属手少阳三焦经，能疏风化湿，通络止痛，治肩背部、上肢疼痛等疾病。肩髎穴常与肩贞穴、肩髃穴组成穴组，对各种原因导致的肩臂痛均有一定疗效。

穴位功效

- 肩髎穴是是治疗肩臂痛的主要穴位。
- 主治肩周炎、肩痛不举、上肢麻木、高血压等。

快速取穴

外展上臂，肩膀后下方呈现凹陷处，即是肩髎穴。

肩髎

精确定位

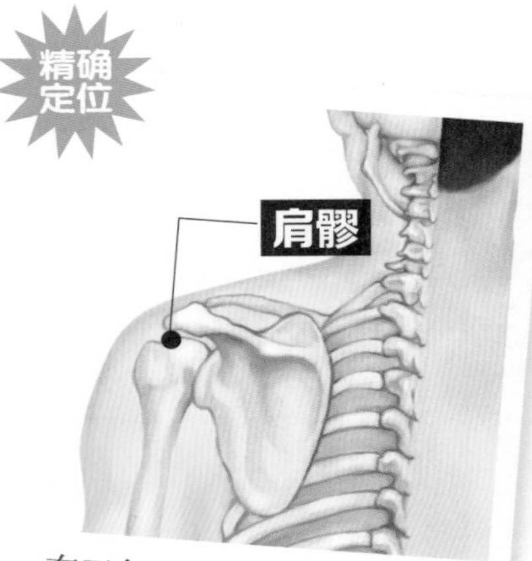

在三角肌区，肩峰角与肱骨大结节两骨间凹陷中。

一穴多用

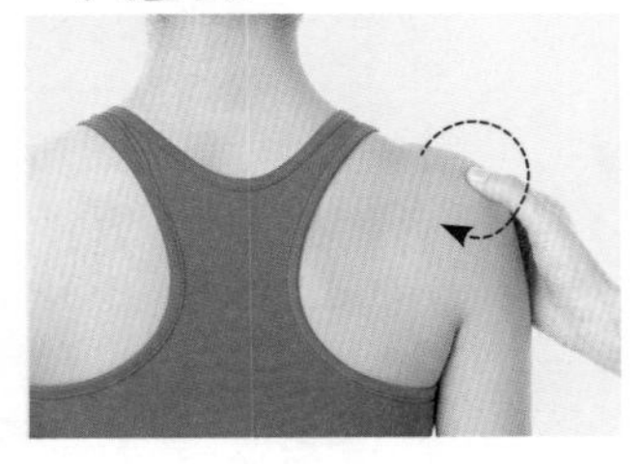

按摩 用拇指按揉此穴位，每次3~5分钟。可以治疗肩臂痛、肩周炎。

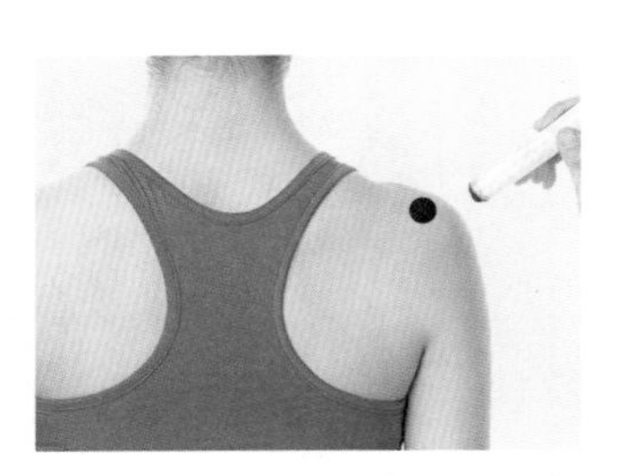

艾灸 用艾条温和灸5~20分钟，每天1次，可用于治疗肩臂冷痛，肋间神经痛。

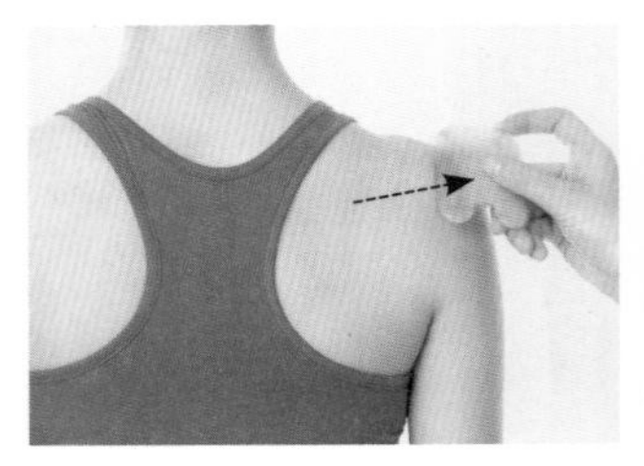

刮痧 从内向外刮拭肩髎穴3~5分钟，隔天1次，可用于治疗肩臂痛。

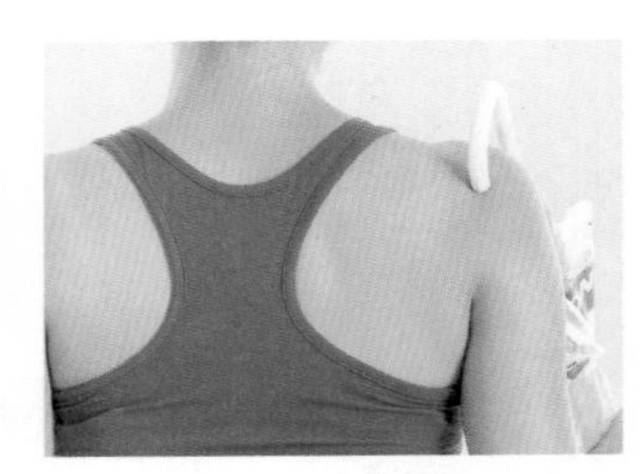

妙招 肩负重物外出易造成肩膀酸痛，手头如有雨伞，可将伞柄朝后，压按肩髎穴。

落枕——肩井穴

落枕是颈肩部常见的急性疼痛，主要表现为一侧颈肩部疼痛，头部转动时尤为明显，肩井穴是治疗落枕的有效穴位之一。

穴位功效

- 肩井穴是常用的颈肩部保健穴位。
- 长期坚持按摩肩井穴，能够远离肩部疼痛的困扰。
- 能活血散瘀，使全身都感觉舒适。孕妇慎用。

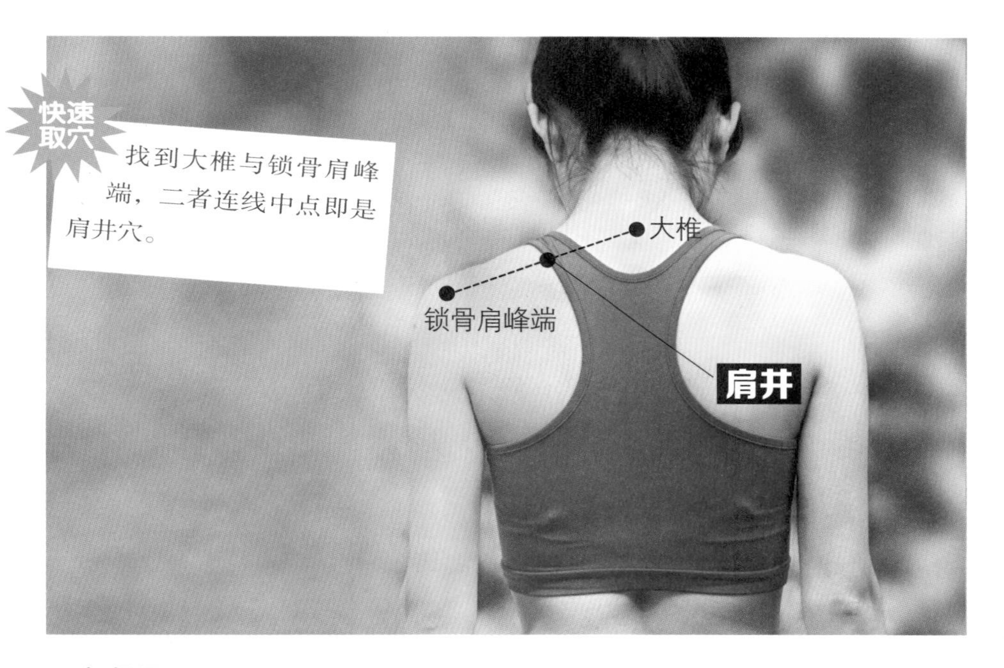

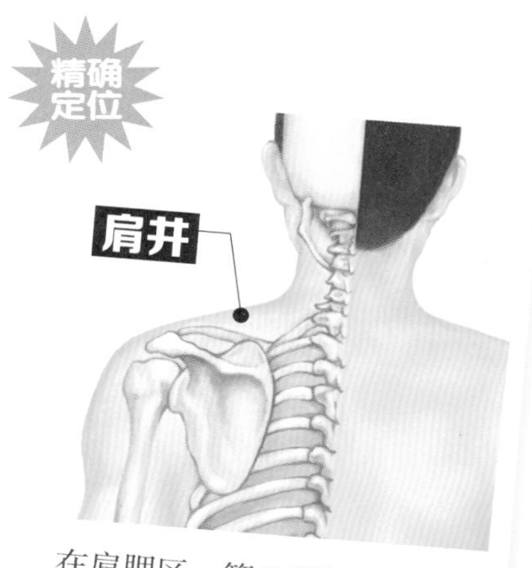

在肩胛区，第 7 颈椎棘突与肩峰最外侧点连线的中点。

一穴多用

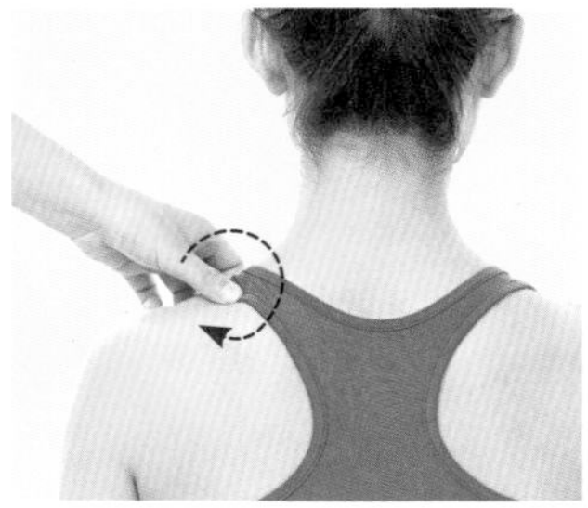

按摩 用拇指指腹按揉肩井穴，每天早、晚各按 1~3 分钟。

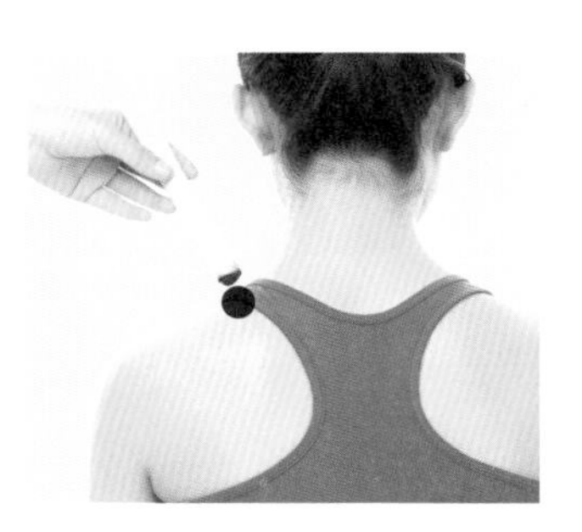

艾灸 用艾条温和灸 5~20 分钟，每天 1 次，可用于治疗颈肩痛、头痛、头晕。

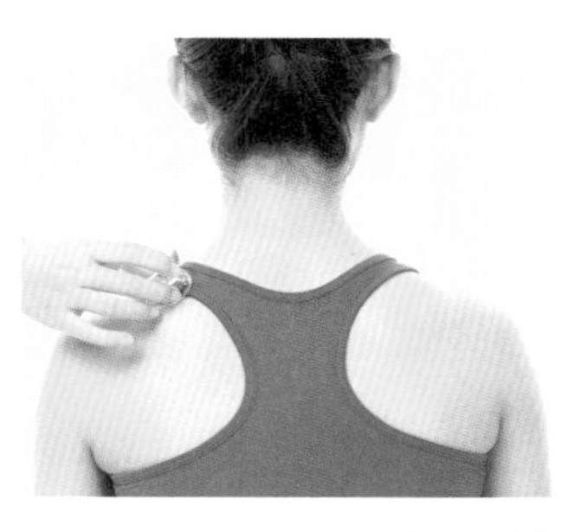

拔罐 用火罐留罐 5~10 分钟，隔天 1 次，可用于治疗肩背痛、手臂不举。

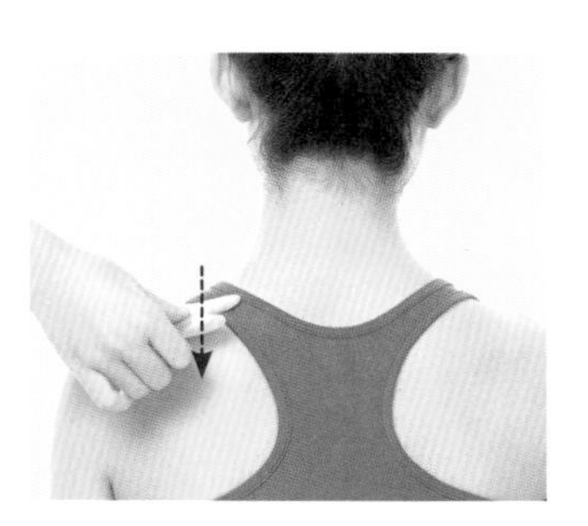

刮痧 从上向下刮拭 3~5 分钟，隔天 1 次，可用于治疗乳痈、颈项强痛、脚气等疾病。

肩周痛——肩髃穴

肩关节是人体活动范围最大、转动最灵活的关节，由于长时间的磨损，关节的老化，加上寒冷的刺激，非常容易出现肩部疼痛。肩髃穴对于治疗肩痛的效果非常好。

穴位功效

- 肩髃穴为上肢要穴，有通经止痛、缓解肩臂疼痛的功效。
- 主要用于治疗肩关节疾病。
- 对于中风引起的半身不遂，针刺肩髃穴，有疏风活络作用。

快速取穴
屈肘抬臂与肩同高，肩前呈现凹陷处即是肩髃穴。
肩髃

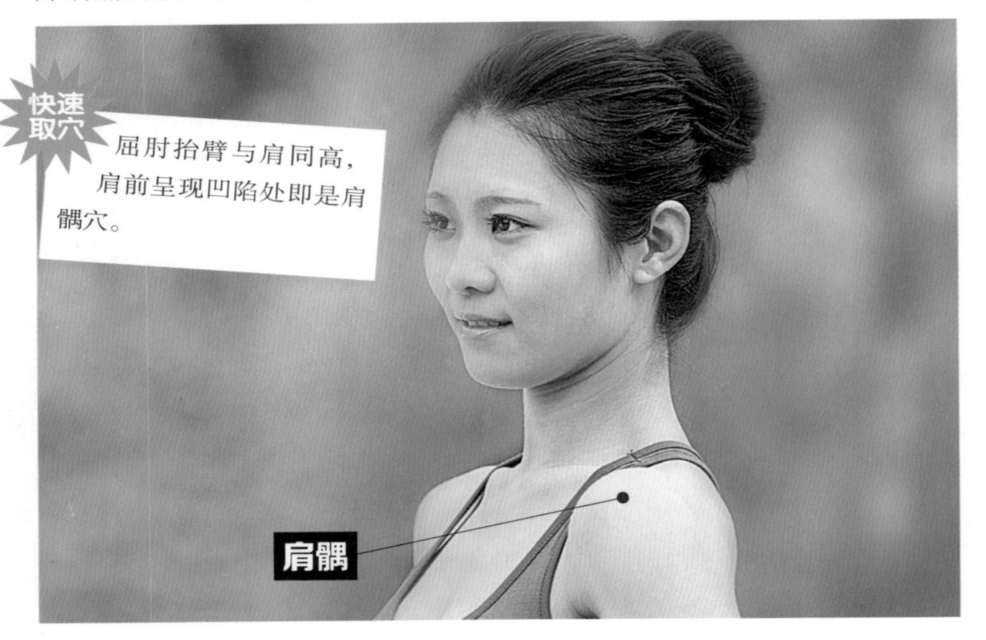

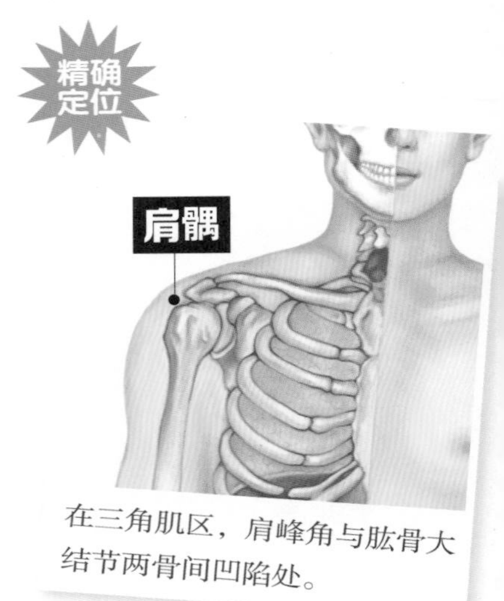

在三角肌区，肩峰角与肱骨大结节两骨间凹陷处。

一穴多用

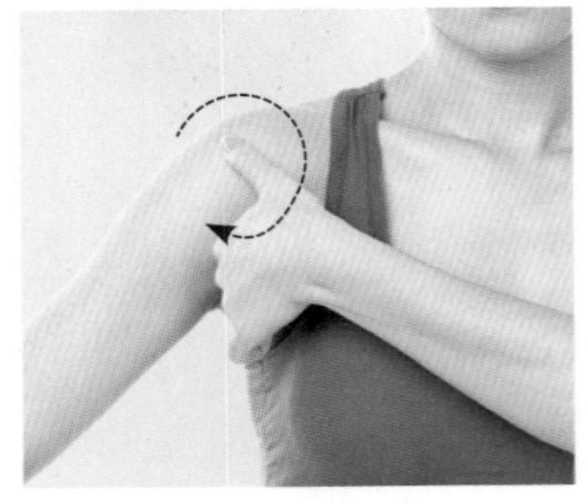

按摩 用拇指指腹垂直按揉此穴，能明显改善肩、背的不适症状。

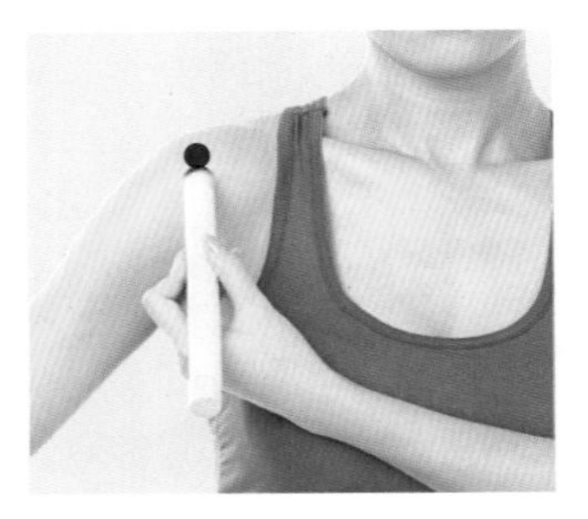

艾灸 用艾条温和灸5~20分钟，每天1次，可用于治疗肩臂痹痛、上肢不遂。

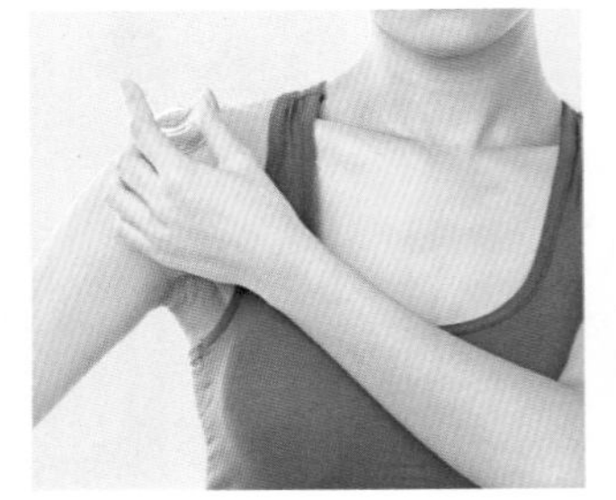

拔罐 用火罐留罐5~10分钟，隔天1次，可用于治疗风热隐疹、瘰疬、肩臂疼痛。

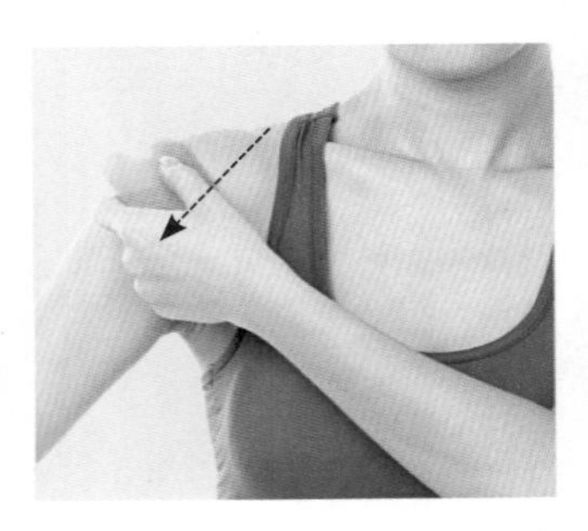

刮痧 从上向下刮拭3~5分钟，隔天1次，可用于治疗风热隐疹、肩周疼痛。

颈肩僵硬——天髎穴

经常揉按天髎穴，不仅可以缓解颈肩僵硬疼痛，还可以预防肩周炎、肩部酸痛、头痛等症。

穴位功效

- 天髎穴有疏风通络、活血化瘀、缓解疼痛的功效。
- 主治头痛、肩臂痛、颈项僵硬疼痛等病症。

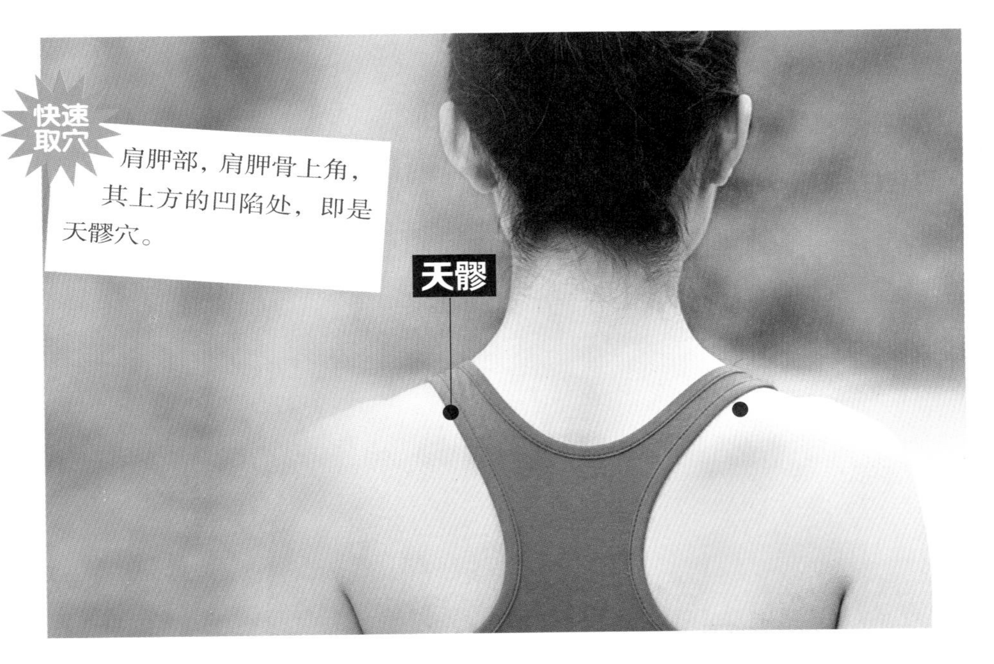

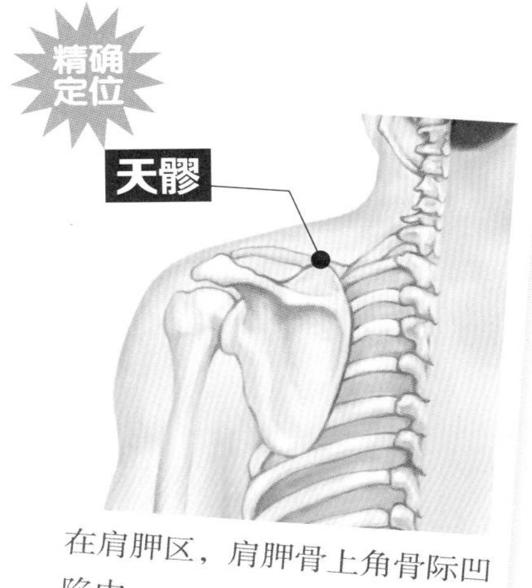

在肩胛区，肩胛骨上角骨际凹陷中。

一穴多用

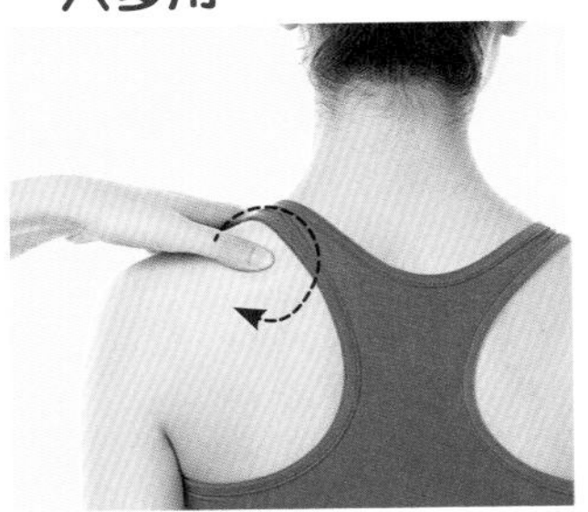

按摩 用拇指指腹在天髎穴上轻轻按摩3~5分钟，头疼或肩颈不适就会减轻很多。

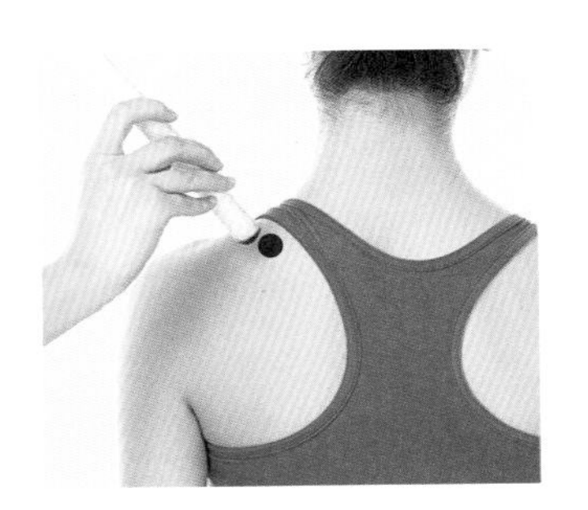

艾灸 用艾条温和灸5~20分钟，每天1次，可用于治疗肩背冷痛、上肢痹痛。

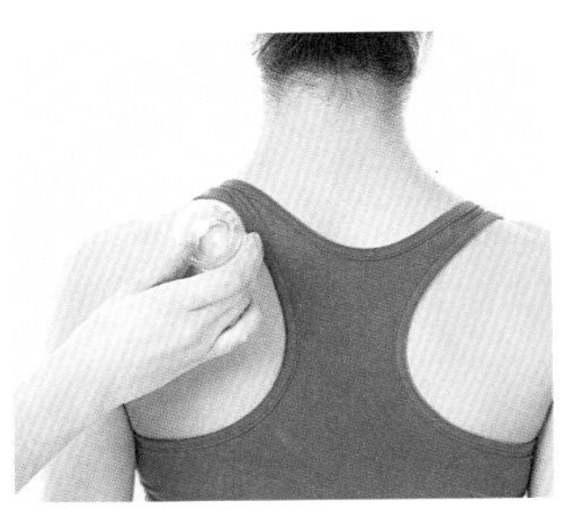

拔罐 用火罐留罐5~10分钟，隔天1次，可用于治疗颈项僵硬。

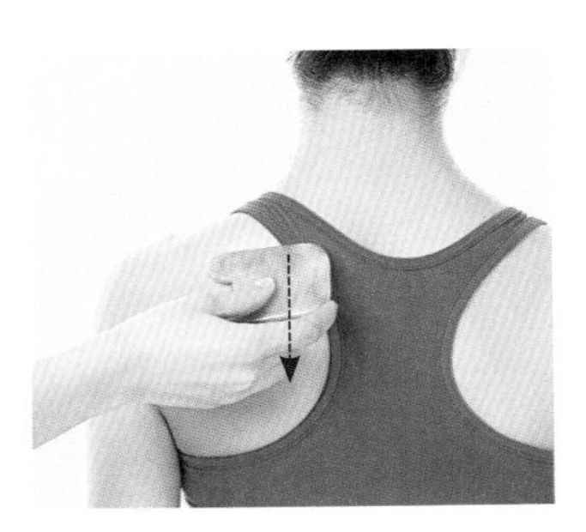

刮痧 从上向下刮拭3~5分钟，隔天1次，可用于治疗发热、无汗、胸闷、颈肩痛等。

肩周炎——肩贞穴

手太阳经从肩背而上，最终与足太阳经相连，因而只要是发生在肩背部、颈项部、枕骨部，与太阳经循经路线贴近的诸多病症，如后脑痛、颈椎病、颈部软组织劳损等，都可选择此穴进行治疗。

穴位功效

- 肩贞穴主治肩胛痛、手臂麻痛、耳鸣、耳聋等。
- 有醒脑聪耳、息风止痛、通经活络的功效。

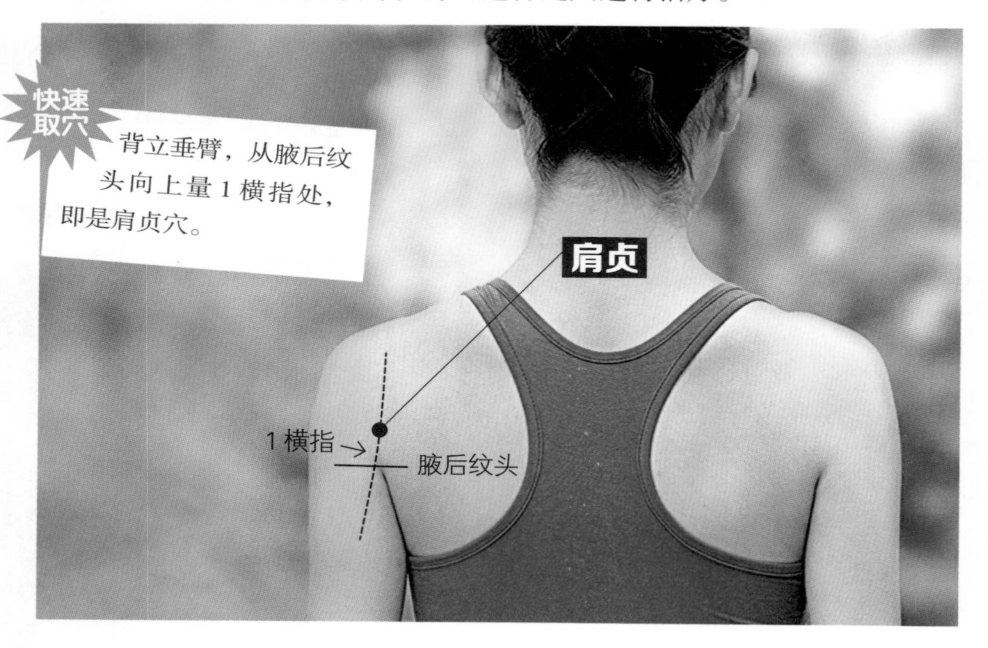

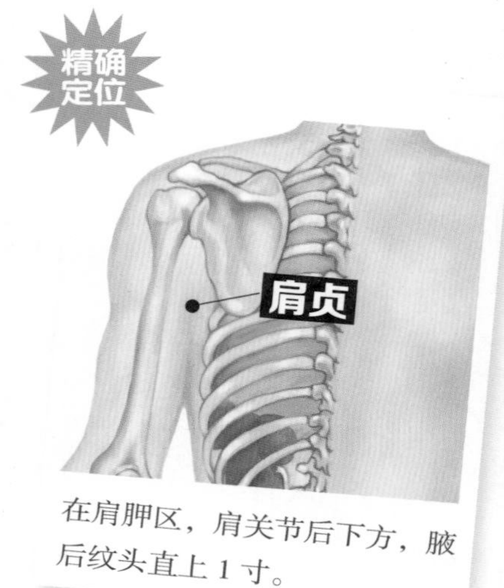

在肩胛区，肩关节后下方，腋后纹头直上1寸。

一穴多用

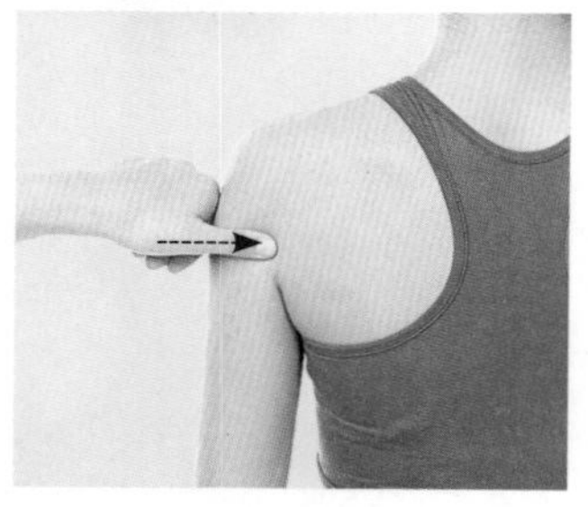

按摩 用拇指指腹按压穴位，每次左右各揉按1~3分钟，可缓解肩背痛。

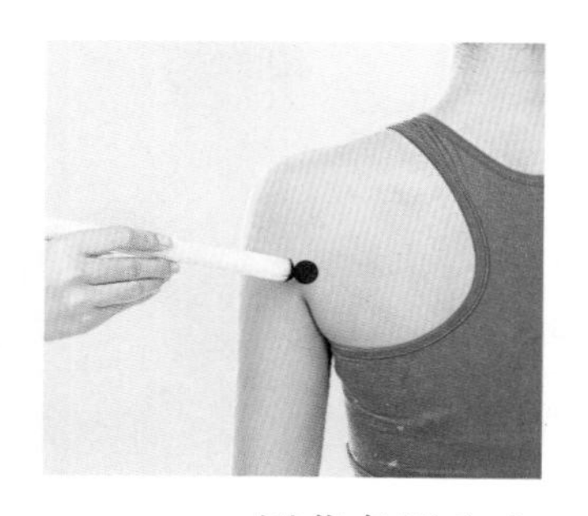

艾灸 用艾条温和灸5~20分钟，每天1次，可用于治疗肩周炎、瘰疬等疾病。

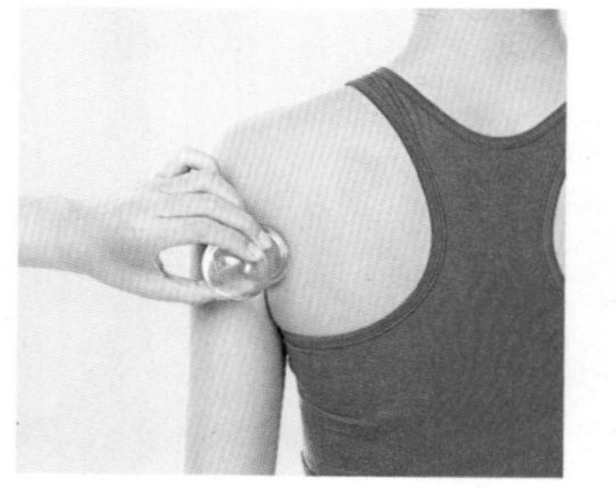

拔罐 用火罐留罐5~10分钟，隔天1次，可用于治疗肩周炎、颈项痛。

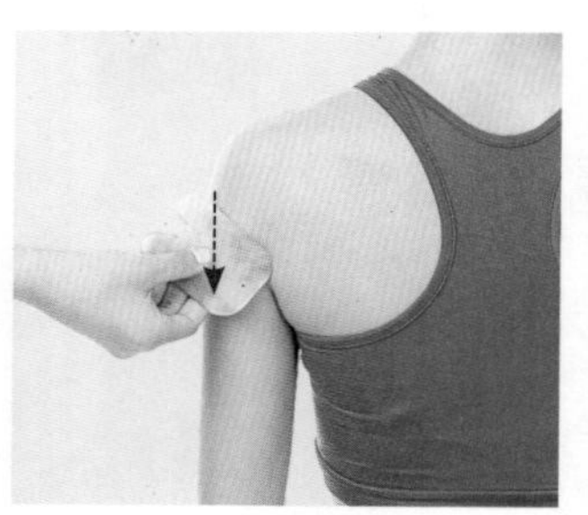

刮痧 从上向下刮拭3~5分钟，隔天1次，可用于治疗热病、肩周炎。

配合 5 穴位 5 步按摩更有效

点按肩髃穴

在三角肌区，肩峰角与肱骨大结节两骨间凹陷处

点揉秉风穴

在肩胛区，肩胛冈中点上方冈上窝中

点按臂臑穴

在臂部，曲池上 7 寸，三角肌前缘处

揉捏丰隆穴

在小腿外侧，外踝尖上 8 寸，胫骨前肌的外缘

按揉条口穴

在小腿外侧，犊鼻下 8 寸，犊鼻与解溪连线上

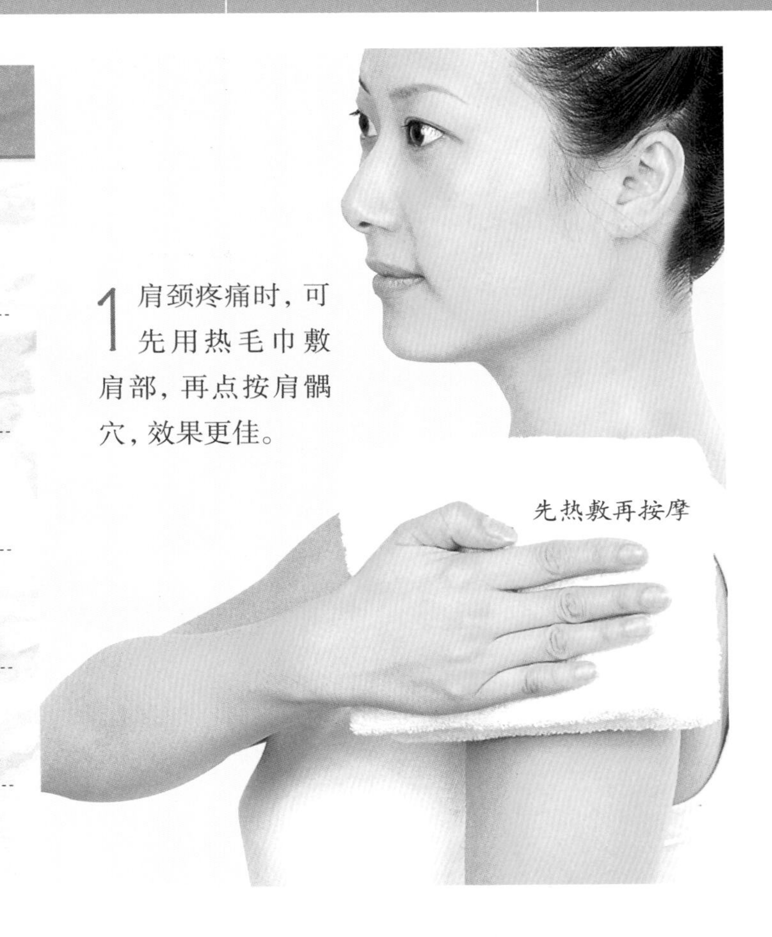

1 肩颈疼痛时，可先用热毛巾敷肩部，再点按肩髃穴，效果更佳。

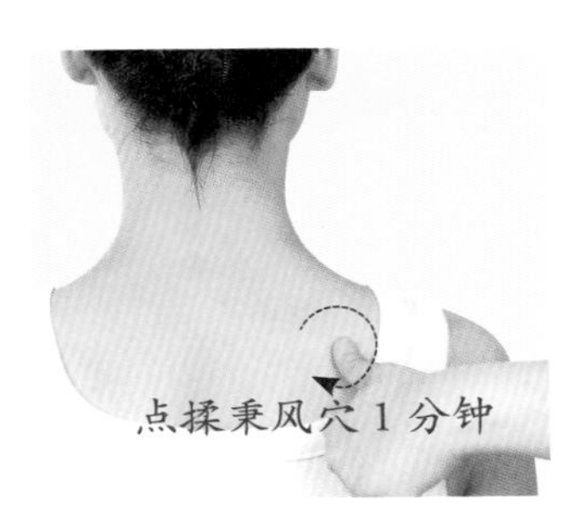

2 用中指或大拇指点揉秉风穴，直到局部有酸胀感为止。

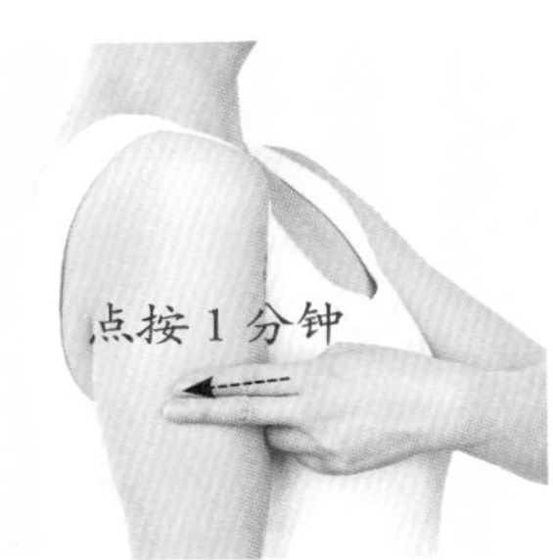

3 食指中指并拢，用指腹点按臂臑穴，可经常点按。

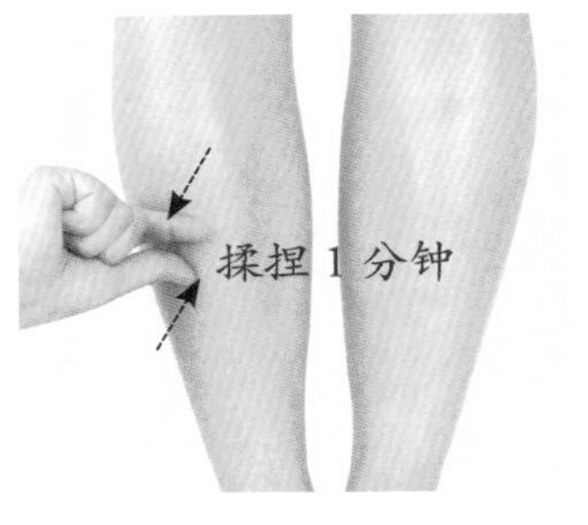

4 用大拇指和食指指腹揉捏丰隆穴，左右穴各 1 分钟，以感到疼痛为宜。

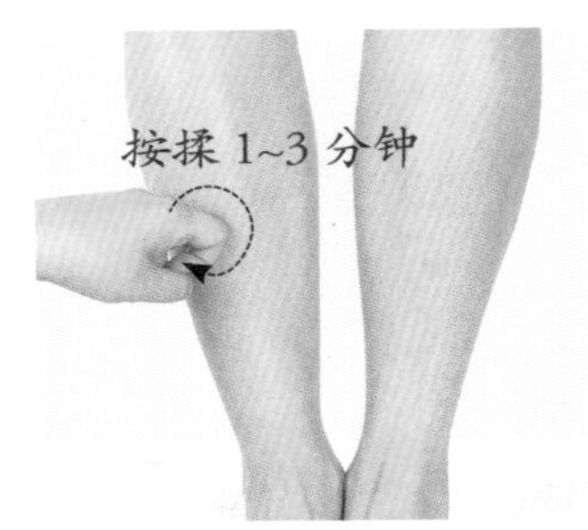

5 用食指或中指的指关节按揉条口穴 1~3 分钟。

肘臂肿痛——通里穴

通里穴在前臂掌侧，心经的经气到达这里时，分出一支进入小肠经，与小肠经长期保持联系，所以称为通里穴。常按可以疏通心经，增长智慧。

穴位功效

- 通里穴有清热安神、祛风止痛、通经活络的功效。
- 主治头痛、头昏、盗汗、面赤热、心悸、肘臂肿痛等症。

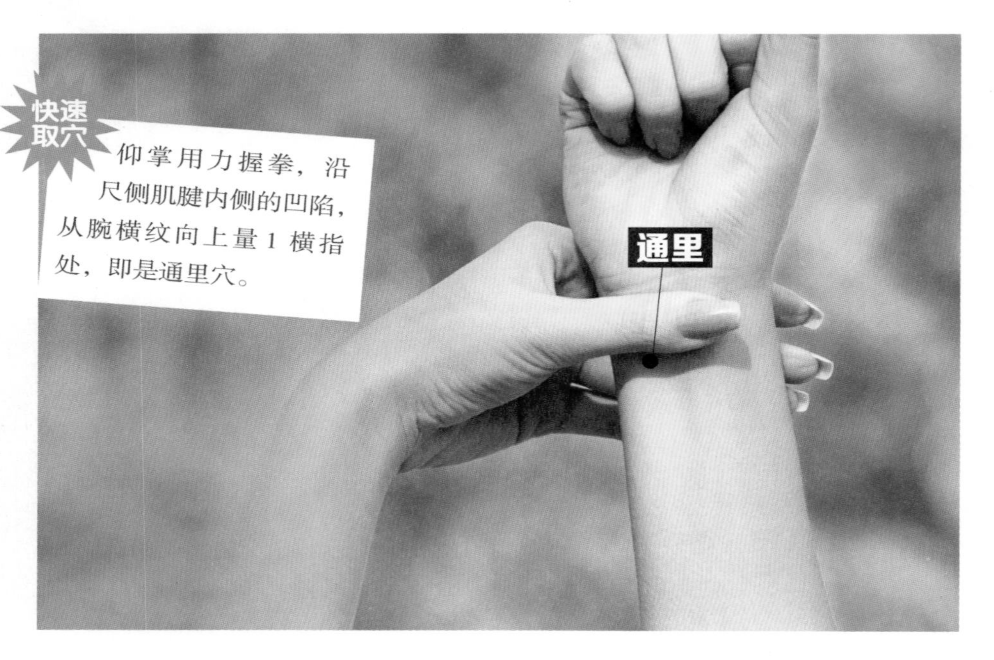

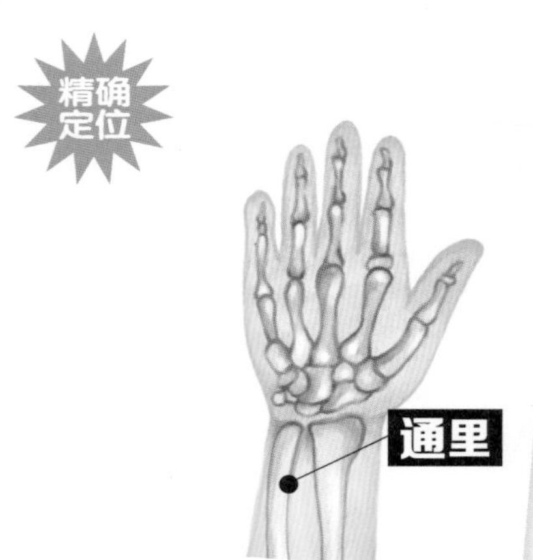

在前臂前区，腕掌侧远端横纹上1寸，尺侧腕屈肌腱的桡侧缘。

一穴多用

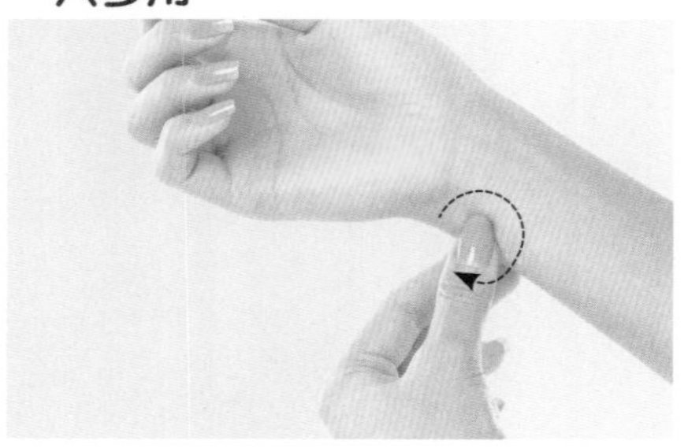

按摩 肘臂肿痛时，用拇指指腹按揉通里穴1分钟，以有酸胀感为宜。

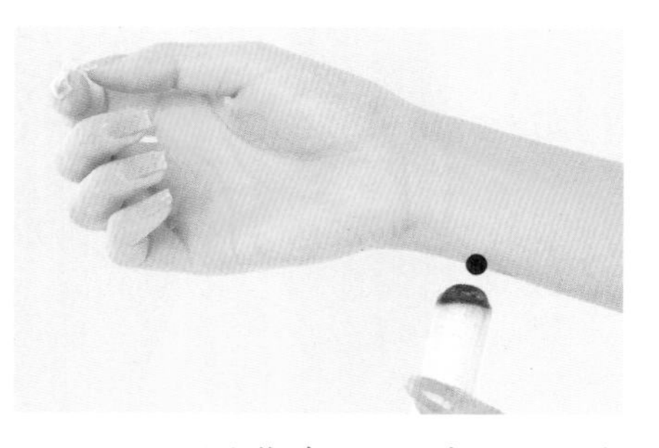

艾灸 用艾条温和灸5~20分钟，每天1次，可用于治疗心痛、失眠、崩漏等。

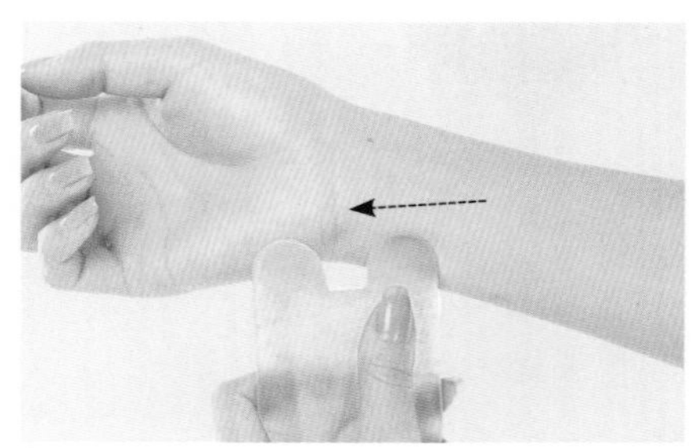

刮痧 从上向下刮拭3~5分钟，隔天1次，可用于治疗心痛、健忘、癫痫、盗汗等。

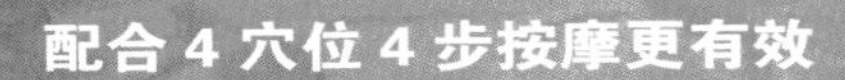

配合 4 穴位 4 步按摩更有效

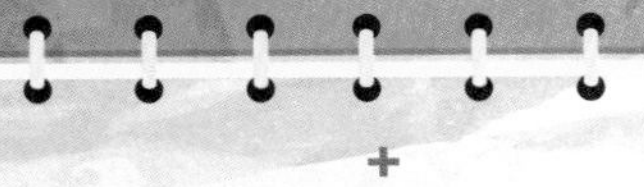

刺激手三里穴

在前臂，肘横纹下 2 寸，阳溪与曲池连线上

按揉曲泽穴

在肘前区，肘横纹上，肱二头肌腱的尺侧缘凹陷中

按压曲池穴

在肘区，尺泽与肱骨外上髁连线的中点处

按揉合谷穴

在手背，第 2 掌骨桡侧的中点处

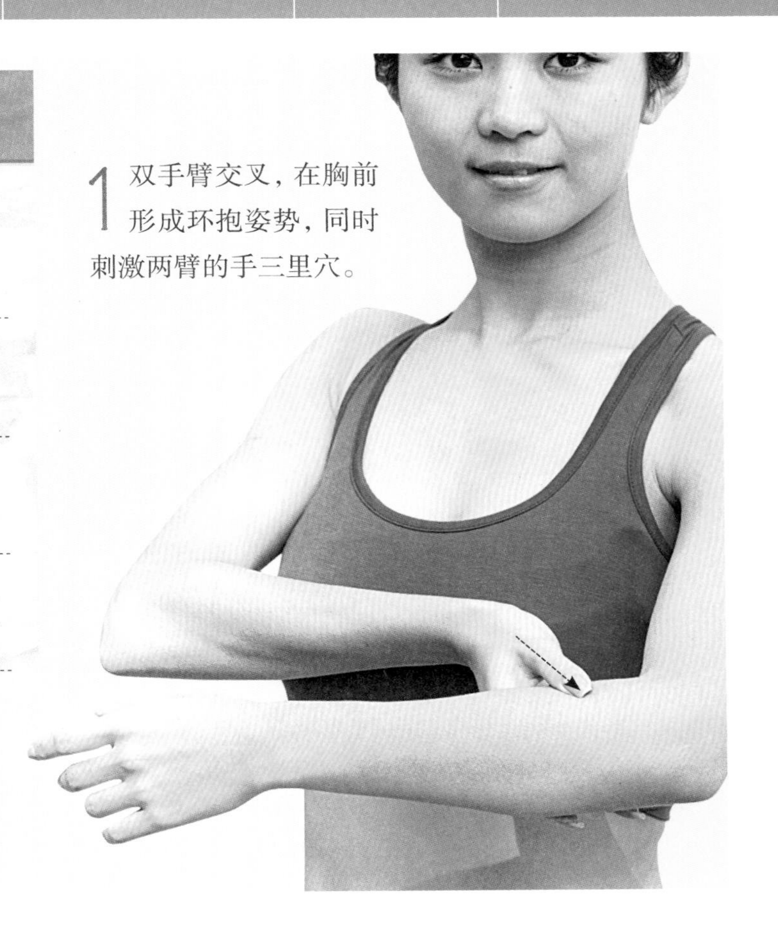

1 双手臂交叉，在胸前形成环抱姿势，同时刺激两臂的手三里穴。

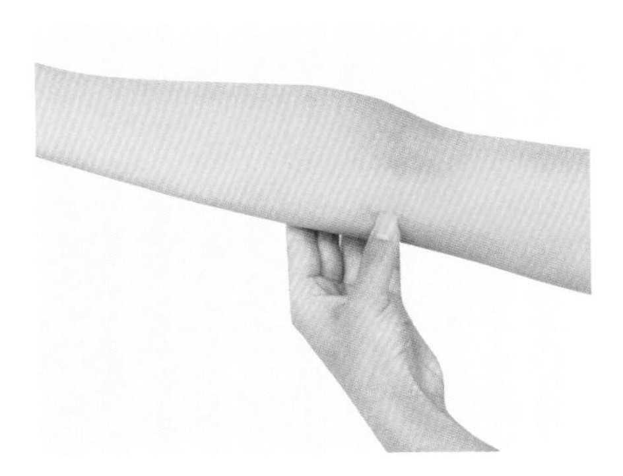

2 用拇指按揉曲泽穴 3~5 分钟，力度宜轻柔舒缓，以感到微有酸胀感为宜。

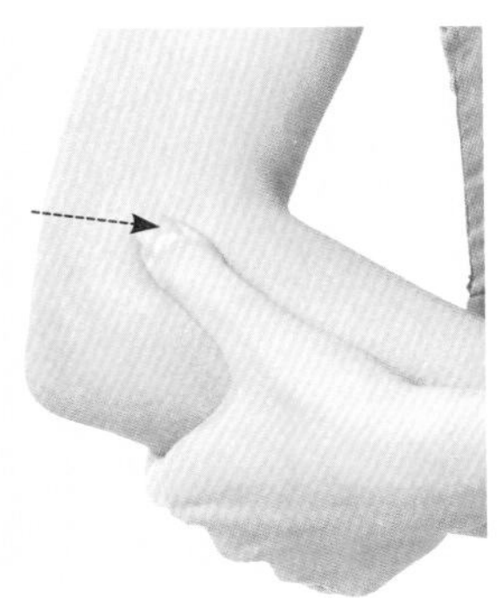

3 手肘弯曲成直角，用手的大拇指按压曲池穴，其余四指抓住手臂。

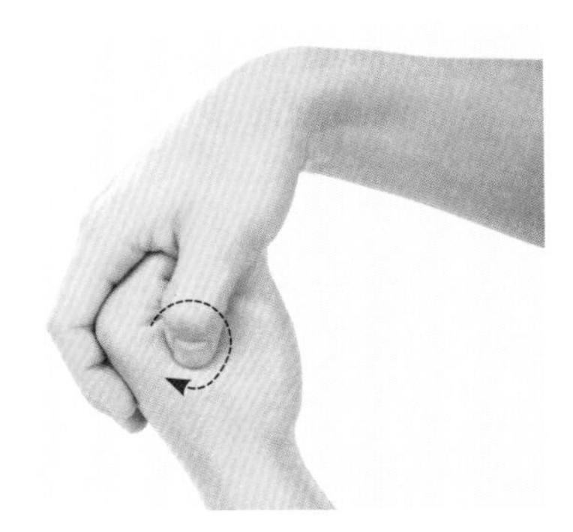

4 用大拇指按揉合谷穴，力度适中，左右两穴各按揉 1 分钟。

颈椎病、腰椎病——后溪穴

后溪穴为八脉交会穴，与后背正中的督脉相沟通，古人有“后溪穴专治督脉病”之说，就是说督脉上的问题可以找后溪穴来配合治疗。

穴位功效

- 后溪穴有清心安神、通经活络的功效，能有效治疗颈椎痛、闪腰、慢性劳损等症。

快速取穴
握拳，小指掌指关节后有一皮肤皱襞突起，其尖端处即是后溪穴。
后溪

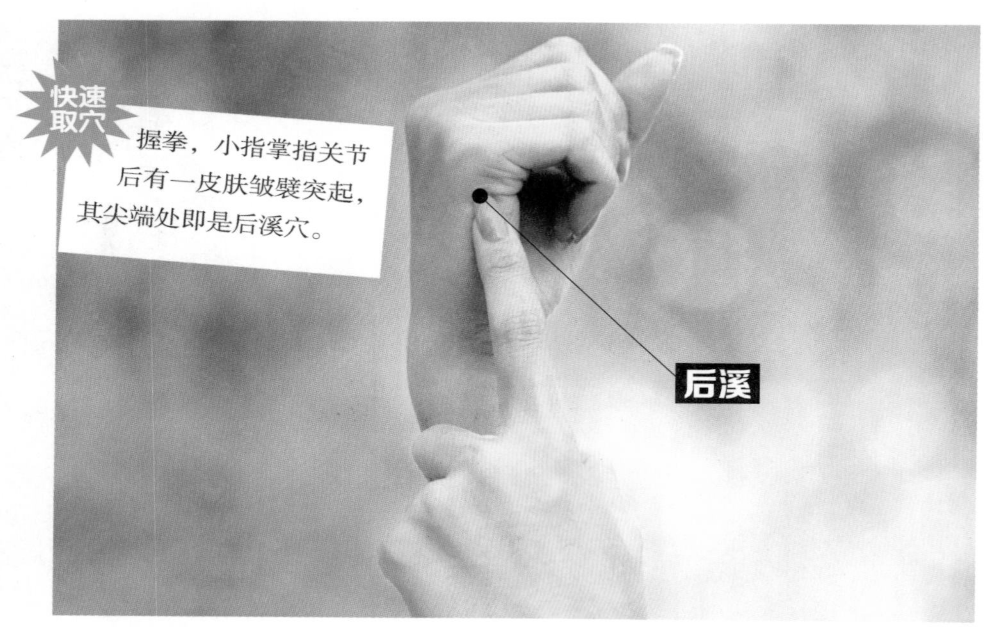

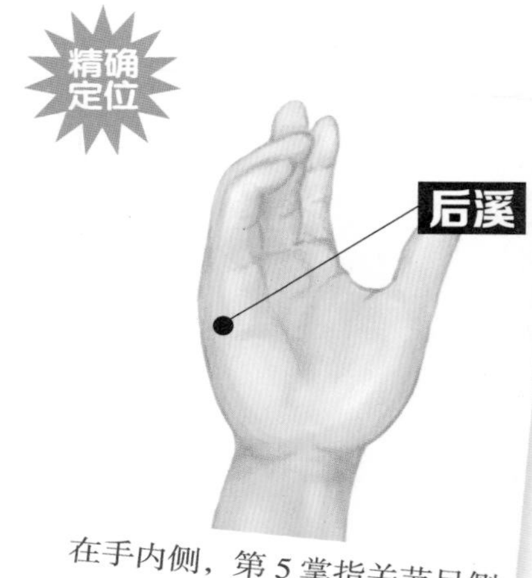

在手内侧，第5掌指关节尺侧近端赤白肉际凹陷中。

一穴多用

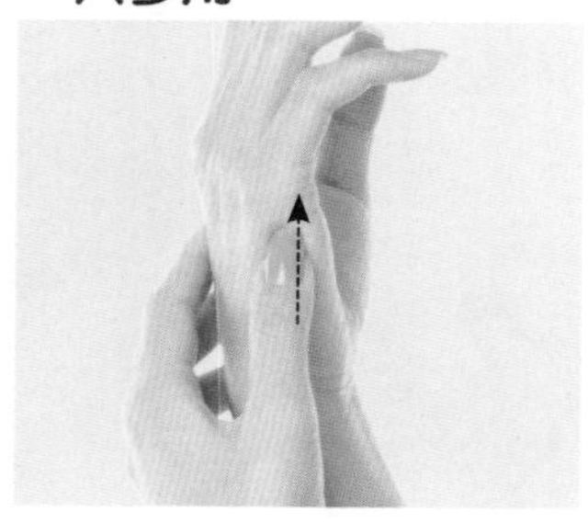

按摩 每天用拇指按压后溪穴1~3分钟，可以缓解颈椎疼痛。

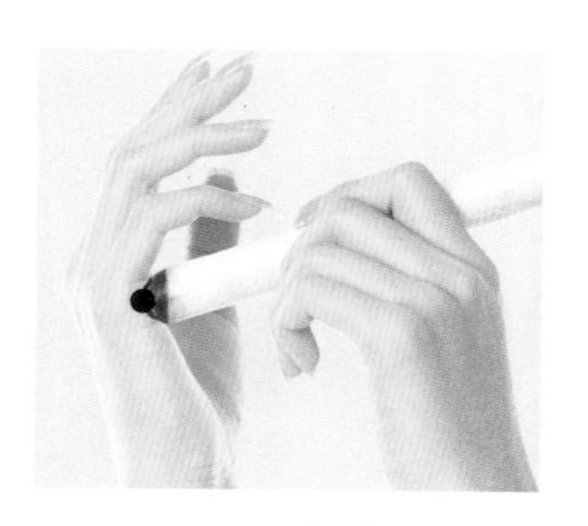

艾灸 用艾条温和灸5~20分钟，每天1次，可用于治疗鼻塞、颈项强痛。

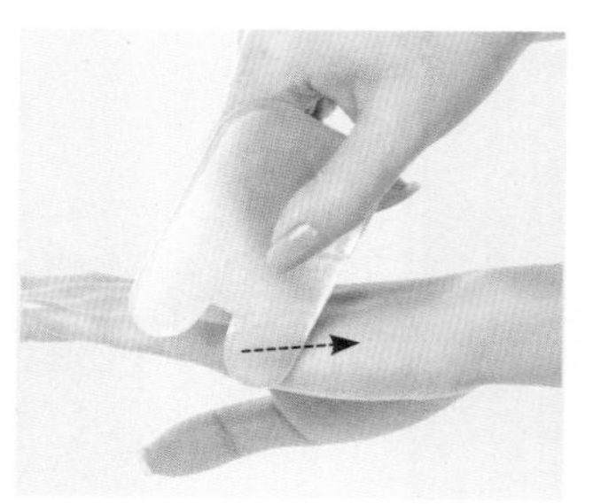

刮痧 从手指近端向远端刮拭3~5分钟，每天3次，可用于治疗颈项强痛、耳鸣等。

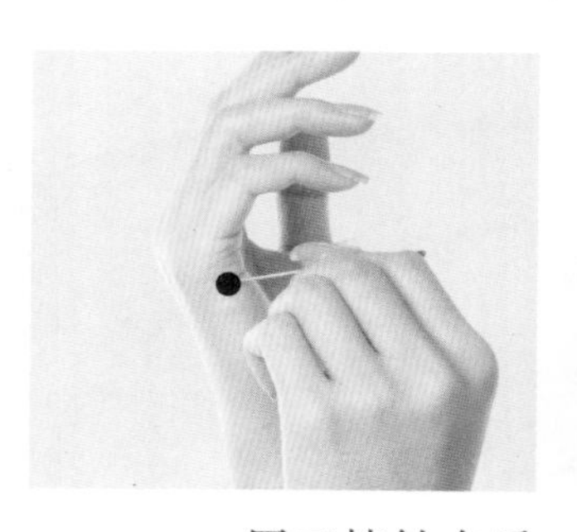

刺血 用三棱针在后溪点刺放血1~2毫升，可用于治疗癫狂、黄疸、急性颈腰痛等。

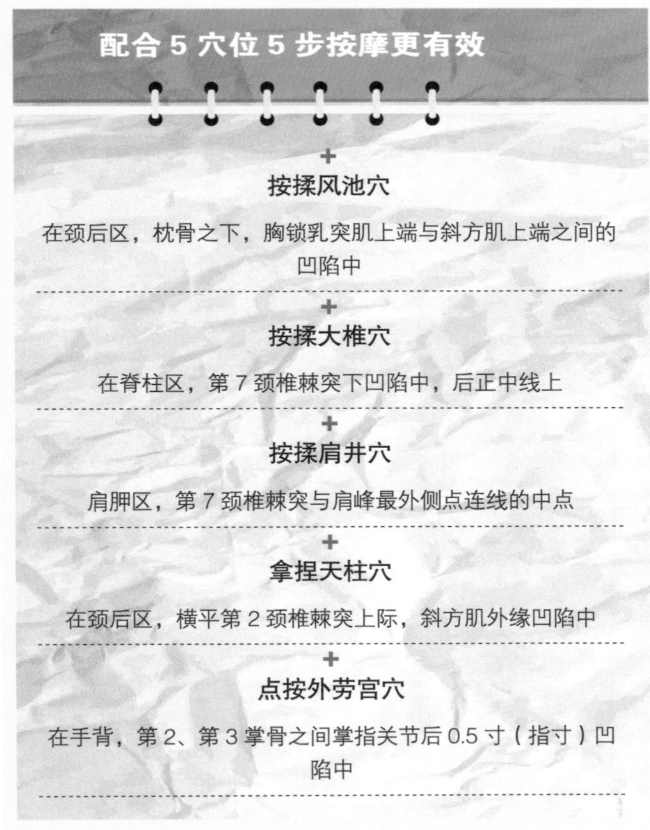

配合 5 穴位 5 步按摩更有效

+ **按揉风池穴**

在颈后区，枕骨之下，胸锁乳突肌上端与斜方肌上端之间的凹陷中

+ **按揉大椎穴**

在脊柱区，第 7 颈椎棘突下凹陷中，后正中线上

+ **按揉肩井穴**

肩胛区，第 7 颈椎棘突与肩峰最外侧点连线的中点

+ **拿捏天柱穴**

在颈后区，横平第 2 颈椎棘突上际，斜方肌外缘凹陷中

+ **点按外劳宫穴**

在手背，第 2、第 3 掌骨之间掌指关节后 0.5 寸（指寸）凹陷中

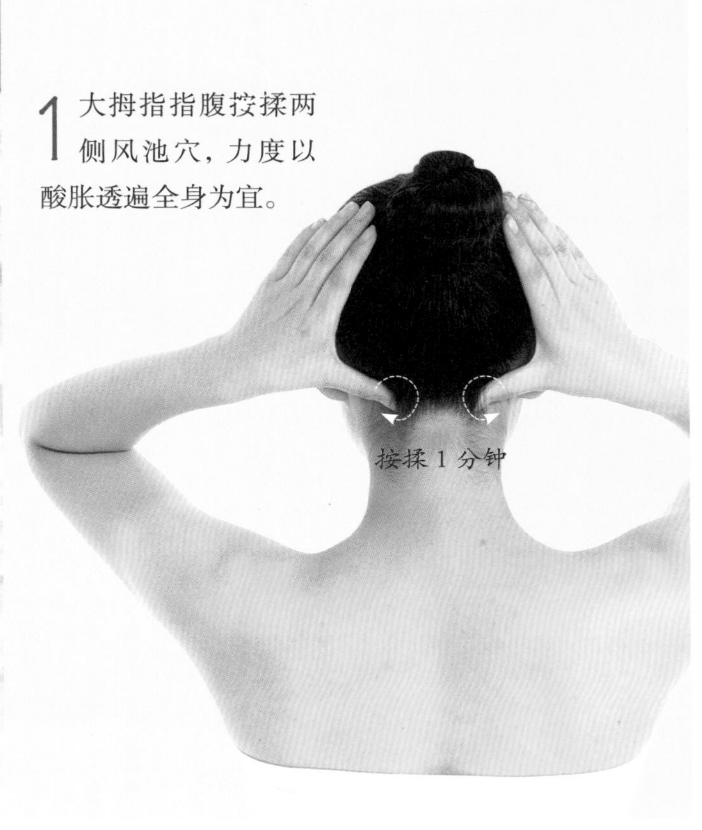

1 大拇指指腹按揉两侧风池穴，力度以酸胀透遍全身为宜。

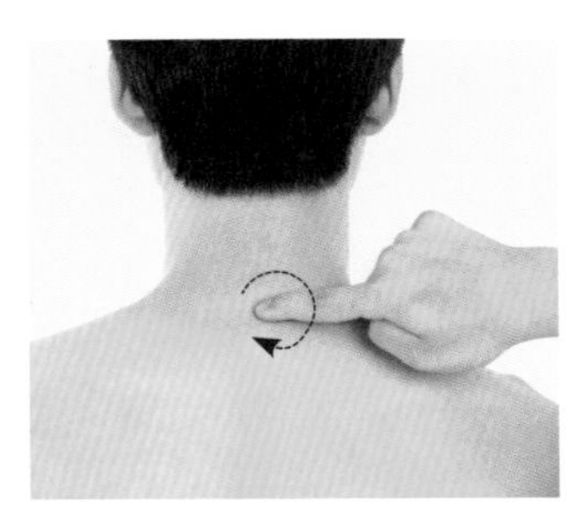

2 用食指、中指指腹对大椎穴进行按揉，应长期坚持。

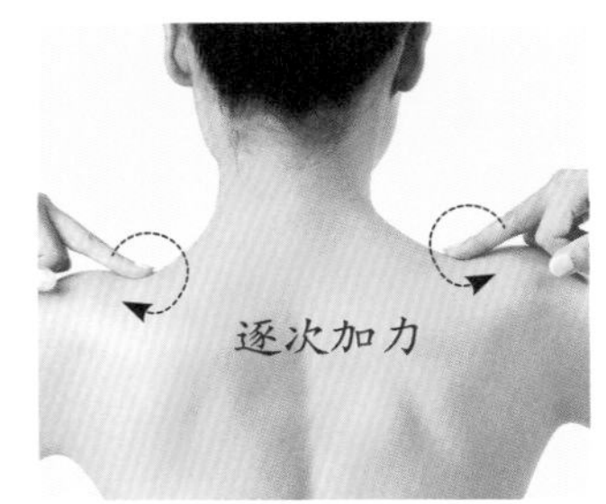

3 用双手中指指腹按揉肩井穴，再由轻到重按压 10 次。

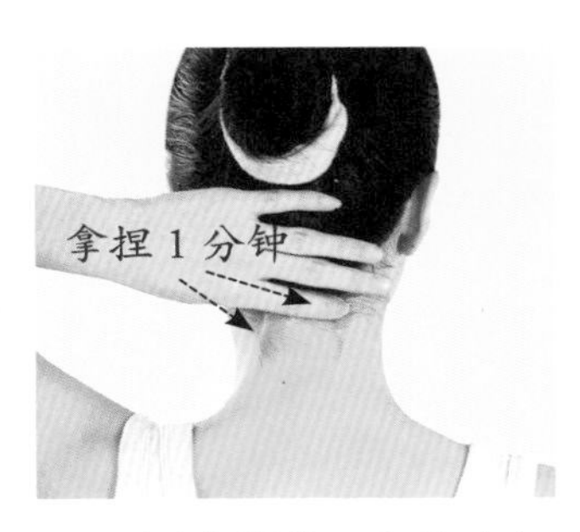

4 用大拇指、食指拿捏天柱穴，可缓解由于颈椎病引起的头痛。

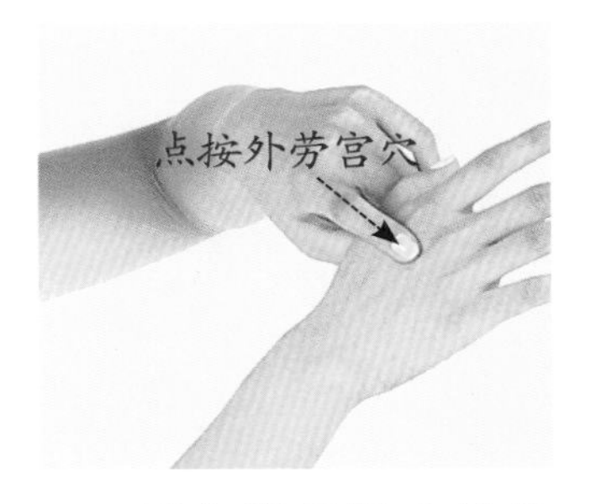

5 用食指指腹点按外劳宫穴，应适度用力，颈椎病痛就会得到缓解。

肩背痛——中渚穴

中渚穴属手少阳三焦经，为三焦经之输穴，中医理论认为“输主体重节痛”，因此，中渚穴对三焦经循行所过部位的疼痛有很好的治疗效果。

穴位功效

- 中渚穴具有开窍、舒筋、止痛的功效。
- 是治疗肩背痛和手指伸屈不利的主要穴位。

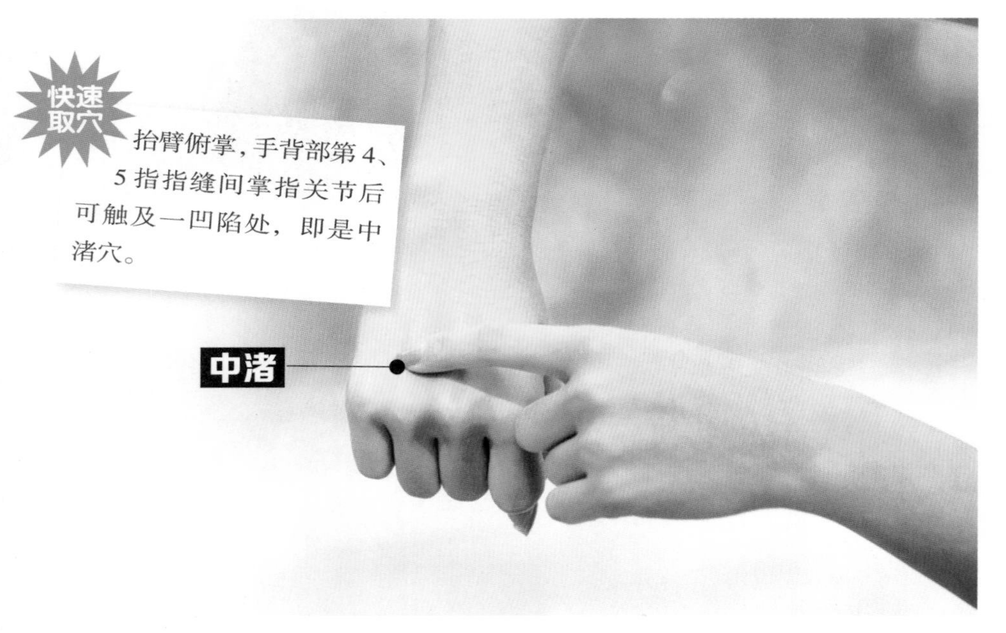

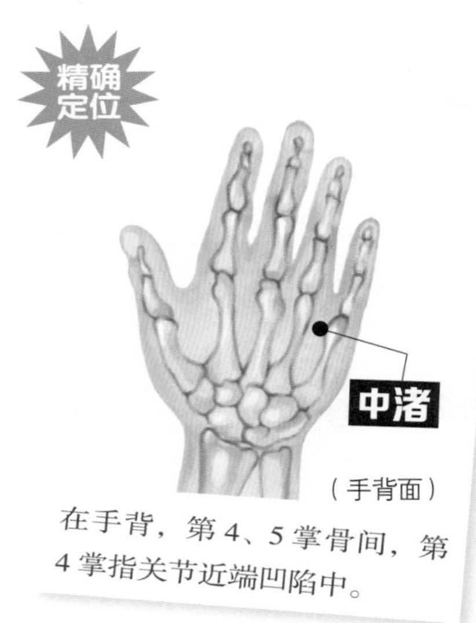

一穴多用

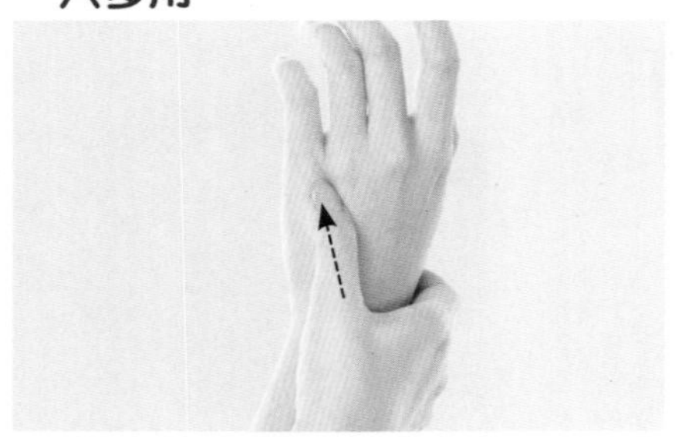

按摩 每天早、晚用拇指指腹揉按穴位各1次可缓解落枕、肩背疼痛、手指不能屈伸。

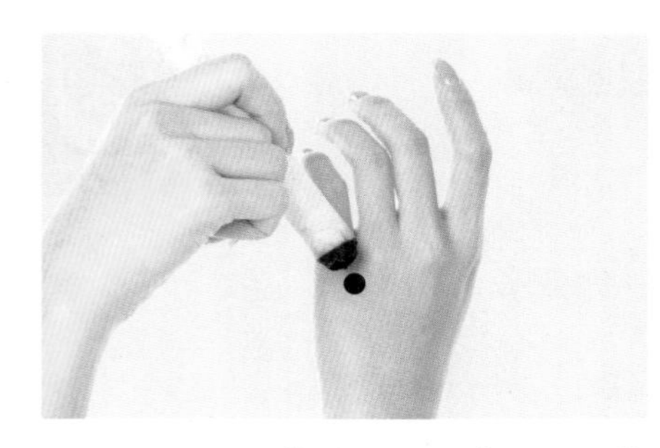

艾灸 用艾条温和灸5~20分钟，每天1次，可用于治疗耳鸣、耳聋、肩背痛。

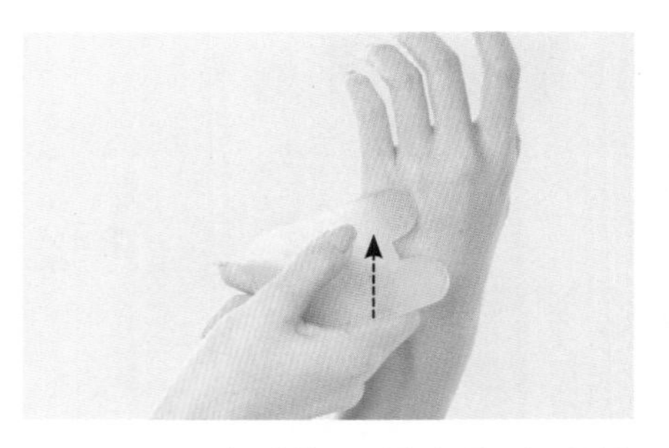

刮痧 从手指近端向指尖刮拭3~5分钟，每天3~5次，可用于治疗目赤肿痛、耳鸣、肩背酸痛。

风湿腰痛——大肠俞穴

大肠俞穴位于人体第4与第5腰椎棘突之间，这里正好是坐骨神经的“发源地”，中医多取大肠俞穴治疗坐骨神经痛，原因就在于此。

穴位功效

- 大肠主传导，主要功能是将体内的渣滓排出体外。
- 大肠俞穴可通肠导滞、调理肠胃，主治腹痛、泄泻、肠鸣等大肠疾病。

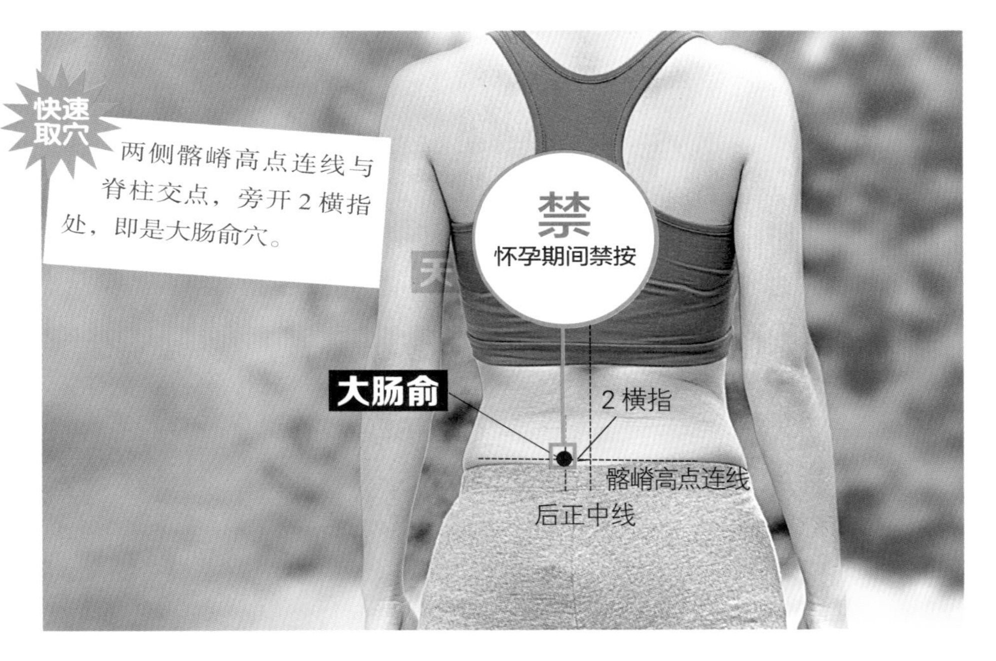

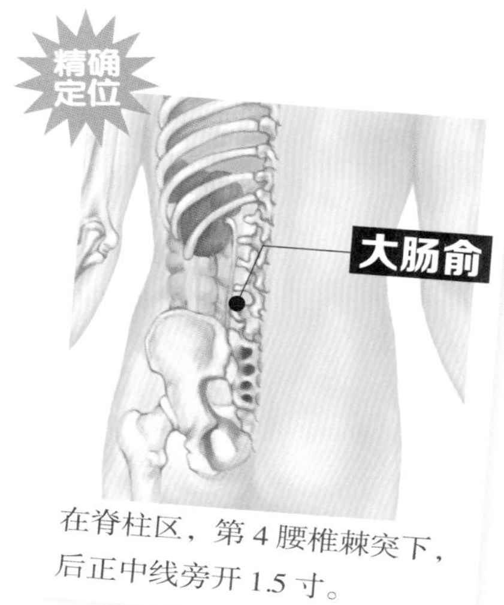

在脊柱区，第4腰椎棘突下，后正中线旁开1.5寸。

一穴多用

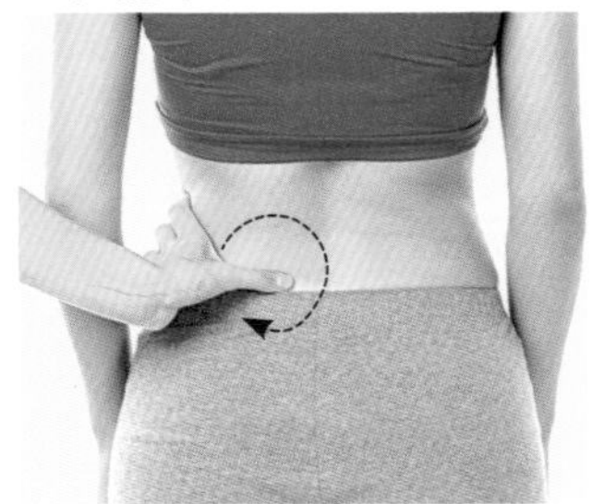

按摩 按摩时，用拇指按住大肠俞穴，向下按揉，以感觉舒适为宜。

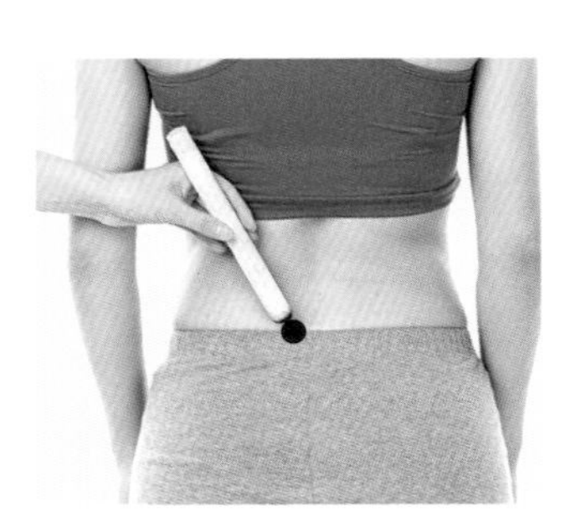

艾灸 用艾条温和灸5~20分钟，每天1次，可用于治疗泄泻、腰背酸冷等。

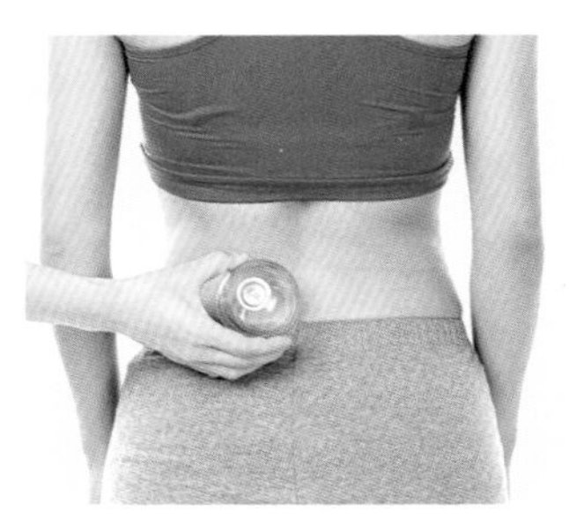

拔罐 用火罐留罐5~10分钟，或连续走罐5分钟，隔天1次，可用于治疗腰痛。

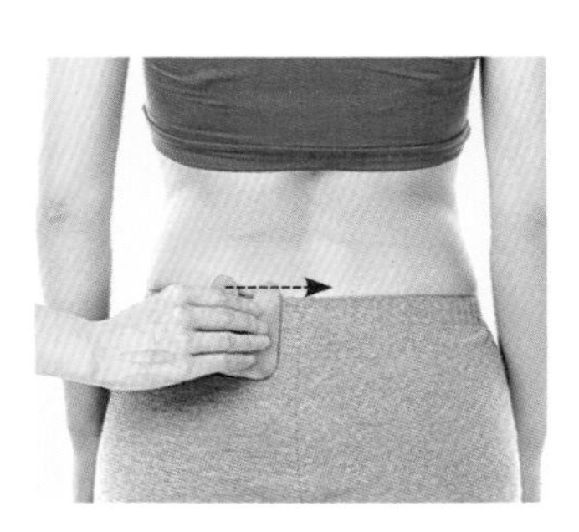

刮痧 从中间向外侧刮拭3~5分钟，隔天1次，可用于治疗腰痛、肠鸣、泄泻。

腰痛——环跳穴

若强烈刺激环跳穴，可引起局部酸胀，疼痛不适，因而无论是指压、针灸还是按摩，对该穴的刺激强度都必须轻重适宜。

穴位功效

- 环跳穴是治疗腰腿疼痛的要穴。
- 能够起通经活络、祛风散寒的作用。
- 常用于治疗坐骨神经痛以及腰椎间盘突出等腰椎骶髋关节病患。

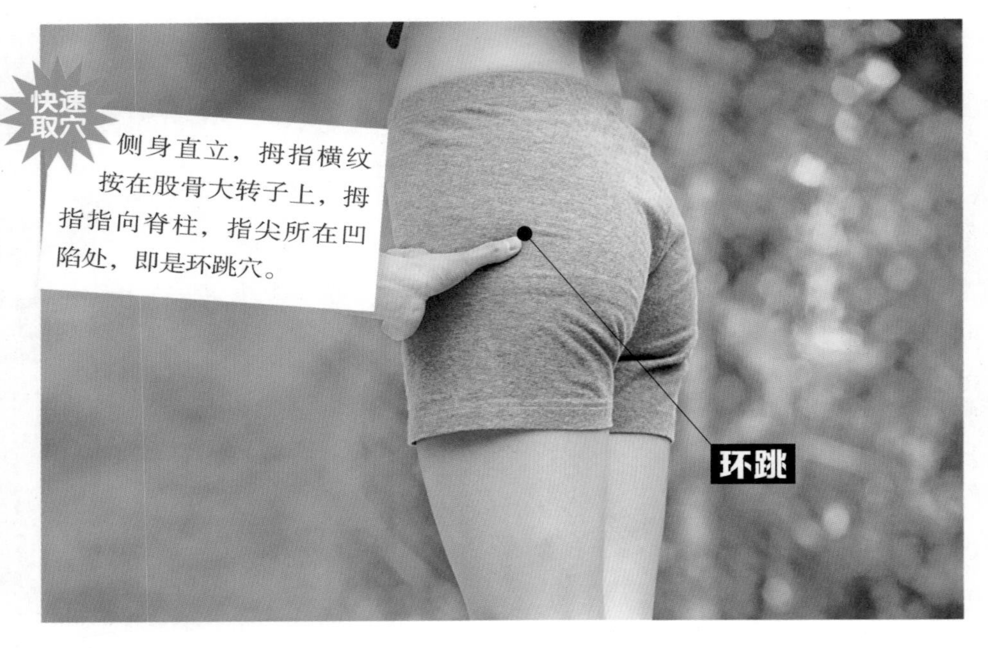

快速取穴

侧身直立，拇指横纹按在股骨大转子上，拇指指向脊柱，指尖所在凹陷处，即是环跳穴。

精确定位

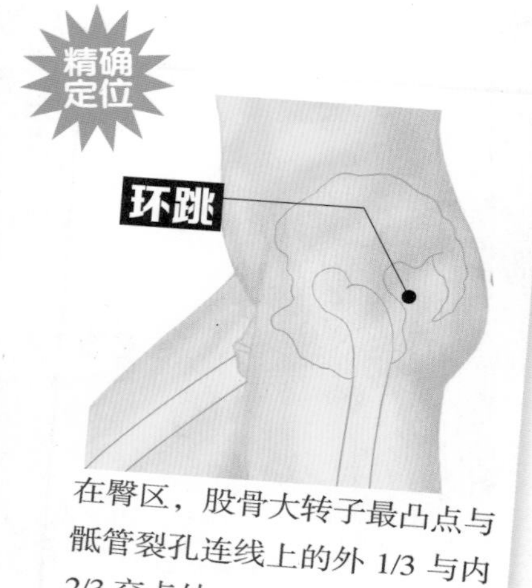

在臀区，股骨大转子最凸点与骶管裂孔连线上的外 1/3 与内 2/3 交点处。

一穴多用

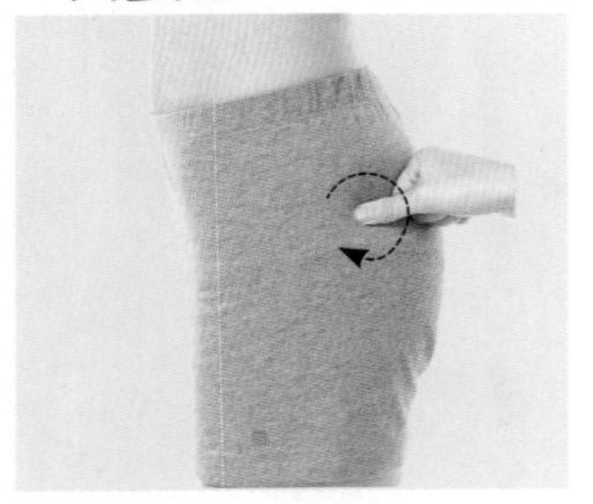

按摩 用拇指指腹按揉背部的痛点和环跳穴，就能够迅速缓解腰痛。

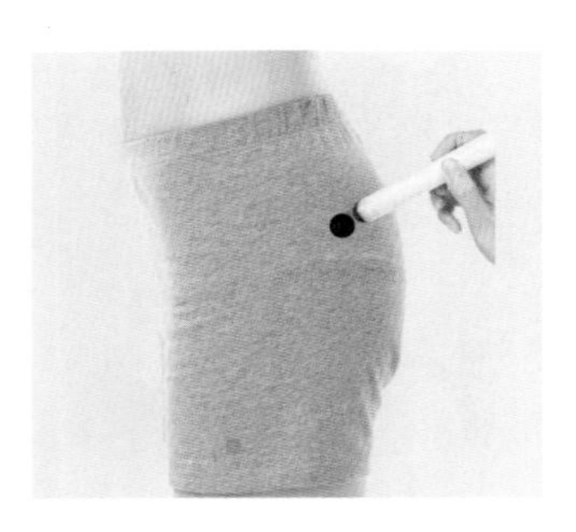

艾灸 用艾条温和灸 5~20 分钟，每天 1 次，可用于治疗下肢痹痛、腰痛。

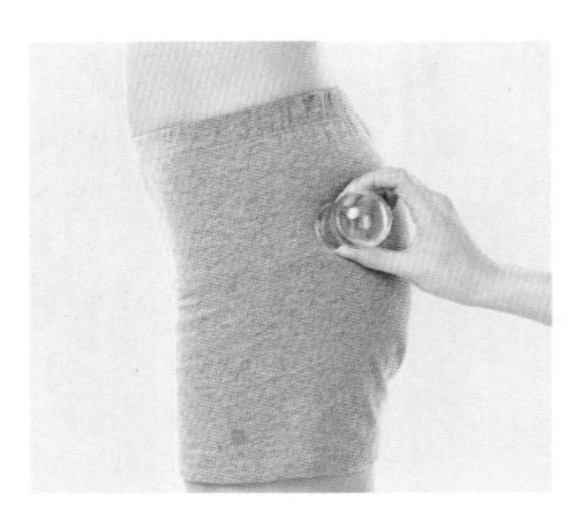

拔罐 用火罐留罐 5~10 分钟，隔天 1 次，可用于治疗下肢痹痛、风疹。

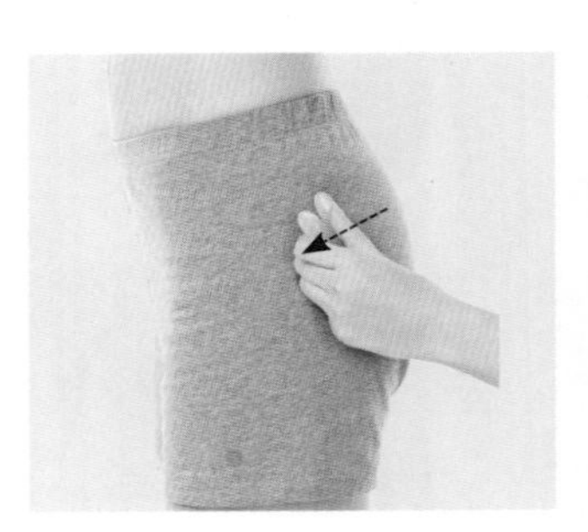

刮痧 从中间向两侧刮拭 3~5 分钟，隔天 1 次，可用于治疗腰痛、风疹。

腰腿痛——承扶穴

腰腿痛大多与感受寒湿或劳损退变有关。足太阳膀胱经循行于后背及下肢后侧，主一身在表之阳，承扶穴为膀胱经的一个重要穴位，是治疗腰腿痛的有效穴位之一。

穴位功效

- 承扶穴可辅助治疗腰腿痛、下肢瘫痪、痔疮等病症。
- 对生殖器官疼痛等病症，具有很好的保健和调理作用。

快速取穴
臀下横纹正中点，按压有酸胀感处，即是承扶穴。
臀下横纹
承扶

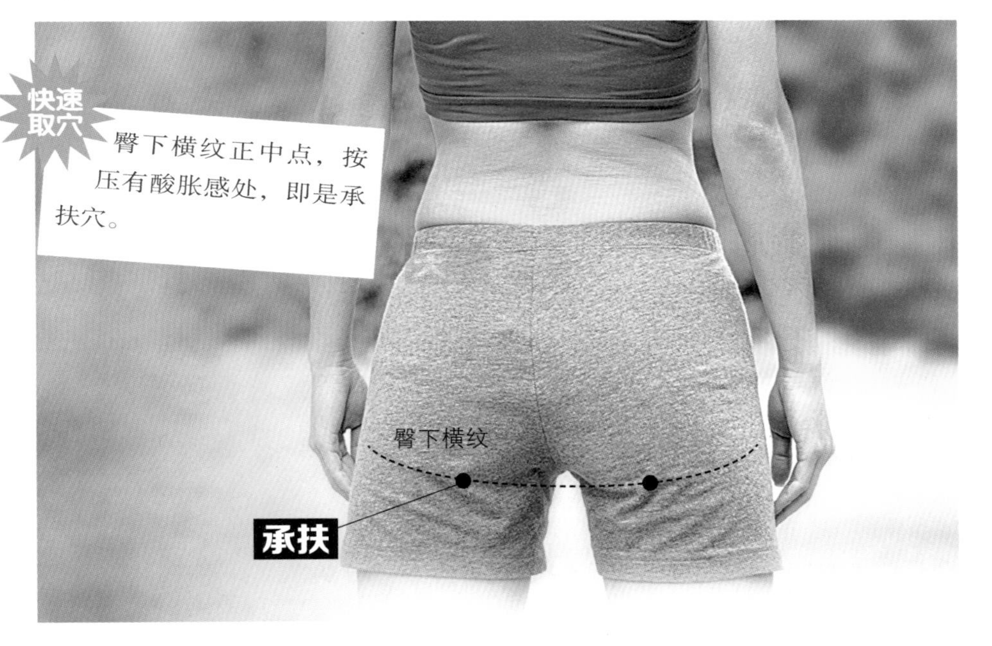

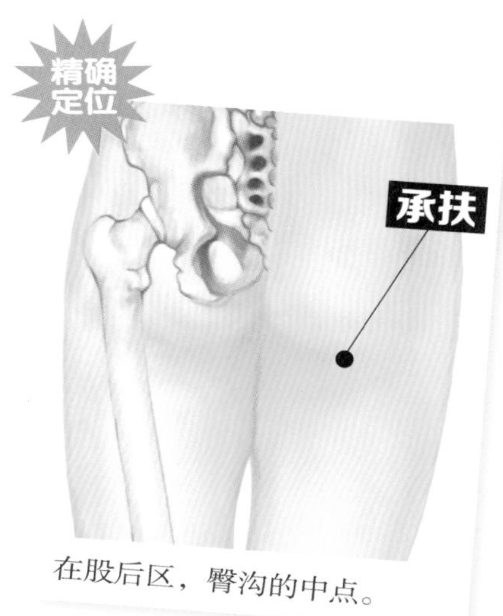

在股后区，臀沟的中点。

一穴多用

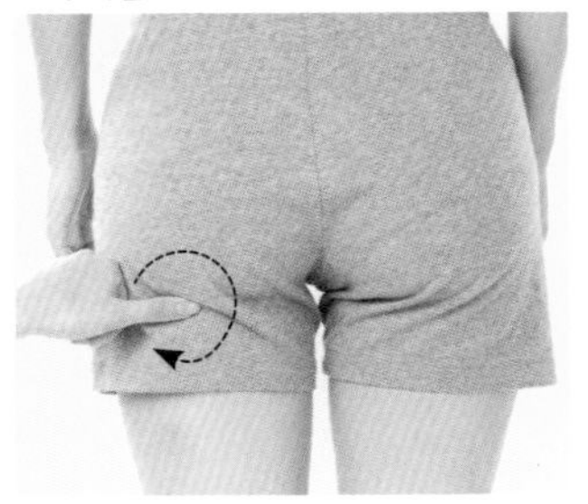

按摩 用拇指指腹按揉承扶穴，每次左右各按揉1~3分钟。可以缓解腰肌劳损。

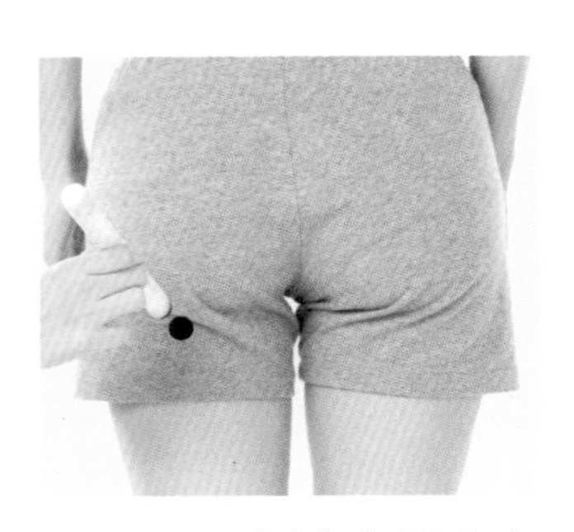

艾灸 用艾条温和灸5~20分钟，每天1次，可用于治疗下肢疼痛。

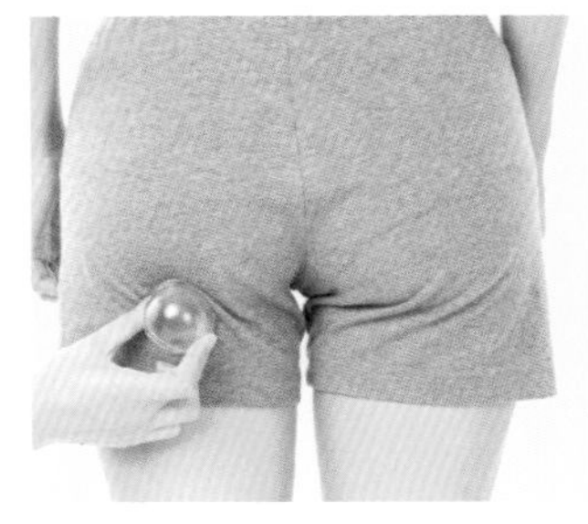

拔罐 用火罐留罐5~10分钟，隔天1次，可用于治疗痔疮、腰腿痛等。

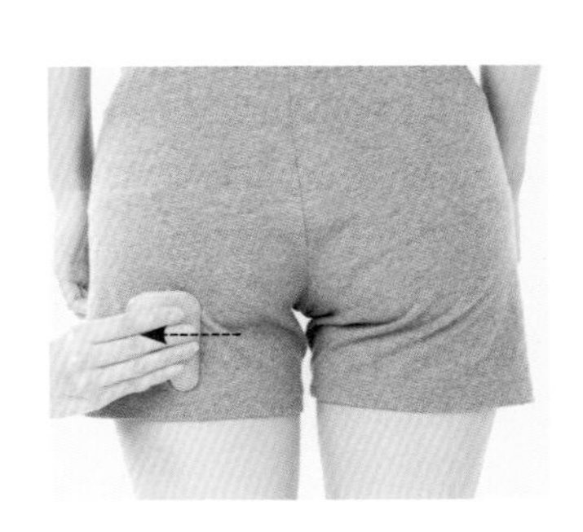

刮痧 从中间向外侧刮拭3~5分钟，隔天1次，还可用于治疗痔疮、便秘、腰腿痛。

膝冷、腰胯疼这样做： ✓ 注意休息 ✓ 穴位按摩 ✗ 忌燥热食物 ✗ 忌受凉

膝冷、腰胯疼——伏兔穴

足阳明胃经行于下肢前外侧面，所以，髋、膝关节炎或下肢前外侧病症，皆可取伏兔穴疏经通络、散寒止痛。大腿臃肿肥胖者，可取伏兔穴指压或针灸，以瘦腿减肥。

穴位功效

- 伏兔穴有缓痉止痛、散寒化湿、疏通经络的功效。
- 可缓解腰膝疼痛、下肢酸软麻木、腹胀等症状。

快速取穴 坐位，屈膝90°，手指并拢压腿上，掌后第1横纹中点按在髌骨上缘中点，中指尖端处即是。

伏兔

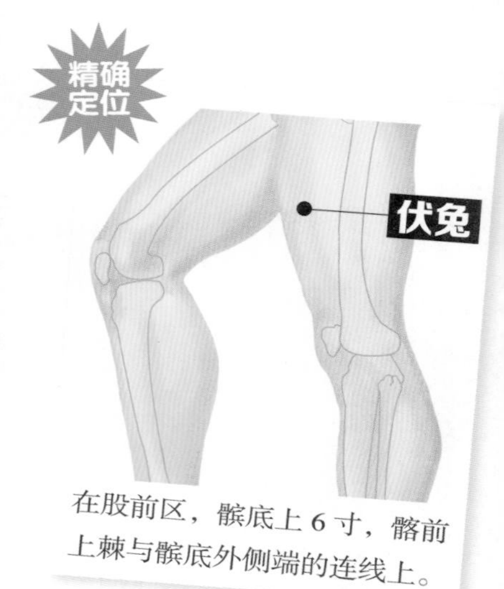

在股前区，髌底上6寸，髂前上棘与髌底外侧端的连线上。

一穴多用

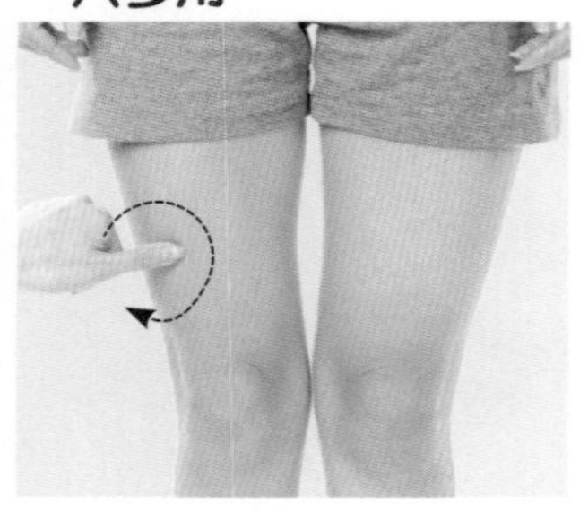
按摩 膝冷、腰胯疼的时候用拇指指腹按揉伏兔穴，很快就能缓解不适。

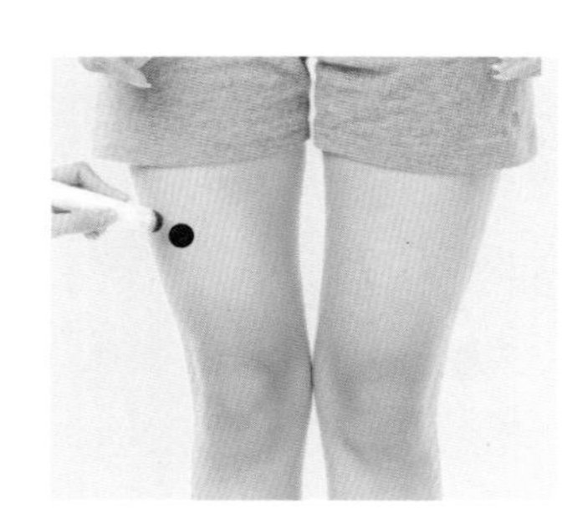
艾灸 用艾条温和灸5~20分钟，每天1次，可用于治疗下肢痿软、脚气、疝气。

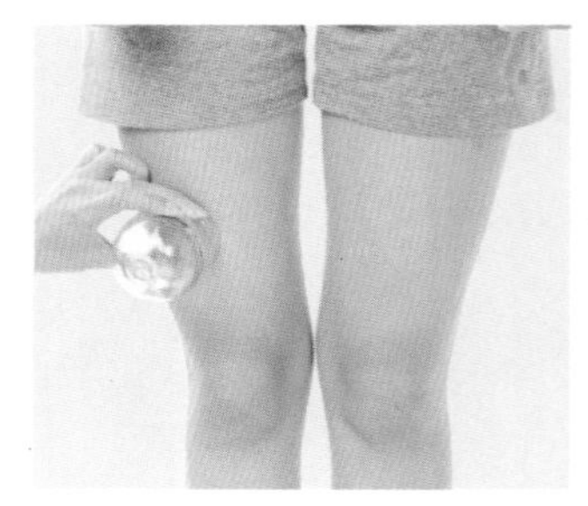
拔罐 用火罐留罐5~10分钟，隔天1次，可用于治疗腰腿酸痛。

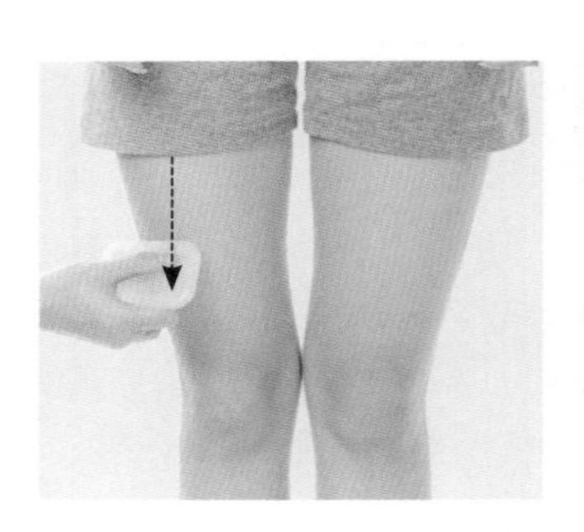
刮痧 从上向下刮拭3~5分钟，隔天1次，可用于治疗腹胀、下肢疼痛。

腰背痛——委中穴

委中穴具有很强的祛风、活血、清热、解毒作用。委中为“四总穴”之一，“腰背委中求”，因此是治疗腰背疾患的主穴，但因穴位深处为动脉、静脉、胫神经，指压力度不宜过深、过强。

穴位功效

- 委中穴辅助治疗腹痛、急性吐泻、急性胃肠炎。
- 是治疗腰痛、坐骨神经痛等腰背部病症的主穴。

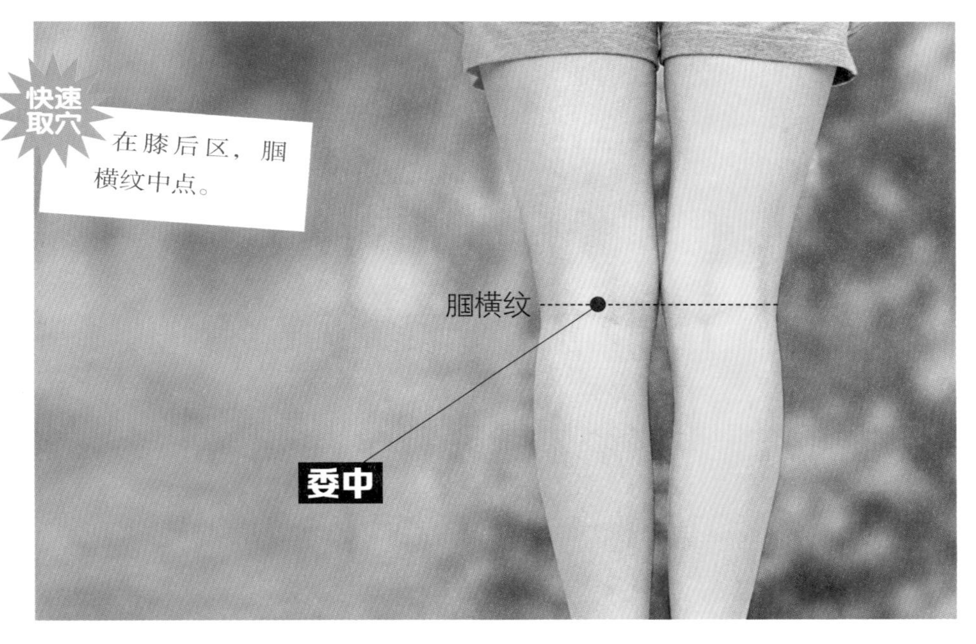

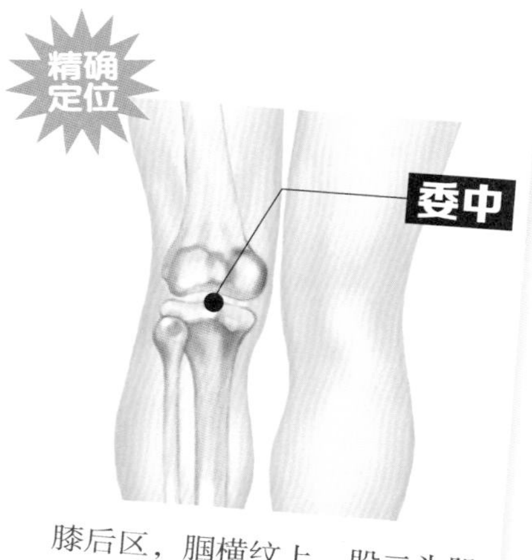

膝后区，腘横纹上，股二头肌腱的内侧缘。

一穴多用

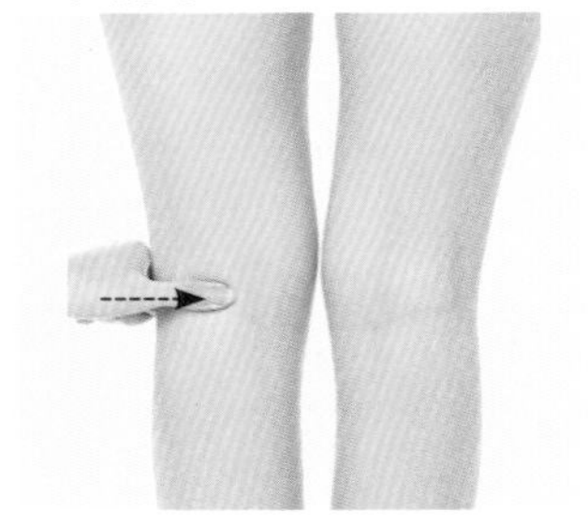

按摩 腰痛时，用拇指指腹用力揉按委中穴1~3分钟，可使疼痛即刻得到缓解。

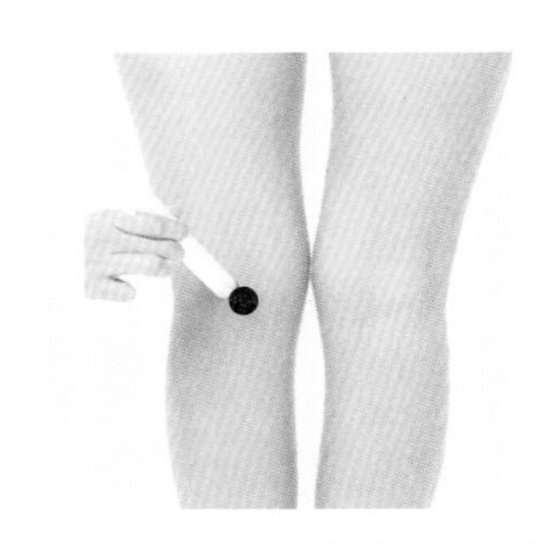

艾灸 用艾条温和灸5~20分钟，每天1次，可用于治疗腰腿痛、遗尿等疾病。

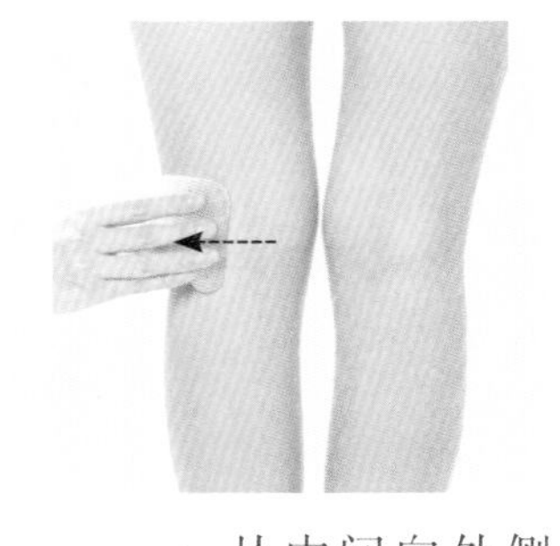

刮痧 从中间向外侧刮拭3~5分钟，隔天1次，可用于治疗丹毒、疔疮、发背、发热无汗。

妙招 久坐引起腰腿疼痛时，可用按摩锤轻轻叩击委中穴3~5分钟。

膝关节炎——犊鼻穴

膝关节生理构造的最大特点就是各种韧带十分丰富和复杂，中医称“膝为筋之府”，所以平时稍有不慎，即可造成膝部损伤。若犊鼻穴处过于饱满，按之疼痛，常常意味着膝关节内开始出现肿胀，疾病已经发生。

穴位功效

- 犊鼻穴主治运动系统疾病。
- 对膝关节炎、膝部神经痛或麻木、足跟痛等有缓解作用。

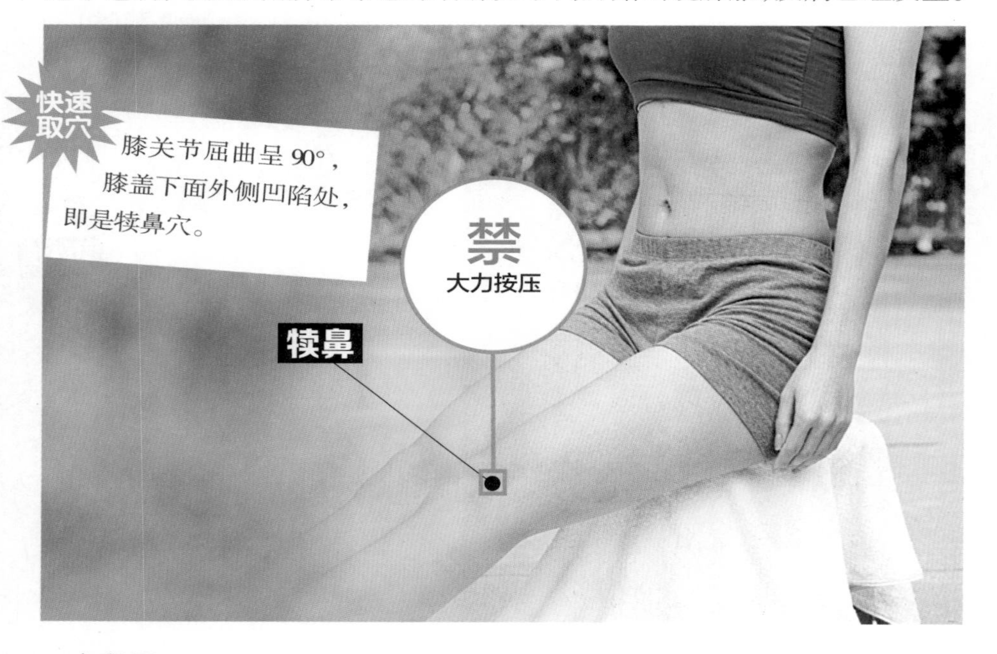

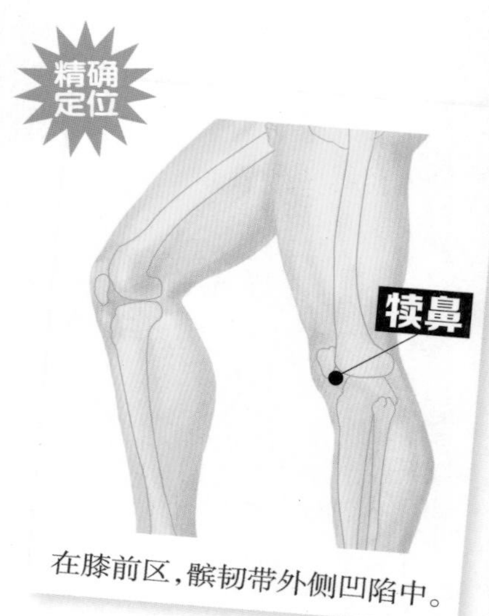

在膝前区，髌韧带外侧凹陷中。

一穴多用

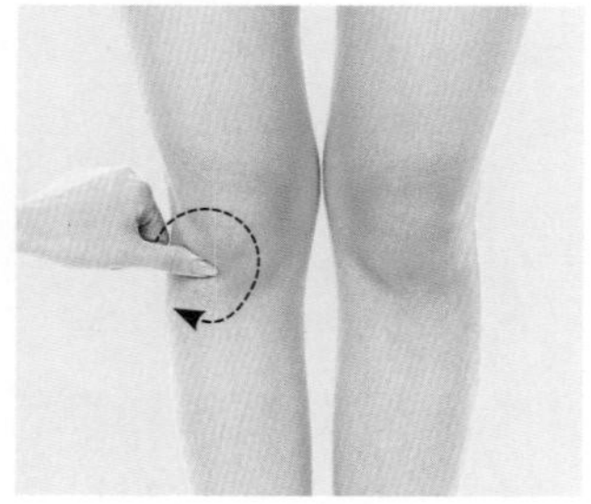

按摩 膝关节疼痛时只需揉按犊鼻穴 5 分钟，疼痛就会大为减轻。

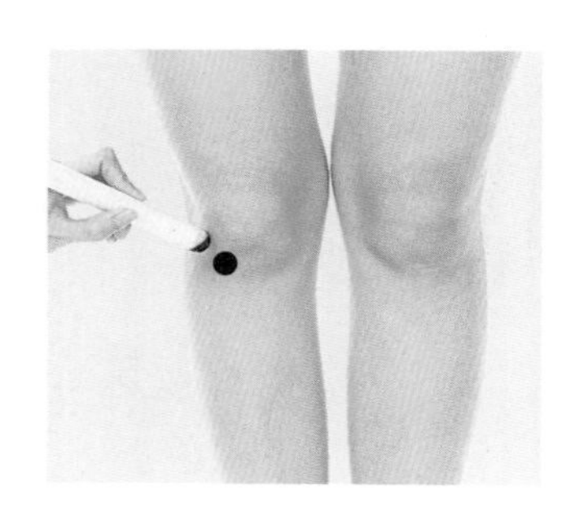

艾灸 用艾条温和灸 5~20 分钟，每天 1 次，可用于治疗足跟痛、膝关节炎。

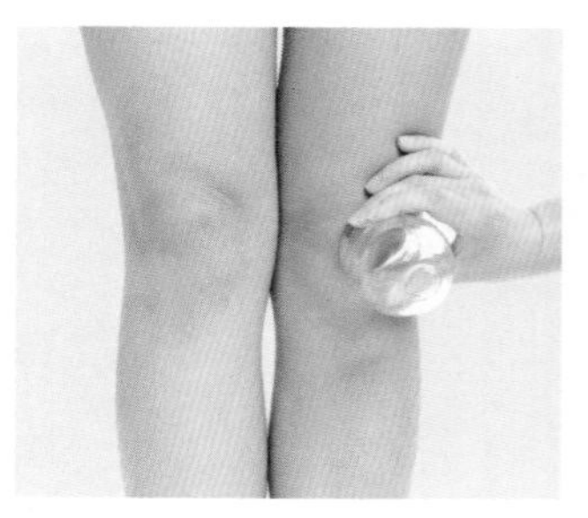

拔罐 用火罐留罐 5~10 分钟，隔天 1 次，可用于治疗下肢疼痛、膝痛。

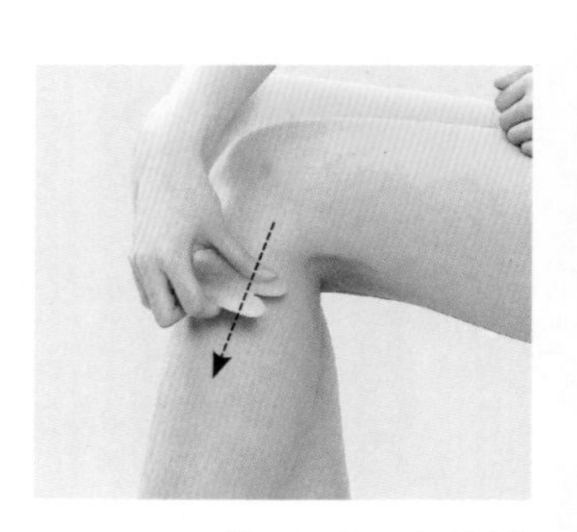

刮痧 从上向下刮拭 3~5 分钟，隔天 1 次，可治风湿疾病，长期坚持可理气消肿、通经活络。

✓ 锻炼膝关节周围肌肉　✗ 避免受凉　✗ 少食寒冷食物　✗ 避免阴冷潮湿环境

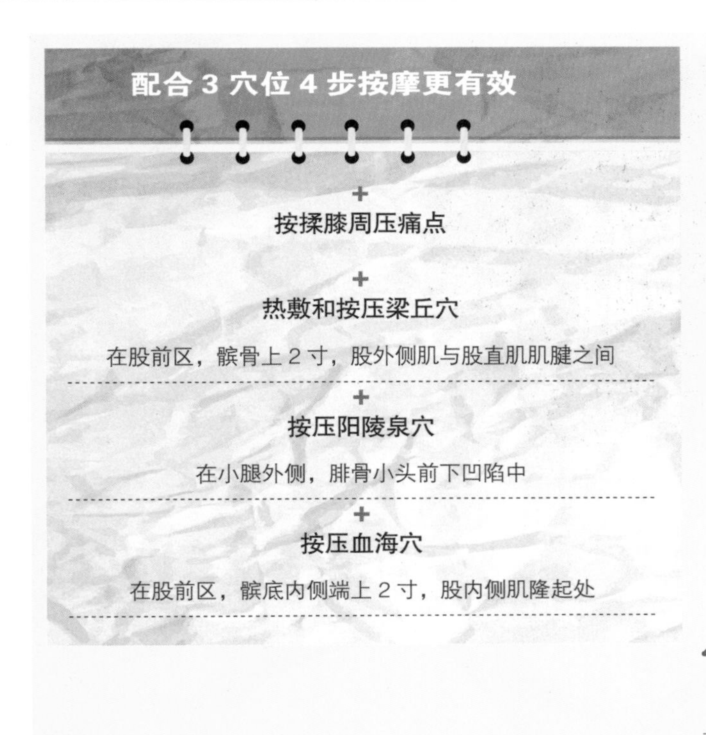

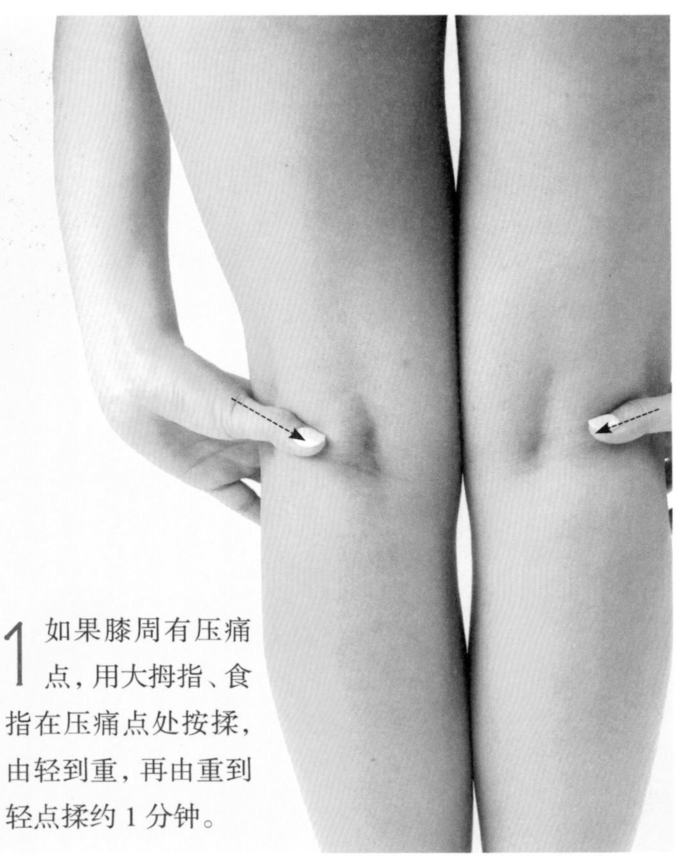

1 如果膝周有压痛点，用大拇指、食指在压痛点处按揉，由轻到重，再由重到轻点揉约 1 分钟。

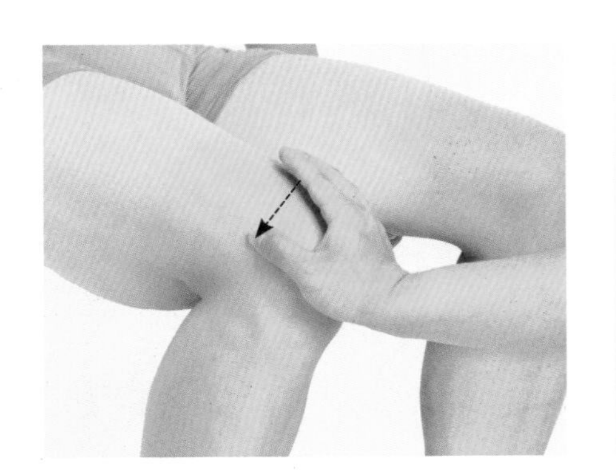

2 可先用热毛巾敷梁丘穴 1 分钟，再对其进行按压。

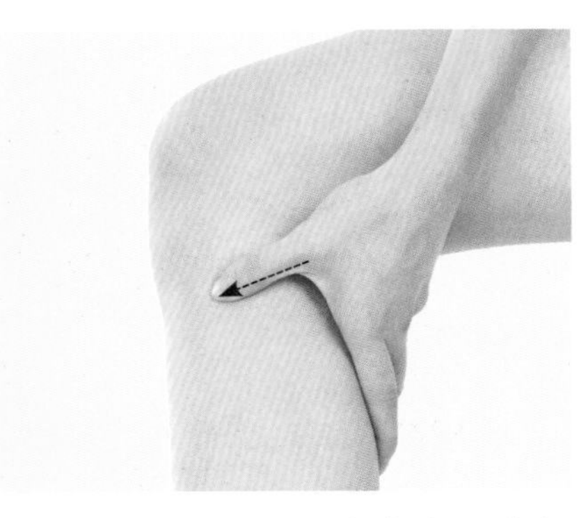

3 大拇指放在阳陵泉穴，进行按压。

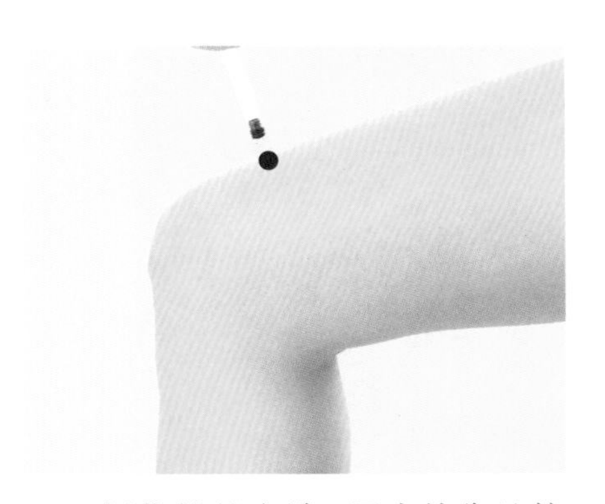

4 握住笔的末端，用力均衡地按压血海穴，配合腹部呼吸，效果更好。

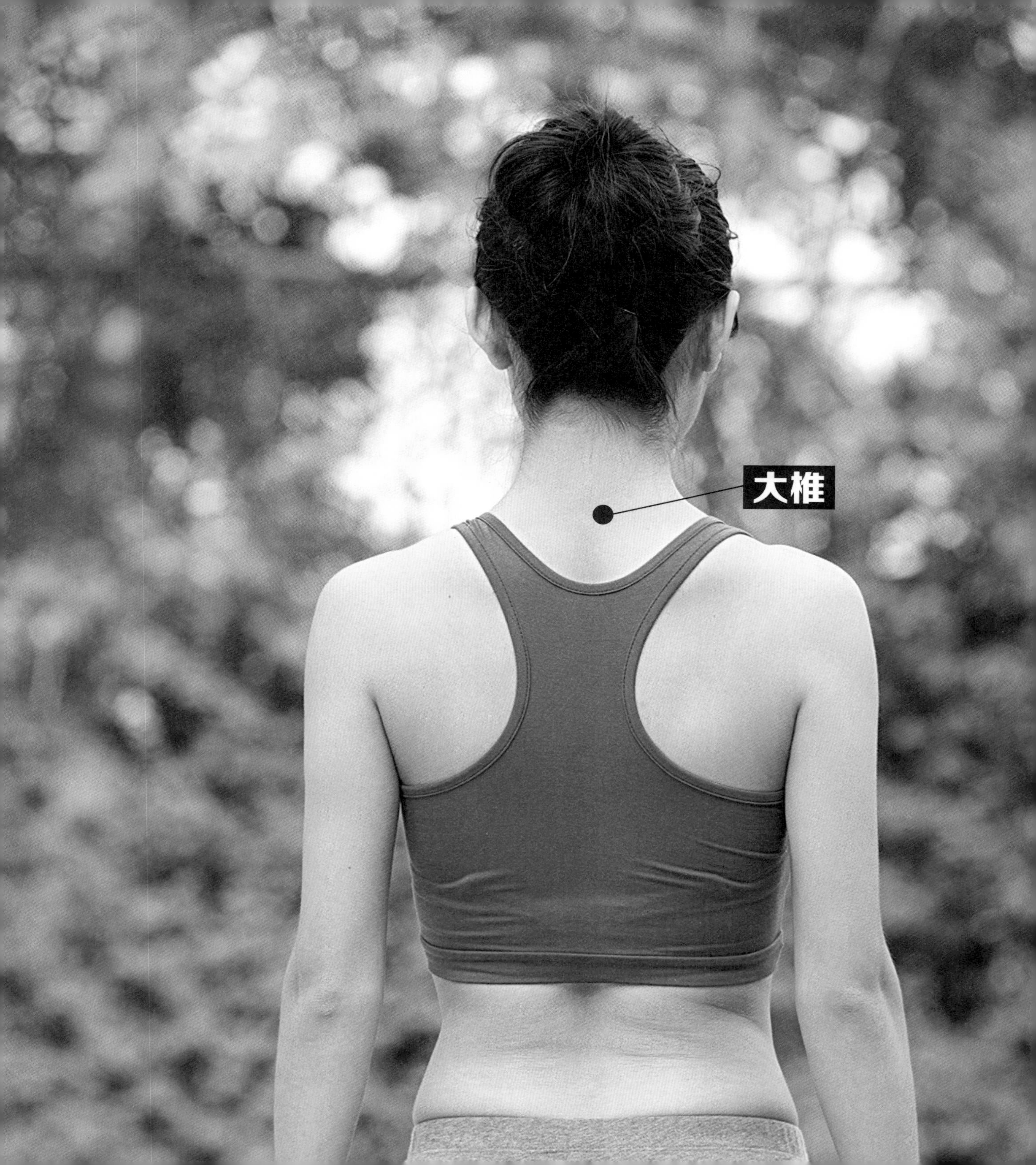
大椎

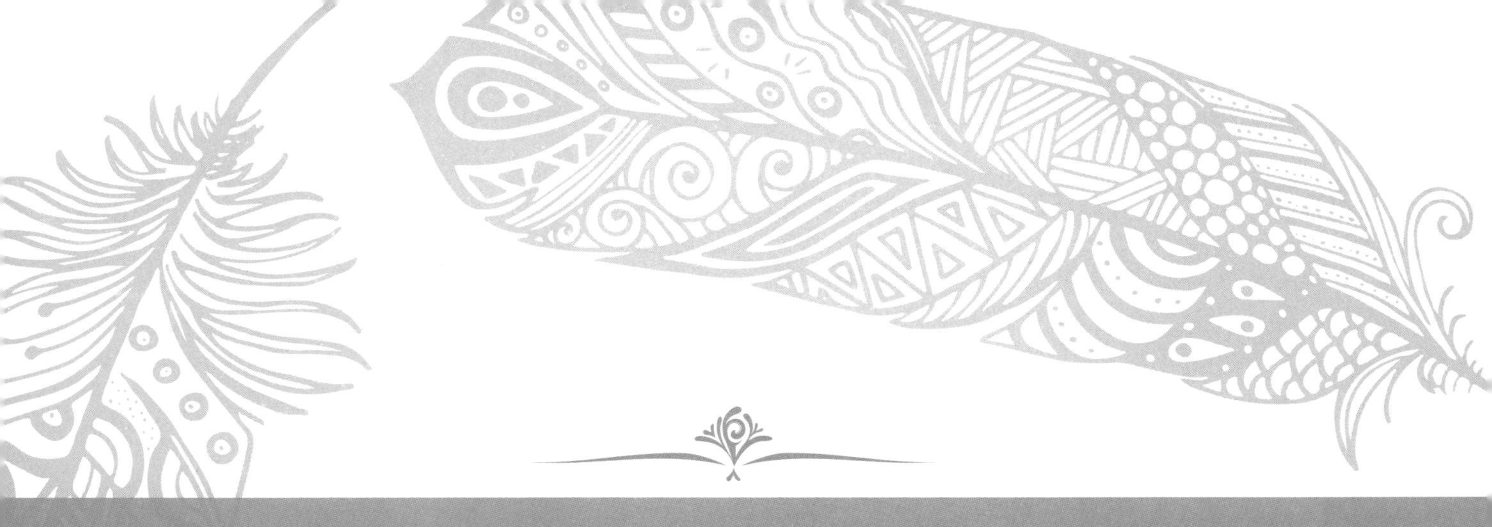

第三章 特效穴改善亚健康，身心都舒畅

随着现代人生活压力的增大，一些亚健康的问题时常困扰着各类人群。对于这类问题，日常的保健特别重要。本章将教你一些按摩的小技巧和方法，让你对照自己出现的一些亚健康的症状，利用日常零碎的时间就可以轻松解决或缓解。

食欲不好——三焦俞穴

三焦是中医学里非常独特的创造，膈之上为上焦，膈与脐之间为中焦，脐以下为下焦。三焦一旦发生异常，上损伤至心肺，中影响到脾胃，下波及于肾与膀胱。三焦俞穴治疗范围十分广泛，几乎涉及人体所有方面。

穴位功效

- 三焦俞穴有温中健脾、和胃止痛、补益肝肾的功效。
- 主治水肿、小便不利、遗尿、腹水、肠鸣、泄泻等症。

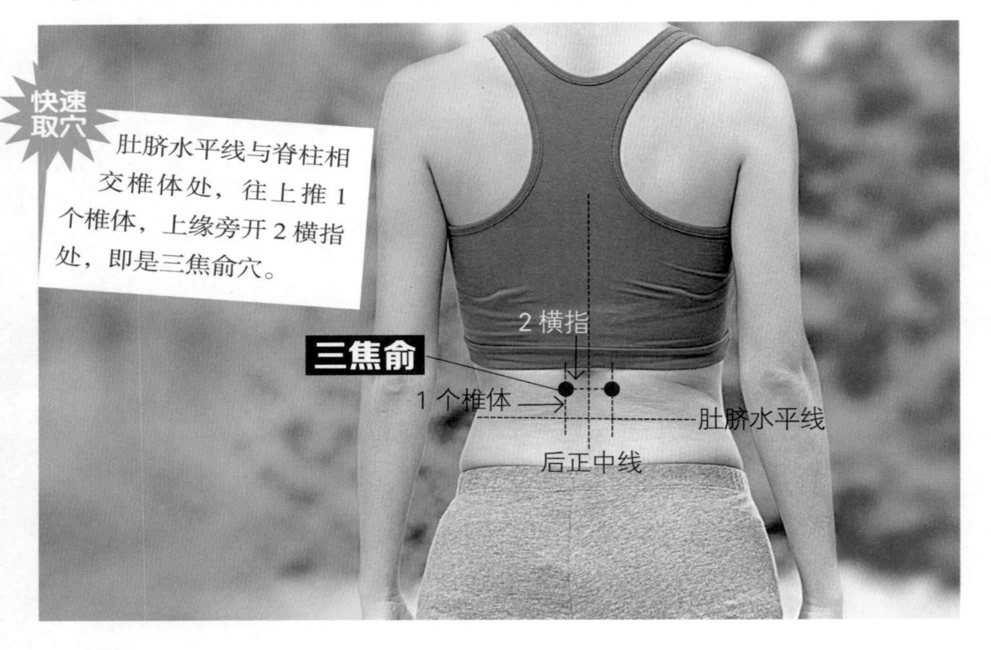

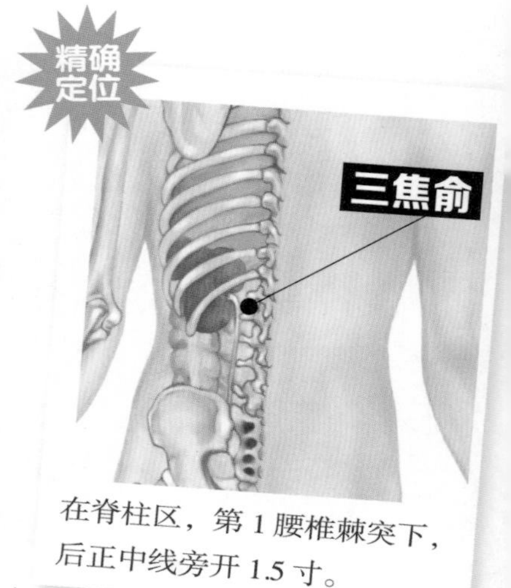

在脊柱区，第1腰椎棘突下，后正中线旁开1.5寸。

一穴多用

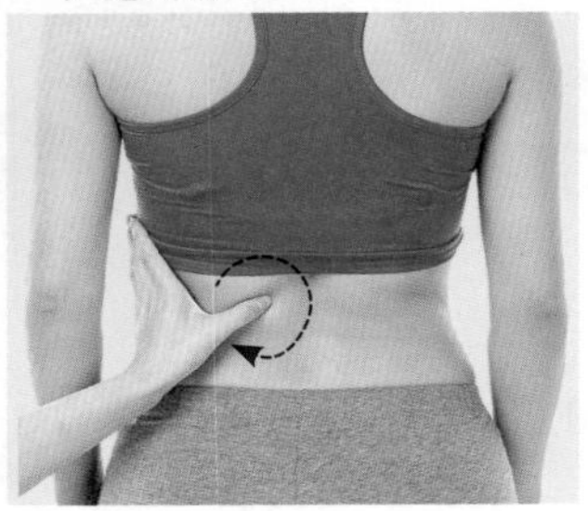

按摩 经常用拇指指腹按揉三焦俞穴，可增进食欲。

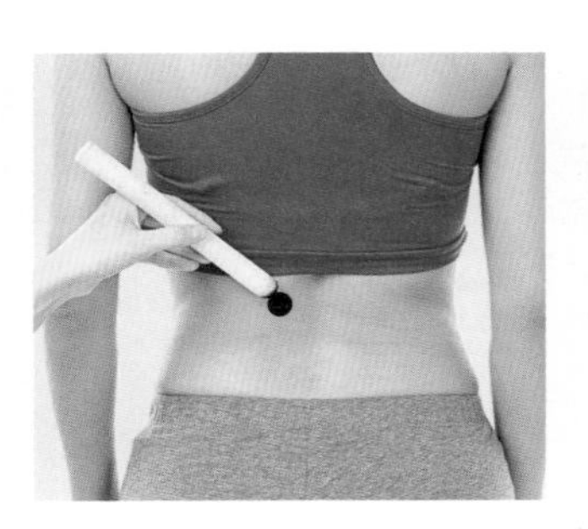

艾灸 用艾条温和灸5~20分钟，每天1次，可用于治疗小便不利、脾胃虚弱等。

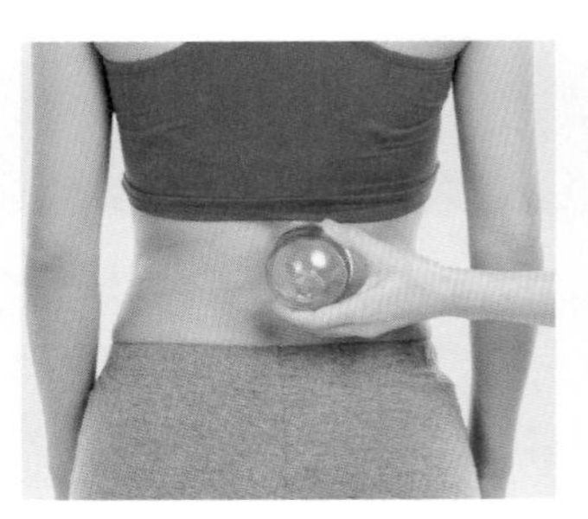

拔罐 用火罐留罐5~10分钟，隔天1次，可用于治疗泄泻、痢疾等疾病。

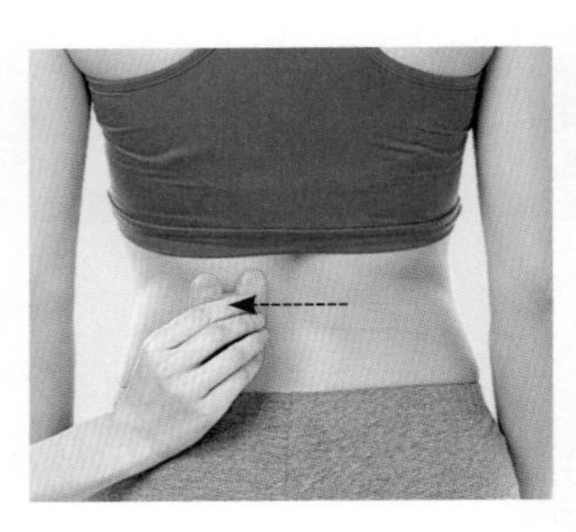

刮痧 从中间向外侧刮拭3~5分钟，隔天1次，可用于治疗水肿、腹泻、痢疾等疾病。

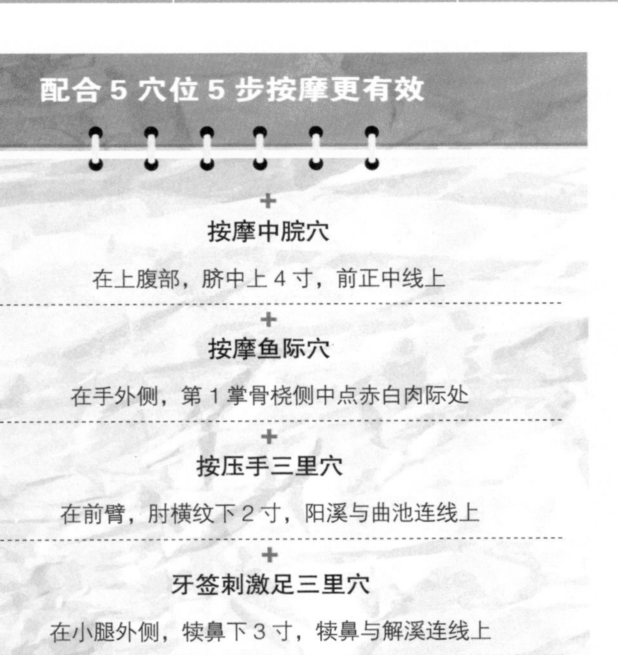

配合 5 穴位 5 步按摩更有效

按摩中脘穴

在上腹部，脐中上 4 寸，前正中线上

按摩鱼际穴

在手外侧，第 1 掌骨桡侧中点赤白肉际处

按压手三里穴

在前臂，肘横纹下 2 寸，阳溪与曲池连线上

牙签刺激足三里穴

在小腿外侧，犊鼻下 3 寸，犊鼻与解溪连线上

按压太冲穴

在足背，第 1、2 跖骨间，跖骨底结合部前方凹陷中，或触及动脉搏动

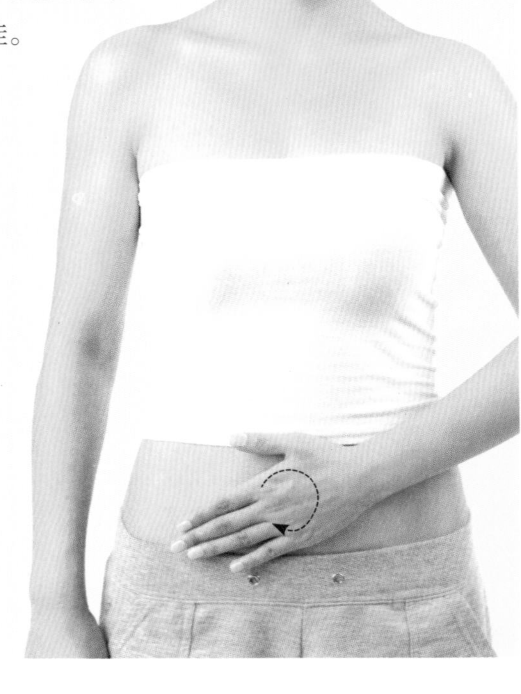

1 用手掌在中脘穴处顺时针摩动，适当用力，以感到局部温热为佳。

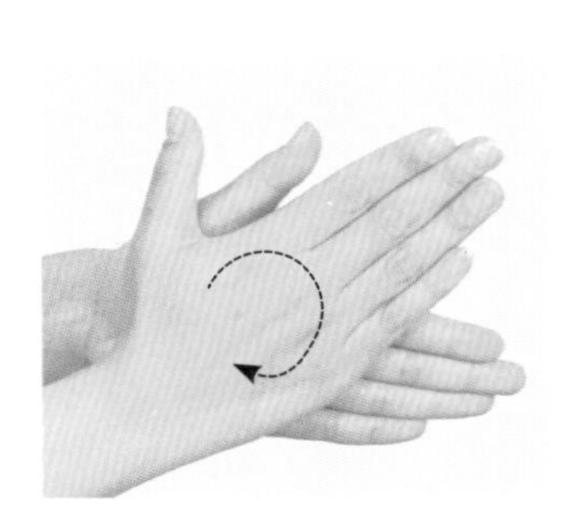

2 双手交替按摩对侧的鱼际穴，感觉酸痛后，再稍稍坚持一会儿。

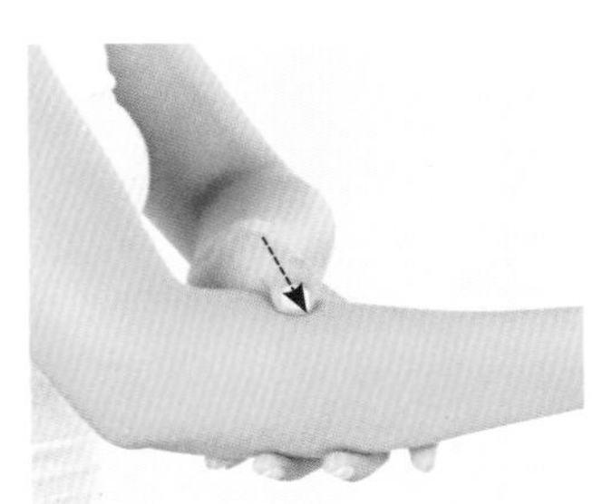

3 用大拇指指腹按压手三里穴，持续 1~3 分钟。女性经期时不宜使用。

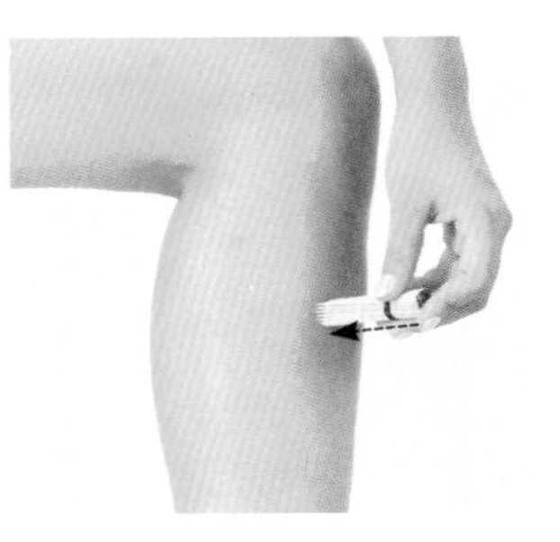

4 用牙签刺激足三里穴 7~15 次，力度适中，并长期坚持按摩。

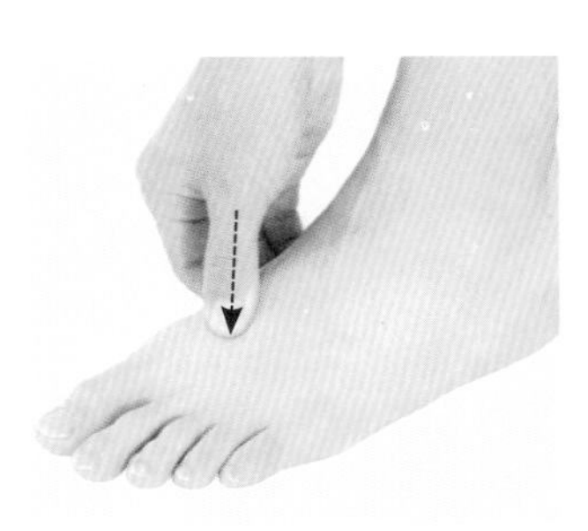

5 用拇指指腹按压太冲穴 30 次，用力略重。

肝火大——太冲穴

太冲穴作为足厥阴经的腧穴，肝之原穴，不论是肝火、肝阳、肝气、肝风，皆可取其泻之、平之。由于肝藏血、主气机疏泄的缘故，若是将太冲穴与合谷穴配合应用，能更好地调理体内气血之病。

穴位功效

- 太冲穴是肝经上的“消气穴”，有疏肝理气、降火的功效。
- 对失眠、心烦、月经不调有缓解作用。

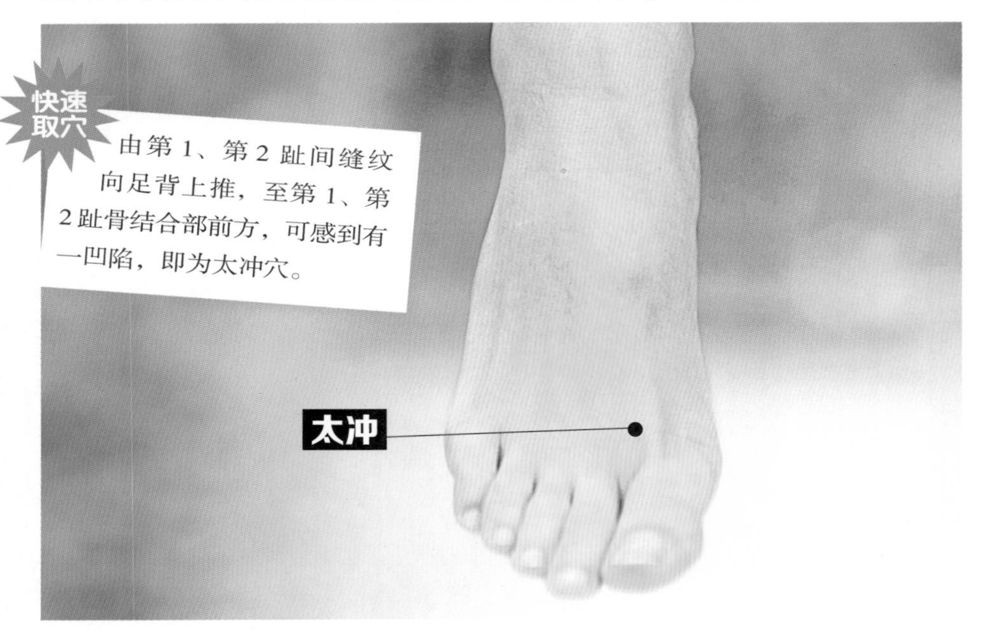

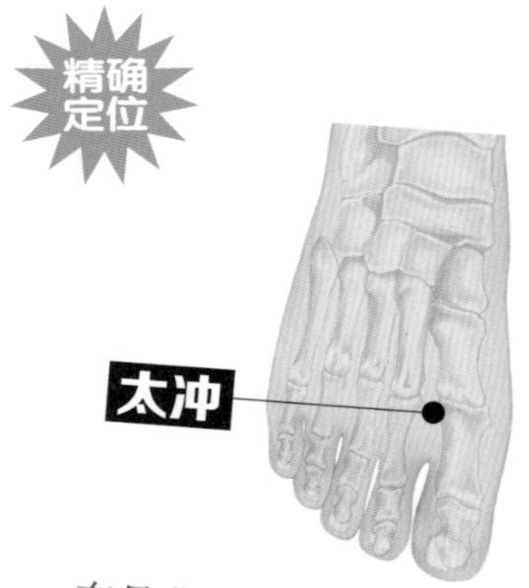

在足背，第1、2跖骨间，跖骨底结合部前方凹陷中，或触及动脉搏动。

一穴多用

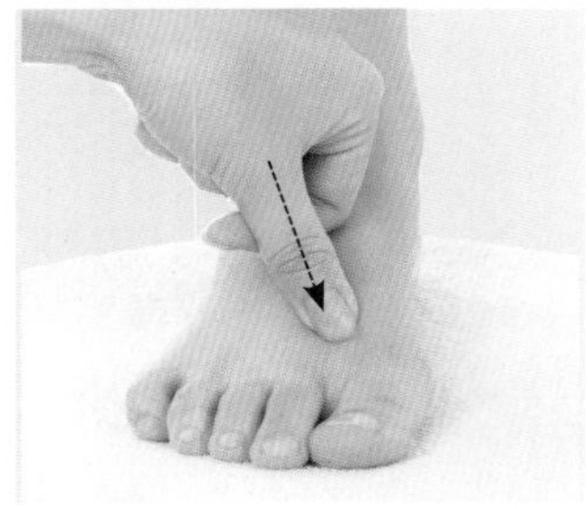

按摩 当你感到烦闷、焦虑时，只要推按太冲穴3分钟，胸中的怒气就会缓解。

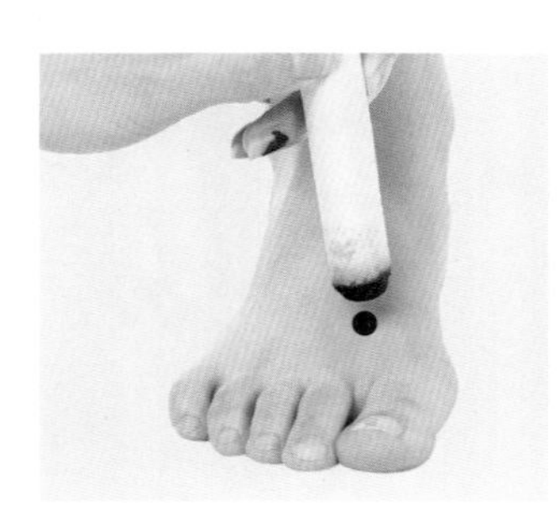

艾灸 用艾条温和灸5~20分钟，每天1次，可用于治疗月经不调、遗尿等。

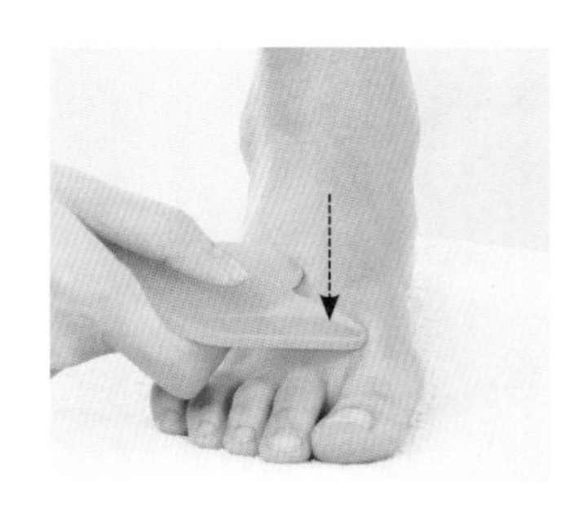

刮痧 从跖趾关节向足尖方向刮拭3~5分钟，可用于治疗癫狂、失眠、淋证。

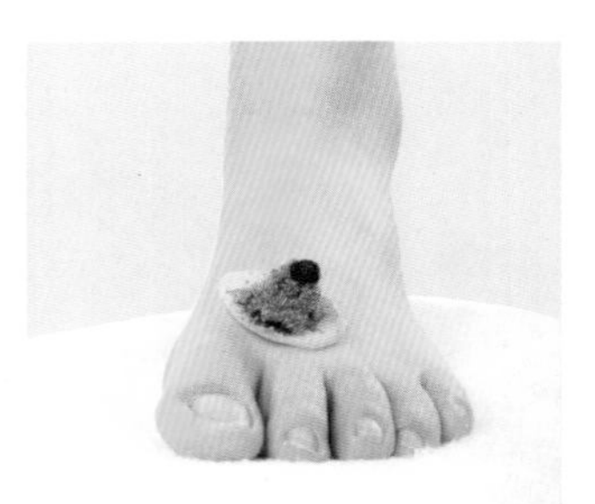

妙招 取一小块生姜，切成约硬币的厚度，施灸时放在太冲穴上，可加强其治疗效果。

爱上火——大椎穴

大椎穴，古人又称其为百劳穴，顾名思义，该穴具有治疗身体劳累、虚损的功效，而现代研究也已证明了这一点。若要驱除身体疲劳与虚弱，养生保健、延年益寿，千万不要忽略了大椎穴。

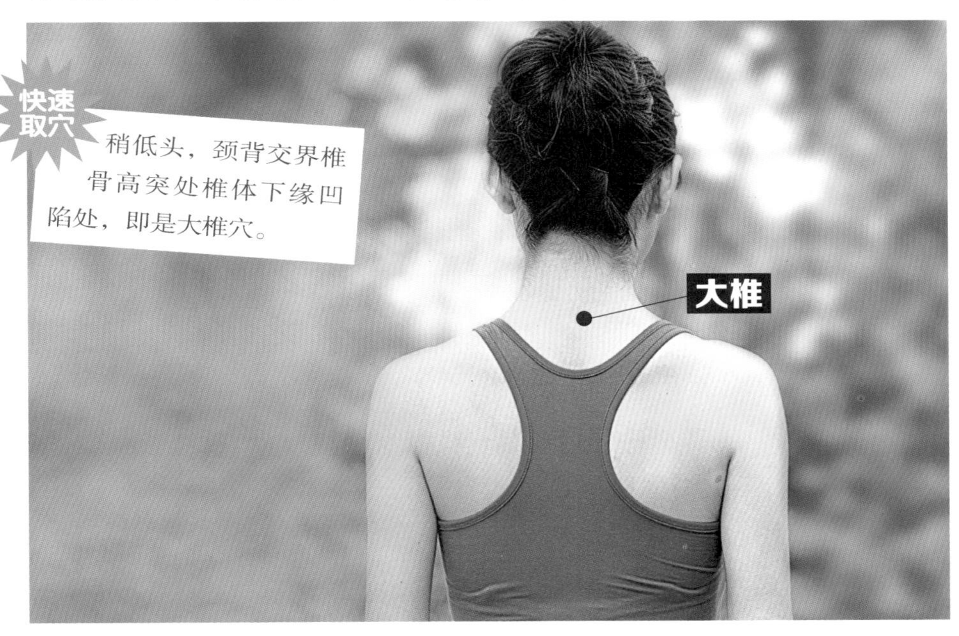

穴位功效

- 大椎穴位于督脉之上，能主宰全身阳气，是调节全身功能的要穴。
- 能祛风除湿、增强机体抗御外邪的能力。
- 尤其对虚寒和痰浊所致的感冒效果较好。

精确定位

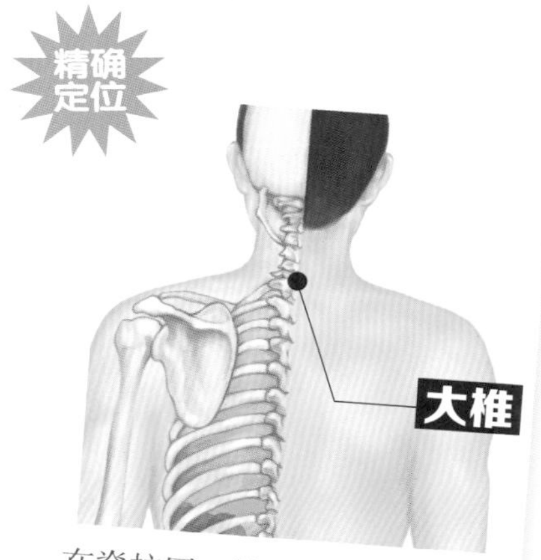

在脊柱区，第7颈椎棘突下凹陷中，后正中线上。

一穴多用

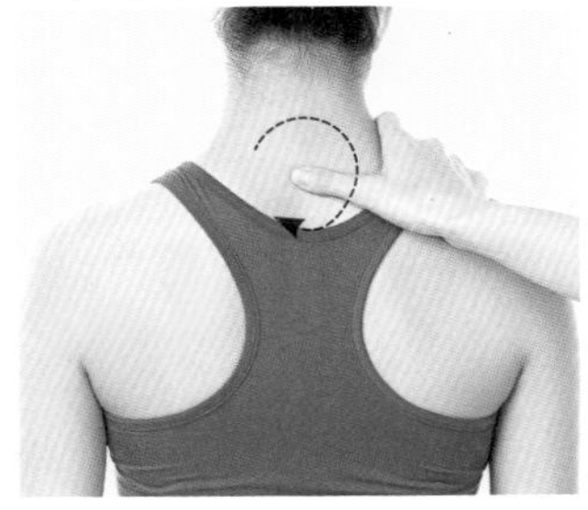

按摩 每天用拇指指腹按摩大椎穴1~3分钟，有增强身体抵抗力的作用，也可预防感冒。

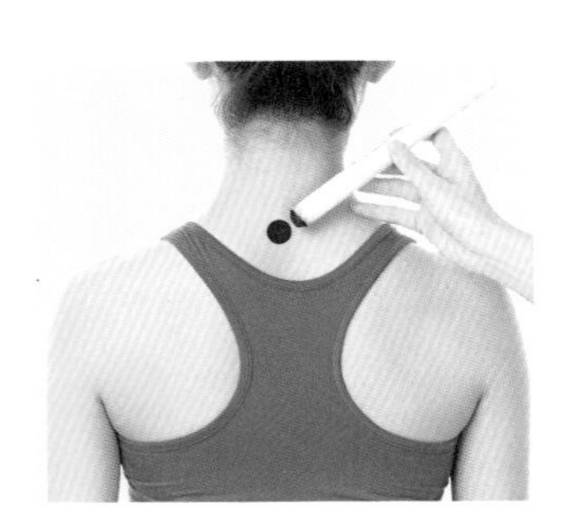

艾灸 用艾条温和灸5~20分钟，每天1次，可用于治疗颈项冷痛。

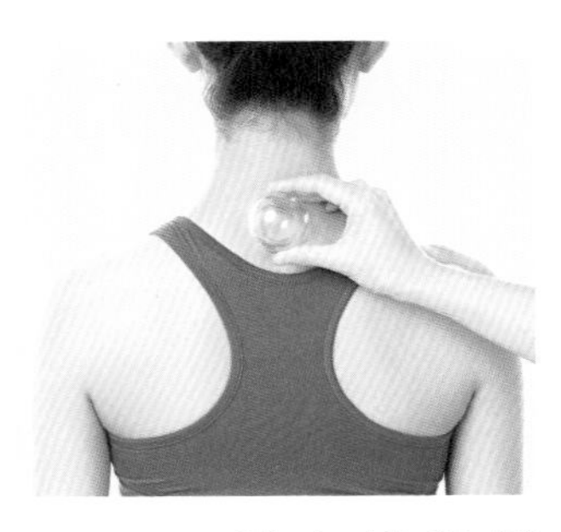

拔罐 用火罐留罐5~10分钟，隔天1次，可用于治疗肩背痛、中风。

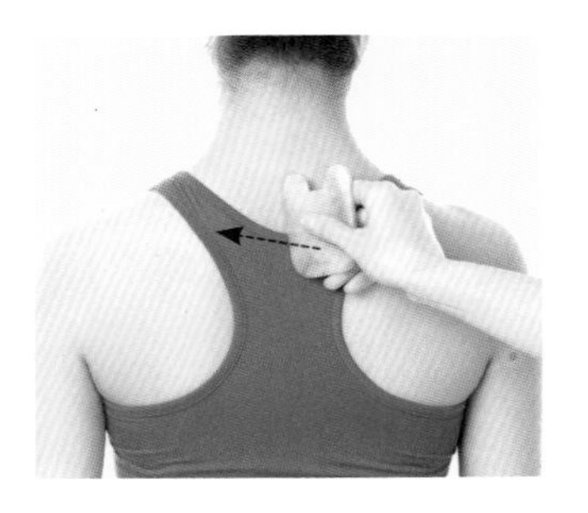

刮痧 从中间向外侧刮拭3~5分钟，隔天1次，可用于治疗心烦、热病。

失眠——心俞穴

中医认为，心主血，主神志，在液为汗，在体合脉，其华在面，开窍于舌。例如，人体精神情绪的异常波动，血管收缩舒张功能紊乱，以及多汗、面色苍白等诸多问题，都与心有关，皆可取心俞穴进行对应治疗。

穴位功效

- 心俞穴善治心血管方面的疾病。
- 能辅助治疗神经衰弱、失眠等神志方面的疾病。

快速取穴

肩胛骨下角水平连线与脊柱相交椎体处，往上推2个椎体，下缘旁开2横指处，即是心俞穴。

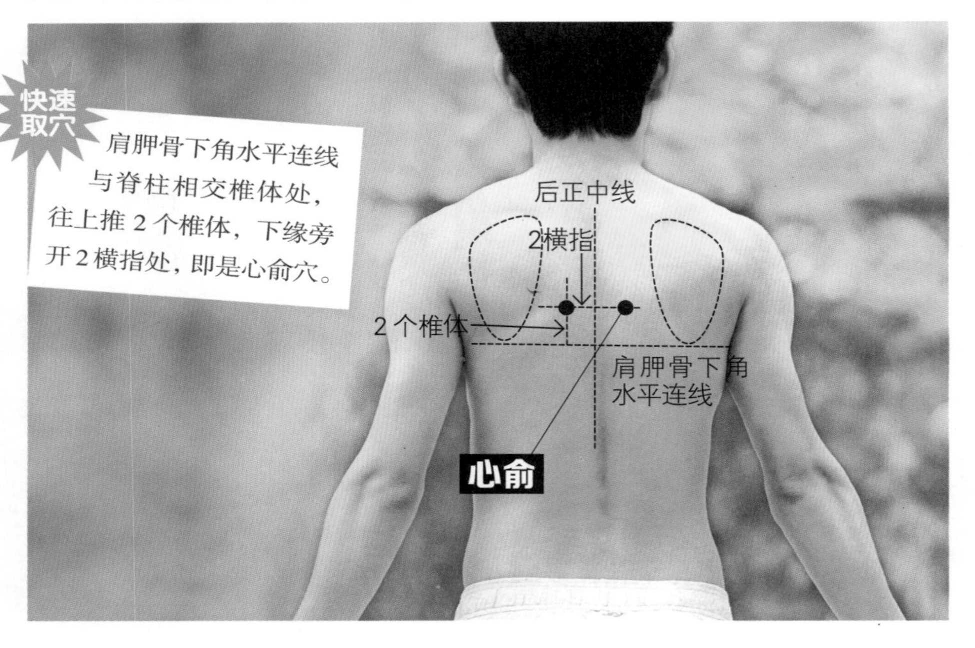

精确定位

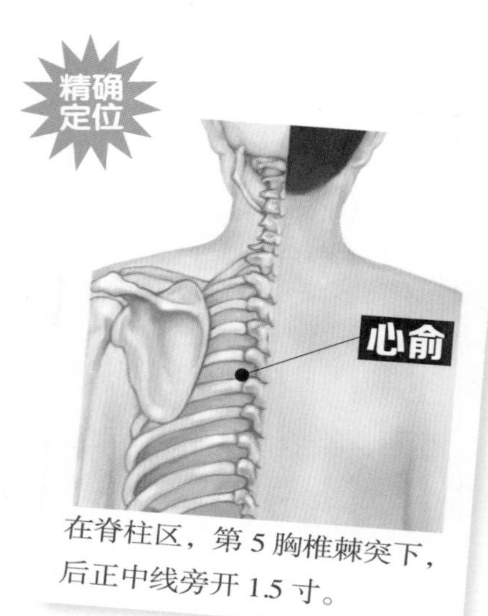

在脊柱区，第5胸椎棘突下，后正中线旁开1.5寸。

一穴多用

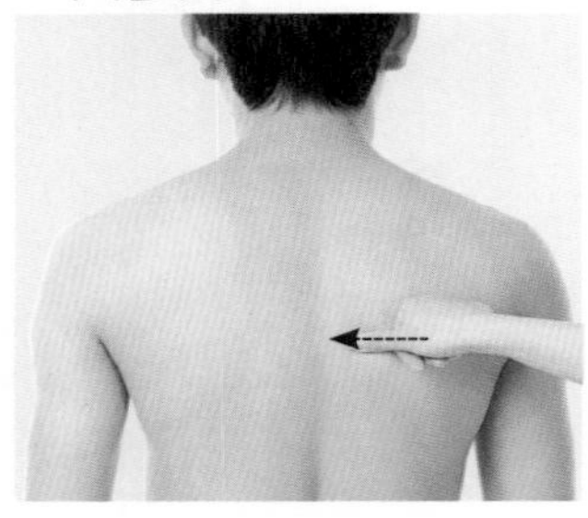

按摩 用拇指直接点压心俞穴，每天按揉2~3次，可缓解心悸、失眠。

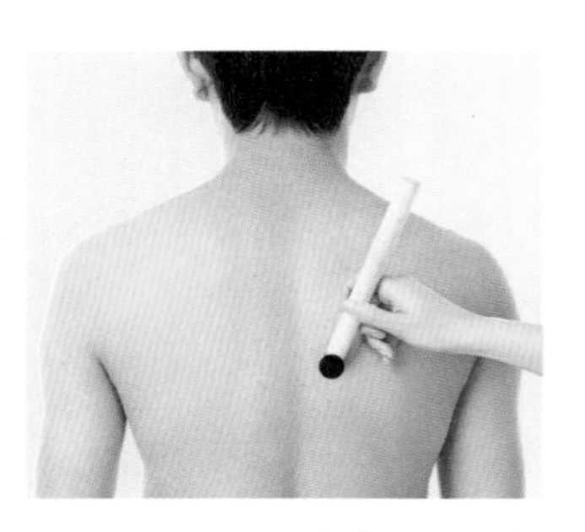

艾灸 用艾条温和灸5~20分钟，每天1次，可用于治疗咳嗽、失眠、心痛。

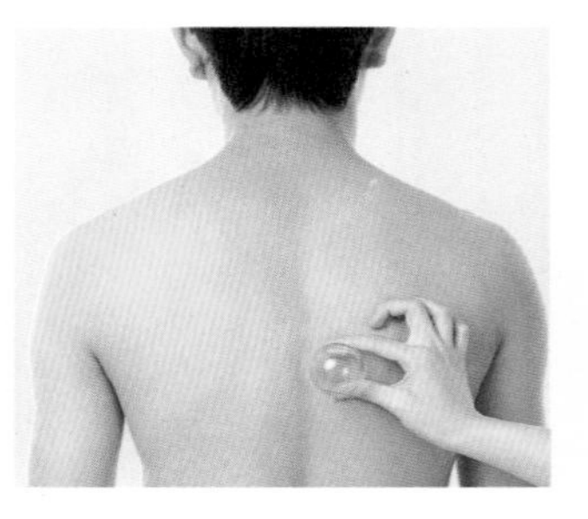

拔罐 用火罐留罐5~10分钟，隔天1次，可用于治疗肩背痛、心悸、失眠等疾病。

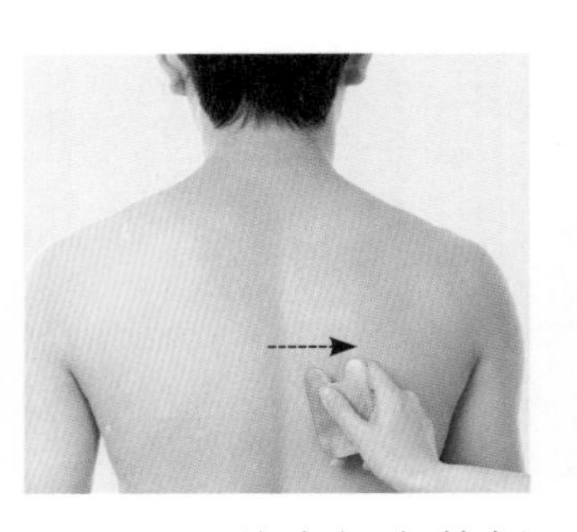

刮痧 从中间向外侧刮拭3~5分钟，隔天1次，可用于治疗癫狂、梦遗、惊悸、健忘等。

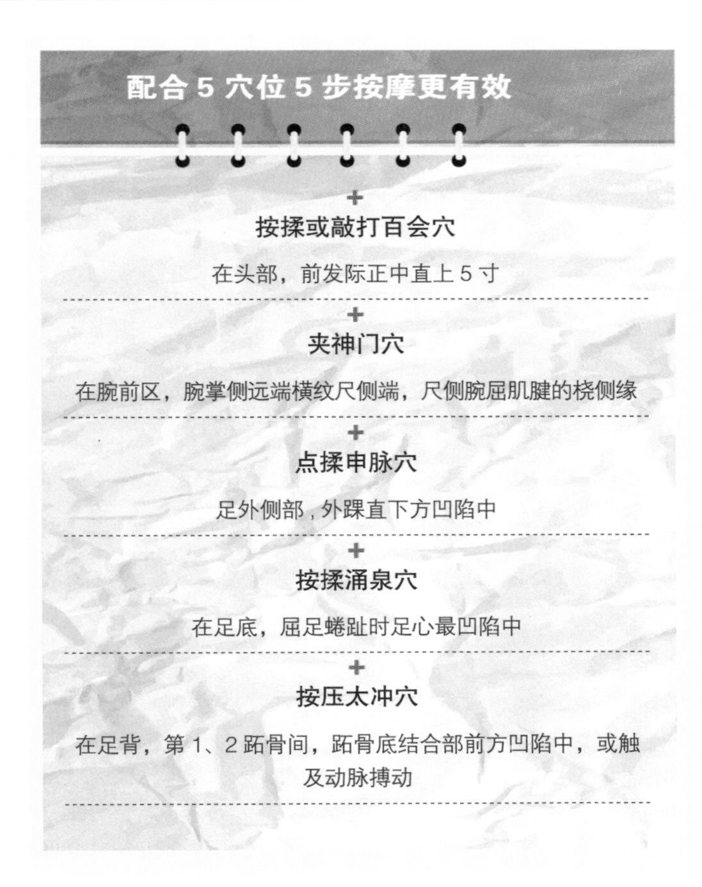

配合 5 穴位 5 步按摩更有效

按揉或敲打百会穴

在头部，前发际正中直上 5 寸

夹神门穴

在腕前区，腕掌侧远端横纹尺侧端，尺侧腕屈肌腱的桡侧缘

点揉申脉穴

足外侧部，外踝直下方凹陷中

按揉涌泉穴

在足底，屈足蜷趾时足心最凹陷中

按压太冲穴

在足背，第 1、2 跖骨间，跖骨底结合部前方凹陷中，或触及动脉搏动

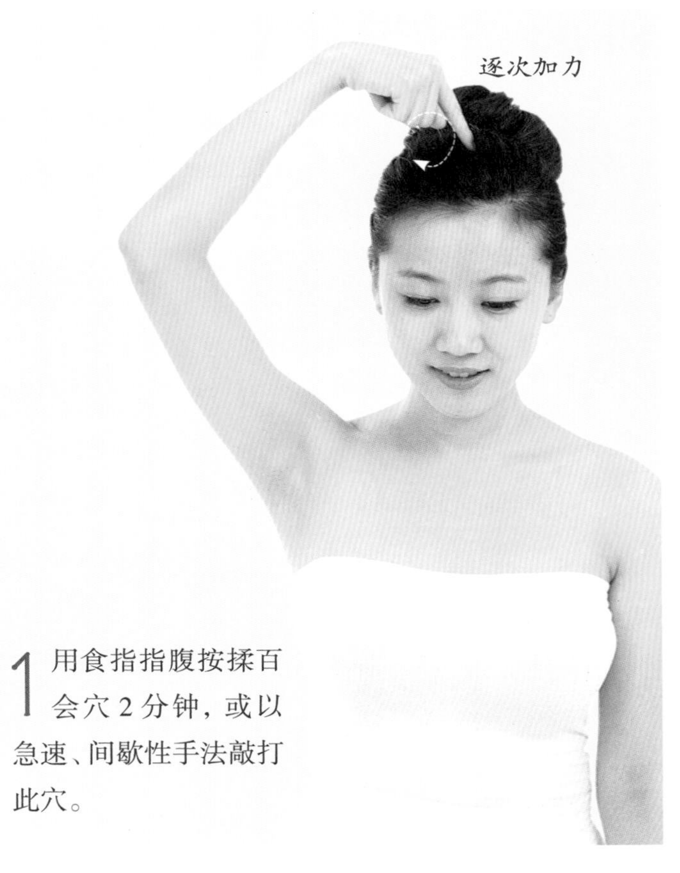

1 用食指指腹按揉百会穴 2 分钟，或以急速、间歇性手法敲打此穴。

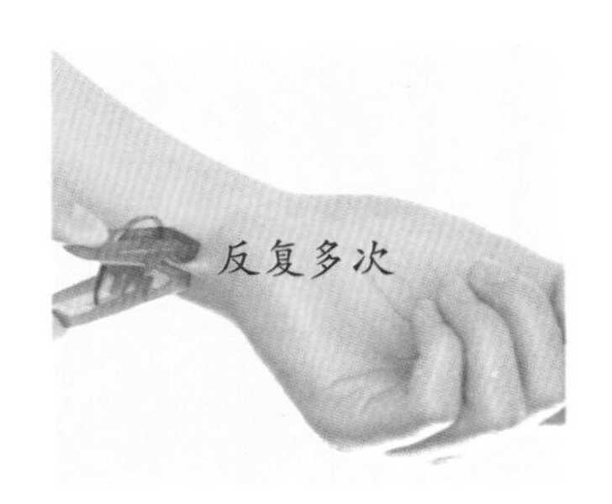

2 用小夹子夹住神门穴 2 秒钟，再放开，反复几次，效果会更佳。

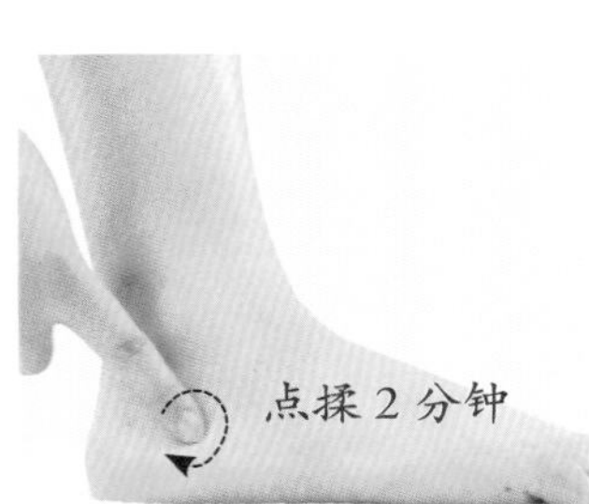

3 用食指点揉刺激申脉穴 2 分钟，点按时会感觉到微微的酸胀。

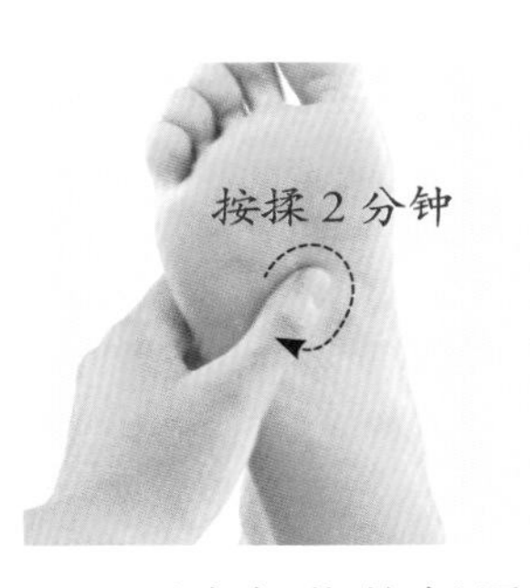

4 用大拇指按揉涌泉穴 2 分钟，适当用力，以足心发热为佳。

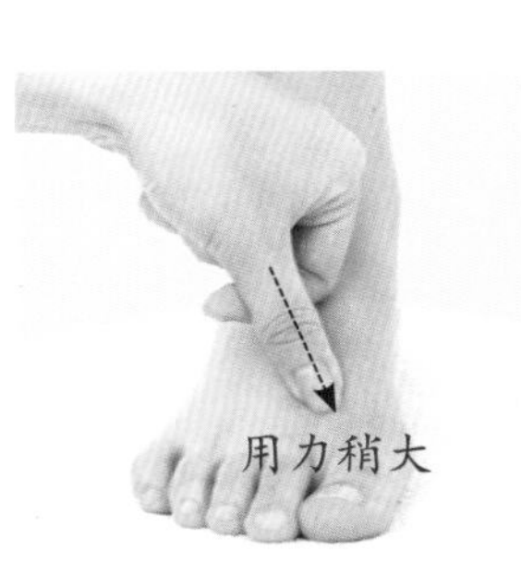

5 用大拇指指腹按压太冲穴，两侧穴位各按压 1~3 分钟。

排毒——支沟穴

五脏六腑之中，三焦作为气与液运行的场所和通道，其主要功能就是排泄机体新陈代谢所产生的各种代谢产物。支沟穴作为手少阳三焦经的重要穴位，可促进人体排毒。

穴位功效

- 支沟穴有泄除三焦火气、疏通三焦经脉的作用。
- 常用于治疗由人体新陈代谢的废弃物排泄不畅所引起的疾病，如便秘。
- 支沟穴是治胁肋疼痛的有效穴位。

快速取穴
抬臂俯掌，掌腕背横纹中点直上4横指，前臂两骨头之间的凹陷处，即是支沟穴。
掌腕背横纹中点
4横指
支沟

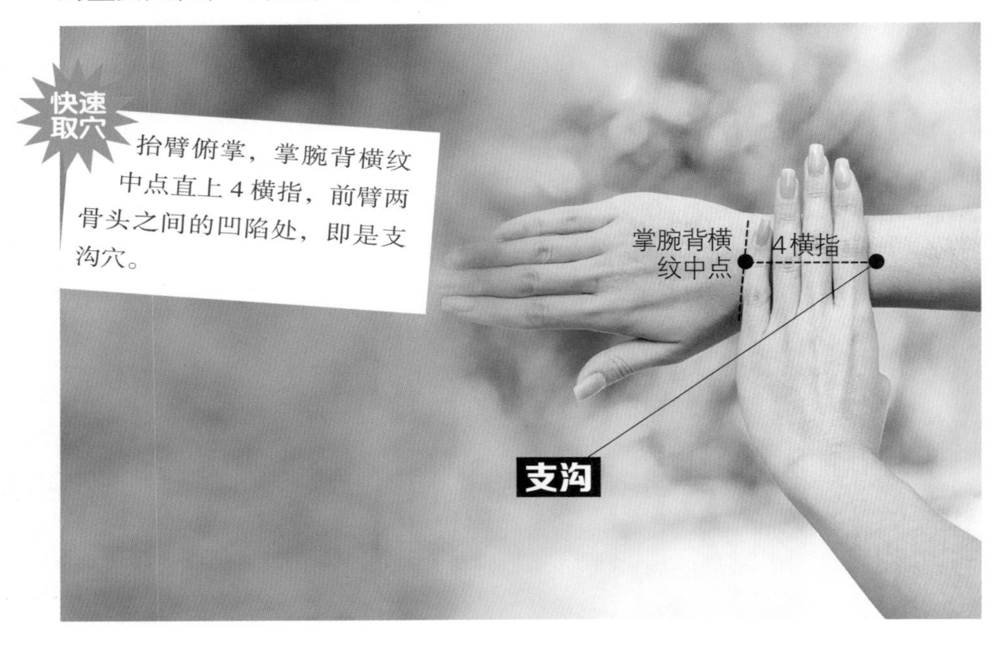

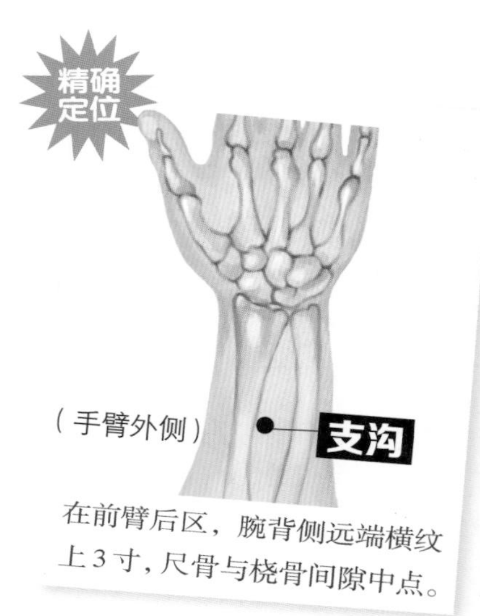

在前臂后区，腕背侧远端横纹上3寸，尺骨与桡骨间隙中点。

一穴多用

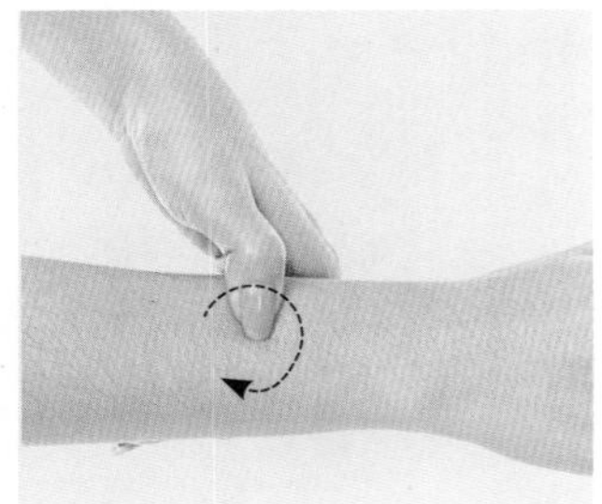

按摩 用拇指指腹按揉此穴，以有酸胀感为宜，能促进排毒，使人气色越来越好。

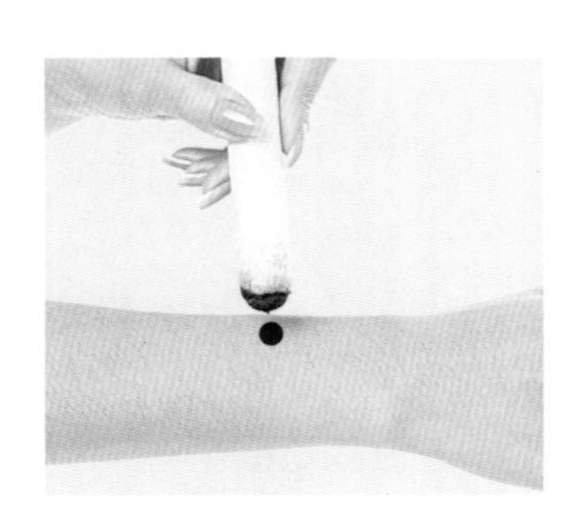

艾灸 用艾条温和灸5~20分钟，每天1次，可用于治疗耳鸣、耳聋、偏头痛。

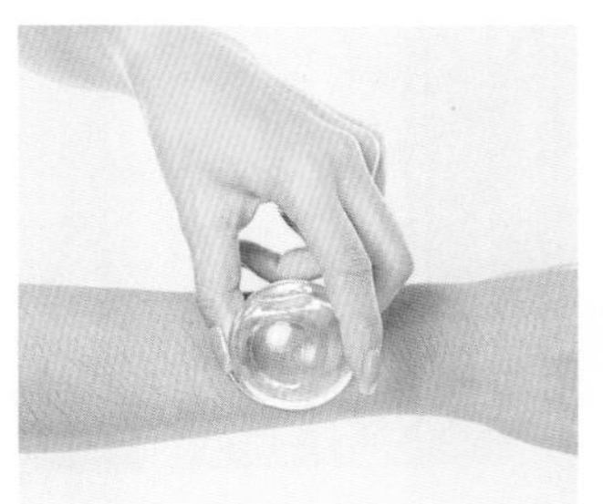

拔罐 用火罐留罐5~10分钟，隔天1次，可用于治疗前臂疼痛、肩背酸痛。

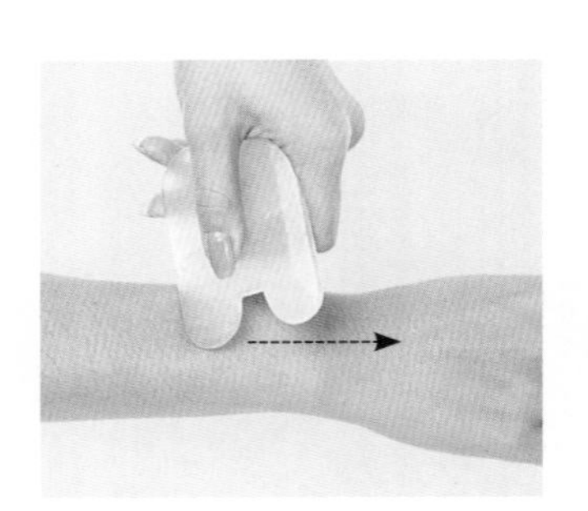

刮痧 从上向下刮拭3~5分钟，隔天1次，可用于治疗偏头痛、耳鸣、耳聋、暴喑。

胸闷、心慌——曲泽穴

心包是心脏的外围组织，对心脏起着一定的保护作用。因此，手厥阴心包经常常可反映心血管系统的健康状况。曲泽穴又是手厥阴心包经的合穴，尤其适合治疗各种心血管疾病，具有宽胸行气、活血止痛的作用。

快速取穴
肘微弯，肘弯里可摸到一条大筋，内侧横纹上可触及一凹陷，即是曲泽穴。
曲泽

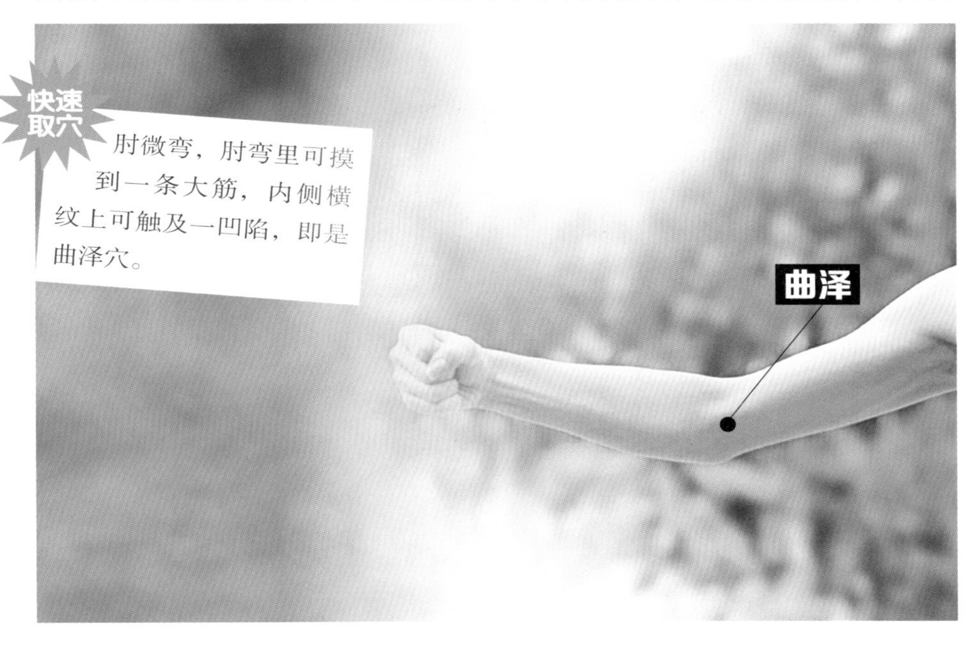

穴位功效

- 曲泽穴有疏通心络、止痛止泻的作用。
- 可用于治疗心火引起的心痛、心悸等病症。
- 有止泻的作用，配合内关穴、大陵穴等穴，治疗急性胃肠炎的效果较好。

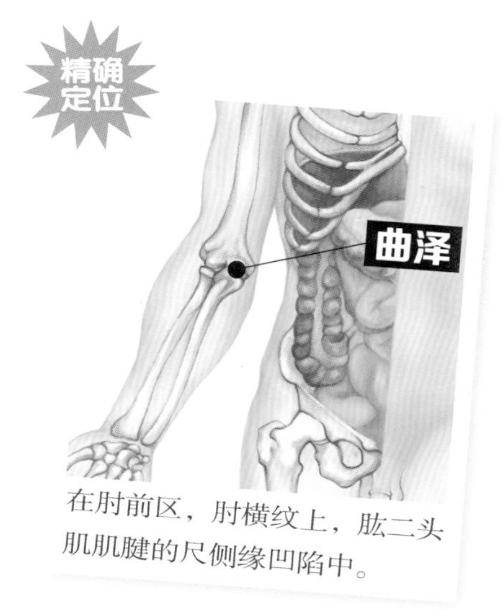

在肘前区，肘横纹上，肱二头肌肌腱的尺侧缘凹陷中。

一穴多用

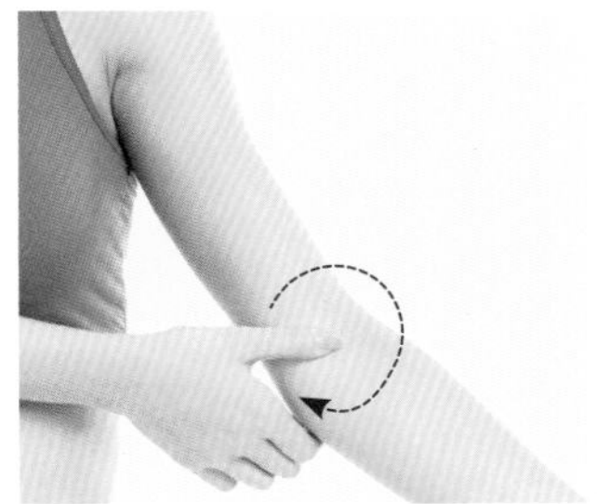

按摩 经常用拇指指腹按摩曲泽穴，就能起到改善胸闷、心慌的作用。

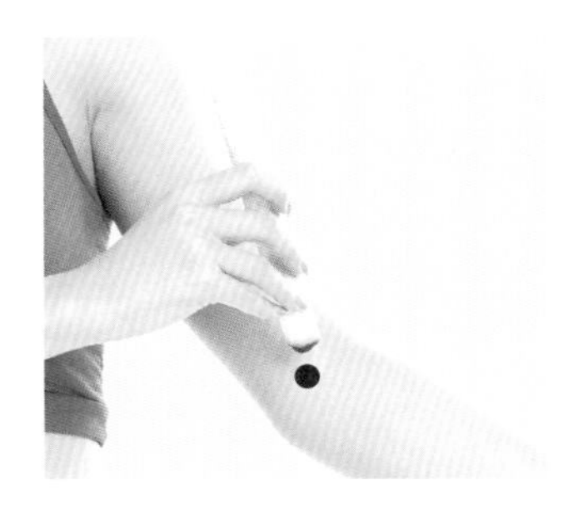

艾灸 用艾条熏灸曲泽穴可补益心气，改善血液循环。

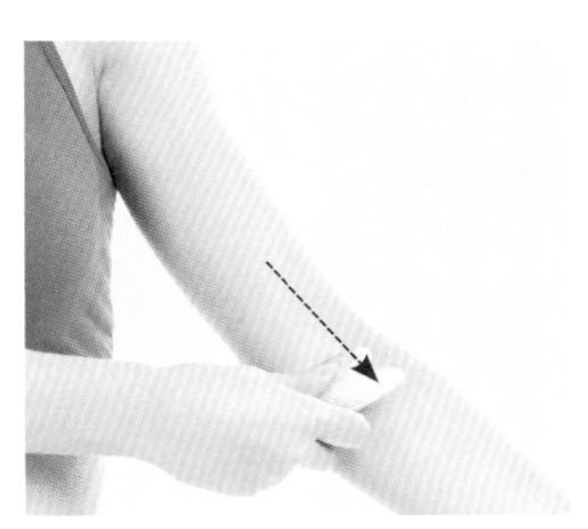

刮痧 从上向下刮拭3~5分钟，隔天1次，可用于治疗心痛、胸闷。

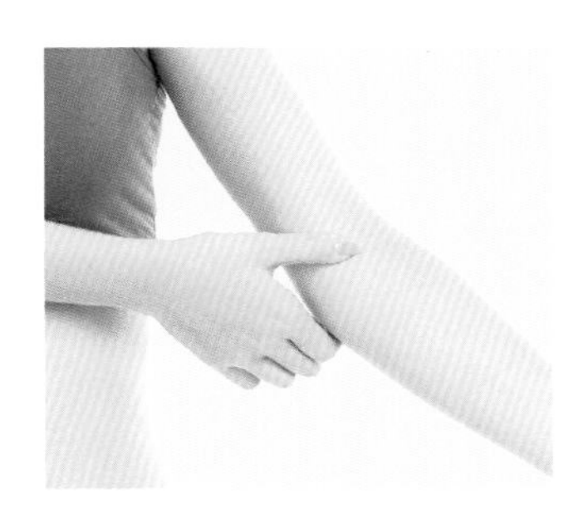

妙招 出现心律失常时，可用拇指点揉曲泽穴，以缓解病情。

心绪不宁——内关穴

内关穴是八脉交会穴之一，不仅能治疗各种心血管病变，如心律失常、心绞痛、高血压等，而且可沟通其他各脉，维持体内阴阳、脏腑、气血的平衡，缓解胃痛、呕吐、呃逆、哮喘、头晕等症。

穴位功效

- 内关穴是人体的养生大穴，善治内脏疾病。
- 尤其有助于防治心脏疾患。对心脏功能具有双向调节作用。

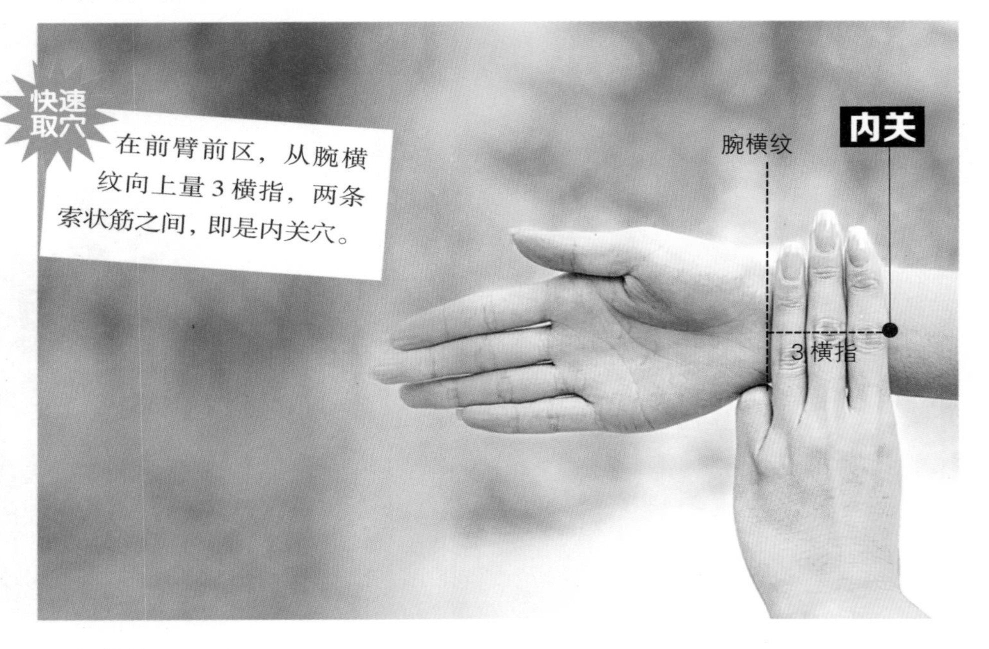

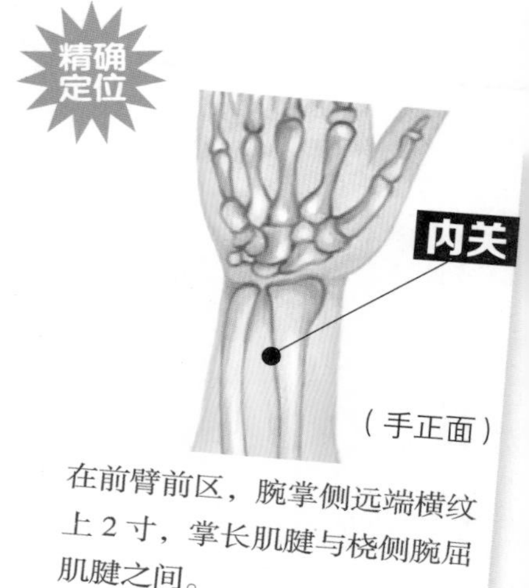

在前臂前区，腕掌侧远端横纹上2寸，掌长肌腱与桡侧腕屈肌腱之间。

一穴多用

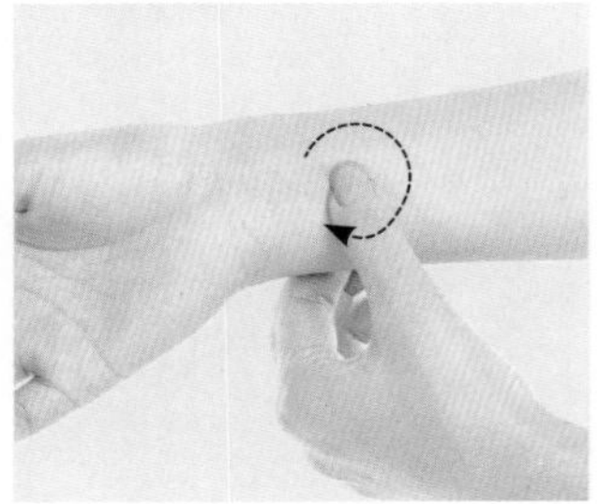

按摩 用拇指指尖按揉内关穴，按揉10~15分钟，对于心烦、胃痛有很好的疗效。

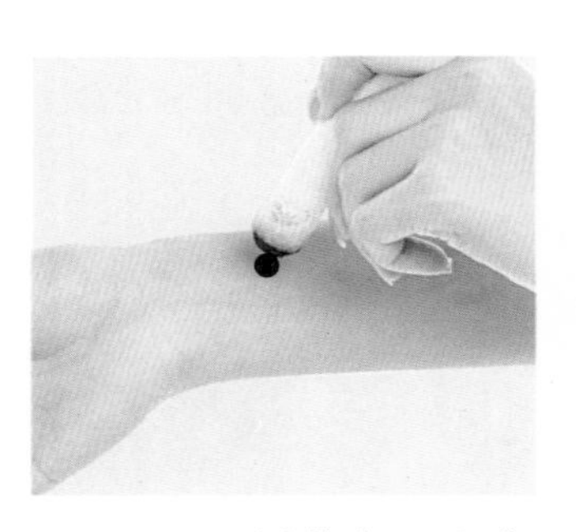

艾灸 用艾条温和灸5~20分钟，每天1次，可用于治疗心烦、心悸。

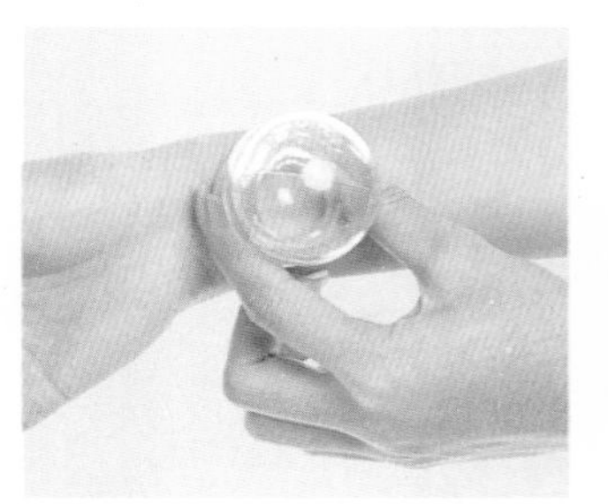

拔罐 用火罐留罐5~10分钟，隔天1次，可用于治疗前臂痛。

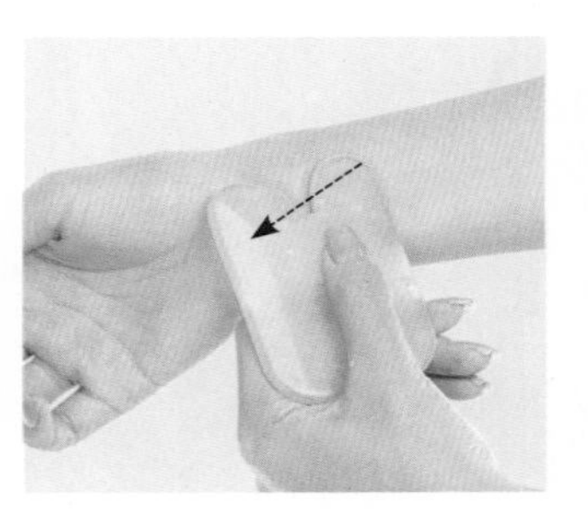

刮痧 从上向下刮拭3~5分钟，隔天1次，可用于治疗心悸、失眠、癫狂、热病等。

配合 5 穴位 4 步按摩更有效

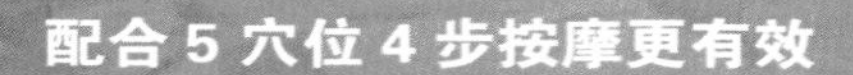

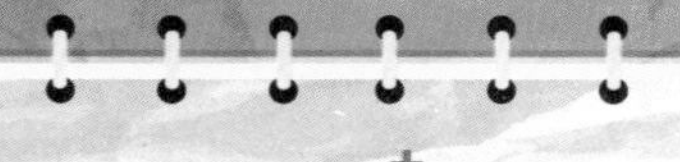

按揉少冲穴

在手指，小指末节桡侧，指甲根角侧上方 0.1 寸（指寸）

按压心俞穴

在脊柱区，第 5 胸椎棘突下，后正中线旁开 1.5 寸

按揉百会穴

在头部，前发际正中直上 5 寸

梳理劳宫穴

在掌区，横平第 3 掌指关节近端，第 2、3 掌骨之间偏于第 3 掌骨

梳理少府穴

在手掌，横平第 5 掌指关节近端，第 4、5 掌骨之间

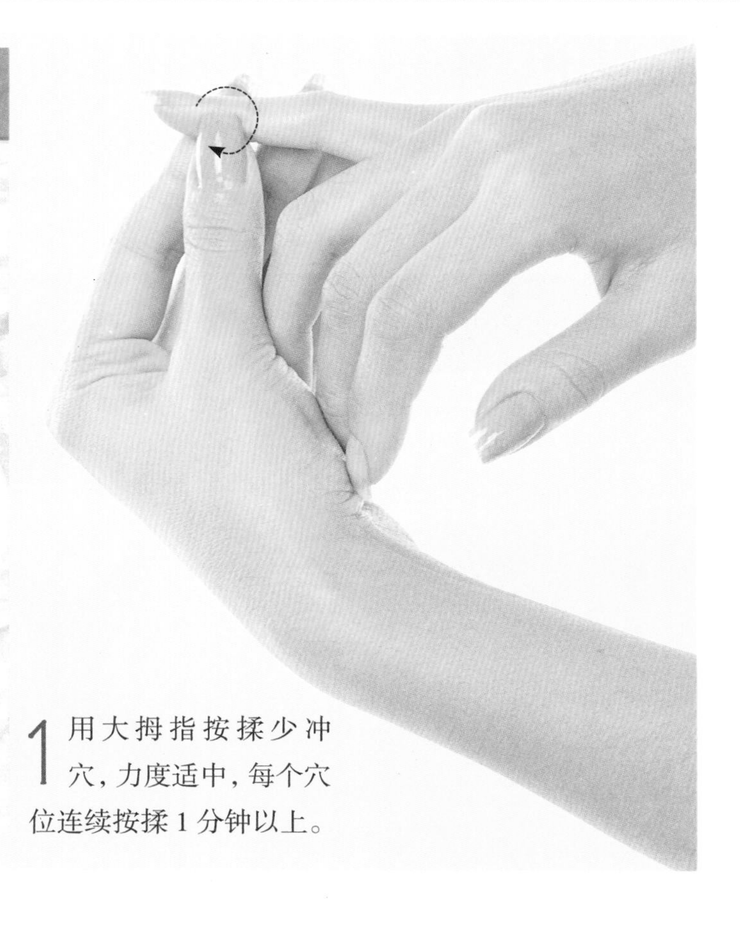

1 用大拇指按揉少冲穴，力度适中，每个穴位连续按揉 1 分钟以上。

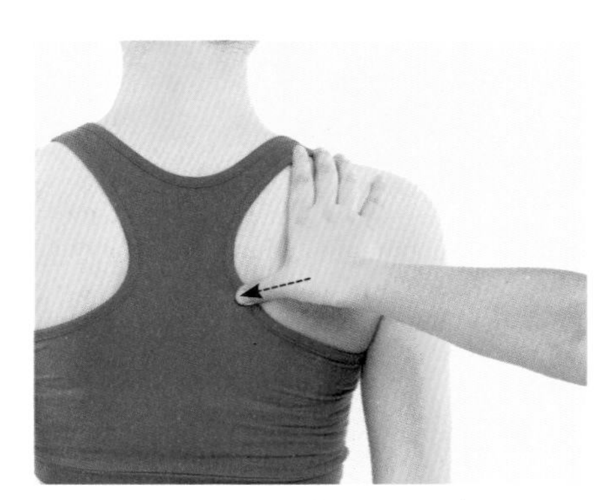

2 用大拇指指端按压心俞穴 1~3 分钟，也可握拳轻叩击该穴。

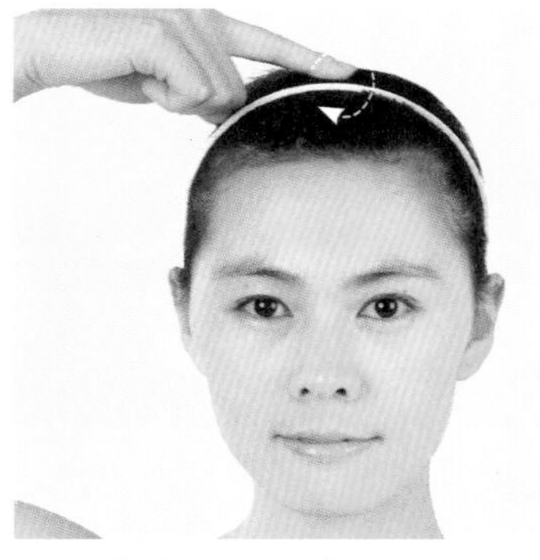

3 食指指腹按揉百会穴。该穴为各经脉气会聚之处，连贯周身经穴，可调节机体的阴阳平衡。

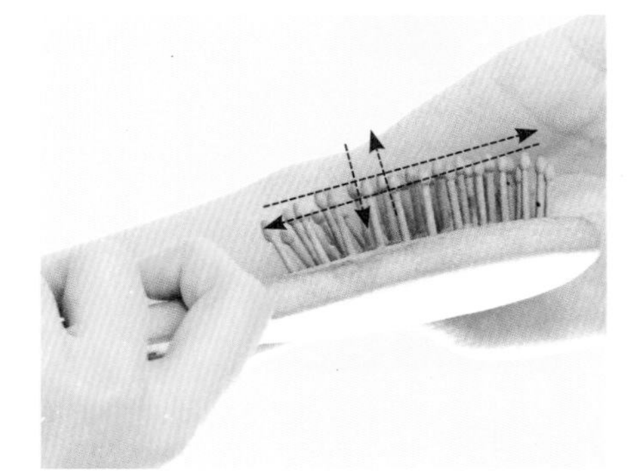

4 用圆头的梳子梳理掌心，先从上往下，再从右向左，重点梳理劳宫穴、少府穴。

心情低落——陶道穴

陶道穴是调节人体整体气血循环的。它治疗的病症不是局部而是整体的病症，所以，陶道穴的作用非常大。用现代医学的观点来说，刺激它可以调节人体的免疫力，使人体处于一种健康的状态。

穴位功效

- 陶道穴有清热消肿、安神定志、柔肌止痛的功效。
- 可以治疗恶寒发热、目眩、经闭、荨麻疹、精神疾病等。

快速取穴
低头，颈背交界椎骨高突处垂直向下推1个椎体，下缘凹陷处即是陶道穴。
椎骨高突
1个椎体
陶道

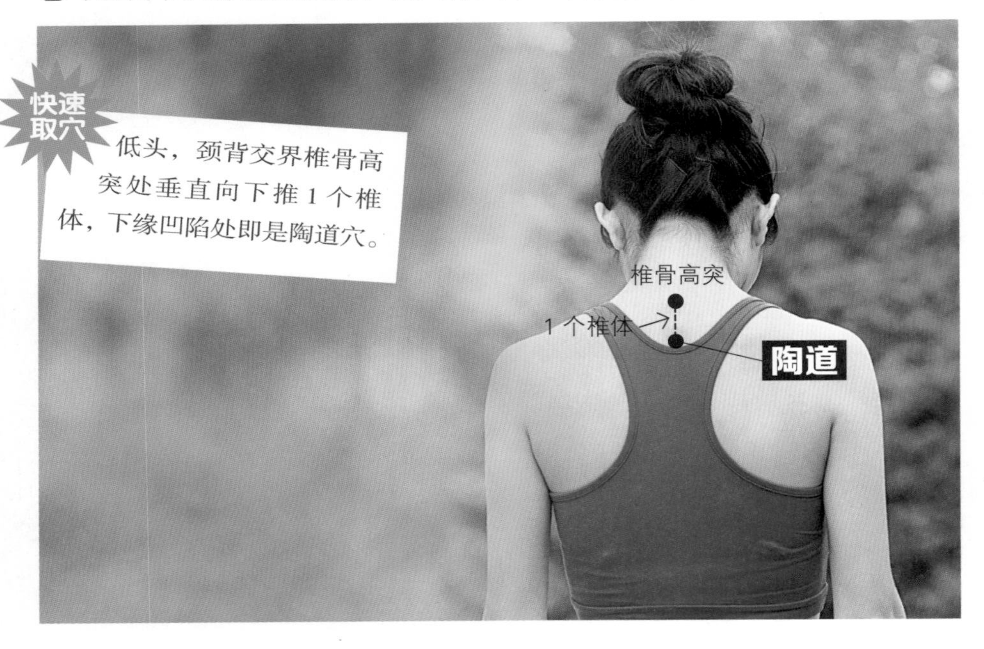

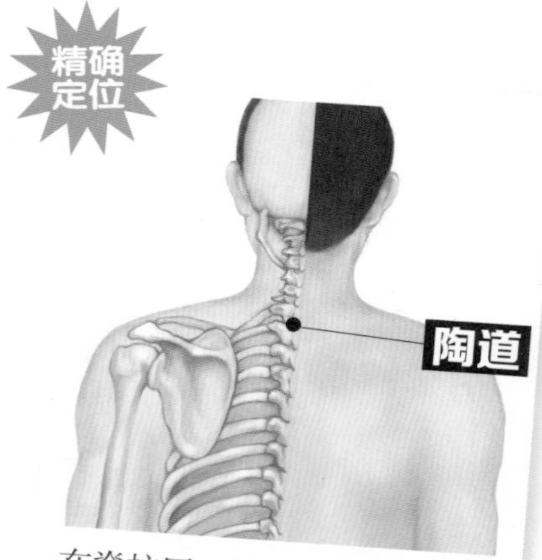

在脊柱区，第1胸椎棘突下凹陷中，后正中线上。

一穴多用

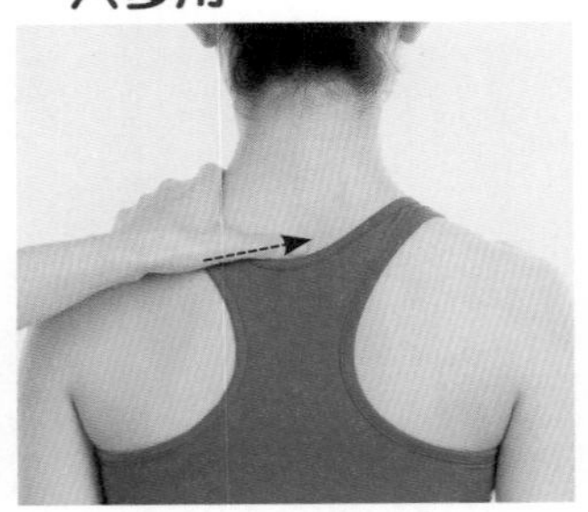

按摩 常用拇指指腹揉按陶道穴，可使心情安静踏实、精神愉悦。

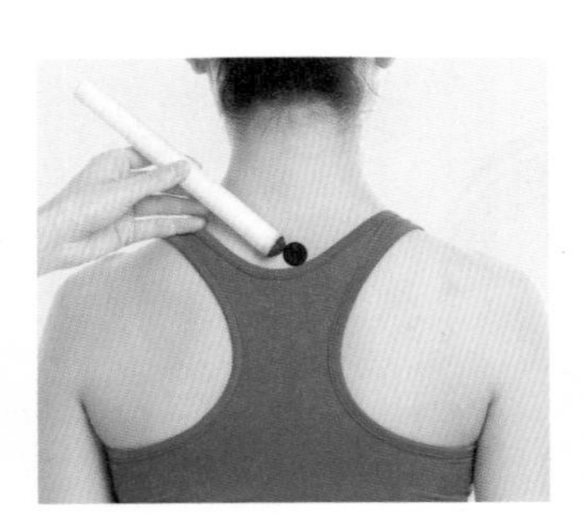

艾灸 用艾条温和灸5~20分钟，每天1次，可用于治疗咳嗽、颈项冷痛。

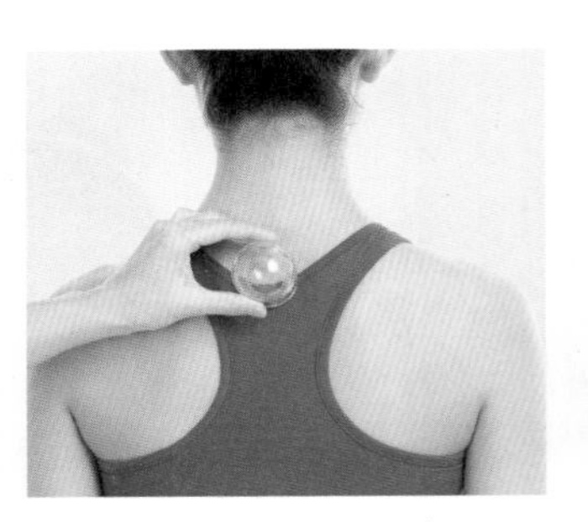

拔罐 用火罐留罐5~10分钟，或连续走罐5分钟，隔天1次，可用于治疗颈项痛。

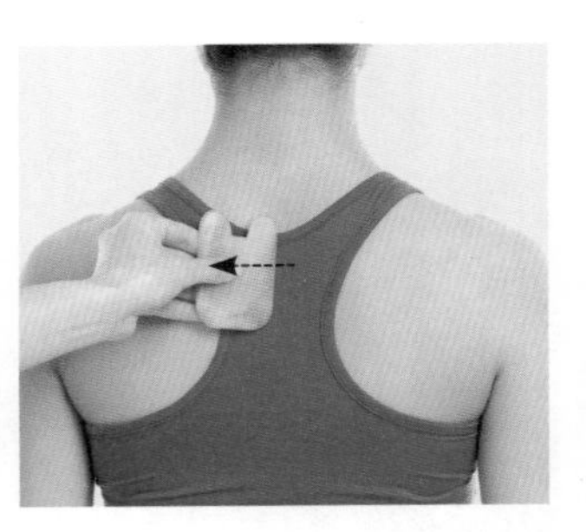

刮痧 从中间向外侧刮拭3~5分钟，隔天1次，可用于治疗恶寒发热、疟疾。

配合 2 穴位 4 步按摩更有效

+
点压太阳穴

在头部，眉梢与目外眦之间，向后约 1 横指的凹陷中

+
按揉太阳穴

+
擦动面颊部

+
按压太冲穴

在足背，第 1、2 跖骨间，跖骨底结合部前方凹陷中，或触及动脉搏动

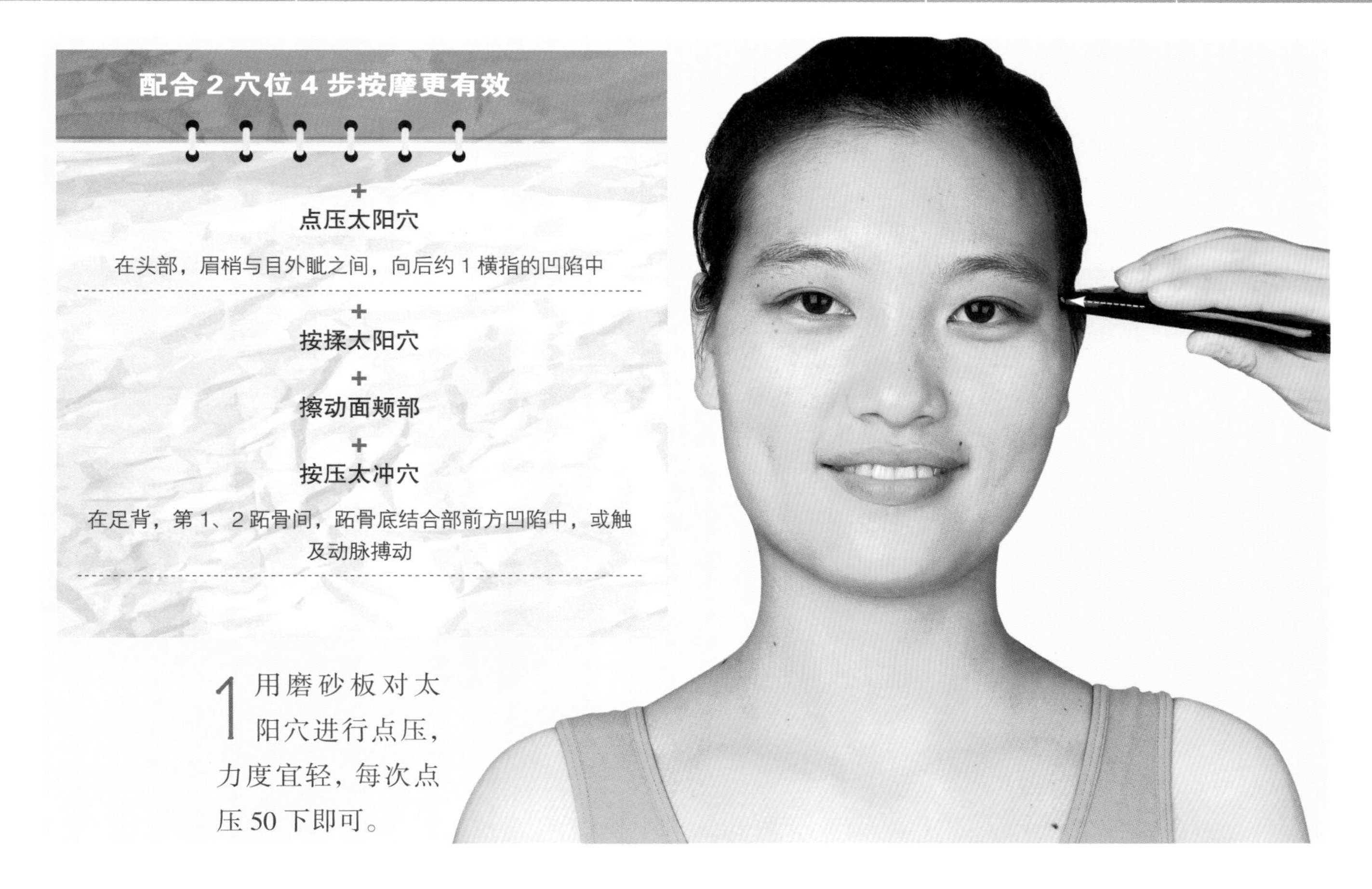

1 用磨砂板对太阳穴进行点压，力度宜轻，每次点压 50 下即可。

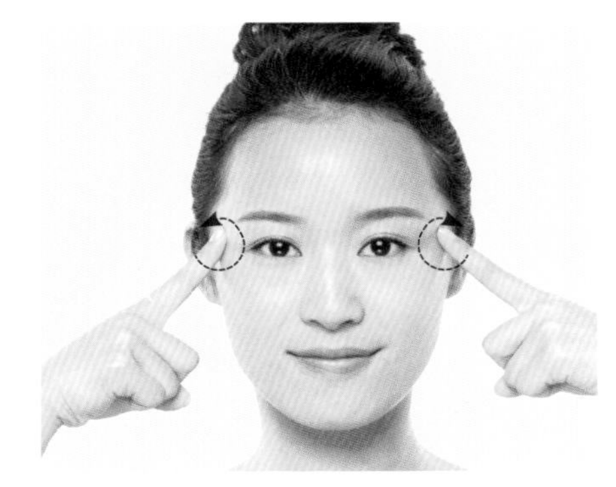

2 两手食指按在双侧太阳穴上，按揉 30 圈。

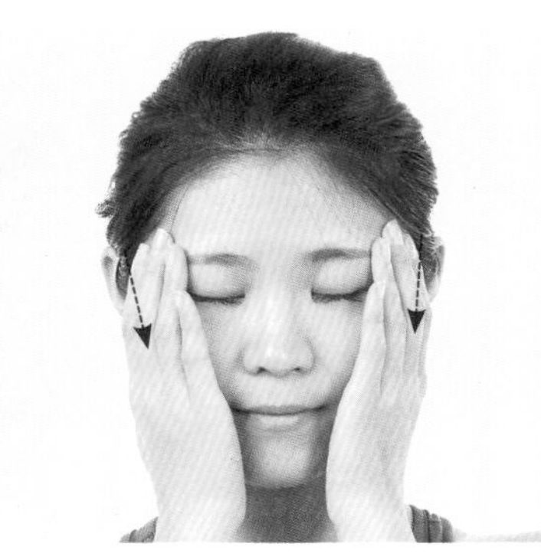

3 先将两手搓热，再用食指、中指、无名指、小指或手掌左右擦动面颊部，由上而下 30 次。

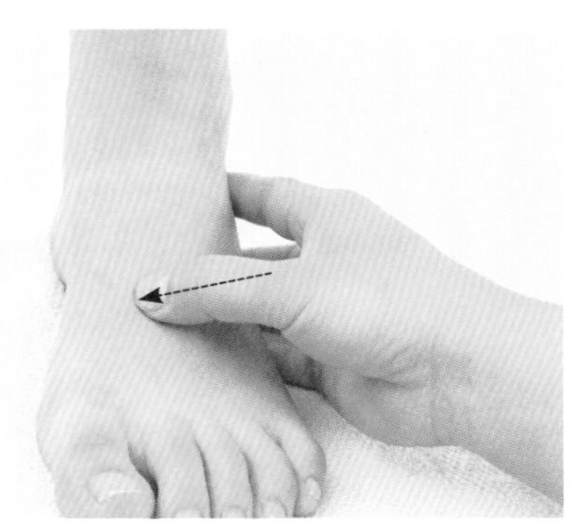

4 用大拇指指腹按压太冲穴，力度稍重，两侧穴位各按压 10~15 次。

声音嘶哑——天突穴

颈部中存在着很多重要的器官，平时应该注意维持这些重要通道的畅通。对天突穴的指压手法不宜过重、过深，以免造成相关组织的损伤。

穴位功效

- 天突穴主治咽喉及呼吸系统疾病。
- 对呃逆、胃食管返流有治疗功效。
- 辅助治疗呕吐和胸闷等疾病。

快速取穴

由喉结直下可摸到一凹中央窝，中央处即是天突穴。

天突

精确定位

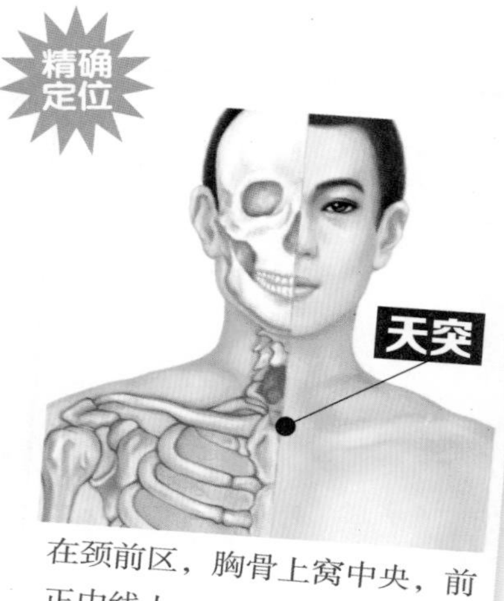

在颈前区，胸骨上窝中央，前正中线上。

一穴多用

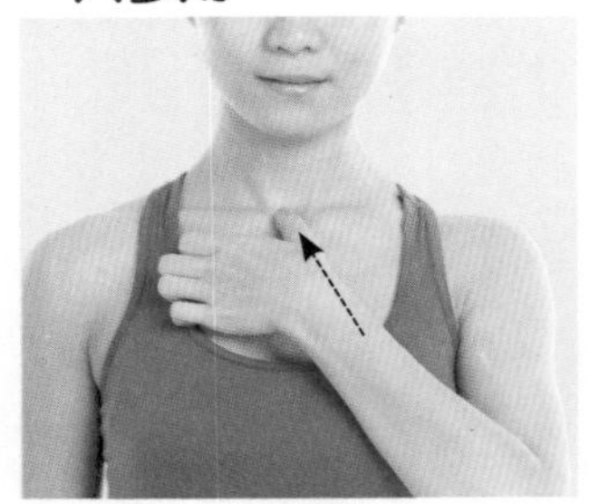

按摩 用拇指指腹慢慢地按压天突穴1~2分钟，可以润肺化痰、清咽亮嗓。

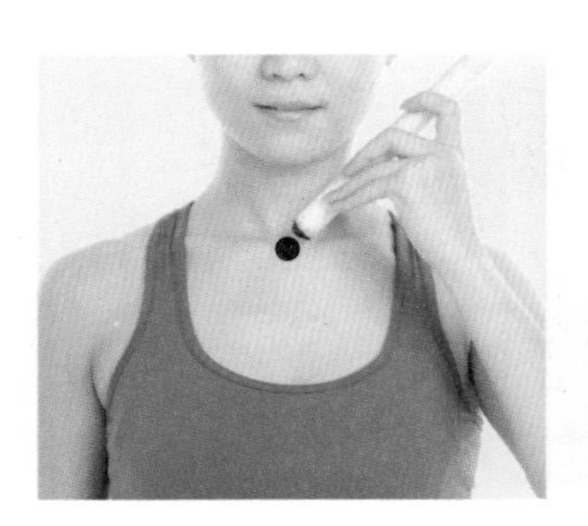

艾灸 用艾条温和灸5~20分钟，每天1次，可用于治疗咳嗽、哮喘。

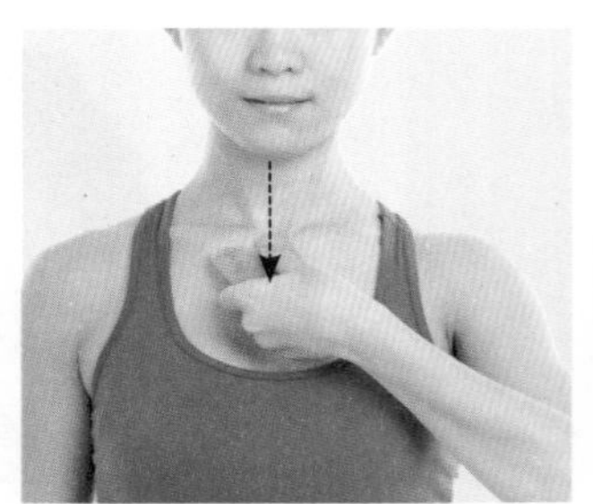

刮痧 从上向下刮拭3~5分钟，隔天1次，可用于治疗咳嗽、梅核气、暴喑等疾病。

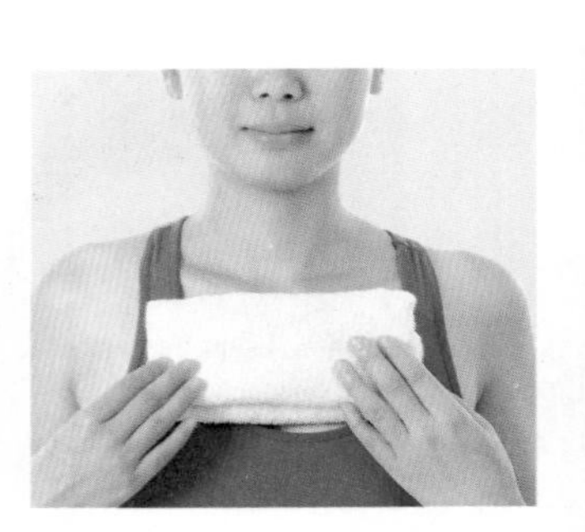

妙招 指压时，喉咙会有压迫感，最好用指腹轻轻按压或先敷上毛巾或手帕。

腕关节麻木——大陵穴

大陵穴为心包经原穴。心包作为心的包膜与护卫，其一举一动都关联着心之安危。所以，人们从大陵穴中既可观察心之健康，又能治疗心之疾病。

穴位功效

- 大陵穴有清心宁神的作用，主治有关心脏的疾病，如心绞痛、心动过速等。因为位于手腕上，大陵穴还可治疗手腕痛，效果非常好。

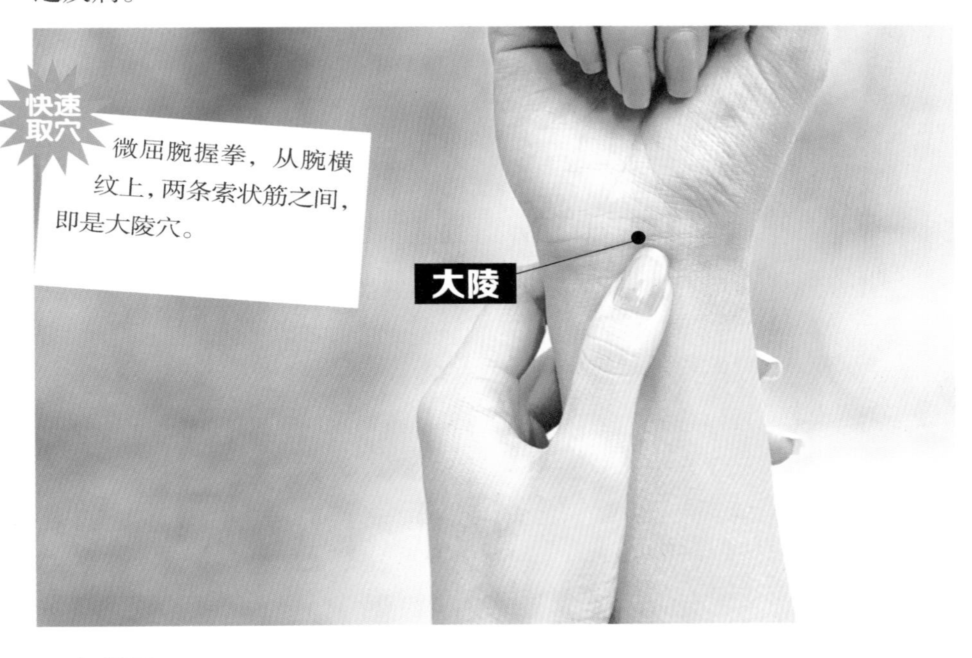

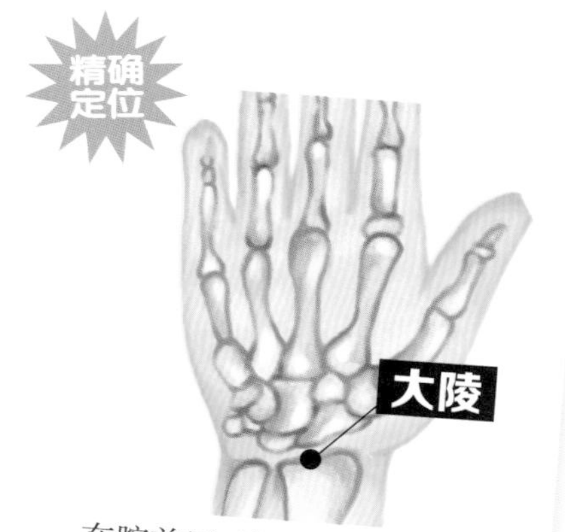

一穴多用

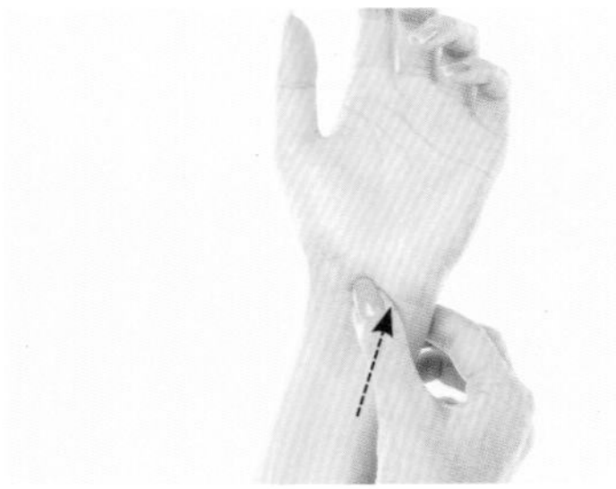

按摩 由于劳累导致腕关节疼痛时，可用拇指指尖垂直按压大陵穴。

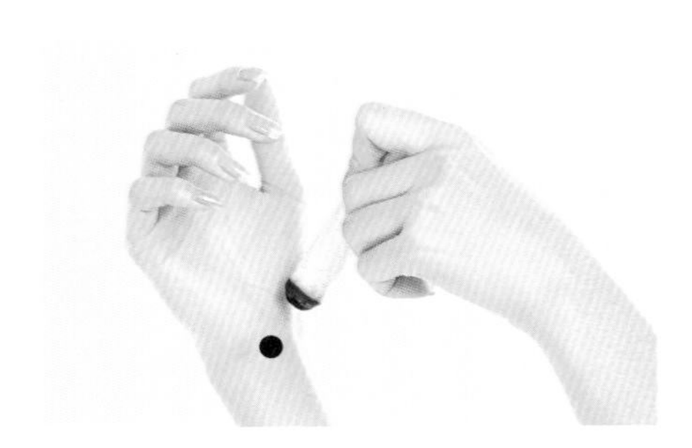

艾灸 用艾条温和灸5~20分钟，每天1次，可用于治疗心绞痛。

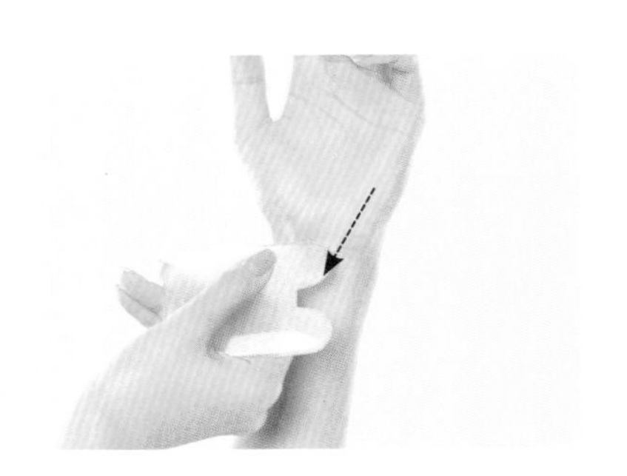

刮痧 从指尖向手臂刮拭3~5分钟，隔天1次，可用于治疗癫狂、口臭、呕吐等。

保养心脏——少冲穴

少冲穴属于手少阴心经的井穴，故一切心脏疾患以及由心所主管的神经、精神功能异常时，如焦虑、忧郁、心情烦躁、沉默不语等症状，皆可选择少冲穴作为治疗用穴，以刺激大脑皮层，阻断恶劣情绪的蔓延与发展。

穴位功效

- 有关心脏、神经的病症都可通过少冲穴来治疗。
- 少冲穴常被用作心脏病的急救穴，也是心脏保养的穴位。

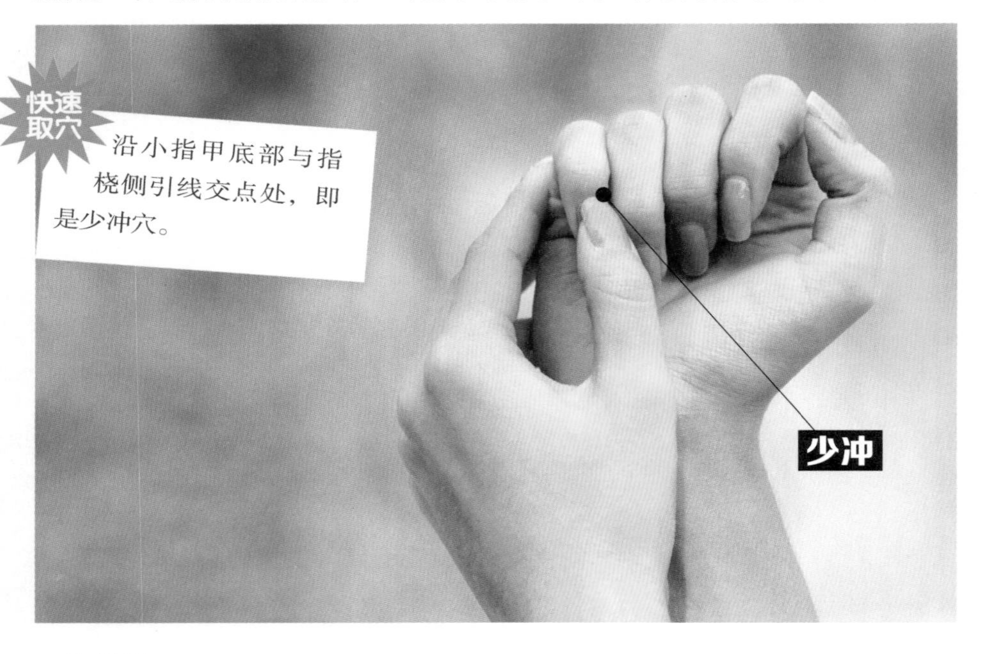

快速取穴

沿小指甲底部与指桡侧引线交点处，即是少冲穴。

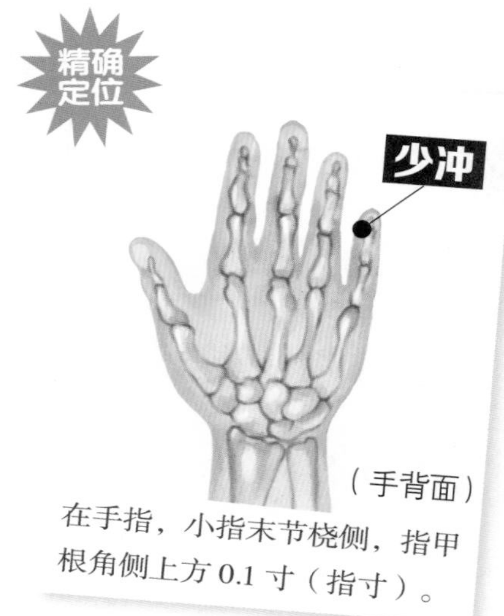

精确定位

（手背面）

在手指，小指末节桡侧，指甲根角侧上方 0.1 寸（指寸）。

一穴多用

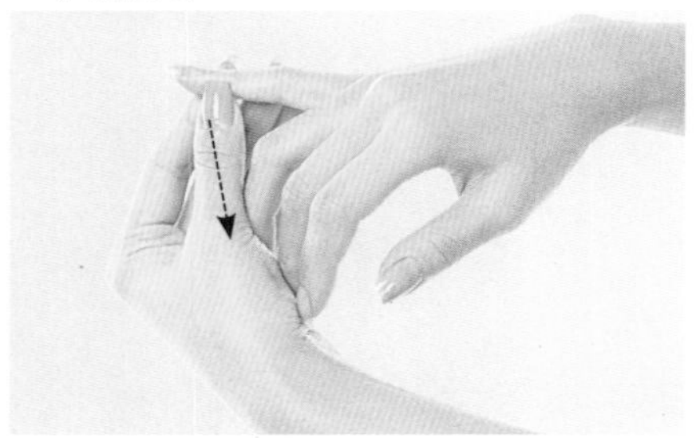

按摩 用拇指指尖垂直掐按穴位，每次掐按 1~3 分钟，可宁心神、开胸闷。

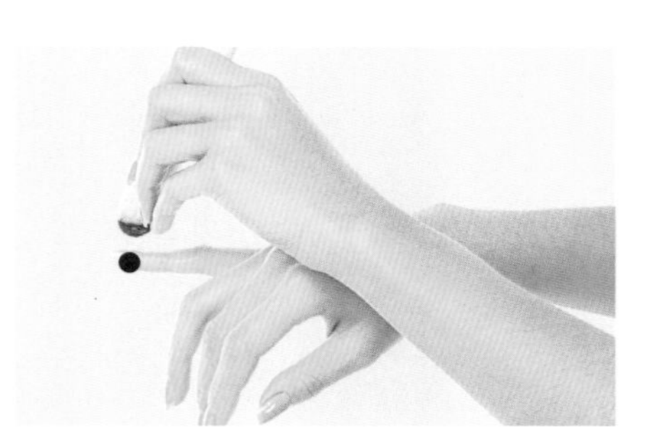

艾灸 用艾条温和灸 5~20 分钟，每天 1 次，可用于治疗癫狂。

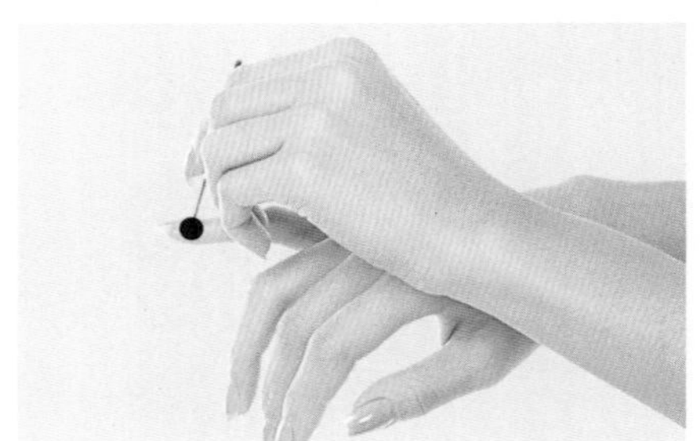

刺血 手指麻木、心痛者，可用三棱针在少冲穴点刺放血 1~2 毫升。

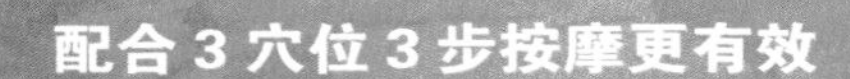

配合 3 穴位 3 步按摩更有效

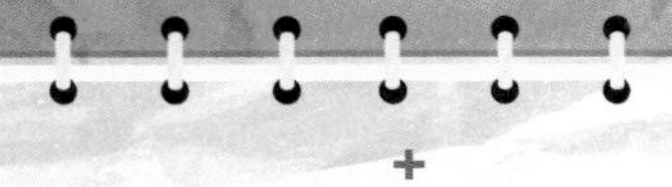

+
按揉心俞穴

在脊柱区，第 5 胸椎棘突下，后正中线旁开 1.5 寸

+
按压内关穴

在前臂前区，腕掌侧远端横纹上 2 寸，掌长肌腱与桡侧腕屈肌腱之间

+
按压膻中穴

在胸部，横平第 4 肋间隙，前正中线上

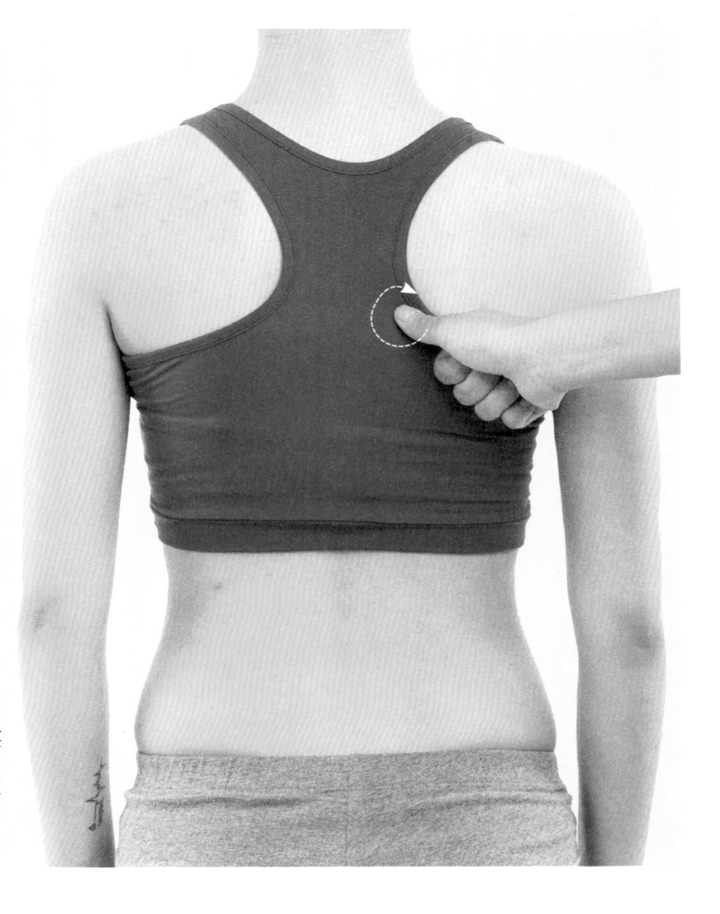

1 用大拇指指端按揉患者背部的心俞穴 30 次。

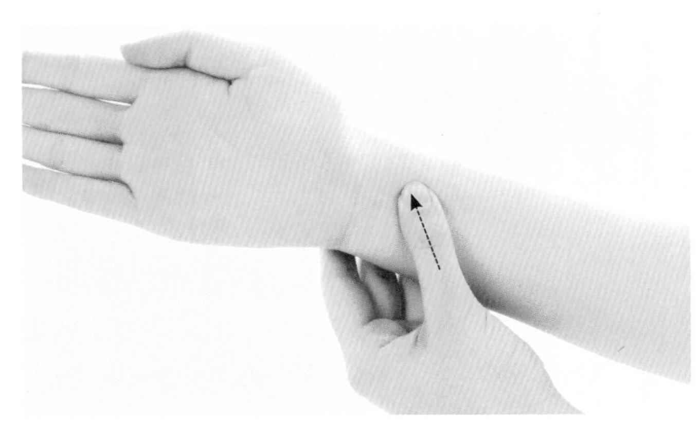

2 用大拇指指腹按压内关穴，每次约按压 2 分钟，力度以感到酸胀为宜。

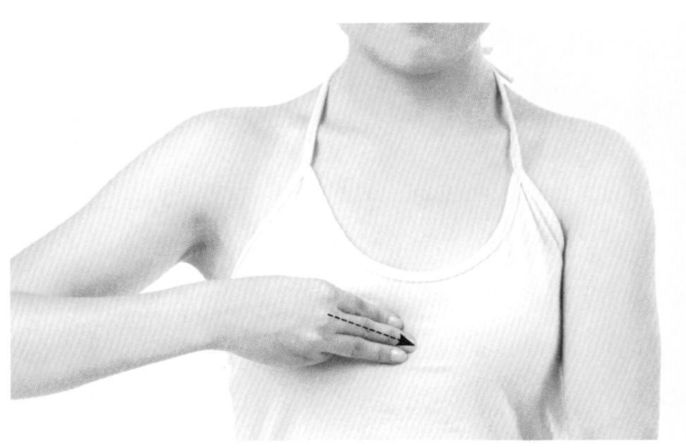

3 用中指指腹按压膻中穴，力度要轻，点到为止，须长期坚持。

脾胃虚——胃俞穴

胃的主要功能是：主受纳，腐熟水谷，主通降，以降为和。因此，调节人之胃气，最重要的一点就是不可失于通降。取胃俞穴，可宽中和胃，令其受纳正常、升降有序，从而保证食物消化吸收功能的正常运行。

穴位功效

- 胃俞穴可看作是胃的排毒通道。
- 进行指压或按摩可增强胃的功能，尤其对治疗胃肠慢性疾病效果显著。
- 配合中脘穴、脾俞穴、足三里穴效果更明显。

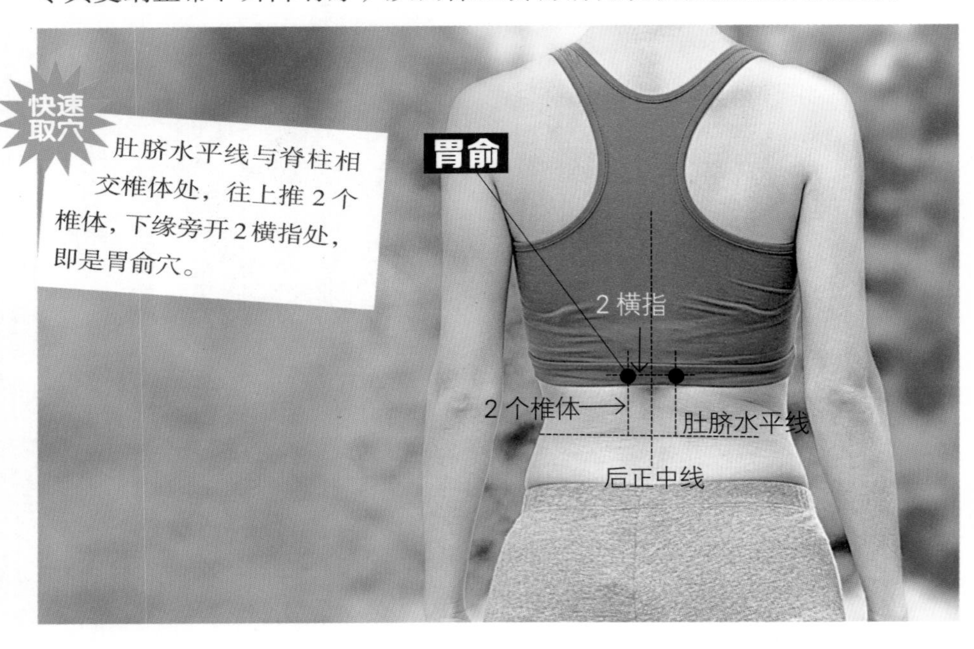

肚脐水平线与脊柱相交椎体处，往上推 2 个椎体，下缘旁开 2 横指处，即是胃俞穴。

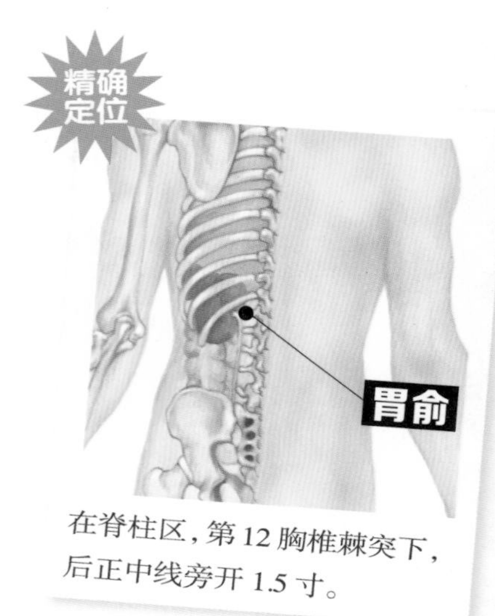

在脊柱区，第 12 胸椎棘突下，后正中线旁开 1.5 寸。

一穴多用

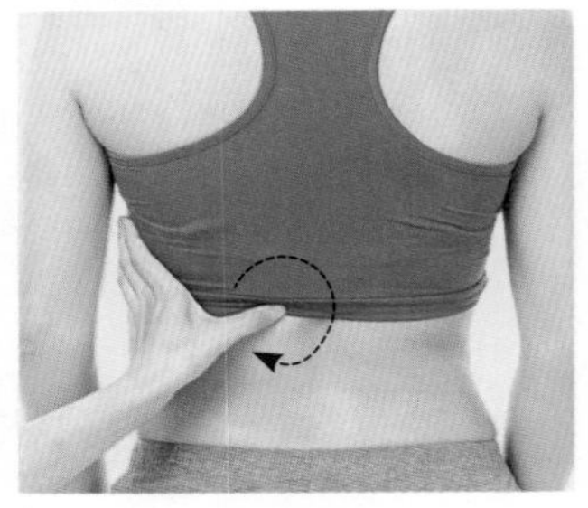

按摩 经常用拇指指腹按揉此穴，可有效改善消化不良的症状。

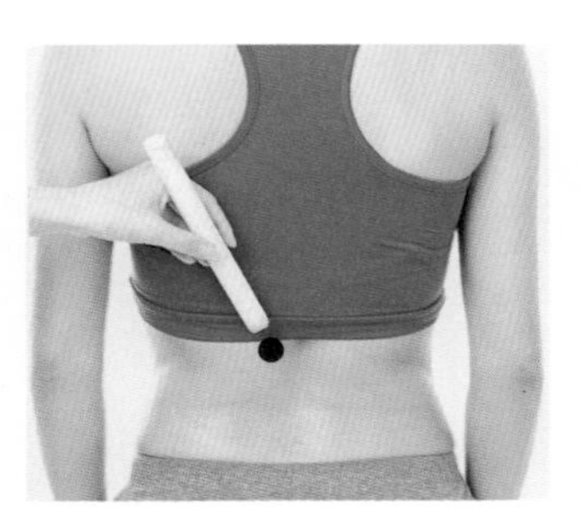

艾灸 用艾条温和灸 5~20 分钟，每天 1 次，可用于治疗胃寒证、呕吐等疾病。

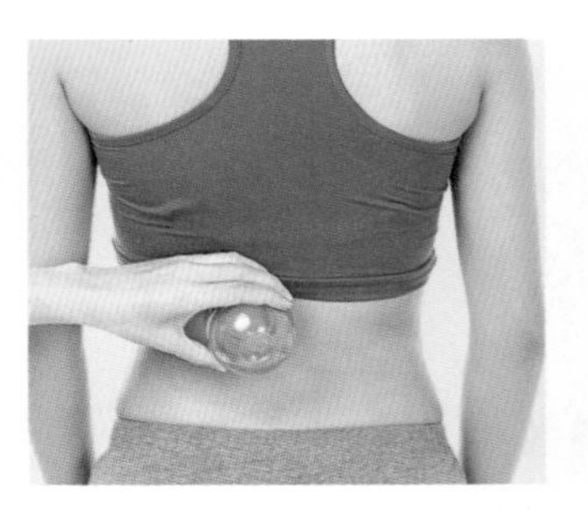

拔罐 用火罐留罐 5~10 分钟，或连续走罐 5 分钟，隔天 1 次，可以宽中和胃。

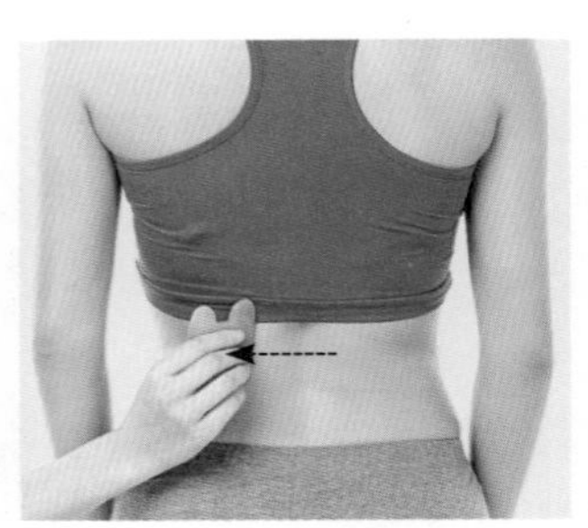

刮痧 从中间向外侧刮拭 3~5 分钟，隔天 1 次，可用于治疗消化不良、泄泻。

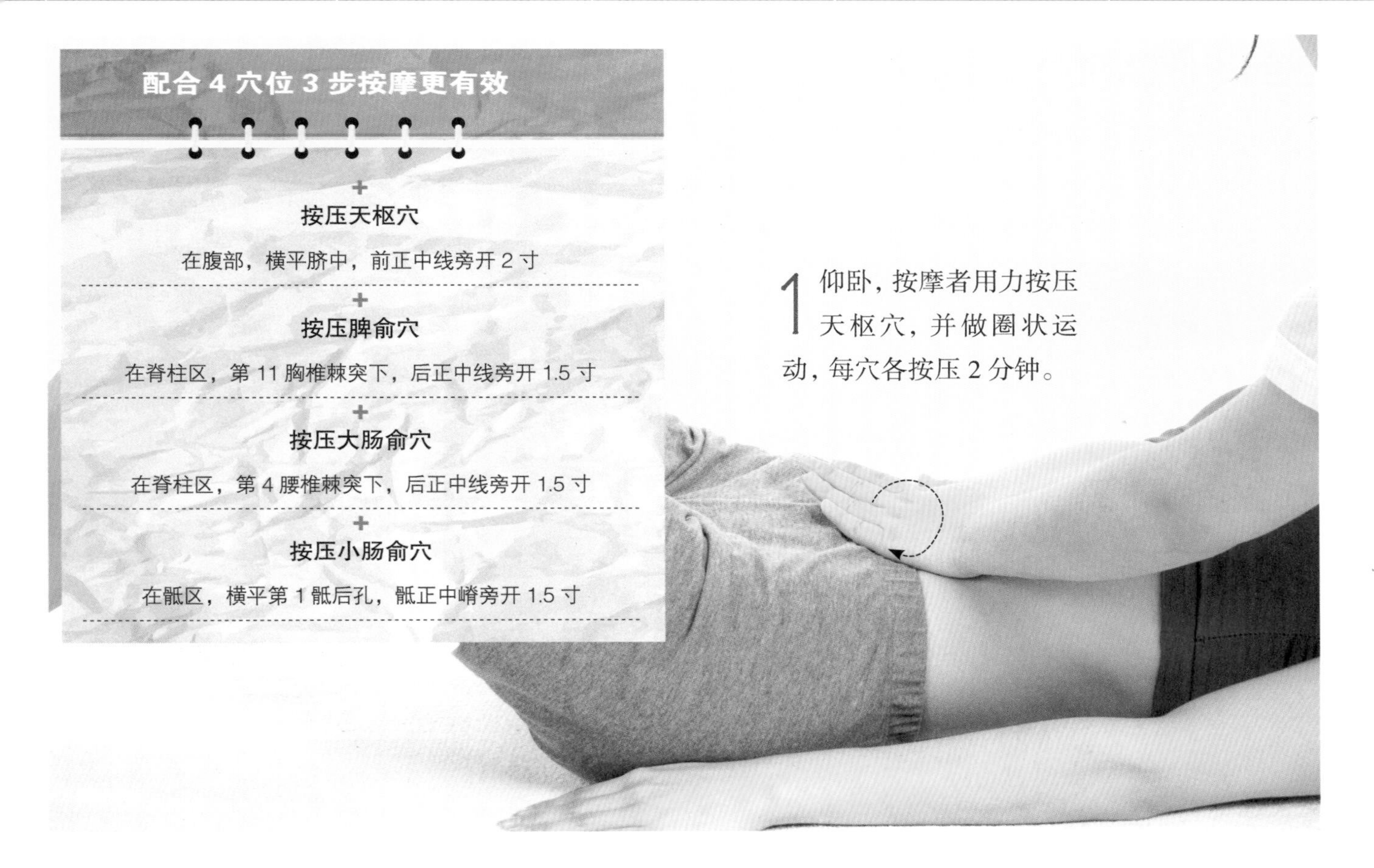

配合 4 穴位 3 步按摩更有效

按压天枢穴

在腹部，横平脐中，前正中线旁开 2 寸

按压脾俞穴

在脊柱区，第 11 胸椎棘突下，后正中线旁开 1.5 寸

按压大肠俞穴

在脊柱区，第 4 腰椎棘突下，后正中线旁开 1.5 寸

按压小肠俞穴

在骶区，横平第 1 骶后孔，骶正中嵴旁开 1.5 寸

1 仰卧，按摩者用力按压天枢穴，并做圈状运动，每穴各按压 2 分钟。

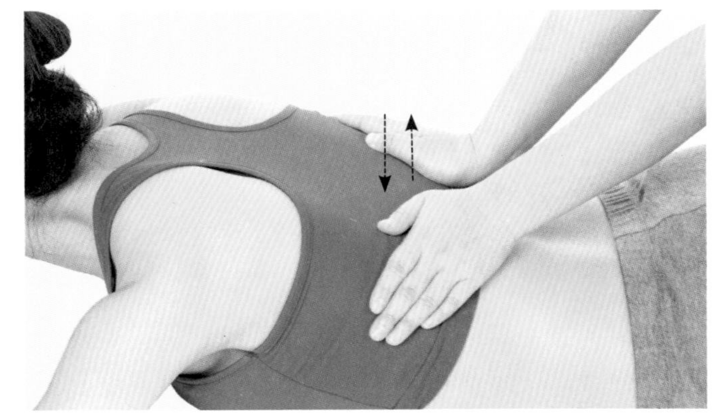

2 俯卧，按摩者沿着脊柱两侧用力按压脾俞穴 1 分钟，上下反复 5 次。

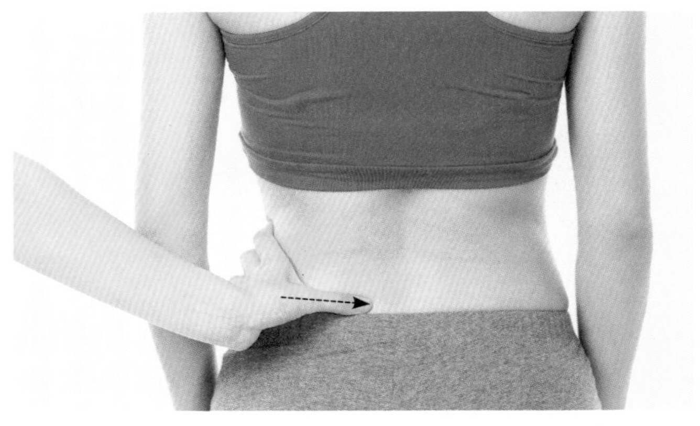

3 用大拇指指端用力按压大肠俞穴、小肠俞穴各 5 分钟，以感到酸胀为宜。

提神醒脑——丘墟穴

丘墟穴，为足少阳经的原穴，原穴与人体的原（元）气有关，对人体健康具有非常重要的作用。丘墟穴既能用来诊断相关经络、脏腑的疾病，又可治疗所属经络与脏腑的疾病，具有诊断和治疗的双重作用。

穴位功效

- 丘墟穴具有疏肝利胆的作用。
- 经常按摩，可以促进足少阳胆经气血疏通，脉络流畅。
- 丘墟穴治疗胸胁疼痛的效果极佳。

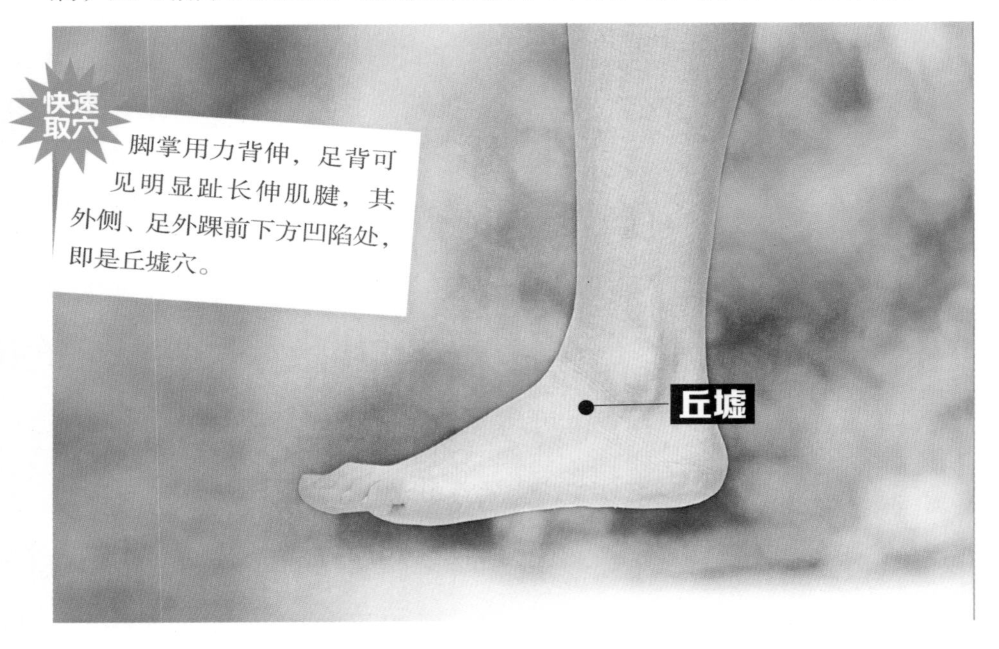

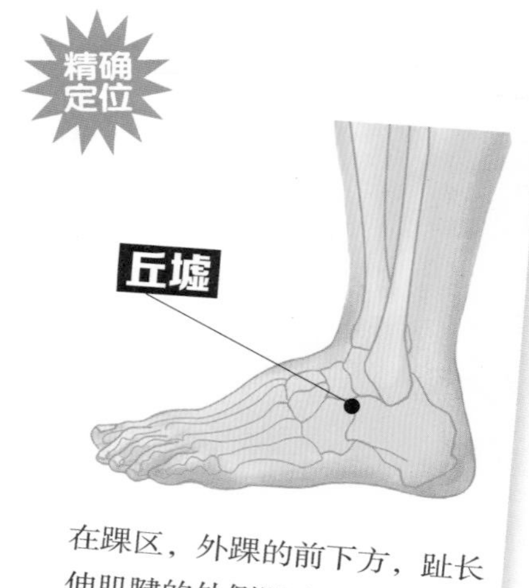

在踝区，外踝的前下方，趾长伸肌腱的外侧凹陷中。

一穴多用

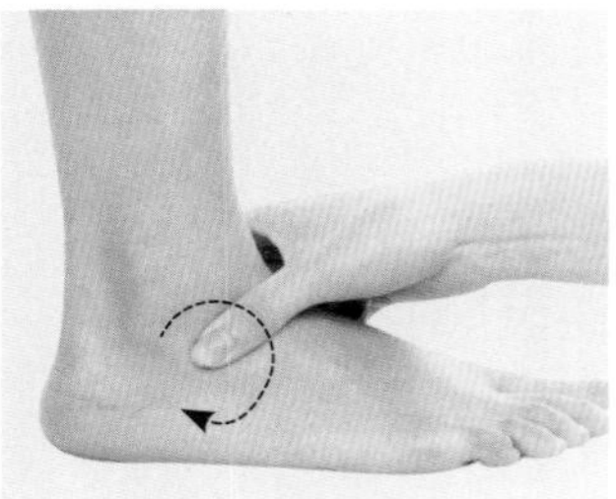

按摩 用拇指指腹按摩丘墟穴200次，每天坚持可以达到提神醒脑的效果。

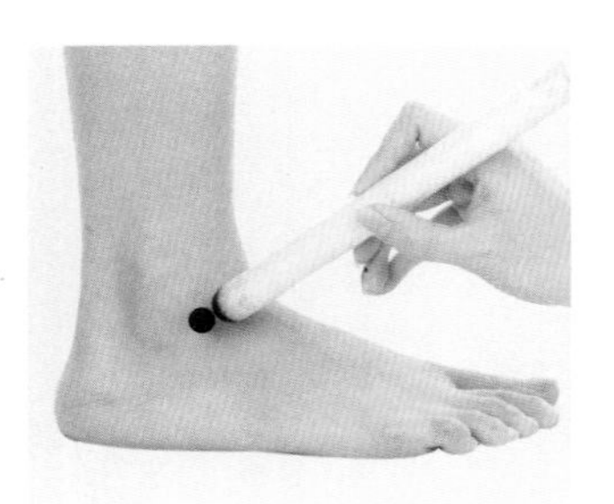

艾灸 用艾条温和灸5~20分钟，每天1次，可用于治疗外踝痛、胁肋痛。

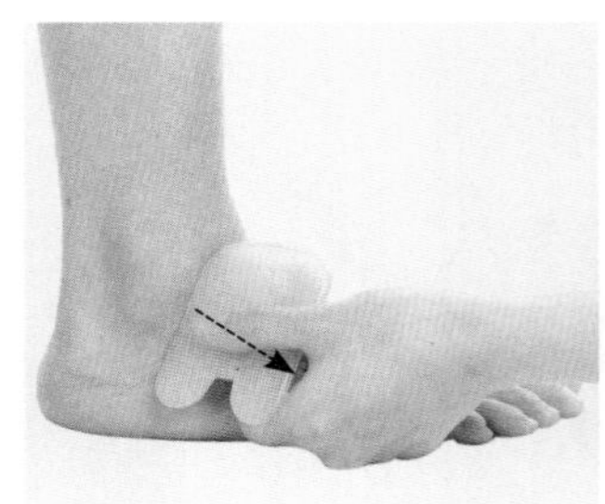

刮痧 从上向下刮拭3~5分钟，隔天1次，可用于治疗胸胁疼痛。

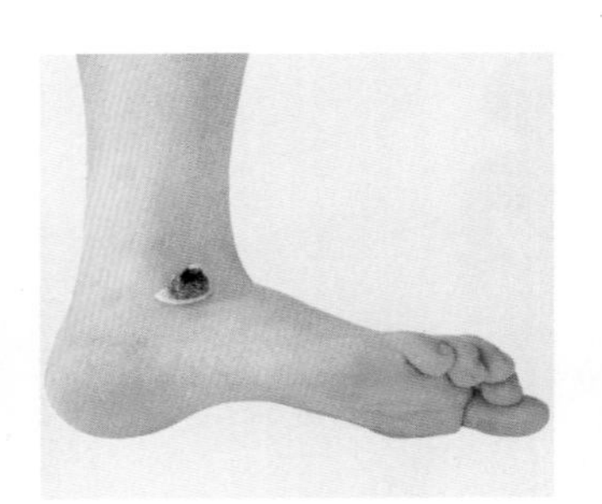

妙招 取一小块生姜，切成硬币样厚度，施灸时放在丘墟穴上，可以加强治疗效果。

配合 4 穴位 4 步按摩更有效

拍击百会穴

在头部，前发际正中直上 5 寸

按揉太阳穴

在头部，眉梢与目外眦之间，向后约 1 横指的凹陷中

点压攒竹穴

在面部，眉头凹陷中，额切迹处

掐按内关穴

在前臂前区，腕掌侧远端横纹上 2 寸，掌长肌腱与桡侧腕屈肌腱之间

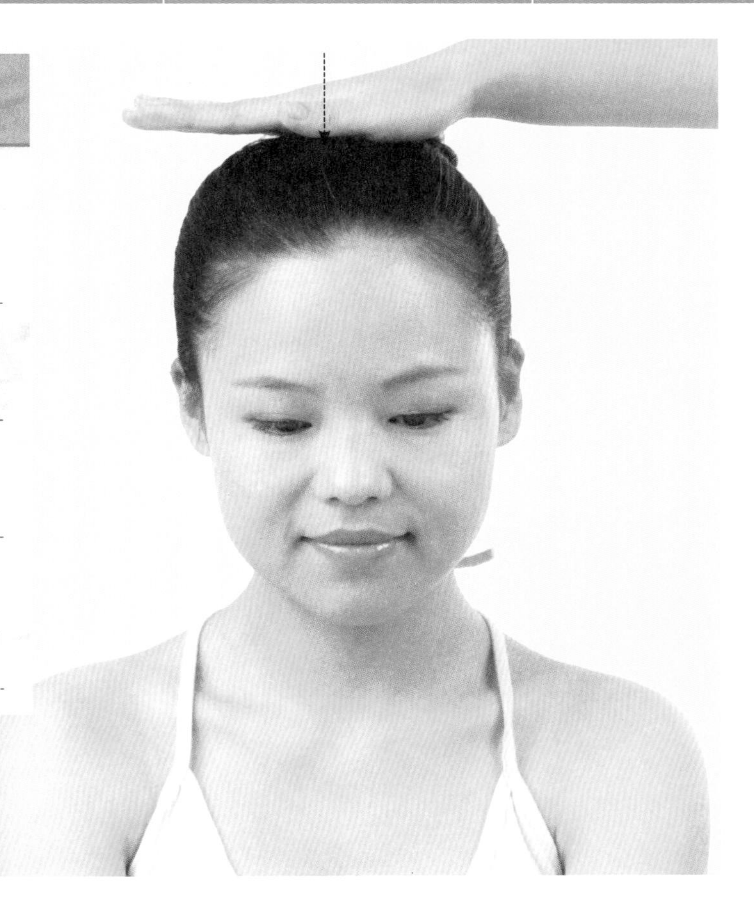

1 用手掌心轻轻拍击百会穴 10 次，力度较轻，长期坚持按摩。

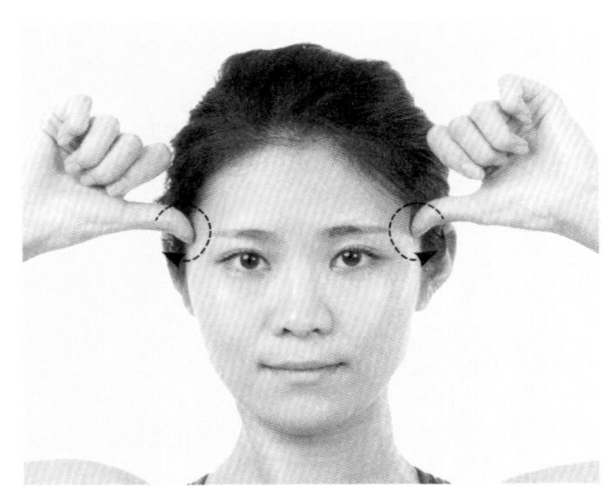

2 双手拇指同时按揉两侧太阳穴，按揉 1 分钟。

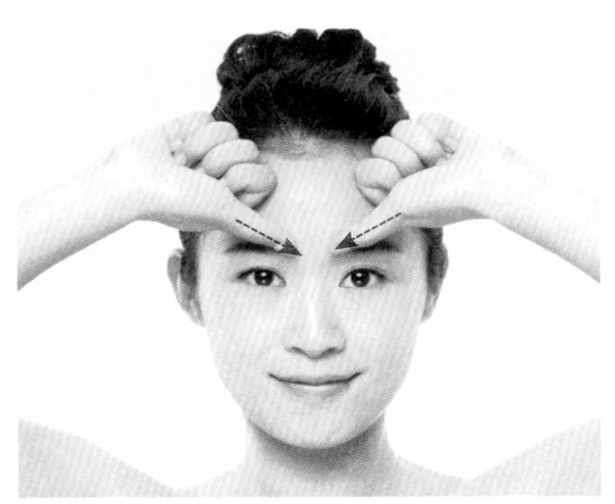

3 用双手拇指轻轻点压攒竹穴 20 次，力度较轻，长期坚持按摩。

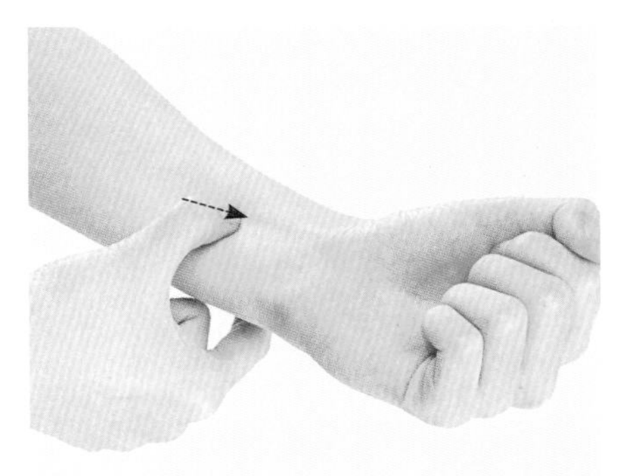

4 弯曲大拇指，以大拇指指尖垂直掐按内关穴 1~3 分钟，力度适中。

改善目赤与头痛——行间穴

五行中肾水为母、肝木为子，按照“虚者补其母，实者泻其子”的原则，肾内之火也可由行间穴而泻。行间穴也可治生殖系统的疾病。

穴位功效

- 行间穴的主要作用之一就是“泄肝火、疏气滞”。
- 用于治疗肝火旺盛引起的头痛、目赤、失眠等症。
- 对肝气郁滞引起的胁痛、呃逆、月经不调等症的治疗效果明显。

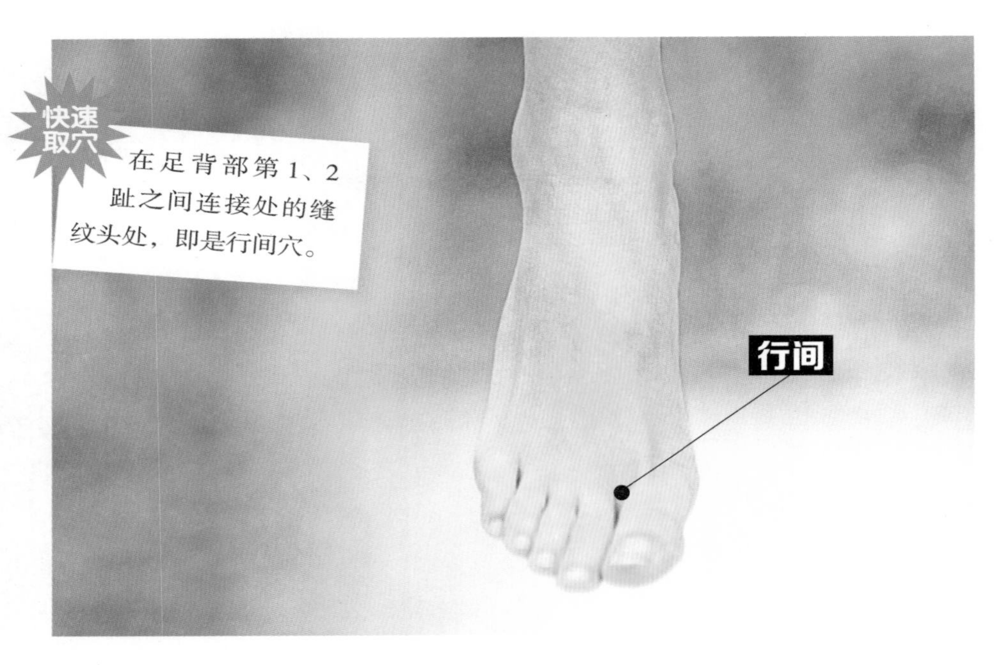

快速取穴 在足背部第1、2趾之间连接处的缝纹头处，即是行间穴。

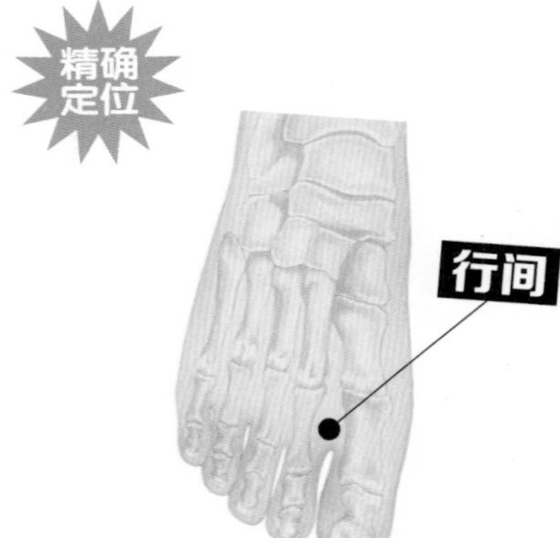

精确定位 在足背，第1、2趾间，趾蹼缘后方赤白肉际处。

一穴多用

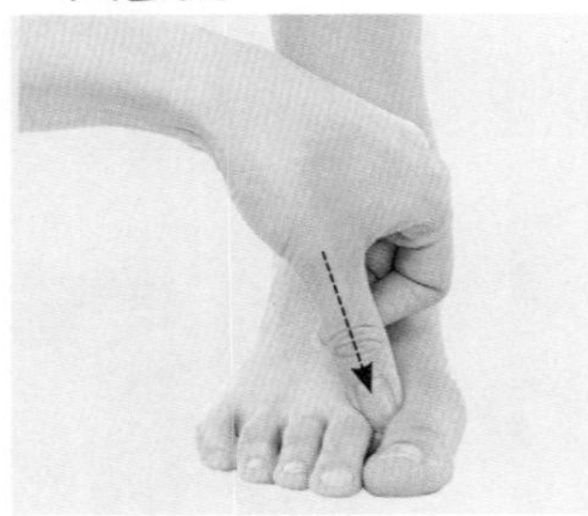

按摩 按摩时一面吐气，一面用拇指指腹强压穴位，如此重复，按压2~3分钟。

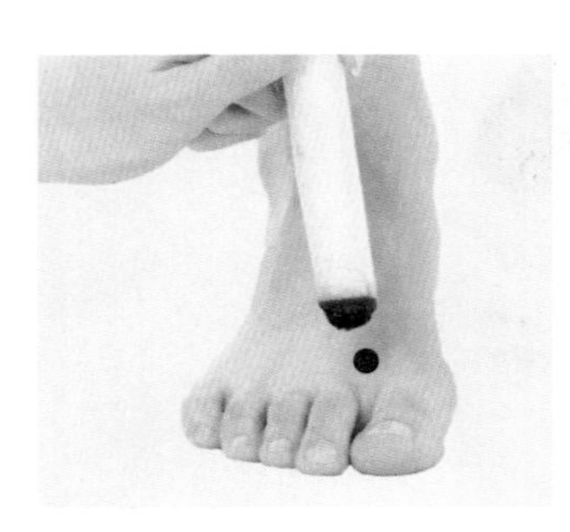

艾灸 用艾条温和灸5~20分钟，每天1次，也可用于治疗崩漏、阳痿。

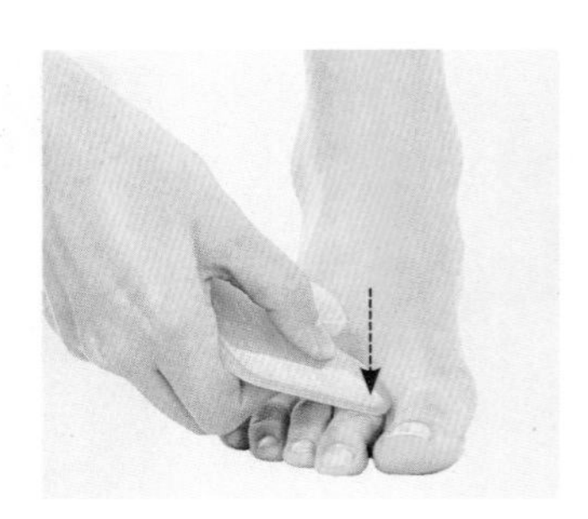

刮痧 从跖趾关节向足尖方向刮拭3~5分钟，隔天1次，可治疗癫狂、失眠、眩晕等疾病。

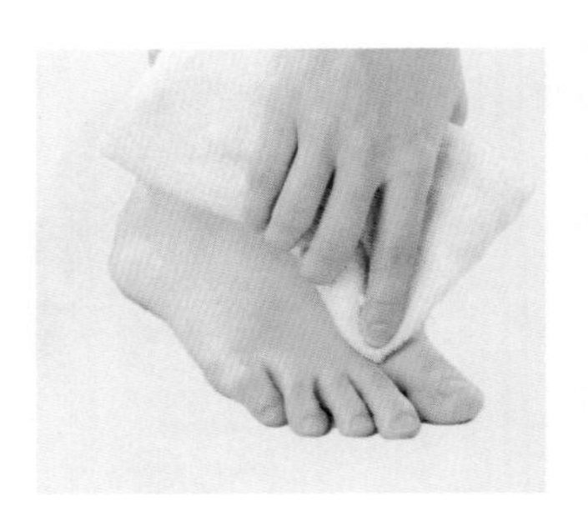

妙招 每天洗脚用柔软的毛巾擦拭行间穴及脚部，可缓解一天的疲劳。

湿气重这样做：✓ 多食冬瓜、薏米等利水消肿食物 ✗ 忌食油腻食物 ✗ 忌辛辣食物

湿气重——太白穴

当人体的消化系统出现障碍时，首先应考虑的是脾的问题，而治脾之病，非足太阴经莫属，太白穴则是其中一个要穴。

穴位功效

- 按摩太白穴可健脾化湿。
- 久病后脾胃虚弱、身体沉重、疲劳乏力，难以复原者，宜取本穴治疗。

快速取穴

足大趾与足掌所构成的关节，后下方掌背交界线凹陷处，即是太白穴。

太白

精确定位

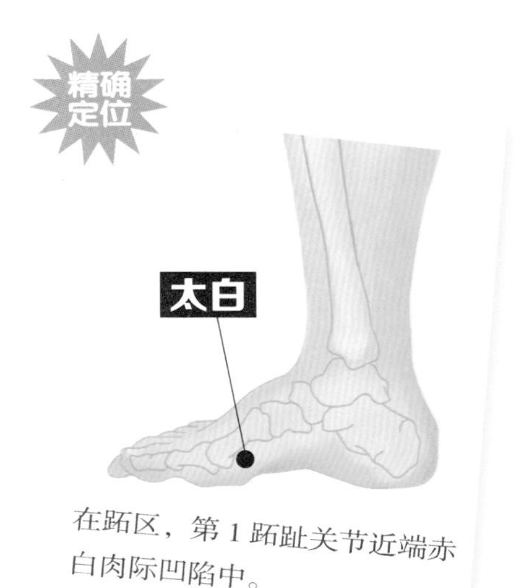

在跖区，第 1 跖趾关节近端赤白肉际凹陷中。

一穴多用

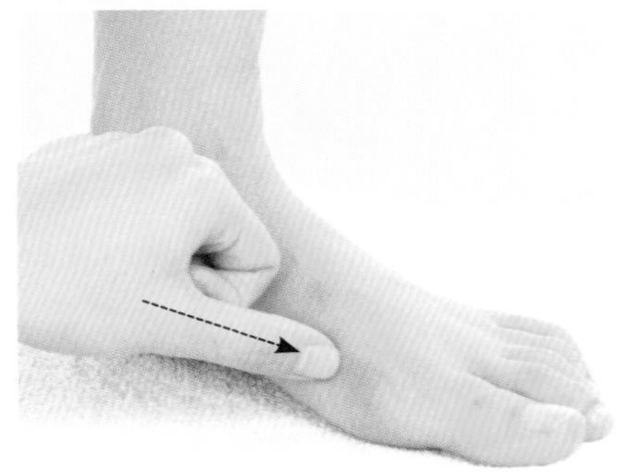

按摩 用拇指指腹点压太白穴，揉按 10 分钟，每天 1~3 次，可健脾化湿、理气和胃。

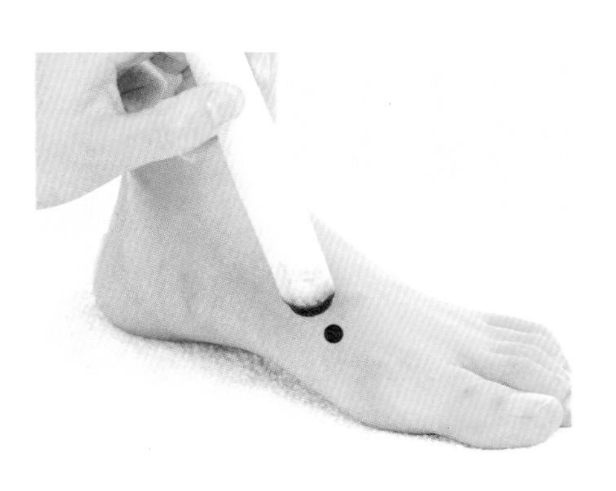

艾灸 用艾条温和灸 5~20 分钟，每天 1 次，可用于治疗寒湿泄泻、完谷不化。

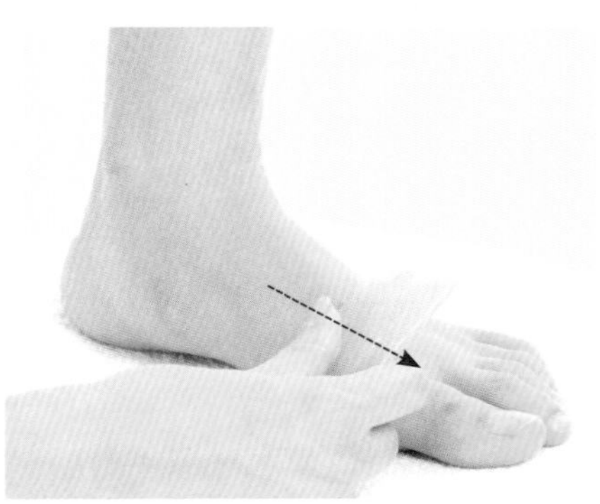

刮痧 从踝部向足尖方向刮拭 3~5 分钟，隔天 1 次，可用于治疗泄泻。

清理口腔炎症——内庭穴

五行之中胃为阳土，若是过多食用辛辣温热之品，容易造成胃火炽盛，引发头痛、面部痤疮、酒糟鼻、口腔溃疡、口臭、牙痛等症状，此时就可取内庭穴，引火下泻，以降胃气。

穴位功效

- 内庭穴能够清泻肠胃湿热。
- 此穴治口腔疾病效果最佳。可缓解头面部的热证。

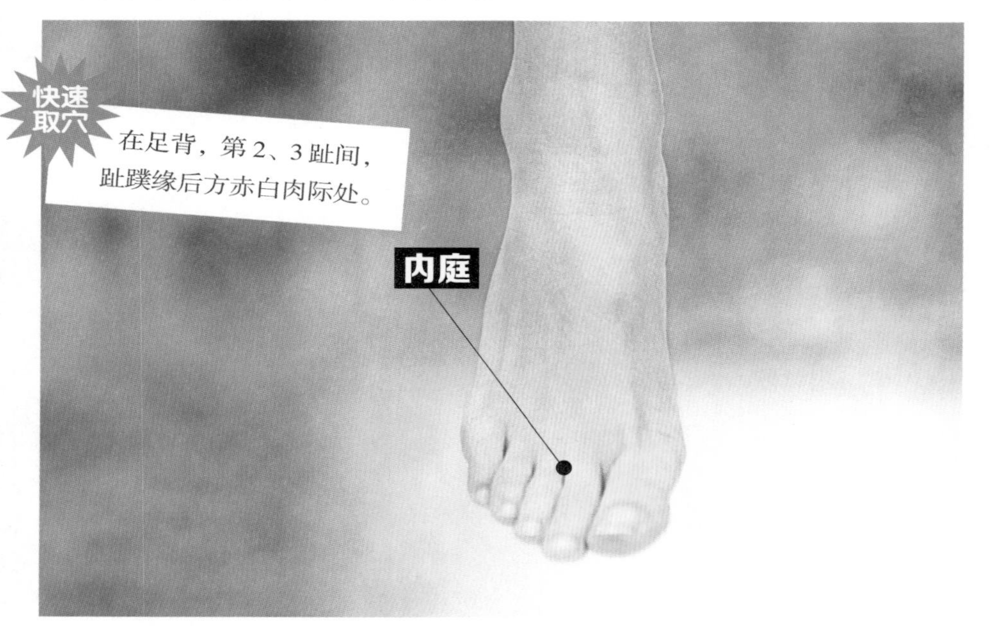

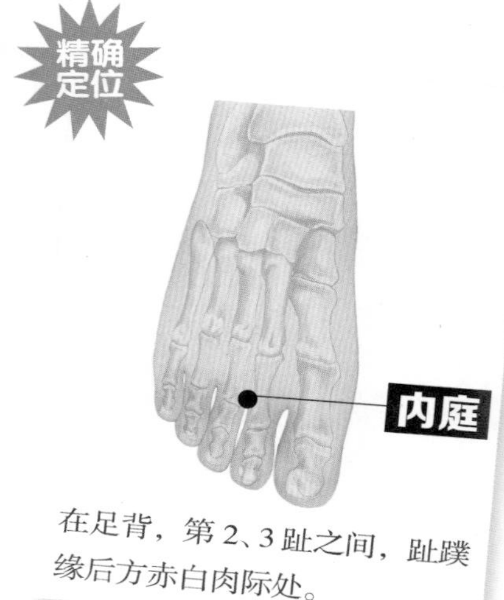

一穴多用

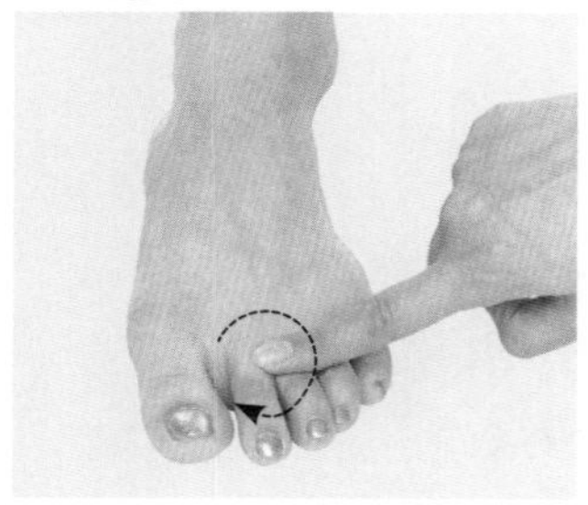

按摩 按摩时用食指指腹按揉内庭穴，适当按揉1~3分钟。

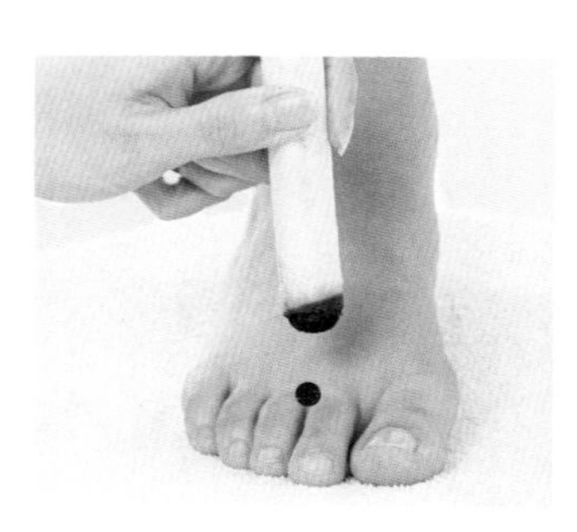

艾灸 用艾条温和灸5~20分钟，每天1次，可用于治疗鼻出血、咽喉肿痛。

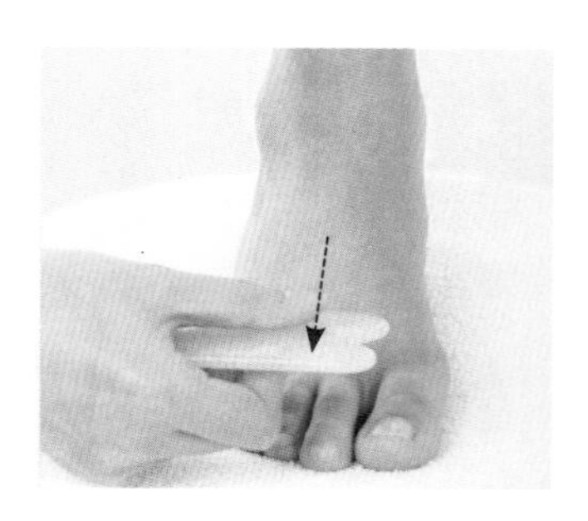

刮痧 从踝部向足尖方向刮拭3~5分钟，可用于治疗目赤肿痛、痢疾、失眠。

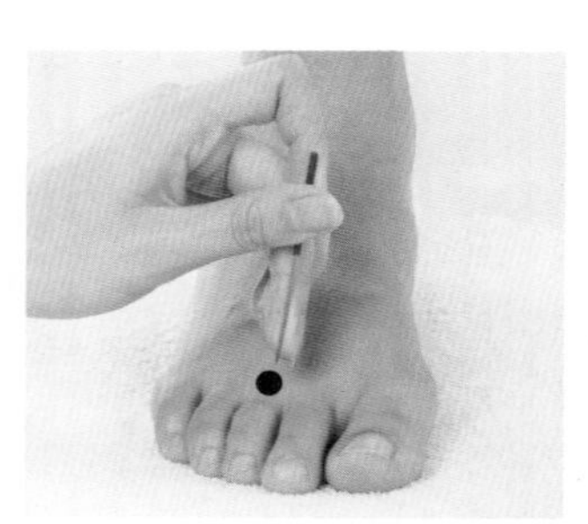

刺血 在内庭穴用三棱针点刺放血1~2毫升，可用于治疗失眠多梦、头痛等。

配合 4 穴位 4 步按摩更有效

按压承浆穴

在面部，颏唇沟的正中凹陷处

按压下关穴

在面部，颧弓下缘中央与下颌切迹之间凹陷中

按揉太冲穴

在足背，第 1、2 跖骨间隙的后方凹陷处

按压足三里穴

在小腿外侧，犊鼻下 3 寸，犊鼻与解溪连线上

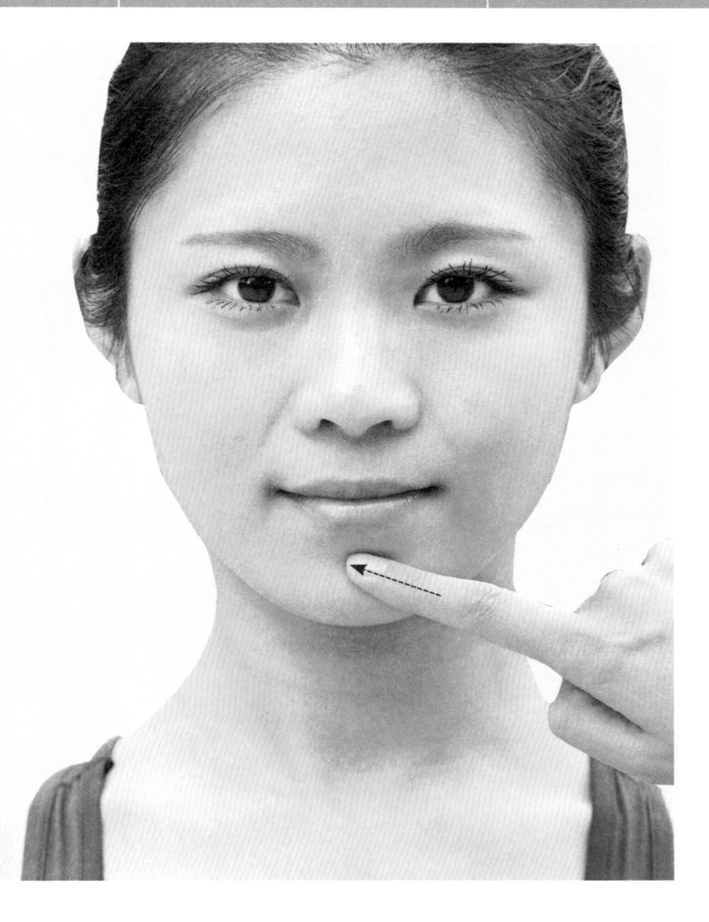

1 用食指指端轻轻按压承浆穴 1 分钟，并轻轻旋转，每日 2 次。

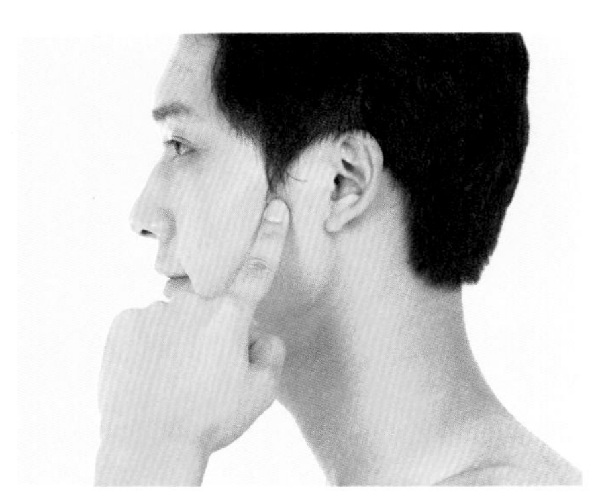

2 用双手食指指腹按压下关穴，每次 1~3 分钟。

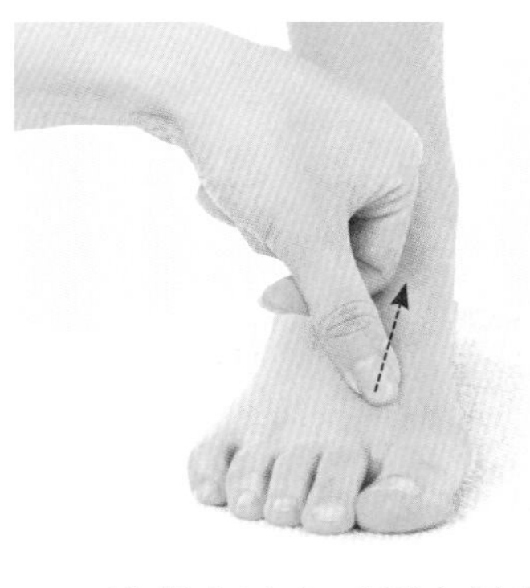

3 按揉太冲穴时用大拇指指腹从脚趾向脚跟的方向推压。

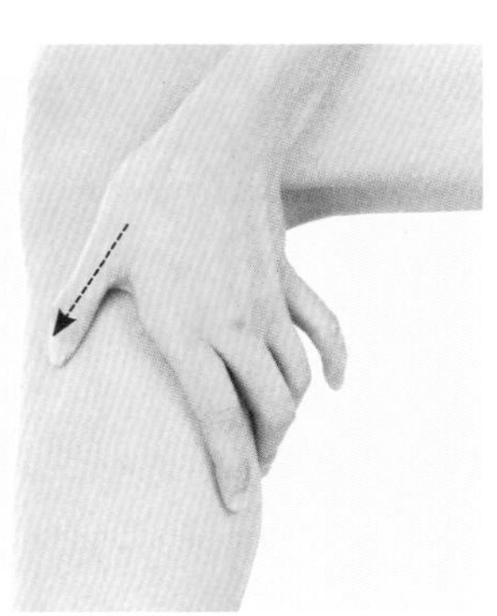

4 大拇指指端用力按压足三里穴，用力较重，左右穴各按压 3 分钟。

清肝明目——肝俞穴

肝主疏泄、藏血，在体为筋，其华在爪，开窍于目。因此，肝气郁积则肋部疼痛；血不养目则视力下降；藏血异常则月经不调；筋脉不通则腰背酸痛。按压肝俞穴，可疏肝理气、养血明目、潜阳息风。

穴位功效

- 肝俞穴多用于治疗急慢性肝炎、近视、视力下降等。
- 还可治月经不调、头晕目眩等需调血安神之疾。

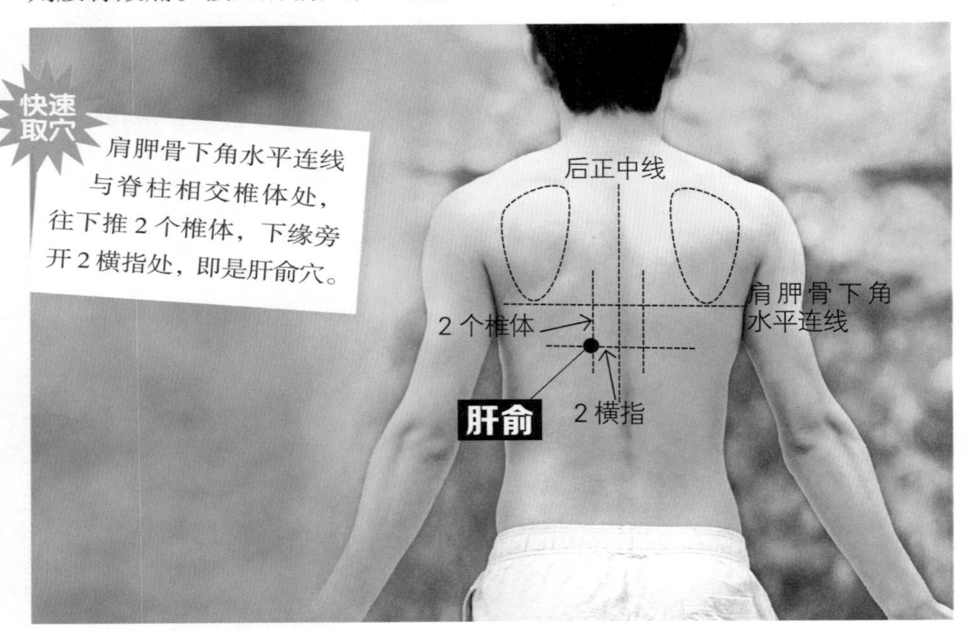

快速取穴：肩胛骨下角水平连线与脊柱相交椎体处，往下推 2 个椎体，下缘旁开 2 横指处，即是肝俞穴。

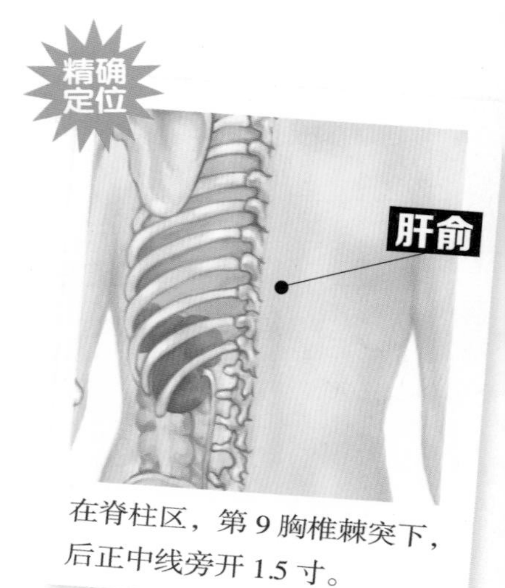

精确定位：在脊柱区，第 9 胸椎棘突下，后正中线旁开 1.5 寸。

一穴多用

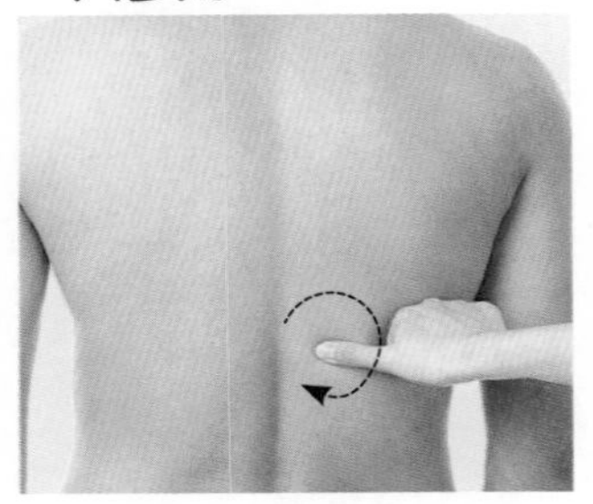

按摩 用拇指按揉肝俞穴，做旋转运动，每次持续 10~30 分钟，可缓解眼部疼痛。

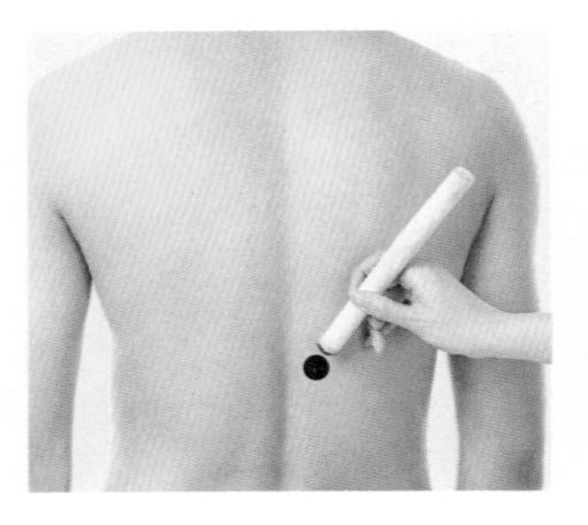

艾灸 用艾条温和灸 5~20 分钟，每天 1 次，可用于治疗少腹痛、疝气。

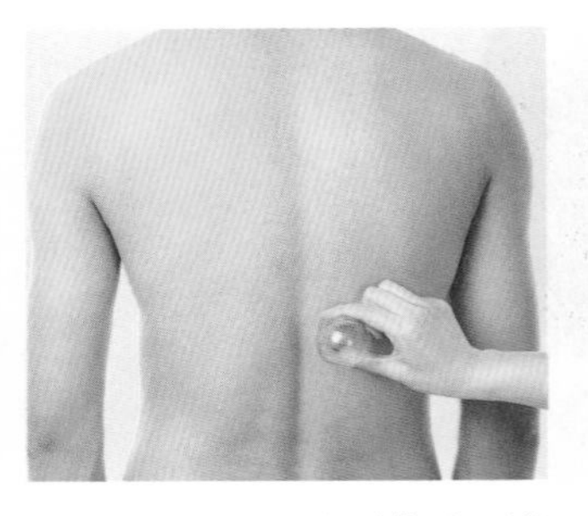

拔罐 用火罐留罐 5~10 分钟，隔天 1 次，可用于治疗肩背痛、转筋、目赤肿痛等疾病。

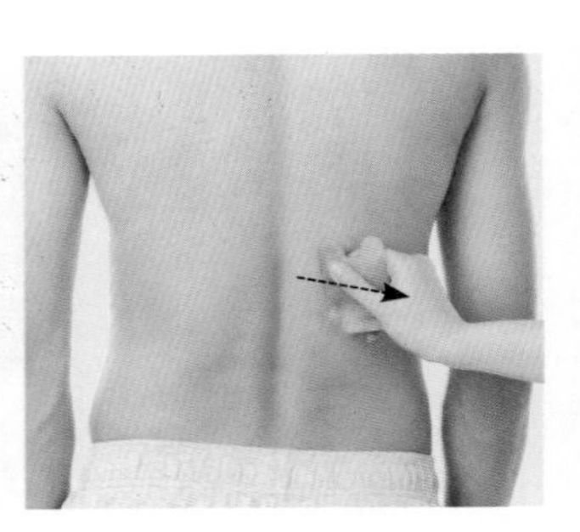

刮痧 从中间向外侧刮拭 3~5 分钟，隔天 1 次，可治急躁易怒、黄疸、目赤肿痛等疾病。

肺火大——太渊穴

太渊穴最为擅长的就是治疗肺内之病。太渊穴是“脉”的会穴，同时也是手太阴肺经的原穴，因此，太渊穴有起到补肺气养肺阴、清肺火的作用。

穴位功效

- 太渊穴是诊治体内肺经和肺脏疾病的重要穴位。
- 有补益肺气、通脉止痛的作用。
- 常用于治疗脾肺两虚造成的咳嗽痰多、喘息、胸闷等疾病。

快速取穴
掌心向上，腕横纹外侧摸到桡动脉，其外侧即是太渊穴。
太渊

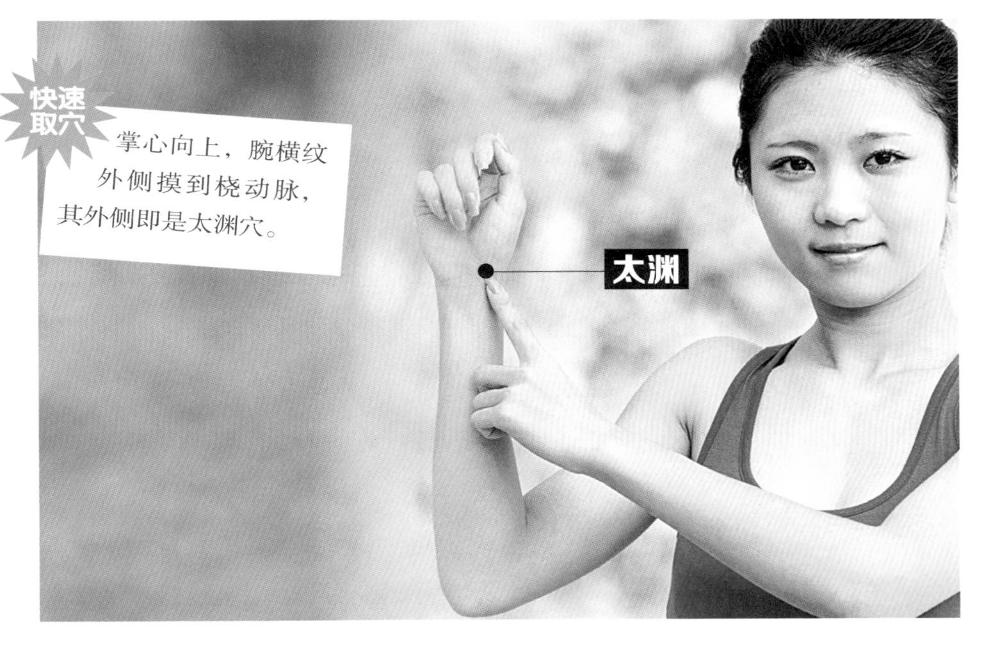

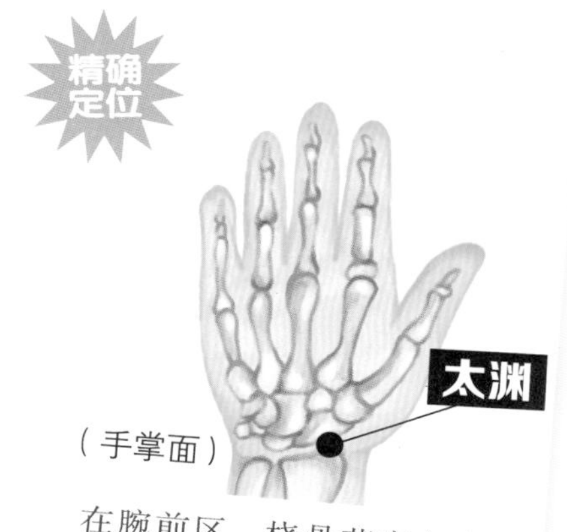

在腕前区，桡骨茎突与舟状骨之间，拇长展肌腱尺侧凹陷中。

一穴多用

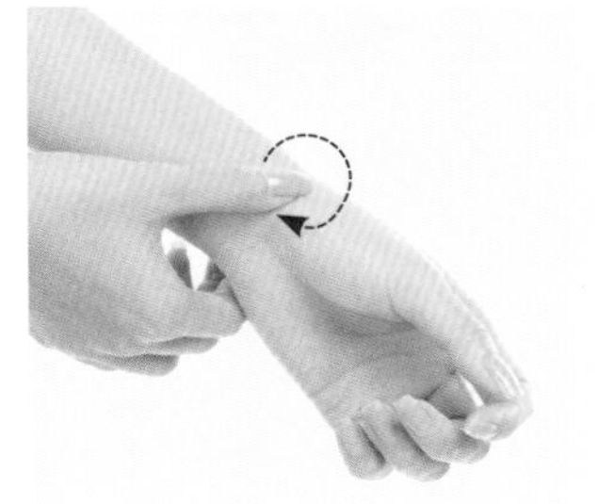

按摩 用拇指指腹用力点按太渊穴，每穴按揉3分钟，可以很快缓解咳嗽、哮喘。

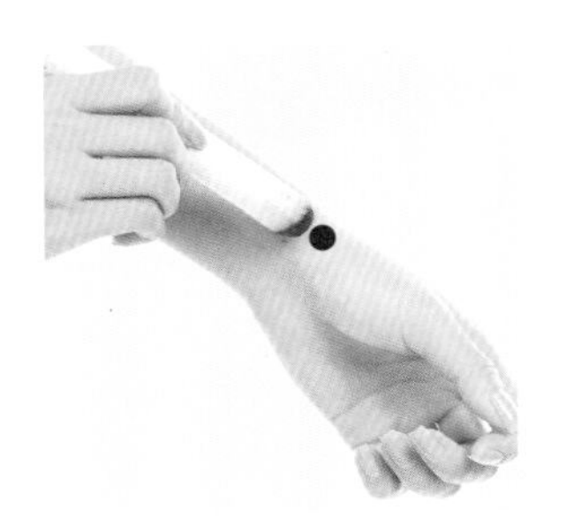

艾灸 用艾条温和灸5~20分钟，每天1次，可用于治疗咯血、胸闷、乳房刺痛。

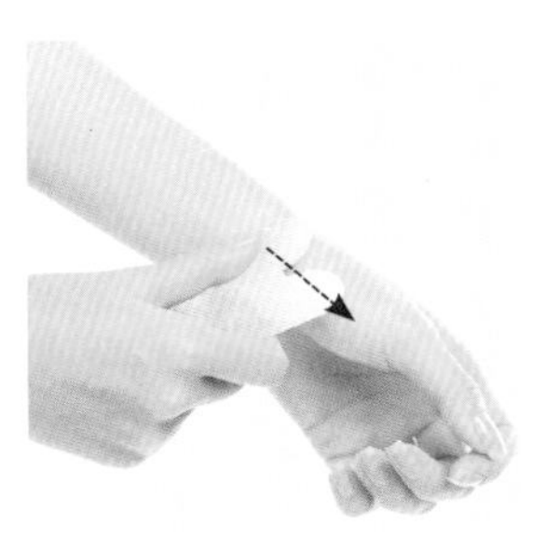

刮痧 从上向下刮拭3~5分钟，隔天1次，可用于治疗便血、咯血、目赤、发热。

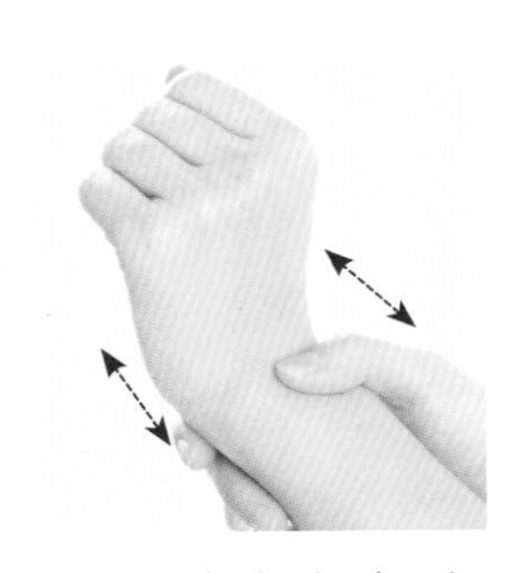

妙招 手腕疼痛时，可用一只手轻托另一只手的手腕，上下摆动，再结合按压太渊穴。

肾虚——京门穴

京门穴虽然在胆经上，但它是肾的募穴，肾气很容易在这里汇聚。刺激京门穴可起到调节肾气的功效。对肾虚、腰痛有缓解作用。

穴位功效

- 京门穴可以补脾益肾、利湿退肿。
- 主治胁肋痛、腹胀、腰脊痛、尿黄、肾炎等症。

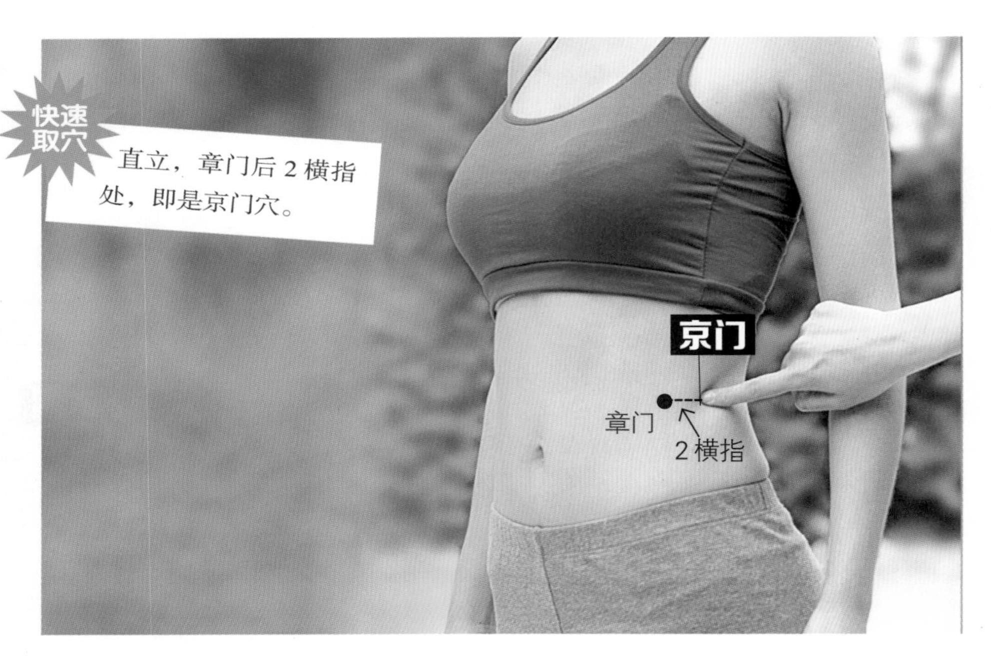

直立，章门后2横指处，即是京门穴。

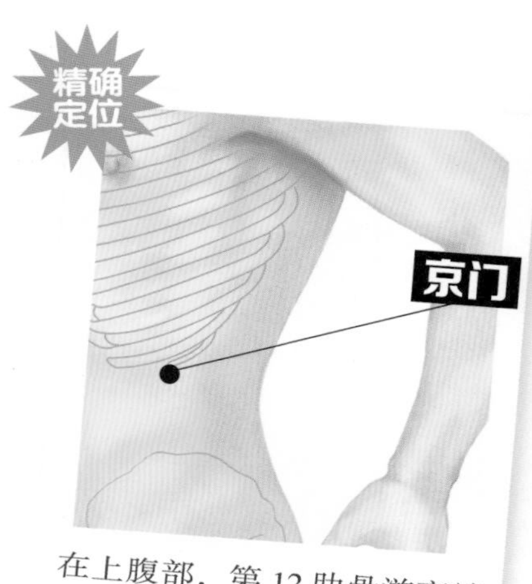

在上腹部，第12肋骨游离端下际。

一穴多用

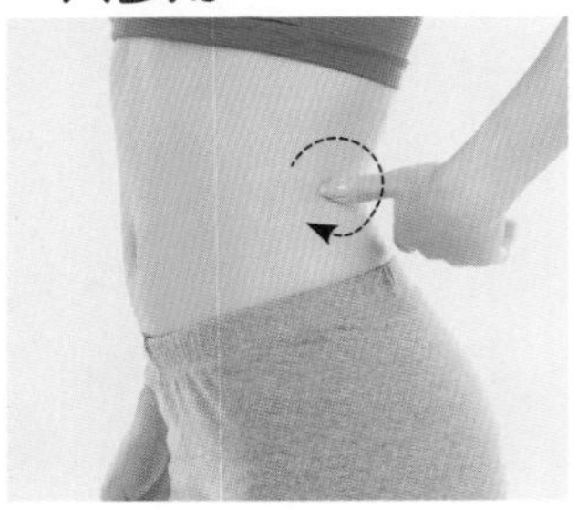

按摩 肾虚的人，平时应多按摩此穴。按摩时要用手指来揉此穴，稍稍用力即可。

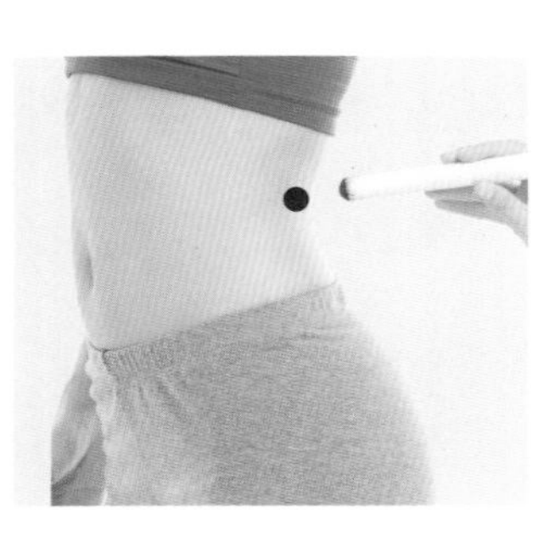

艾灸 用艾条温和灸5~20分钟，每天1次，可用于治疗胸胁痛、腹痛、水肿、腰痛等。

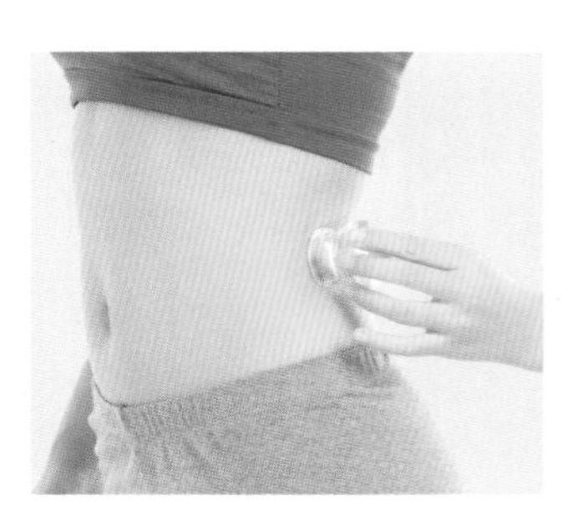

拔罐 用火罐留罐5~10分钟，隔天1次，能利湿退肿、补肾强腰。

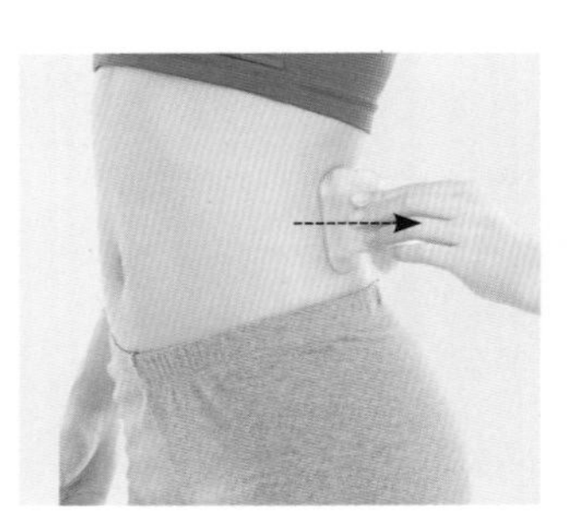

刮痧 从中间向外侧刮拭3~5分钟，隔天1次，可用于治疗和缓解腰痛。

除湿化痰——丰隆穴

中医认为“百病皆由痰作祟”，湿与痰常相伴产生，流注于人体脏腑、经络，变化而致人生病。而丰隆穴可除痰湿、清经络，从而保障人体的健康。

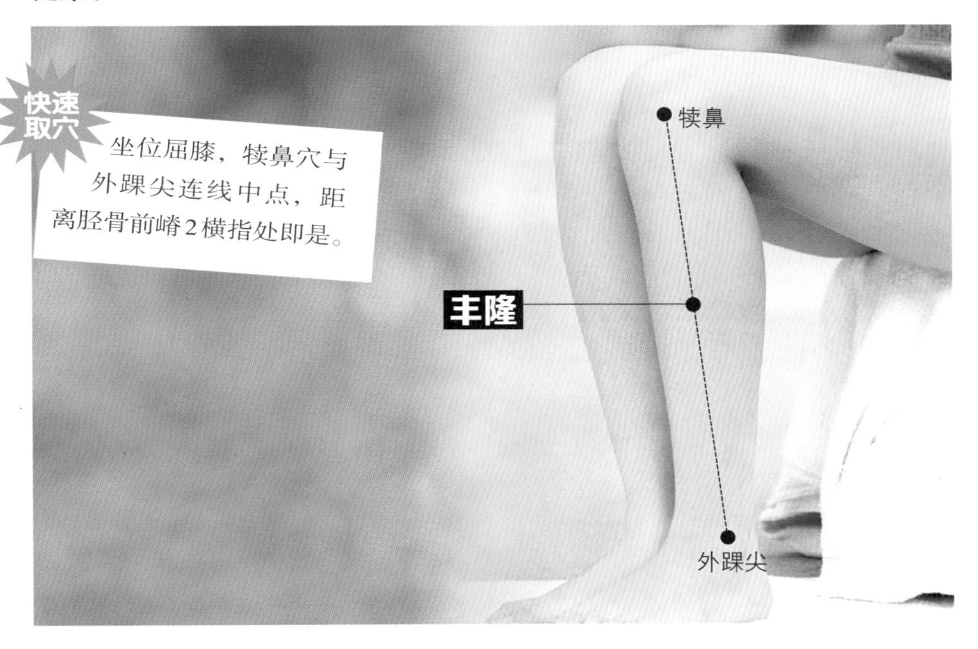

穴位功效

- 丰隆穴为足阳明经的络穴，它既能治疗手太阴肺经的病症，如咳嗽、痰多、支气管哮喘，又可治足太阴脾经的病症，如高脂血症、肥胖症、便秘等。
- 健脾化痰，和胃降逆，开窍。

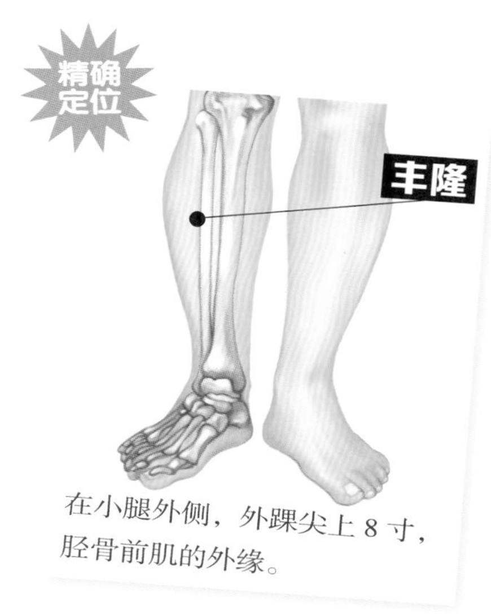

在小腿外侧，外踝尖上8寸，胫骨前肌的外缘。

一穴多用

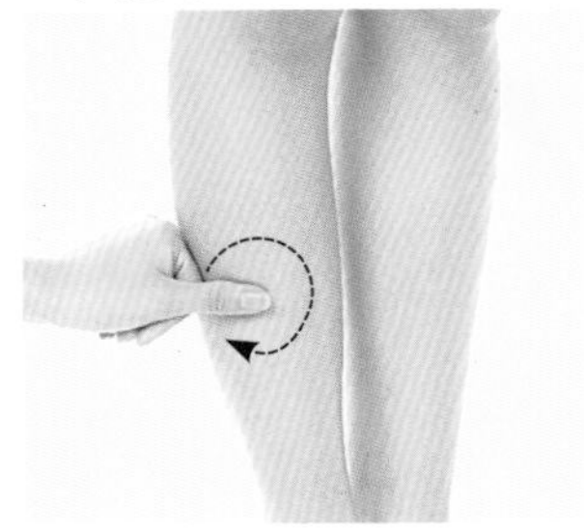

按摩 经常用拇指按揉丰隆穴200次，可用于治疗各种痰证。

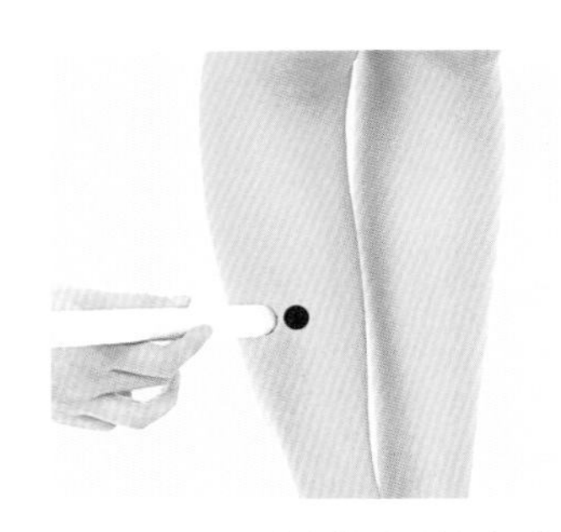

艾灸 用艾条温和灸5~20分钟，每天1次，可温阳健脾、除湿化痰。

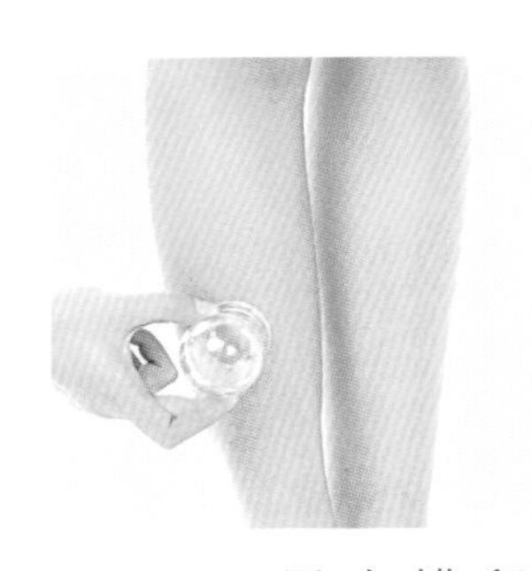

拔罐 用火罐留罐5~10分钟，隔天1次，可用于治疗下肢疼痛。

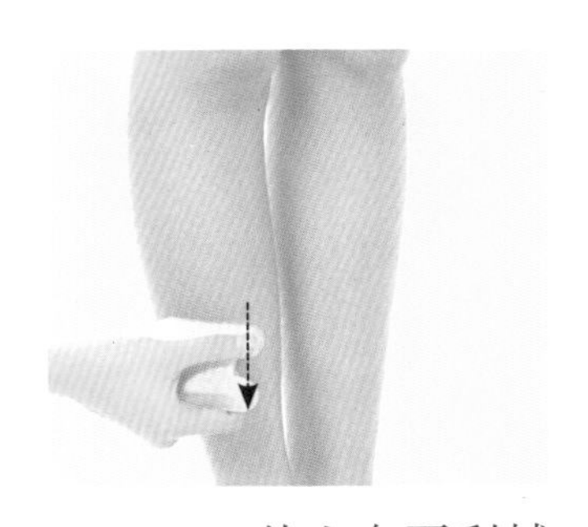

刮痧 从上向下刮拭3~5分钟，隔天1次，可用于治疗各种痰湿导致的疾病。

目赤眼花——瞳子髎穴

人体衰老往往都是从机体的两端——头与脚开始的。因此，头面部皮肤的粗糙、松弛、皱纹以及视力下降，通常都是衰老的最早信号。所以人若要抗衰防老、养颜美容，必须经常关注头面部和脚足的血液循环。

穴位功效

- 瞳子髎穴，有清脑明目的功效。
- 能够促进眼部血液循环，治疗常见的眼部疾病。
- 去除眼角皱纹，解决头痛等头面部的疾患。

快速取穴
目外眦旁，眼眶外侧缘处，即是瞳子髎穴
禁
拔火罐
瞳子髎

精确定位
瞳子髎

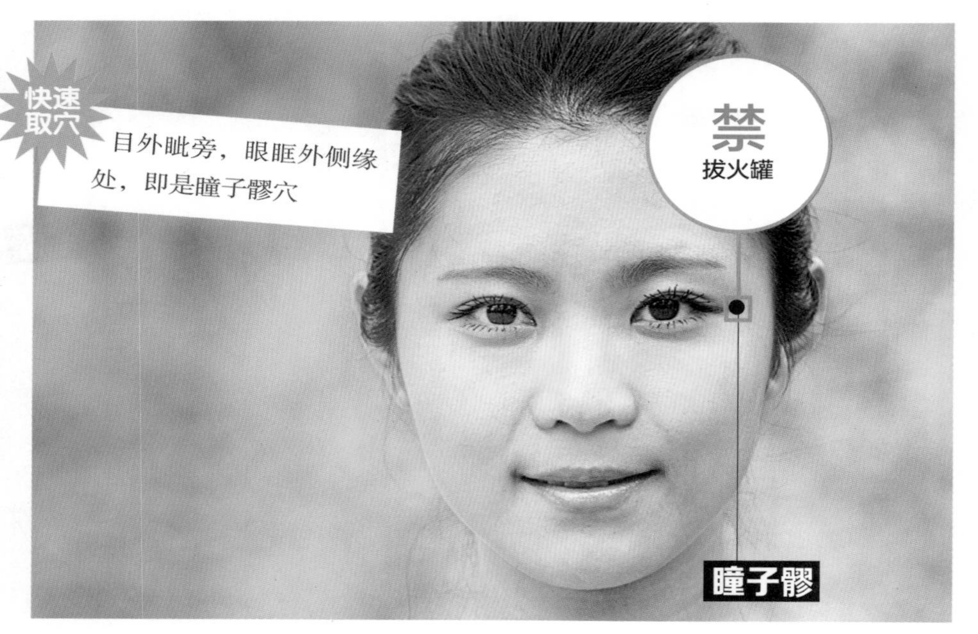

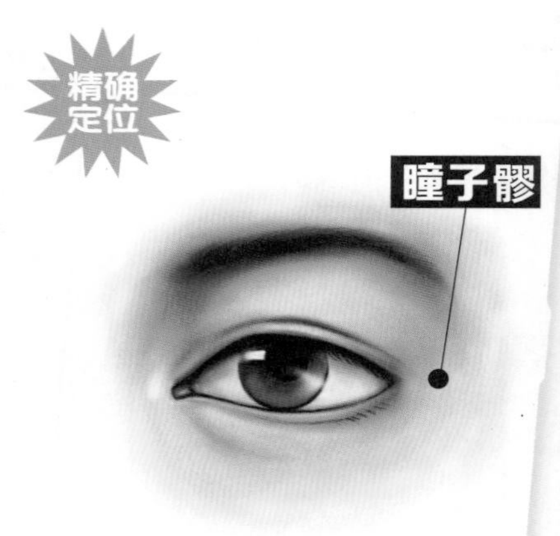

在面部，目外眦外侧 0.5 寸凹陷中。

一穴多用

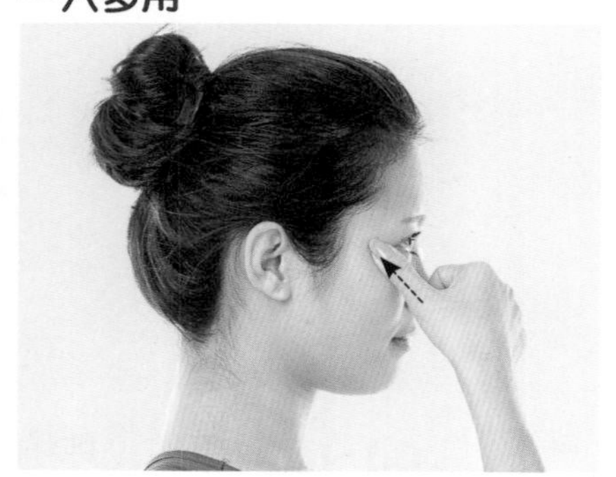

按摩 每天坚持用两拇指用力垂直揉按瞳子髎穴 1~3 分钟。可以改善目赤眼花。

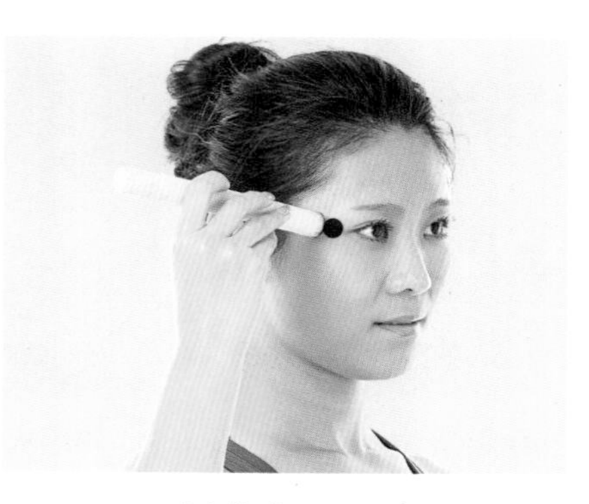

艾灸 用艾条温和灸 5~20 分钟，每天 1 次，可用于治疗近视、偏头痛。

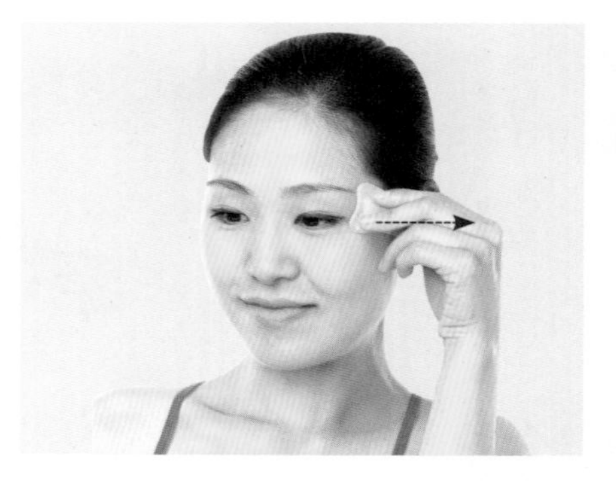

刮痧 从中间向外侧刮拭 3~5 分钟，隔天 1 次，可有助于清脑明目。

配合 4 穴位 4 步按摩更有效

+
按揉两侧太阳穴

在头部，眉梢与目外眦之间，向后约 1 横指的凹陷中

+
按摩承泣穴

在面部，眼球与眶下缘之间，瞳孔直下

+
按压睛明穴

在面部，目内眦内上方眶内侧壁凹陷中

+
按摩四白穴

在面部，眶下孔处

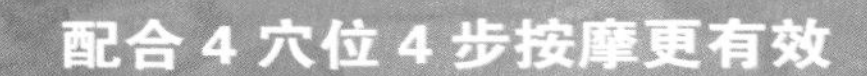

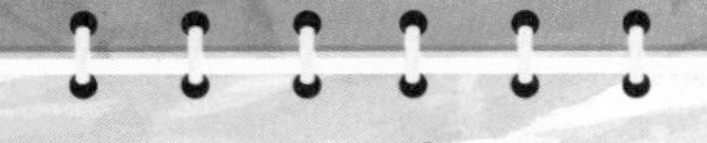

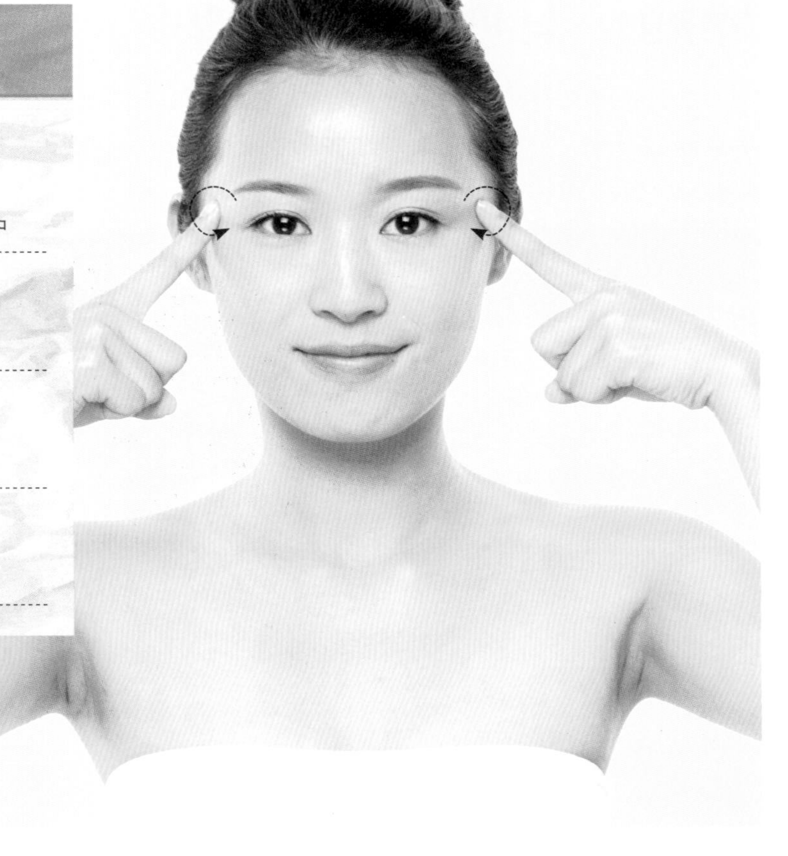

1 用双手食指同时按揉两侧太阳穴 1 分钟。

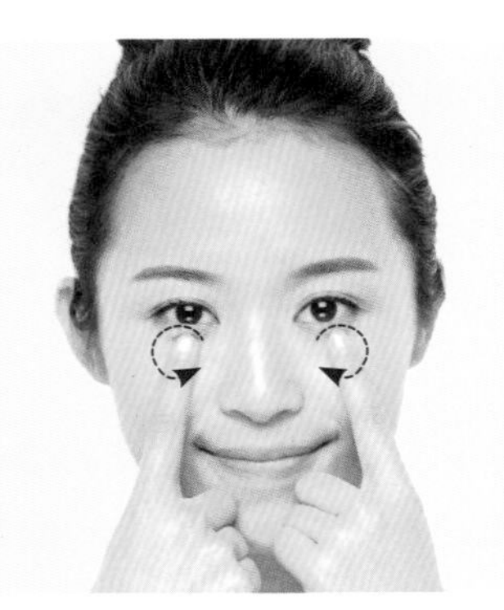

2 在脸盆中滴入几滴精油，熏蒸承泣穴，然后用食指指腹进行适当按摩，每次按摩 1 分钟。

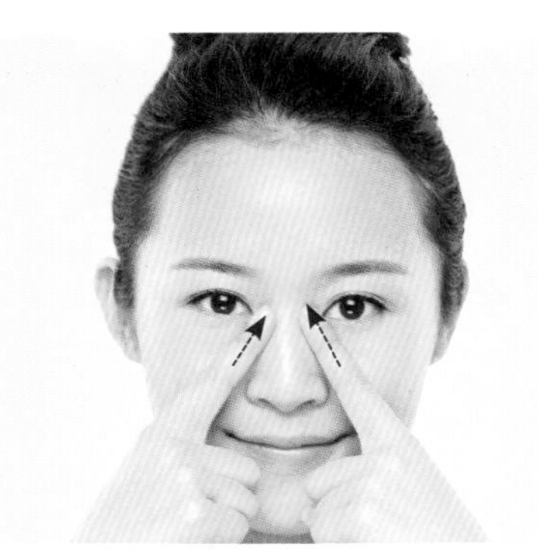

3 以食指指尖轻轻按压睛明穴，反复几次后顺着下眼睑来回按摩，效果更好。

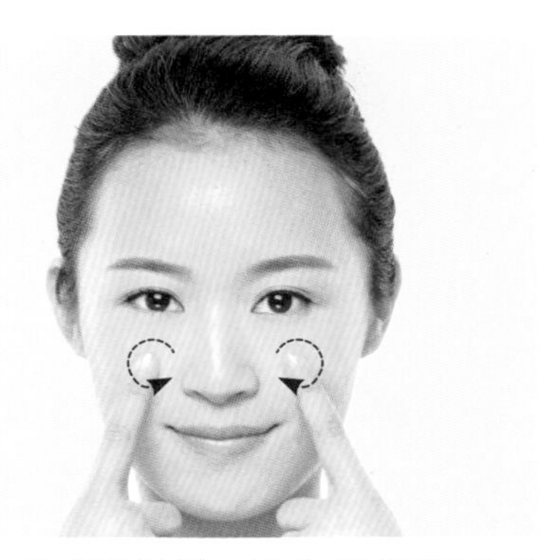

4 两手轻握拳，将食指指腹置于四白穴，顺着眼睑的弧度来回画弧，还可去除黑眼圈。

牙痛、耳鸣——下关穴

面部的三叉神经经过下关穴，而且下关穴与颞颌关节、耳朵的位置非常近。因此，可用于三叉神经痛、颞颌关节紊乱、牙痛、耳鸣、耳聋等疾病的治疗。

穴位功效

- 下关穴在中医临床中的应用比较广泛，有消肿止痛、聪耳通络的作用。
- 对耳聋、耳鸣、牙痛等病症的治疗效果很好。另外，面部的三叉神经经由此穴，因此能够治疗面瘫和三叉神经痛。

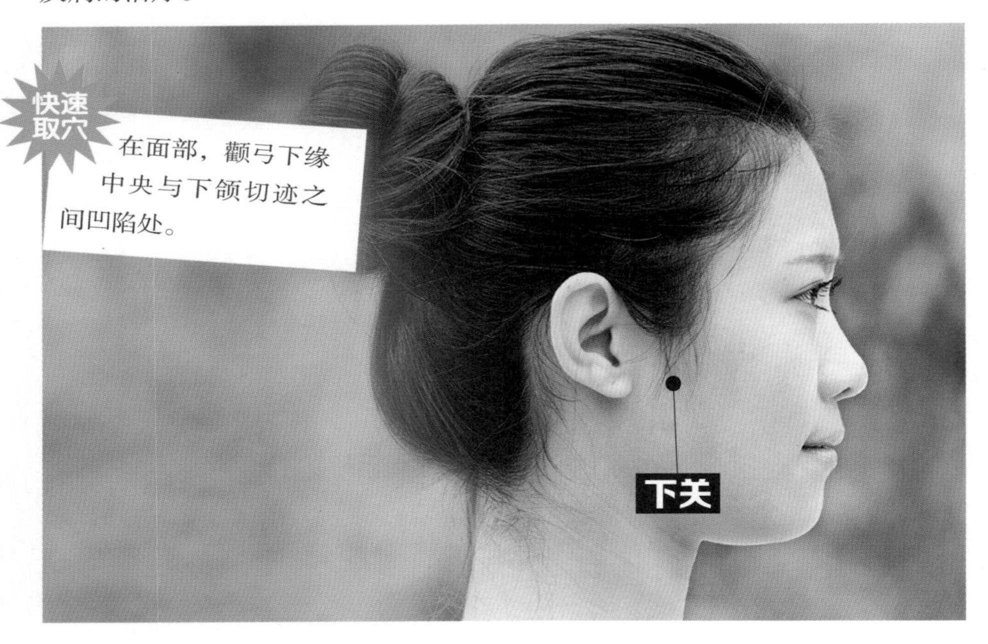

快速取穴

在面部，颧弓下缘中央与下颌切迹之间凹陷处。

精确定位

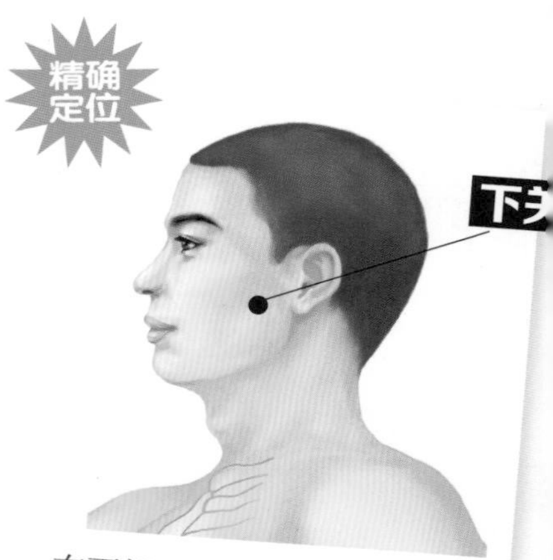

在面部，颧弓下缘中央与下颌切迹之间凹陷中。

一穴多用

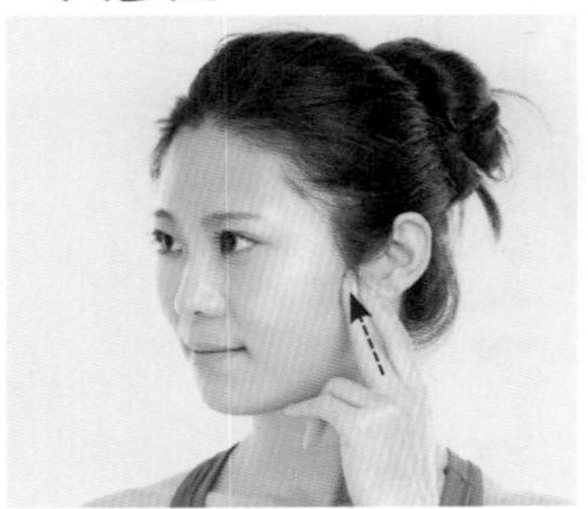

按摩 牙痛时，用指腹按压下关穴3分钟，牙痛会有所缓解。

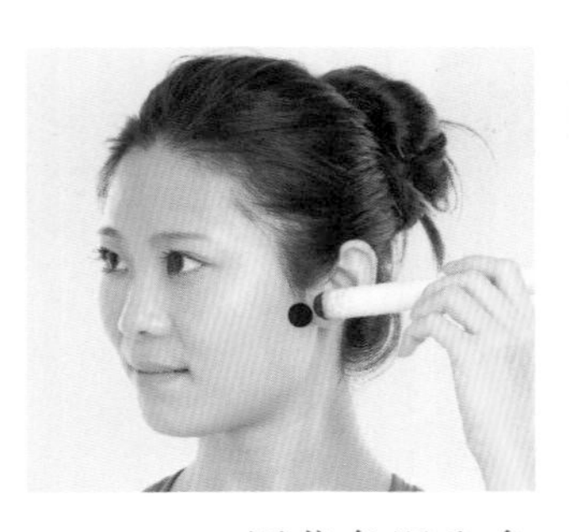

艾灸 用艾条温和灸5~20分钟，每天1次，可用于治疗牙痛、颞颌关节功能紊乱。

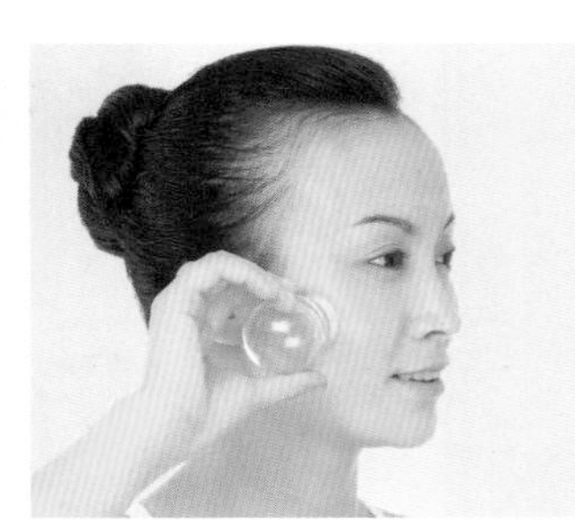

拔罐 用火罐留罐5~10分钟，隔天1次，可用于治疗牙痛、耳鸣、耳聋。

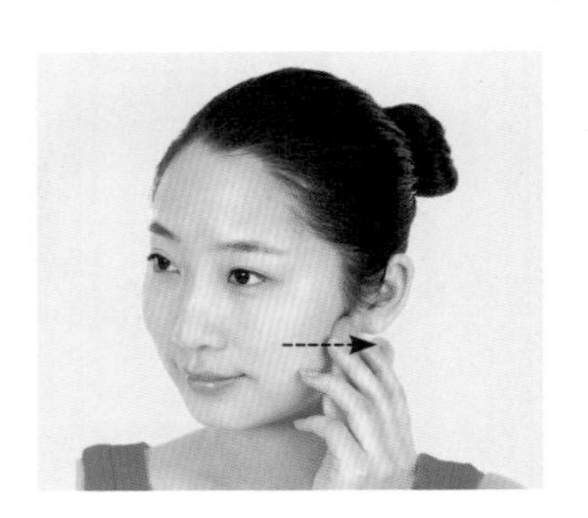

刮痧 从中间向外侧刮拭下关穴3~5分钟，隔天1次，可以消肿止痛。

脾胃虚寒——石关穴

石关穴位于肾经的前线，有通往肺经、小肠经和任脉的串经。可以治疗肾经、肺经、小肠经和任脉小腹部的疾病。

穴位功效

- 石关穴主治呕吐、腹痛等脾胃虚寒之症。
- 有降逆止呕、温经散寒之功效。

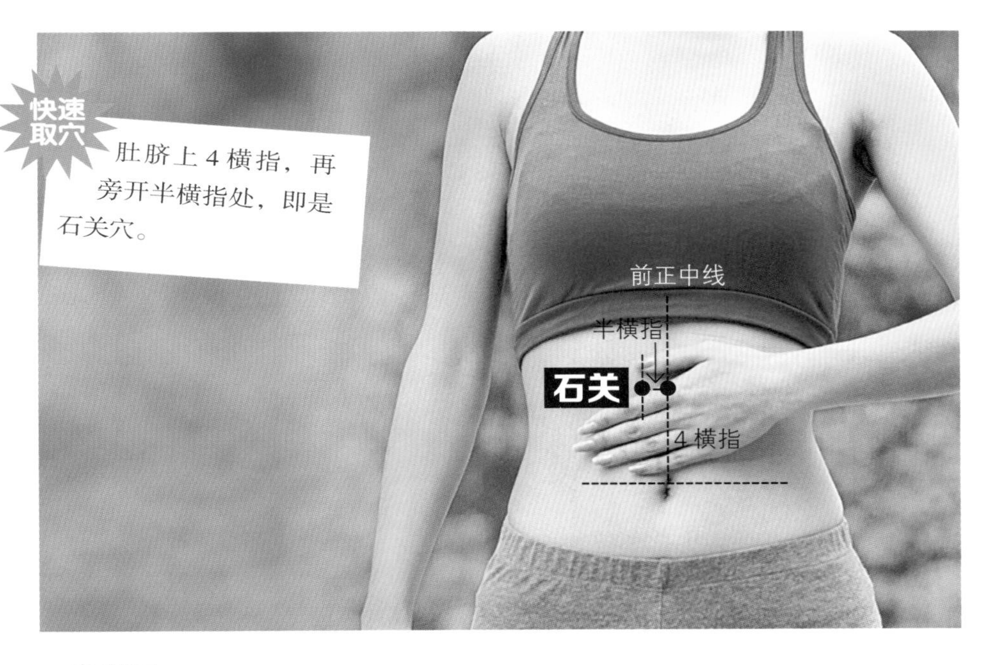

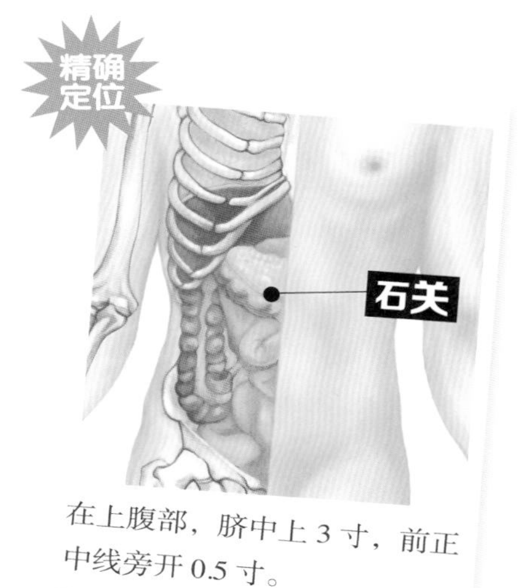

在上腹部，脐中上3寸，前正中线旁开0.5寸。

一穴多用

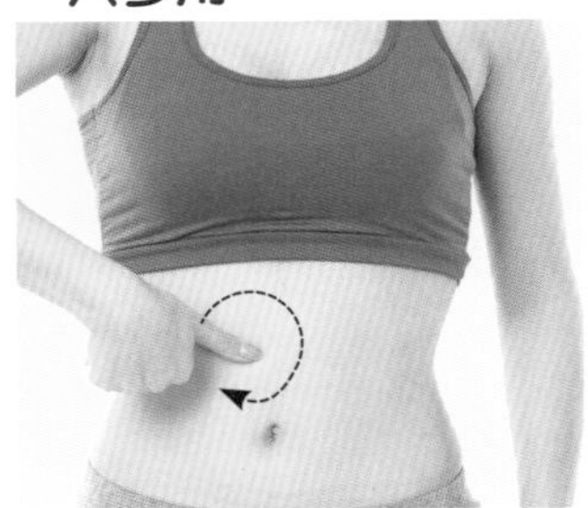

按摩 用拇指指腹按揉石关穴，以有酸胀感觉为度，每次按揉3~5分钟

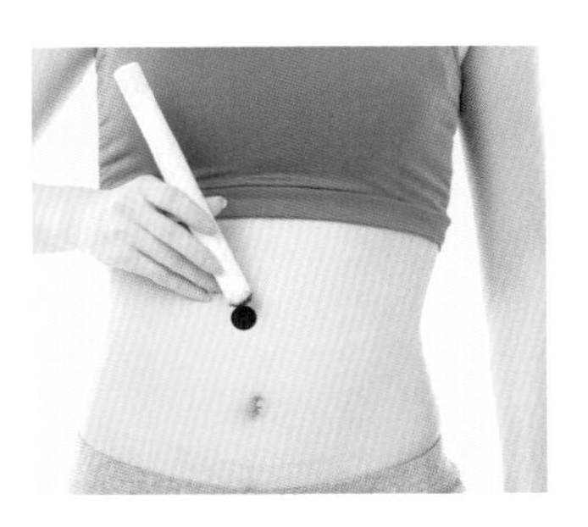

艾灸 用艾条温和灸5~20分钟，每天1次，可用于治疗脾胃虚寒。

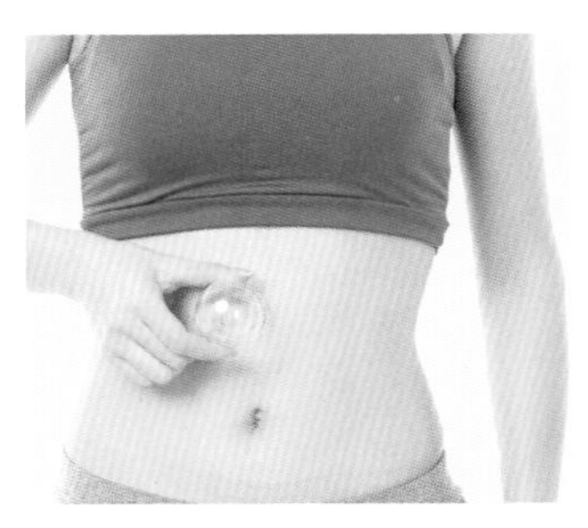

拔罐 用火罐留罐5~10分钟，或连续走罐5分钟，隔天1次，可用于治疗腹痛。

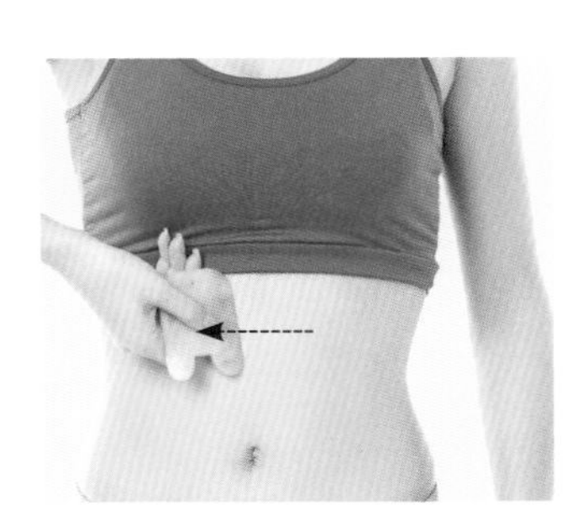

刮痧 从中间向外侧刮拭3~5分钟，隔天1次，可用于治疗呕吐、不孕等疾病。

摆平胸腹疾患——公孙穴

公孙穴是足太阴经之络穴，能健脾开胃，主治消化不良、食欲呆滞、呕吐泄泻等胃肠疾病。它又是八脉交会穴之一，通于冲脉，能治疗女性月经过多、面色萎黄之症。

穴位功效

- 按摩公孙穴能缓解腹胀、腹痛、心痛、胃痛、胸痛等症状。
- 对月经过多，面色萎黄有治疗作用。

快速取穴

足大趾与足掌所构成的关节内侧，弓形骨后端下缘凹陷处，即是公孙穴。

公孙

精确定位

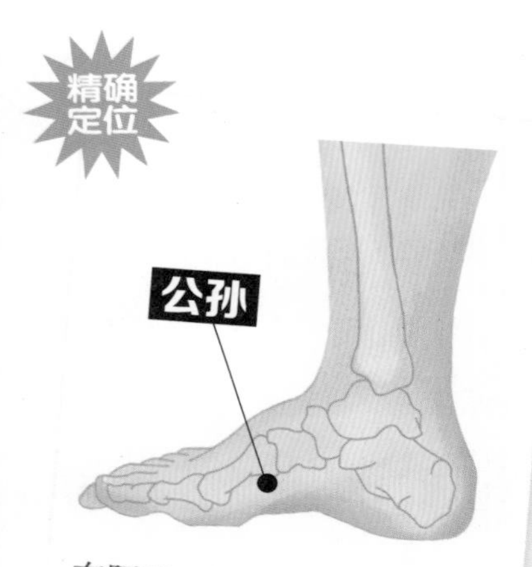

在跖区，第 1 跖骨底的前下缘赤白肉际处。

一穴多用

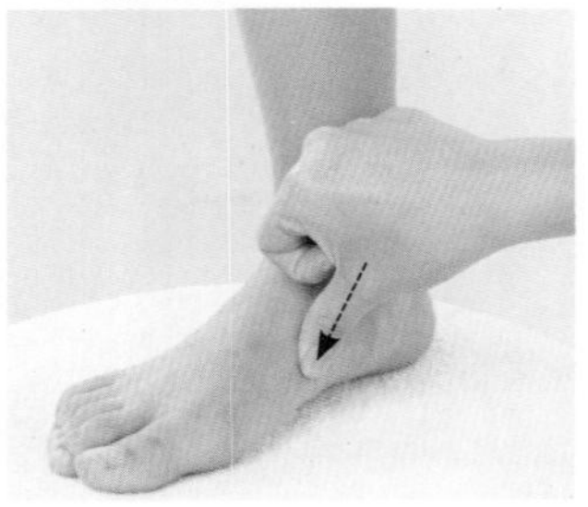

按摩 用拇指指腹向内按压穴位，有酸痛感。每天早、晚各按 1 次，每次 1~3 分钟。

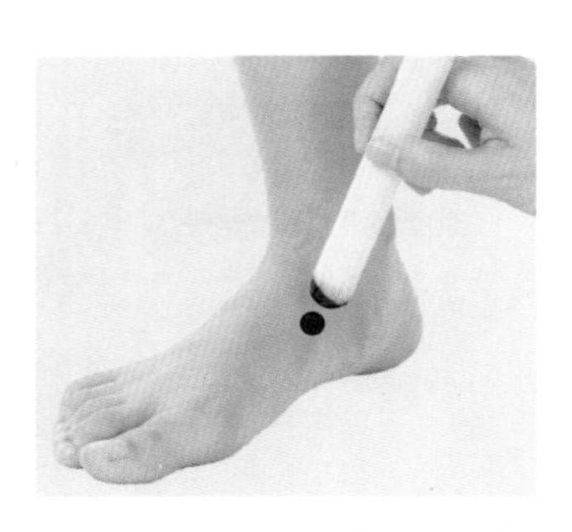

艾灸 用艾条温和灸 5~20 分钟，每天 1 次，可用于治疗胃痛、呕吐、水肿。

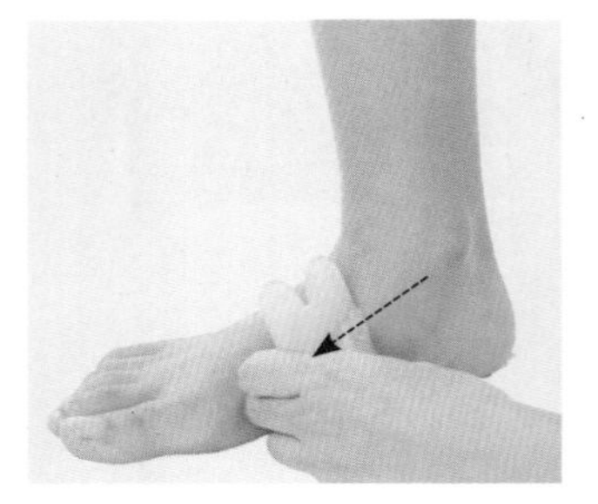

刮痧 从足跟向脚趾头方向刮拭 3~5 分钟，隔天 1 次，可用于治疗腹痛、失眠等。

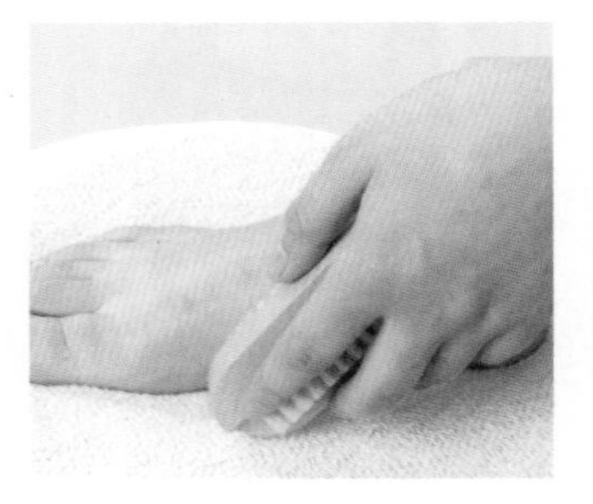

妙招 除指压外，可用柔软的刷子轻轻摩擦公孙穴，也能收到很好的效果。

常按远离中风——风市穴

敲胆经中最起作用的就是风市穴，当我们感觉累了的时候，敲一敲风市穴，马上就会变得有精神，而且免疫功能也会迅速提高，因为风市穴最能把对人体有害的虚邪贼风拒之门外。

穴位功效

- 风市穴主治由风寒、风湿引起的各种疾病。
- 按摩风市穴可以预防中风、半身不遂、下肢麻痹、全身瘙痒等。

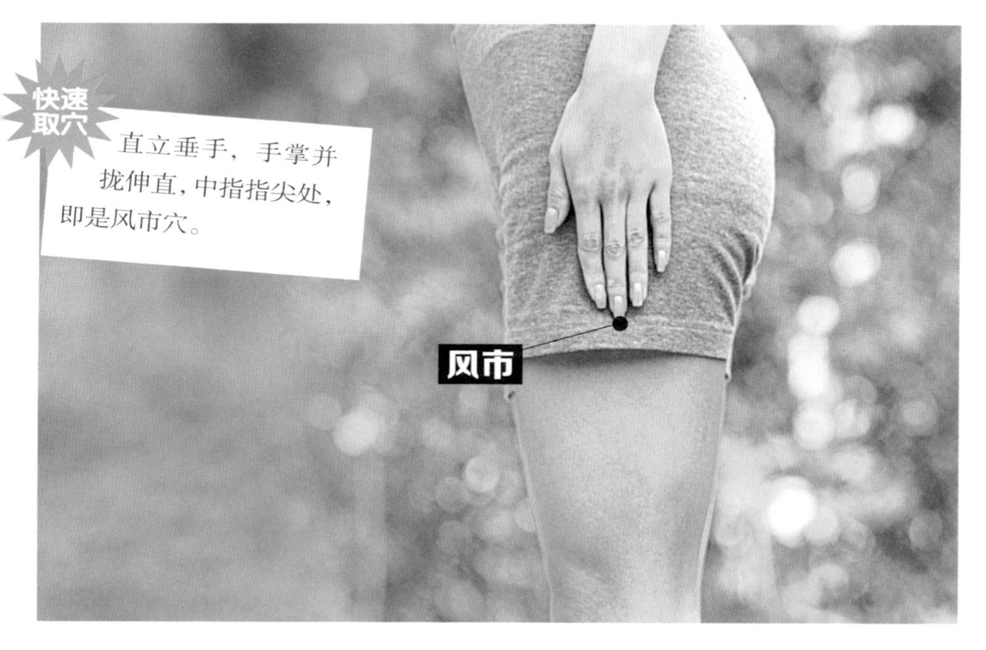

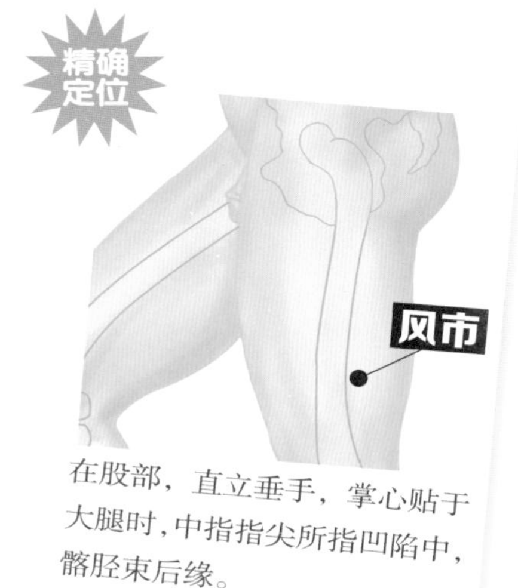

一穴多用

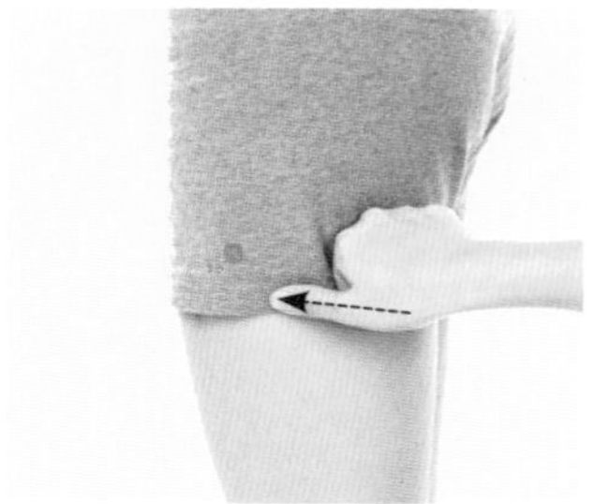

按摩 按摩风市穴可预防中风的发生。按摩时拇指指腹垂直下压穴位。

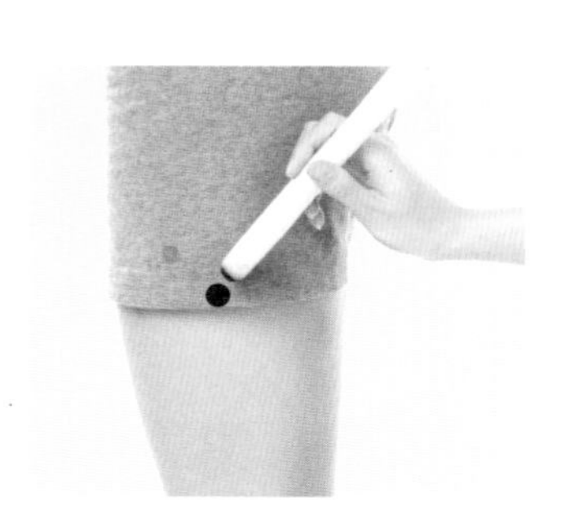

艾灸 用艾条温和灸5~20分钟，每天1次，可用于治疗下肢痹痛、下肢偏瘫。

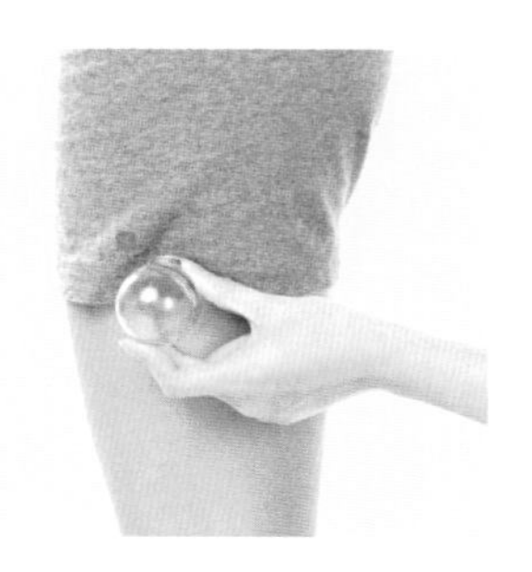

拔罐 用火罐留罐5~10分钟，隔天1次，可用于治疗下肢痹痛、瘙痒等症。

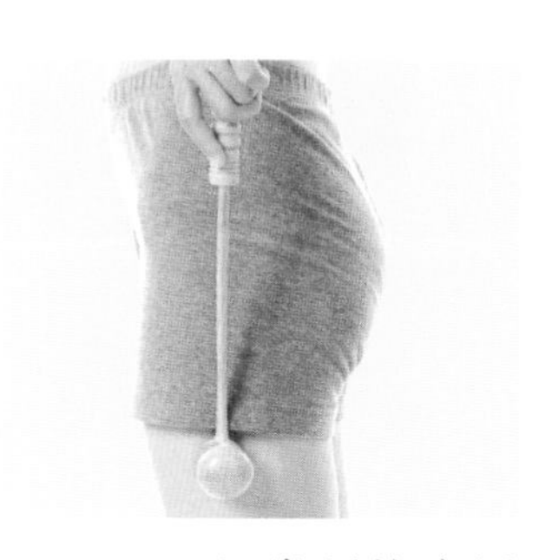

妙招 经常用按摩锤拍打风市穴，长期坚持可以提高人的免疫功能。

营养过剩这样做：✓多运动 ✓多食蔬果 ✗少食高脂肪、高糖的食物 ✗忌零食

防治营养过剩——大横穴

在经络疗法中，有的穴位具有双向调节的功能。以大横穴为例，既可治腹泻，又能通便秘；既可解决食欲缺乏，又能治疗营养过剩，身兼增肥、减肥双重身份。

穴位功效

- 大横穴有和胃止痛、通经活络的功效。
- 主治腹胀、腹寒痛、痢疾、泄泻、便秘。

快速取穴

肚脐水平旁开 5 横指处，即是大横穴。

大横

肚脐

5 横指

精确定位

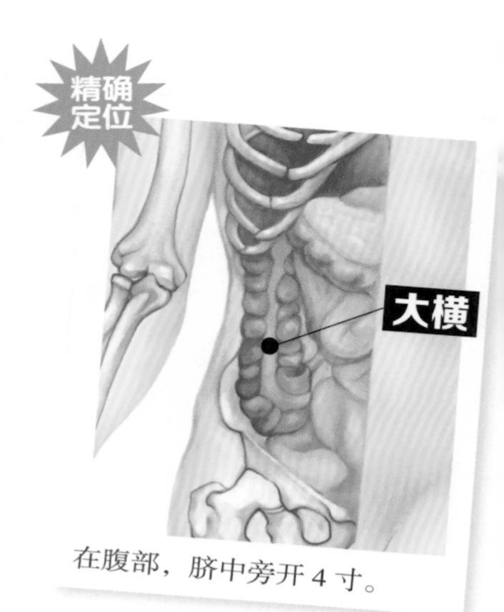

在腹部，脐中旁开 4 寸。

一穴多用

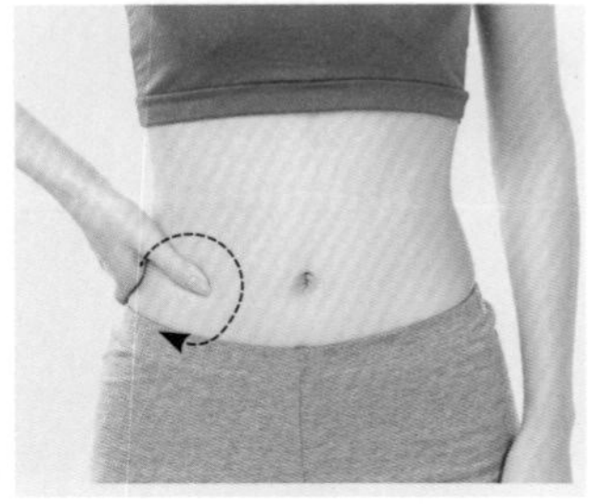

按摩 用拇指指腹按摩大横穴 200 次，可以促进肠胃消化。

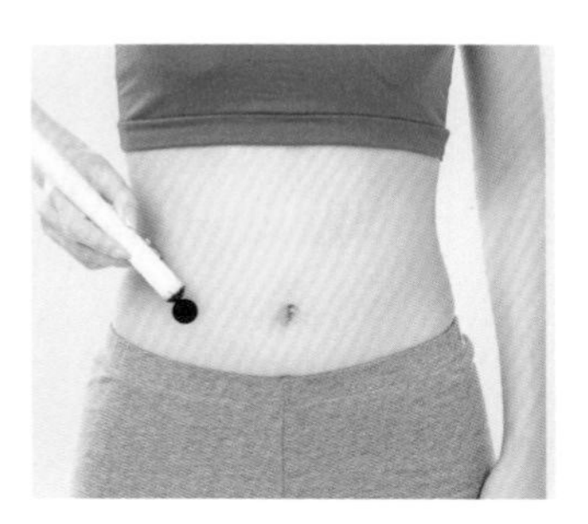

艾灸 用艾条温和灸 5~20 分钟，每天 1 次，可用于治疗腹部冷痛或脾胃虚寒。

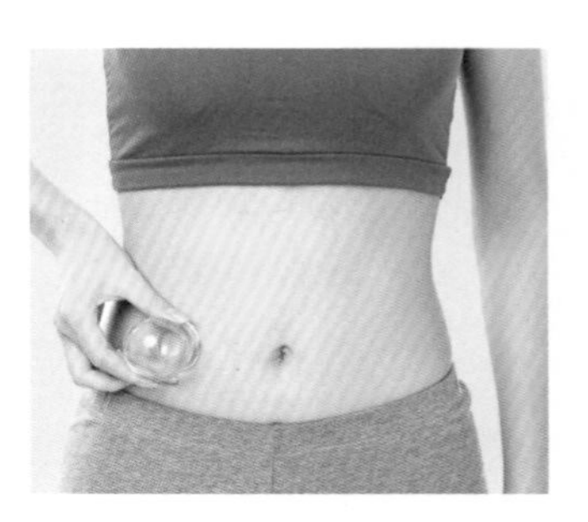

拔罐 用火罐留罐 5~10 分钟，隔天1次，可用于治疗便秘。

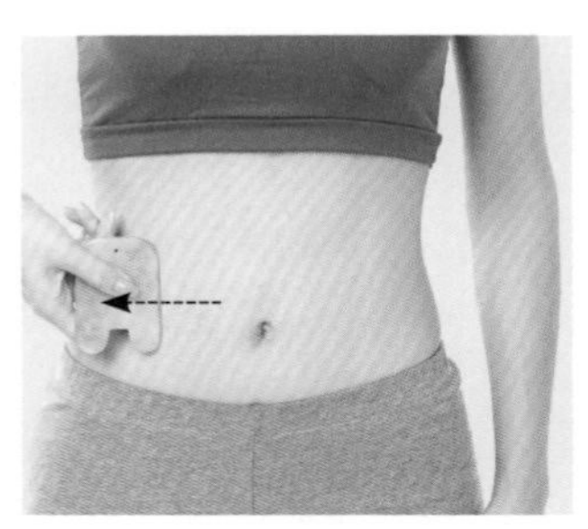

刮痧 从中间向两侧刮拭 3~5 分钟，隔天 1 次，可用于治疗腹胀、腹痛。

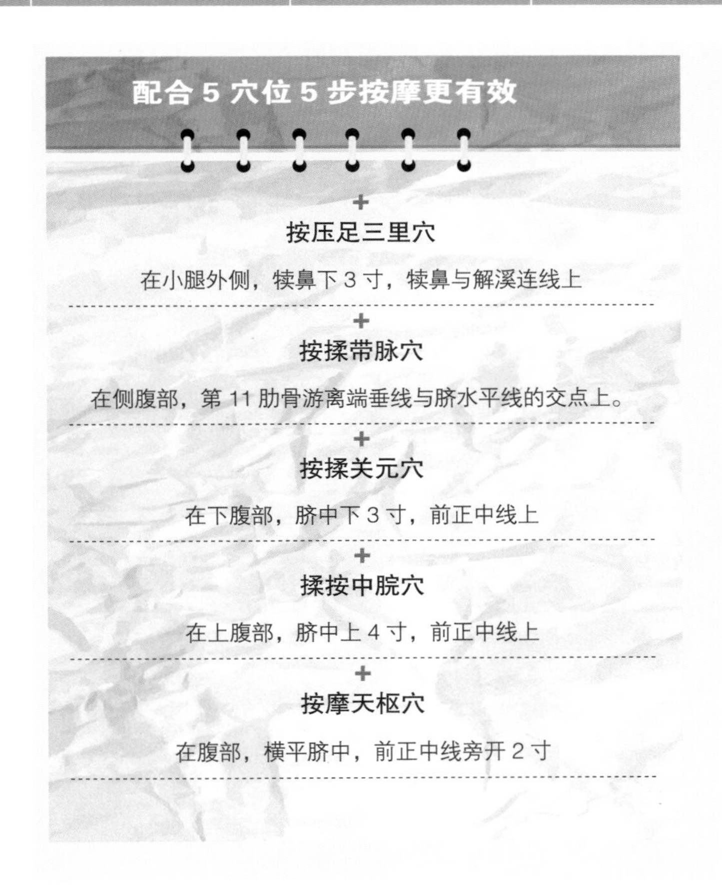

配合 5 穴位 5 步按摩更有效

+ **按压足三里穴**
  在小腿外侧，犊鼻下 3 寸，犊鼻与解溪连线上
+ **按揉带脉穴**
  在侧腹部，第 11 肋骨游离端垂线与脐水平线的交点上。
+ **按揉关元穴**
  在下腹部，脐中下 3 寸，前正中线上
+ **揉按中脘穴**
  在上腹部，脐中上 4 寸，前正中线上
+ **按摩天枢穴**
  在腹部，横平脐中，前正中线旁开 2 寸

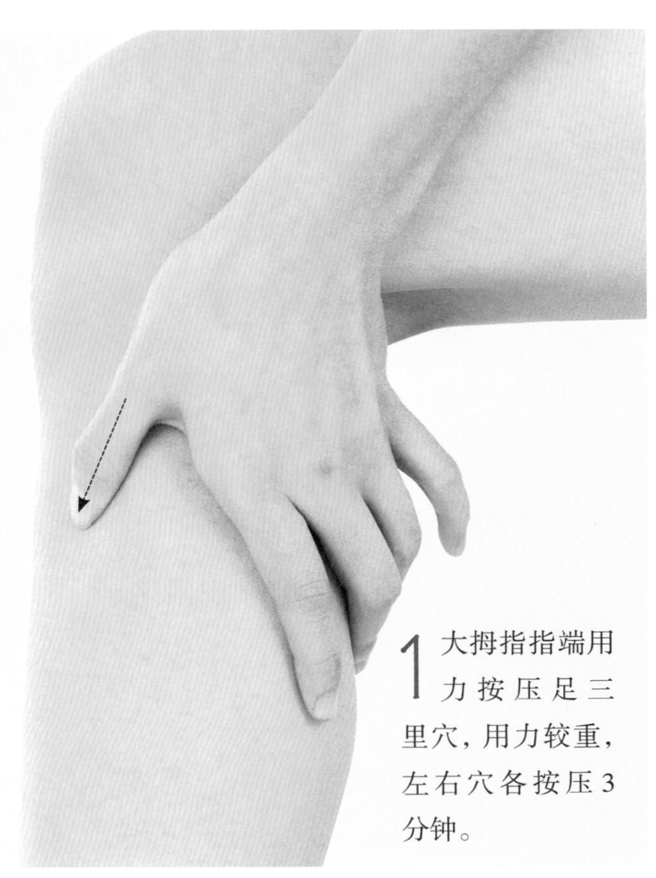

1 大拇指指端用力按压足三里穴，用力较重，左右穴各按压 3 分钟。

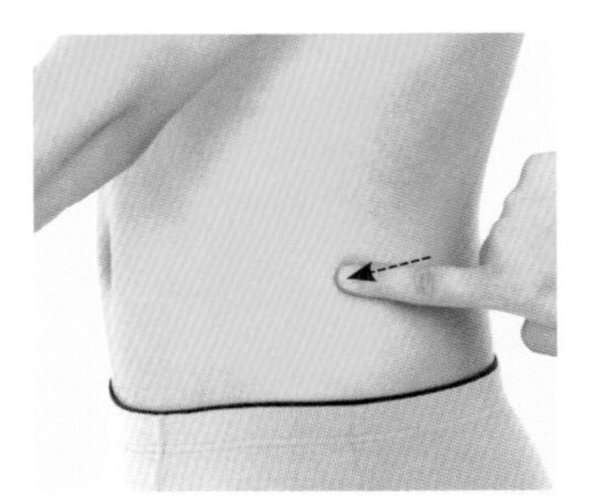

2 用手指指腹按压带脉穴，可配合肾俞穴、白环俞穴、关元穴、阴陵泉穴等穴。

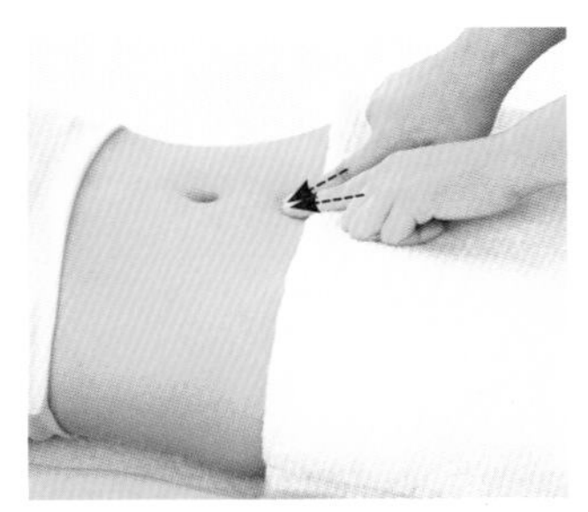

3 用双手食指指腹重叠，用力按揉关元穴 1~3 分钟。

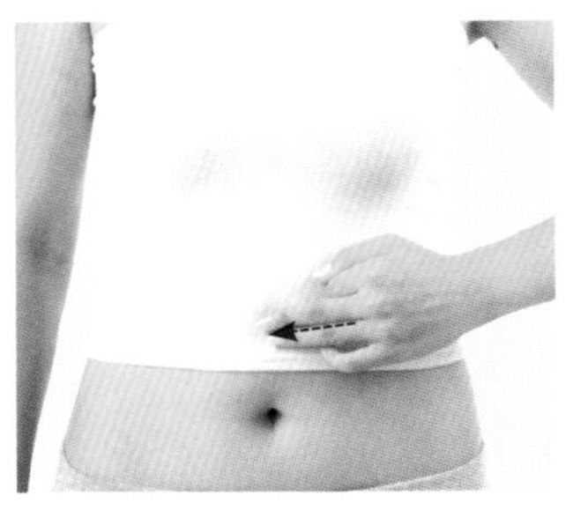

4 用中指指腹揉按中脘穴 1 分钟，有助于消除胃部脂肪。

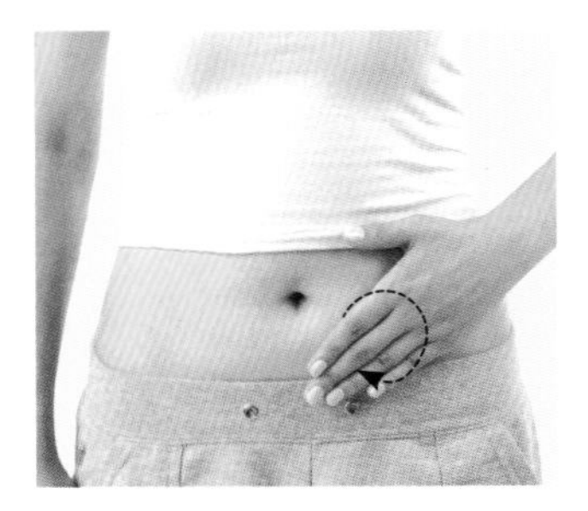

5 用掌面在两侧天枢穴处摩动，有助于消除小腹部堆积的脂肪。

治呃逆之要穴——间使穴

呃逆的发生，主要是由于胃气上逆所致。间使穴属心包经，其还联络三焦，能疏导三焦之气，尤长于行气散滞，所以有宽膈利气、治疗呃逆的功效。

穴位功效

- 间使穴有定悸止惊、清热利湿的功效。
- 主治呕吐、中风、小儿惊厥、精神疾病、荨麻疹等症。

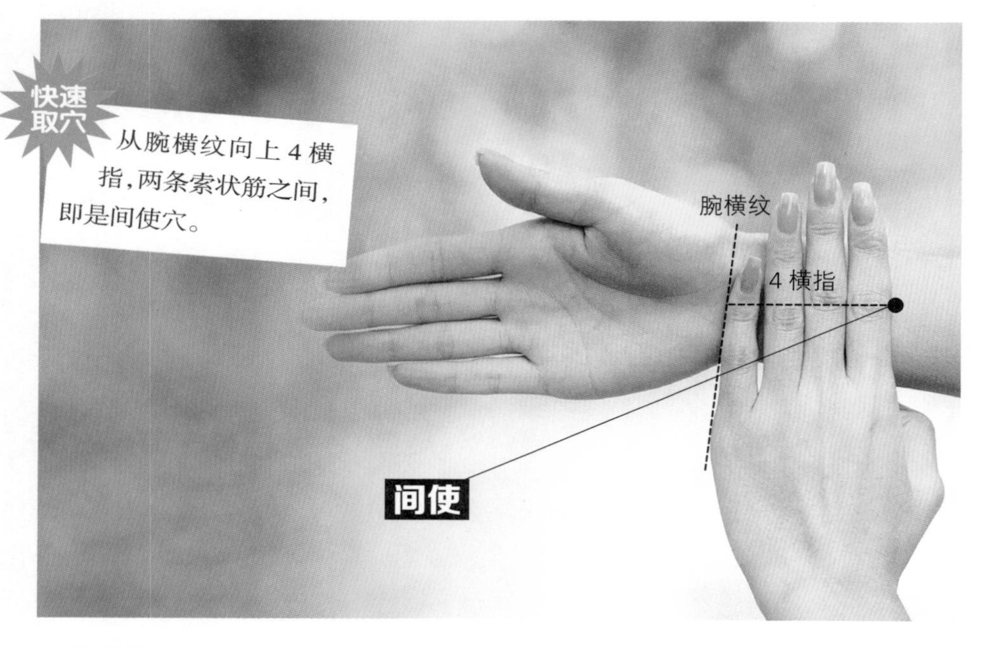

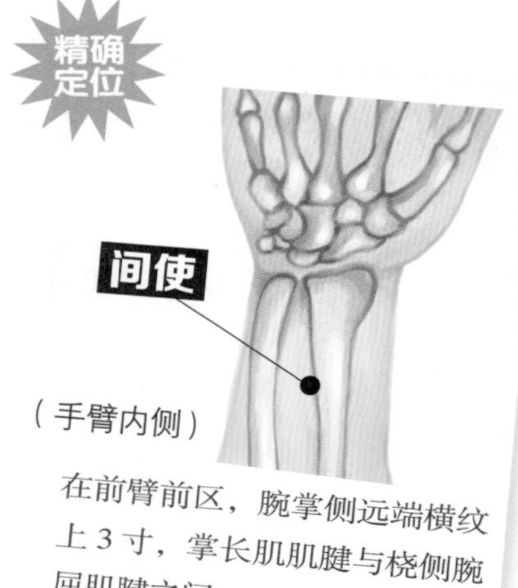

在前臂前区，腕掌侧远端横纹上3寸，掌长肌肌腱与桡侧腕屈肌腱之间。

一穴多用

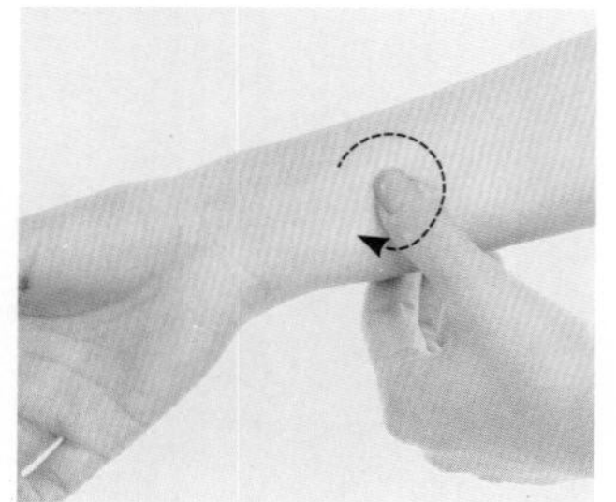

按摩 呃逆打嗝时，用拇指指腹用力按揉间使穴，按摩1~3分钟，即可消除症状。

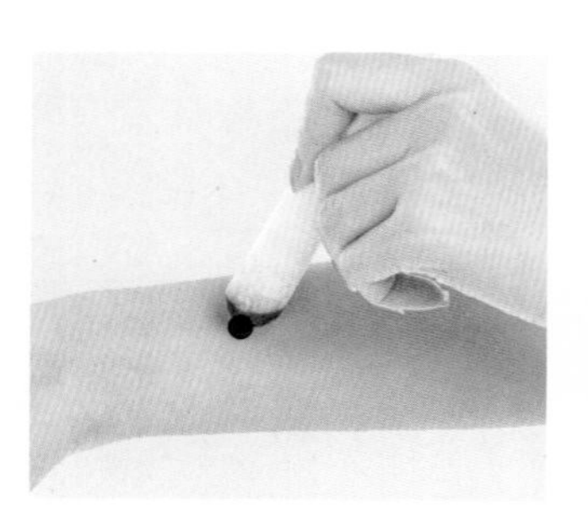

艾灸 用艾条温和灸5~20分钟，每天1次，可用于治疗前臂冷痛、心悸等。

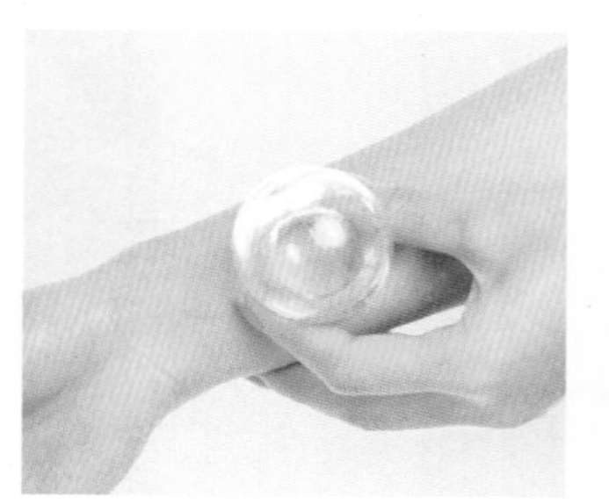

拔罐 用火罐留罐5~10分钟，隔天1次，可用于治疗前臂痛。

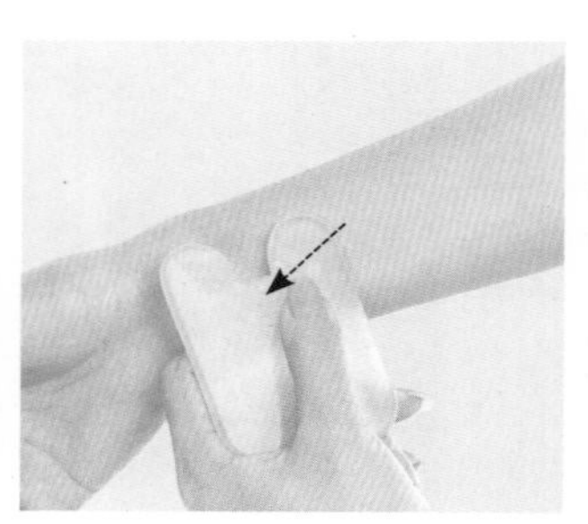

刮痧 从上向下刮拭3~5分钟，隔天1次，可用于治疗烦躁、癫狂、疟疾等。

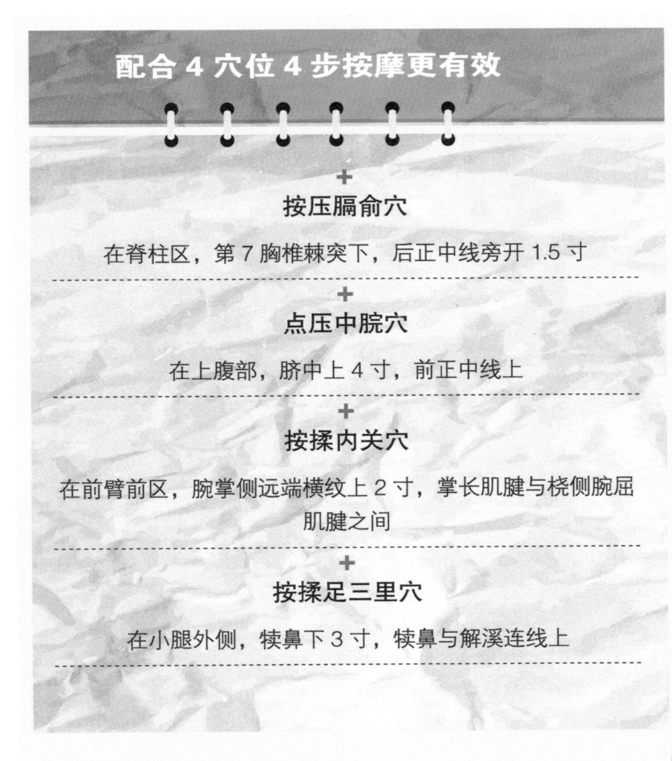

配合 4 穴位 4 步按摩更有效

按压膈俞穴

在脊柱区，第 7 胸椎棘突下，后正中线旁开 1.5 寸

点压中脘穴

在上腹部，脐中上 4 寸，前正中线上

按揉内关穴

在前臂前区，腕掌侧远端横纹上 2 寸，掌长肌腱与桡侧腕屈肌腱之间

按揉足三里穴

在小腿外侧，犊鼻下 3 寸，犊鼻与解溪连线上

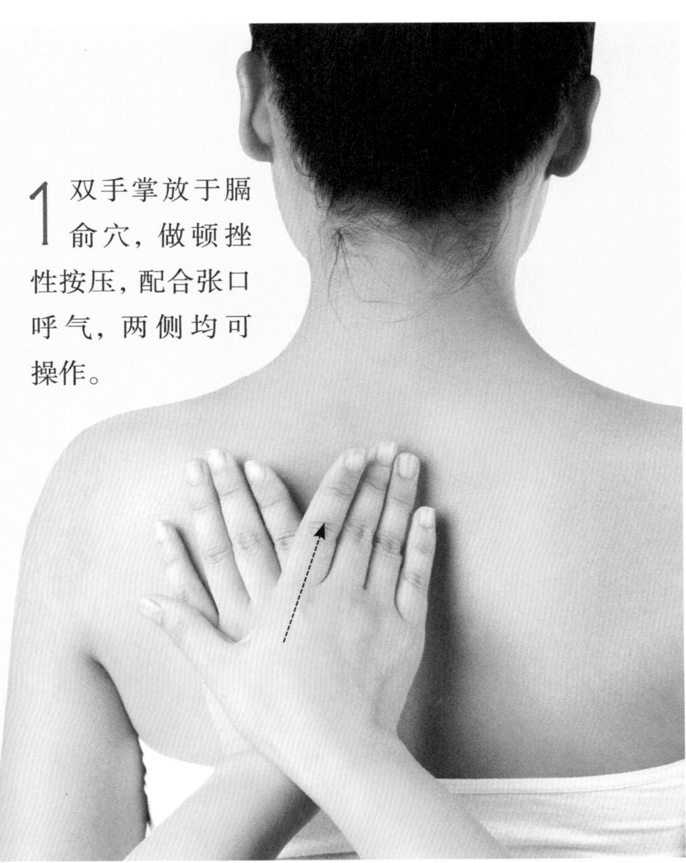

1 双手掌放于膈俞穴，做顿挫性按压，配合张口呼气，两侧均可操作。

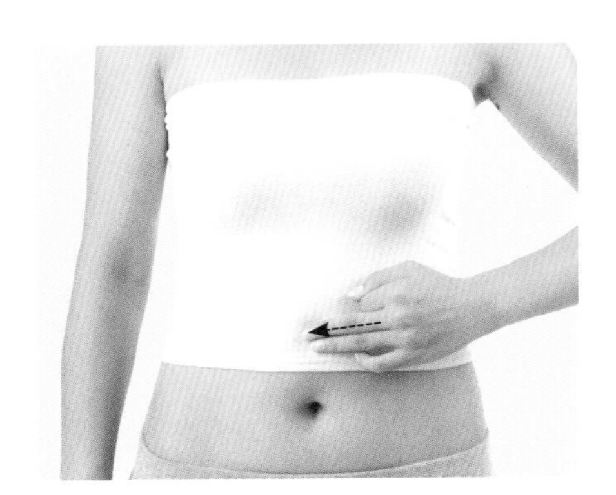

2 用中指对中脘穴点压 10 次左右，力度较轻。直到腹部发热时，打嗝就会停止。

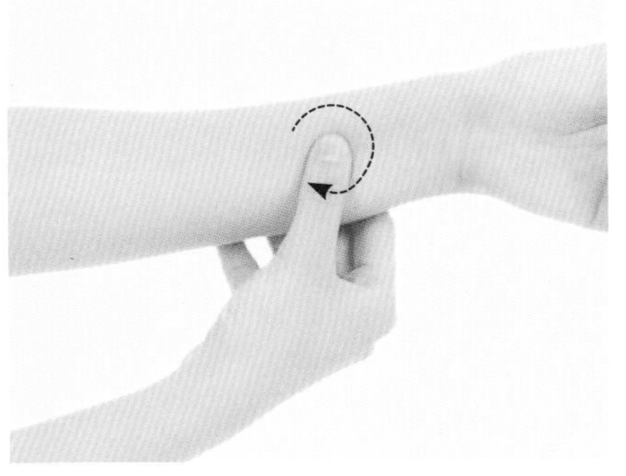

3 打嗝时，用食指和大拇指夹住手腕的内关穴处按揉，配合调整呼吸，效果较好。

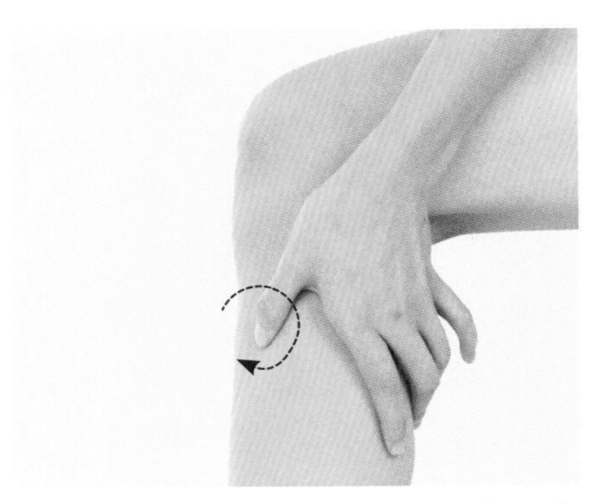

4 用大拇指指腹按揉足三里穴 3 分钟，力度稍重。或用牙签捆成一束，刺激此穴 7~15 次，直至感到酸胀。

清热开窍——中冲穴

中冲穴的主要功效为清热开窍、宁心安神，临床上若出现因高热中暑或心脑血管意外引发的意识模糊、言语不清、神经功能紊乱，可急取中冲穴按压、针刺，甚至放血。

穴位功效

- 中冲穴位于手厥阴心包经的末端，有开窍、清心、泄热的功效。
- 为人体保健养生的常用穴，中冲穴在现代常用于治疗昏迷、中暑、心绞痛等病症。

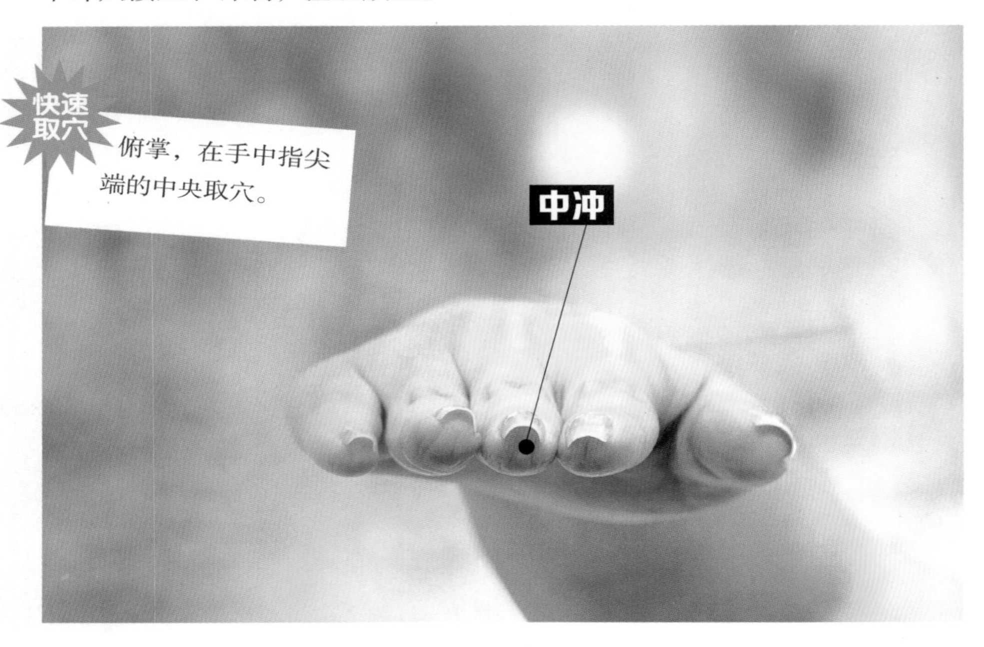

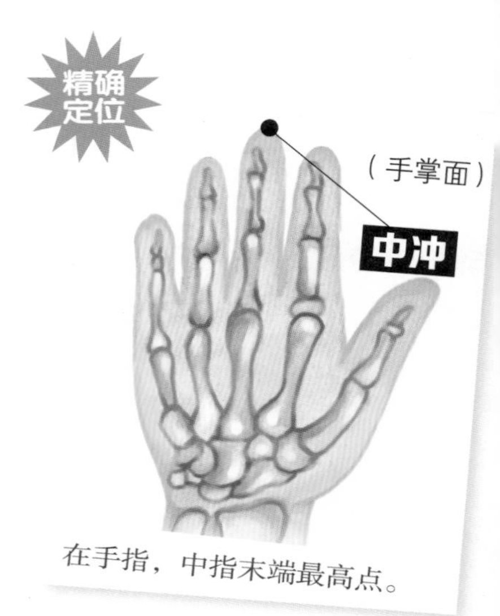

在手指，中指末端最高点。

一穴多用

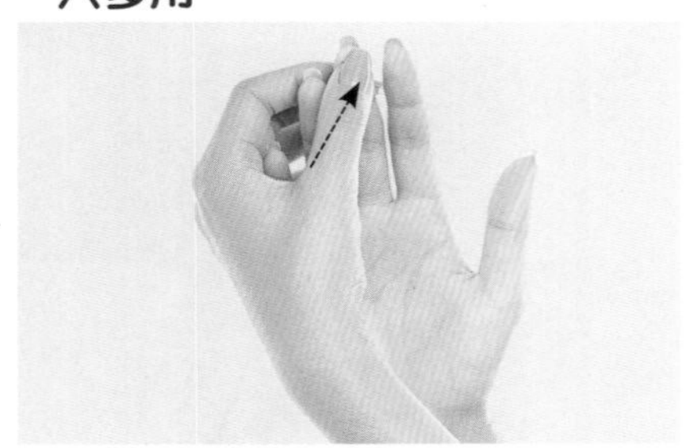

按摩 经常按摩中冲穴，可清心除热，开窍醒神。

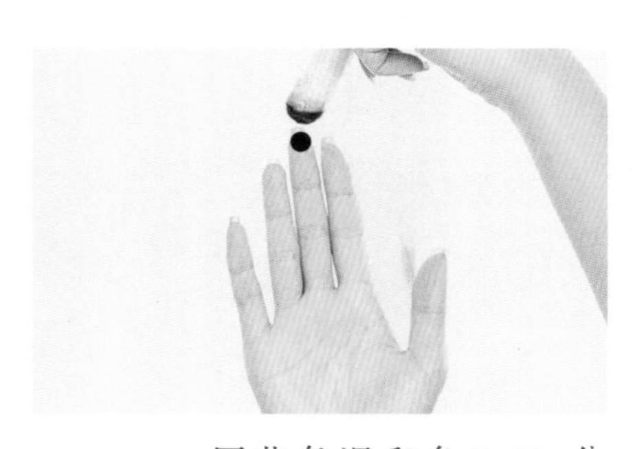

艾灸 用艾条温和灸5~20分钟，每天1次，可用于治疗心痛。

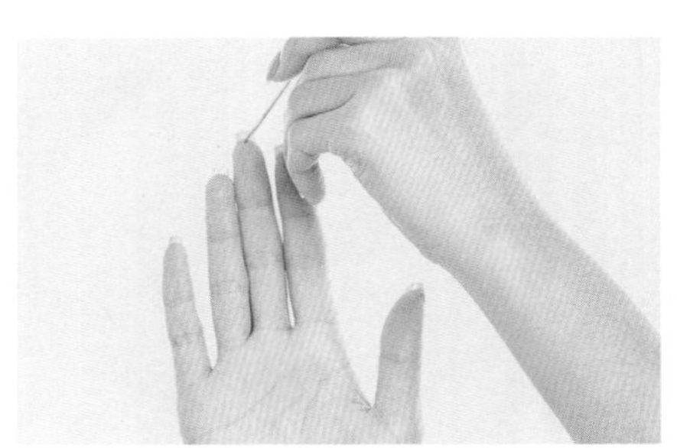

刺血 用三棱针在中冲点刺放血1~2毫升，可用于治疗小儿惊风、心痛、神昏。

缓解心绞痛这样做： ✓ 保障充足的睡眠　✓ 多休息　✓ 取穴按摩　✗ 少食高胆固醇食物

缓解心绞痛——神道穴

第 5 胸椎前方、胸廓之内，正是心的位置。心主神明，人的精神、意识、思维活动，都与心有关，因而中医治疗诸如失眠、惊悸类病症，大多从养心、宁心入手。故神道穴能调节神志、促进睡眠。

穴位功效

- 神道穴可补益心气，宁神止痛。
- 可治疗失眠、咳喘等病症，还可以调节心肺功能。

快速取穴

两侧肩胛下角连线与后正中线相交处向上推 2 个椎体，下缘凹陷处即是神道穴。

神道

肩胛骨下角水平连线

2 个椎体

后正中线

精确定位

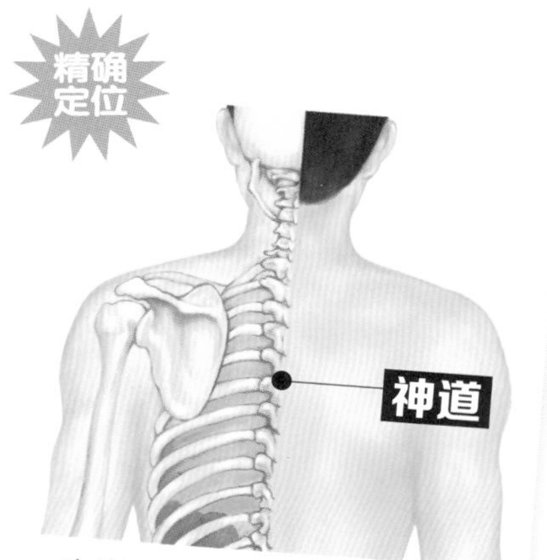

在脊柱区，第 5 胸椎棘突下凹陷中，后正中线上。

一穴多用

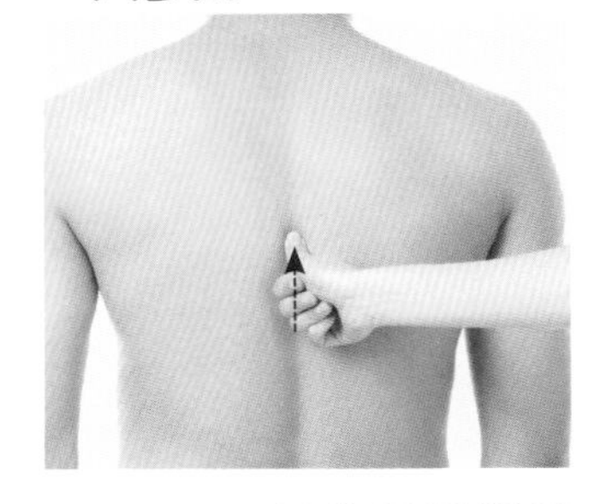

按摩 经常用拇指指腹按压神道穴可缓解心脏供血不足，治疗心绞痛。

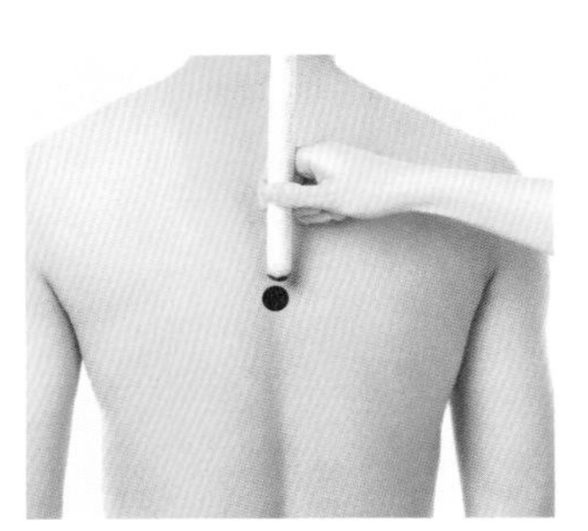

艾灸 用艾条温和灸 5~20 分钟，每天 1 次，可用于治疗心悸、心痛。

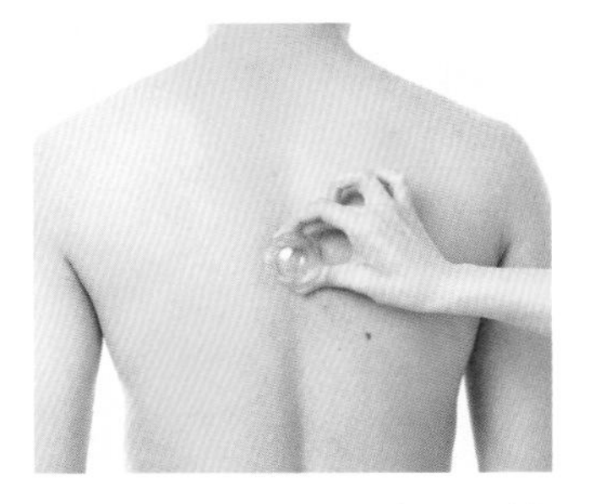

拔罐 用火罐留罐 5~10 分钟，隔天 1 次，可用于治疗失眠健忘、心痛。

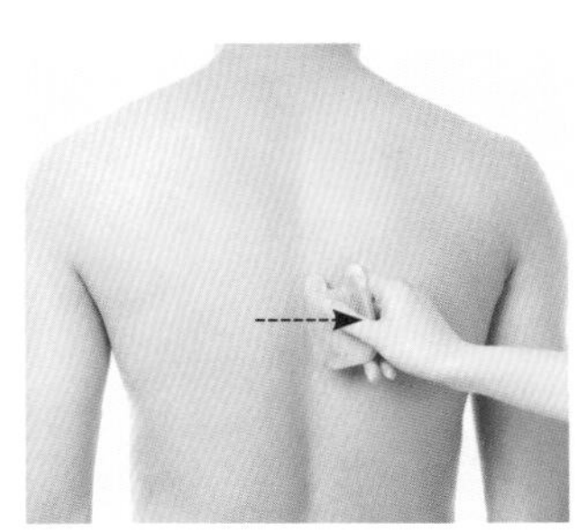

刮痧 从中间向外侧刮拭 3~5 分钟，隔天 1 次，可用于治疗心绞痛、肩背痛。

盗汗、惊悸——阴郄穴

盗汗、惊悸多由阴虚引起的，表现为晚上睡觉心里烦躁，爱做噩梦，睡觉时出汗，醒时不出汗。中医上管这种情况叫骨蒸盗汗。这时按摩阴郄穴特有效。

穴位功效

- 阴郄穴可以清心安神。
- 可以调节心痛惊恐等情绪方面的问题，主治胃脘部疼痛、吐血、心痛、盗汗、失语等症。

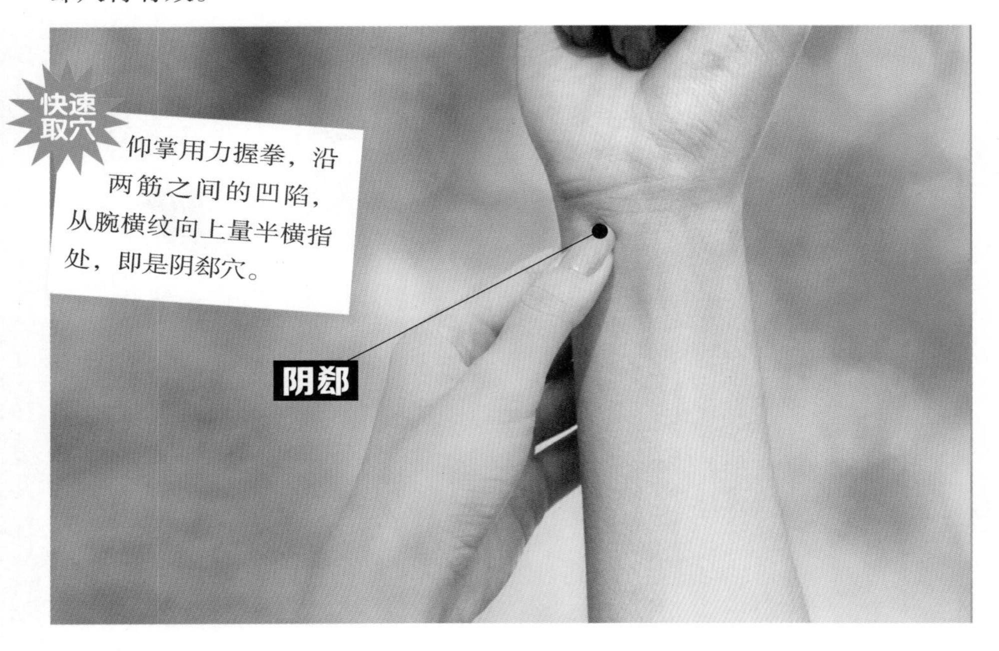

快速取穴

仰掌用力握拳，沿两筋之间的凹陷，从腕横纹向上量半横指处，即是阴郄穴。

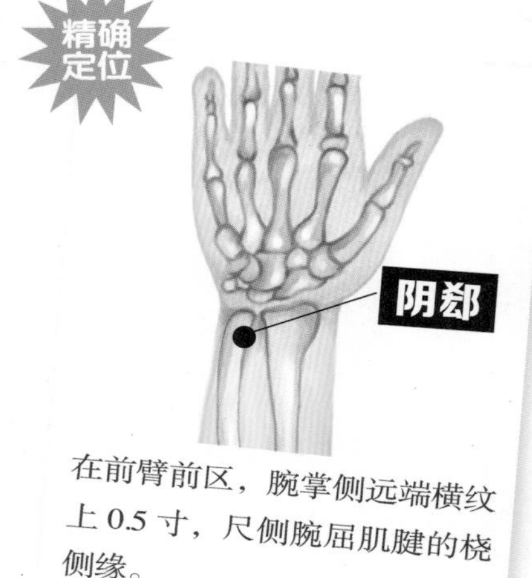

精确定位

在前臂前区，腕掌侧远端横纹上0.5寸，尺侧腕屈肌腱的桡侧缘。

一穴多用

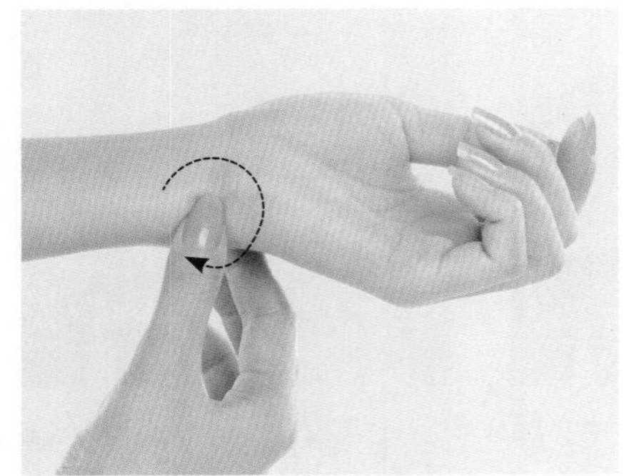

按摩 平时容易盗汗的人可每天用拇指指腹按揉阴郄穴，有很好的调理功效。

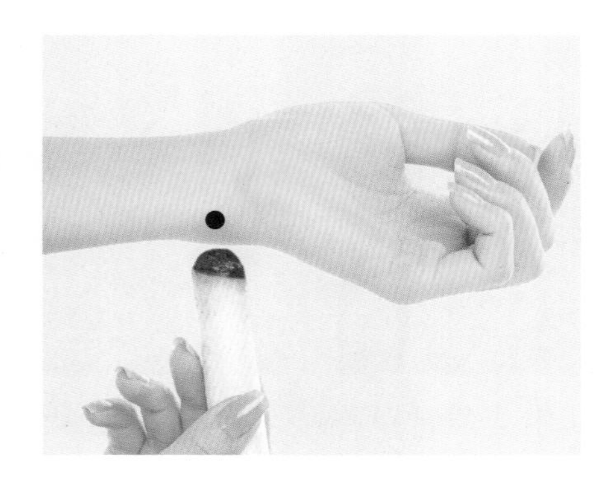

艾灸 用艾条温和灸5~20分钟，每天1次，可用于治疗心痛、吐血、衄血。

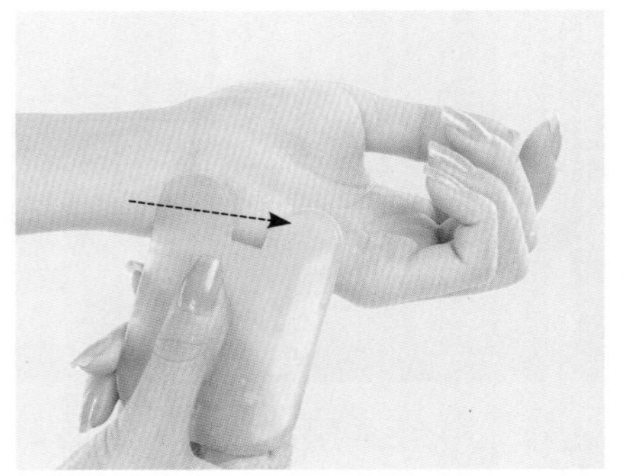

刮痧 从上向下刮拭3~5分钟，隔天1次，可用于治疗骨蒸潮热、盗汗、惊悸。

甲状腺肿大——扶突穴

扶突穴可理气、化痰、止痒，促进体内代谢产物的降解与排泄。中医认为，甲状腺肿大多为痰湿积聚，阻滞经脉所致。按照肺与大肠表里相属，取手阳明经扶突穴，可清泻痰湿与治疗肺之疾。

穴位功效

- 扶突穴能够清润肺气、平喘止咳、理气化痰。
- 主治咳嗽、气喘、咽喉肿痛、呃逆等症。

快速取穴
头微侧，手指置于平喉结的胸锁乳突肌肌腹中点，按压有酸胀感处即是。
扶突

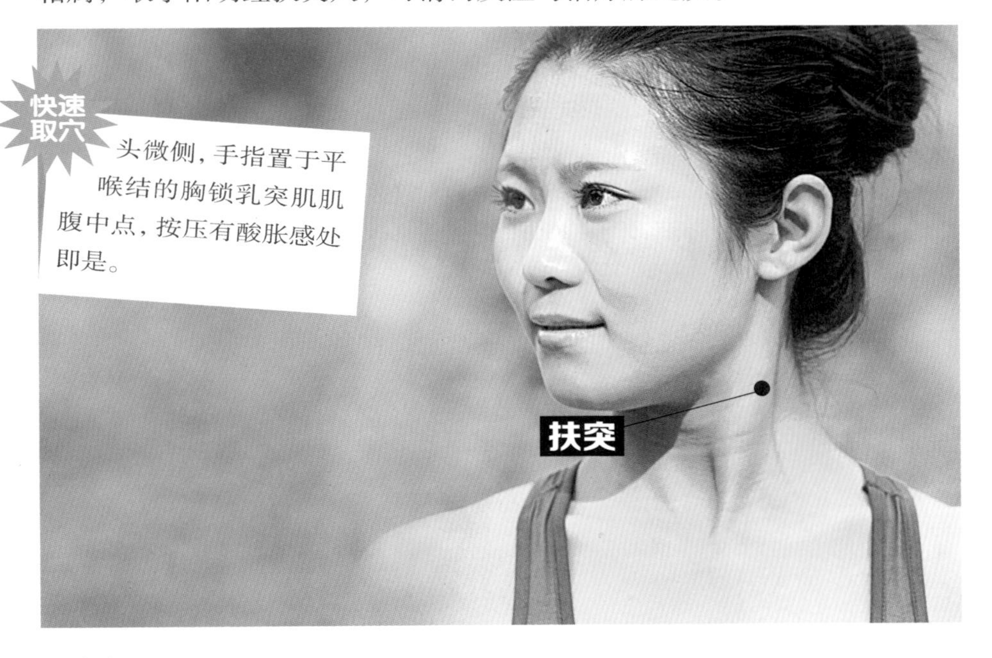

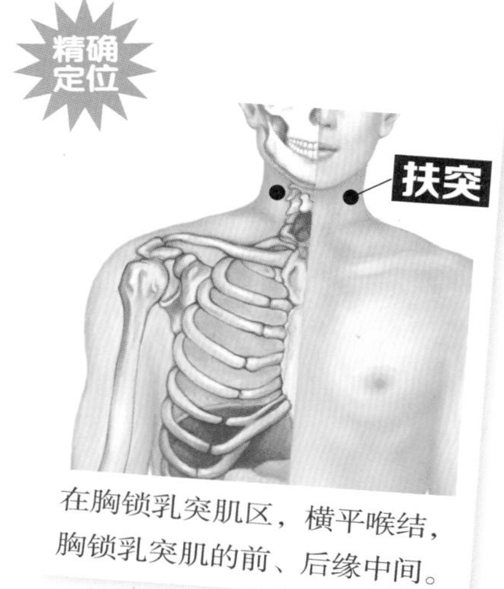

在胸锁乳突肌区，横平喉结，胸锁乳突肌的前、后缘中间。

一穴多用

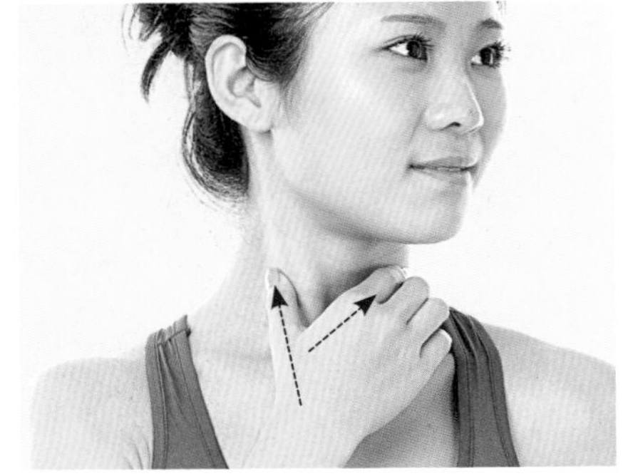

按摩 咽喉肿痛时，用一只手两指同时按压穴位，每次按压3分钟，可以很快缓解症状。

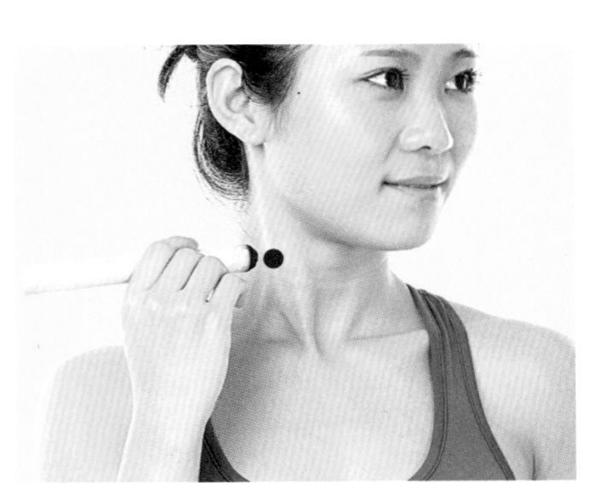

艾灸 用艾条温和灸5~20分钟，每天1次，可用于治疗颈部疾病。

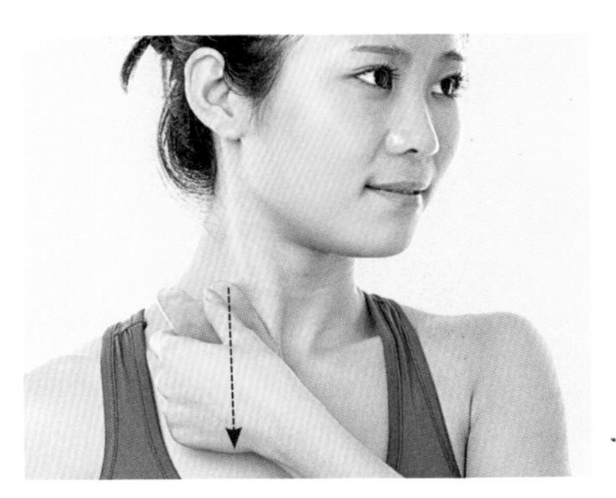

刮痧 从上向下刮拭3~5分钟，隔天1次，可用于治疗颈痛、咽痛、喉痹、呃逆。

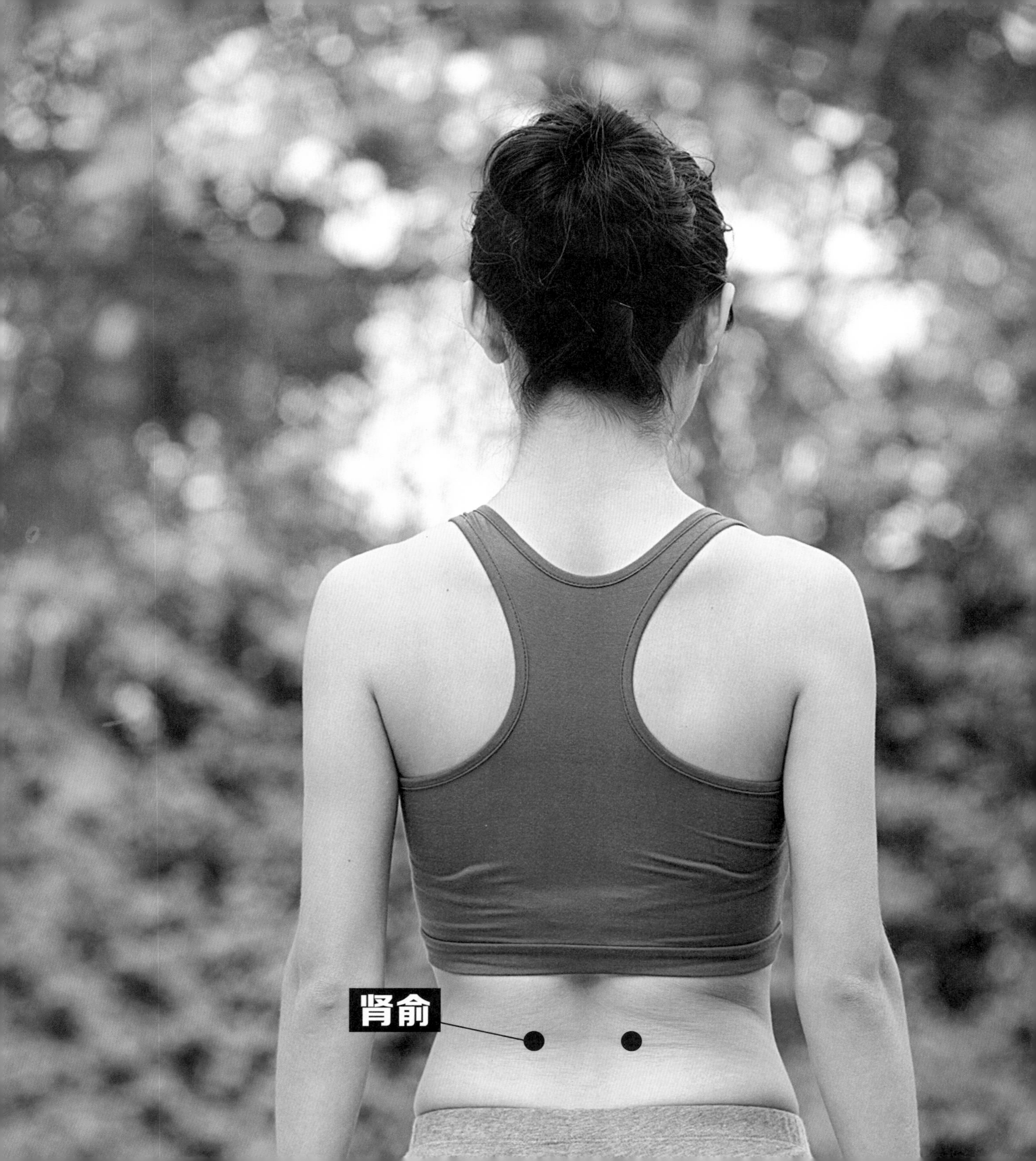
肾俞

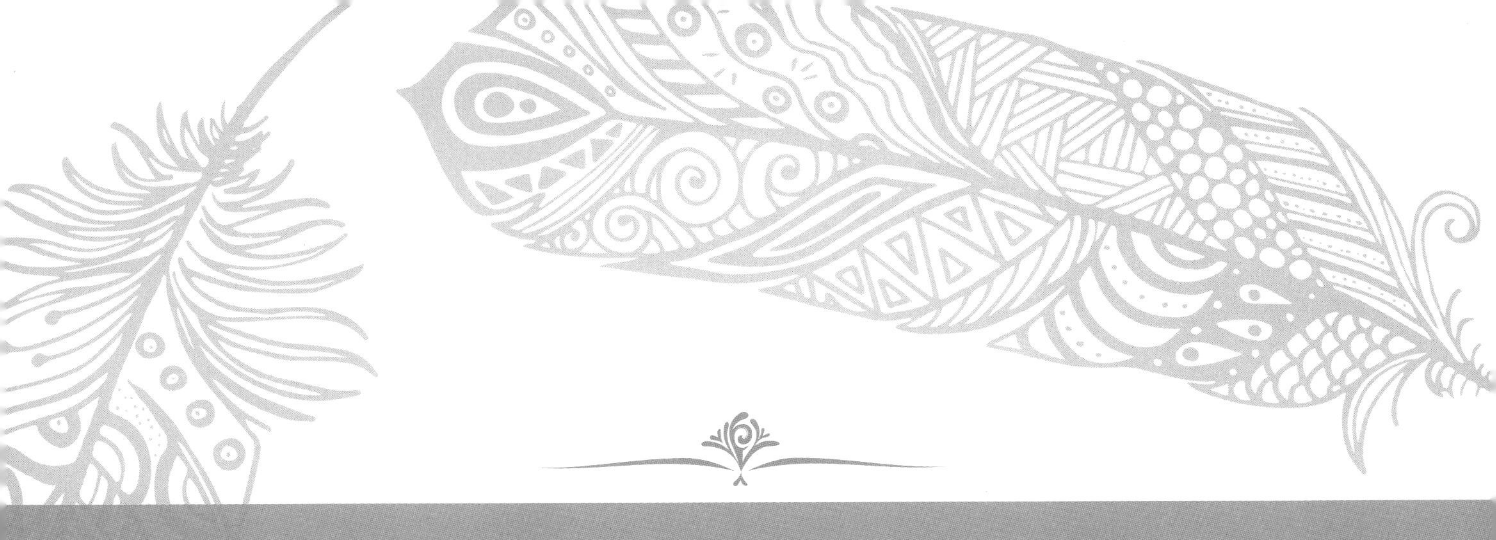

第四章
专用人体穴位，呵护全家健康

爱美是女人一生的功课，男人希望自己的阳刚气常驻，孩子感冒了，一家人都烦恼，其实，穴位按摩是驱赶亚健康状态的特效妙招。当你被某个小毛病困扰时，按摩一下相应的穴位，就可以轻松对付它们！

本章按女性、男性、孩子经常出现的常见症状一一对症取穴，教你按摩、艾灸、拔罐、刮痧方法，保障全家的健康。

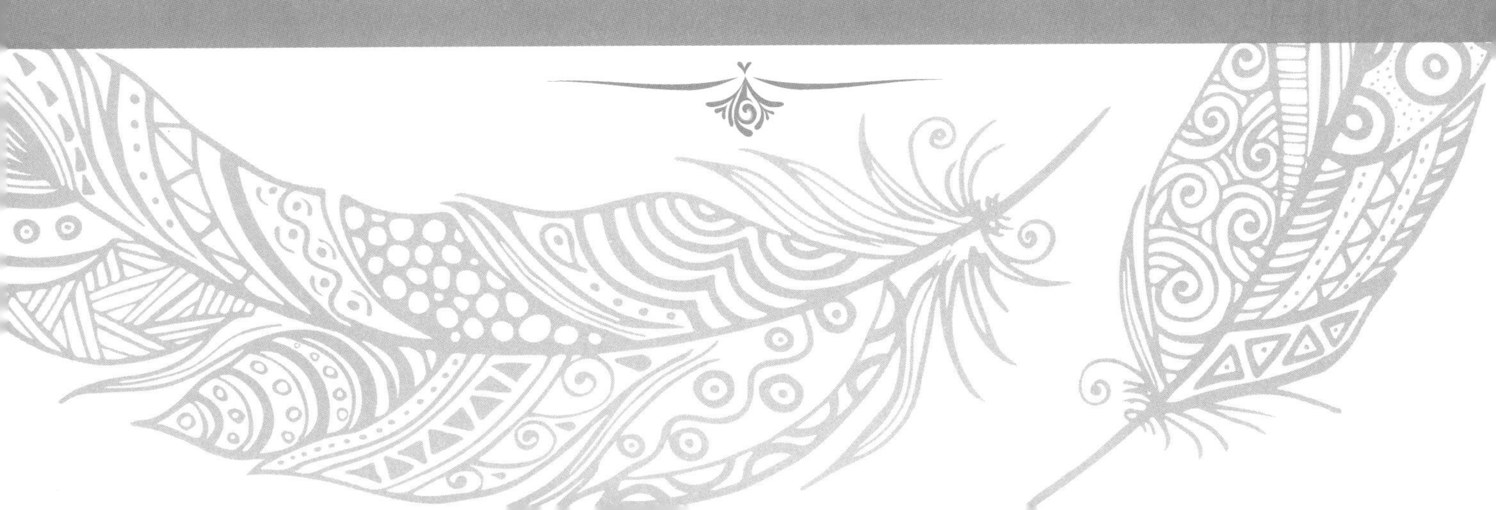

呵护女性的奇效穴位

阳白穴——淡化抬头纹

阳白穴是面部美容保健中一个非常重要的穴位。抬头纹增多者，按揉阳白穴，可增加局部血液循环，淡化抬头纹。

穴位功效

- 经常刺激阳白穴可使面部红润，使肤色健康有光泽。
- 淡化面部皱纹。

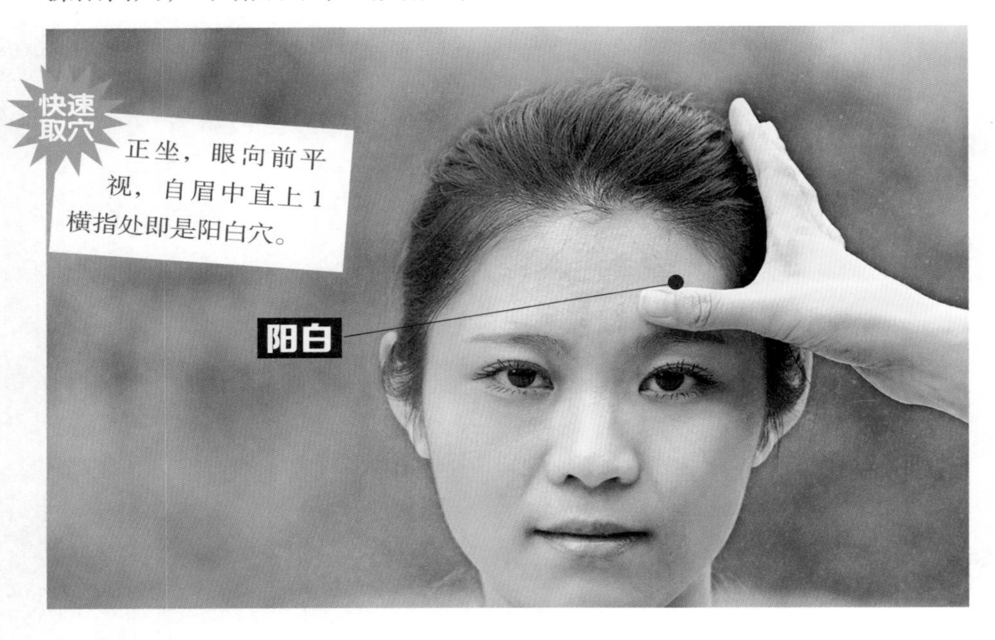

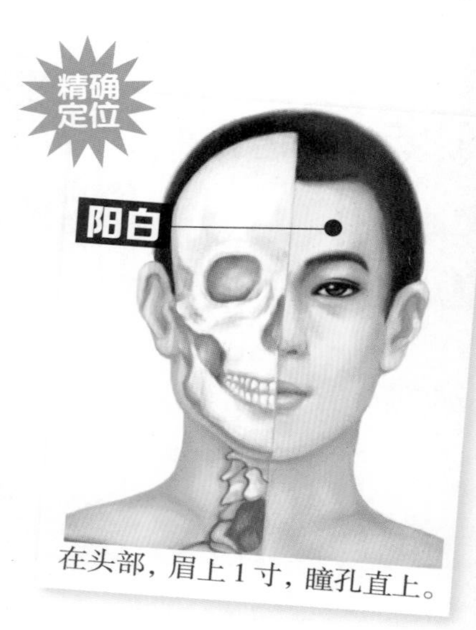

在头部，眉上1寸，瞳孔直上。

一穴多用

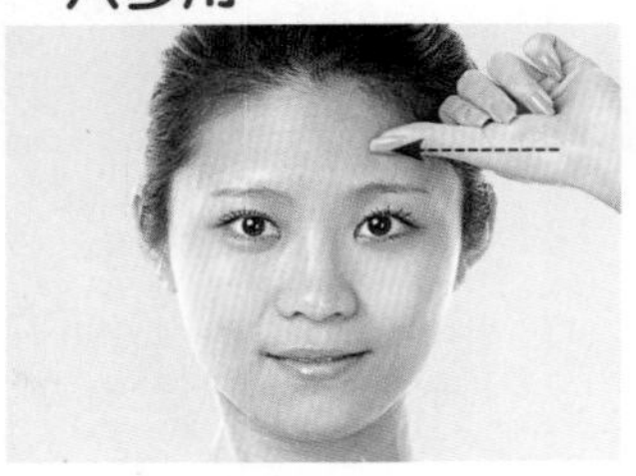

按摩 经常用拇指指腹揉按阳白穴，每次1~3分钟，小细纹慢慢就会淡化。

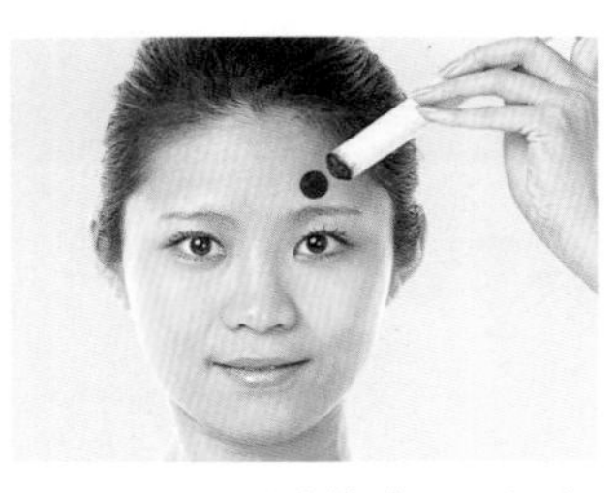

艾灸 用艾条温和灸5~20分钟，每天1次，可以淡化额纹。

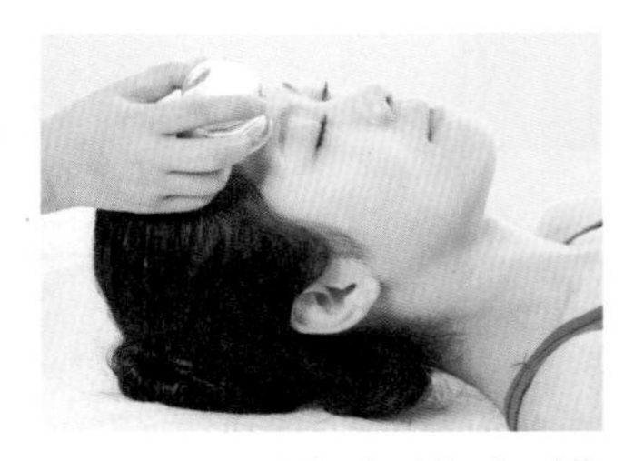

拔罐 用火罐留罐5~10分钟，隔天1次，用于改善肤色。

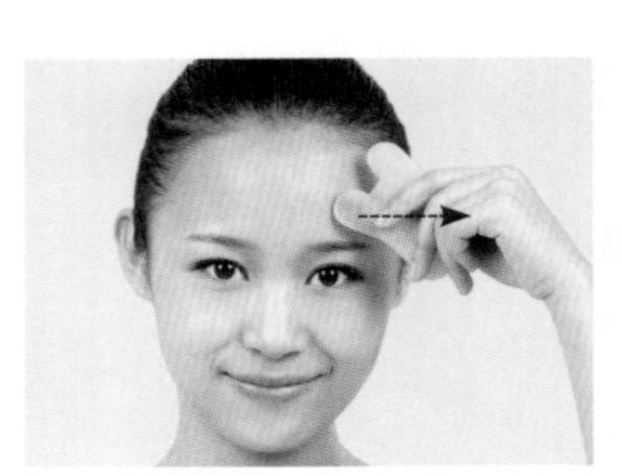

刮痧 从内向外刮拭3~5分钟，每天1次，可用于治疗口眼㖞斜、面瘫。

黑眼圈这样做： ✓保证充足的睡眠 ✓精神愉快 ✓取穴按摩 ✗避免精神紧张

承泣穴——善治黑眼圈

承泣穴可改善眼周血液循环，帮助消除黑眼圈。

穴位功效

- 承泣穴是有利于消除眼部疲劳的穴位。
- 按摩此穴对于减轻黑眼圈和眼袋有非常好的效果。

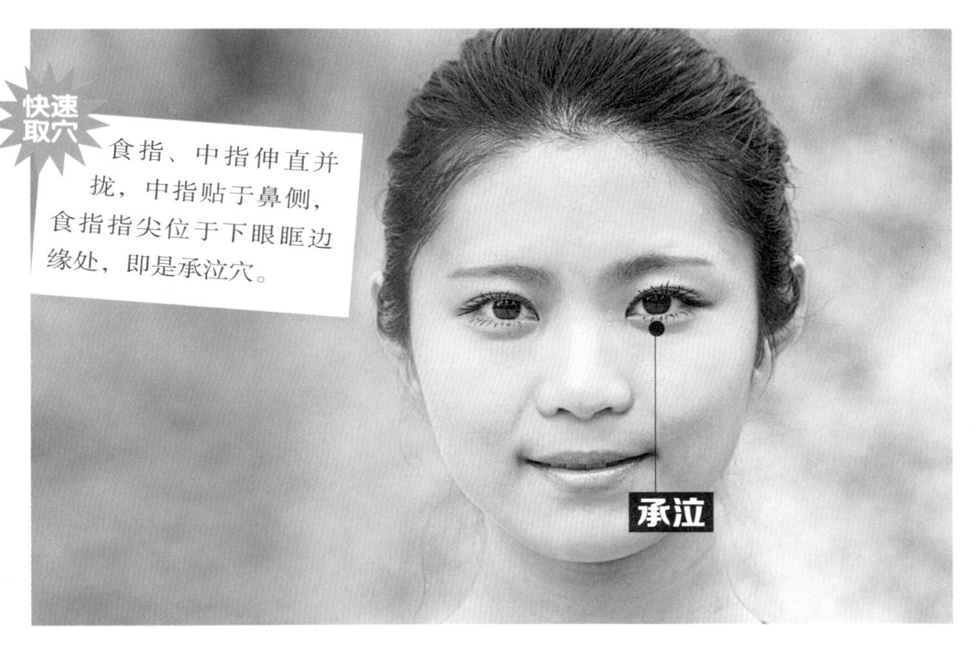

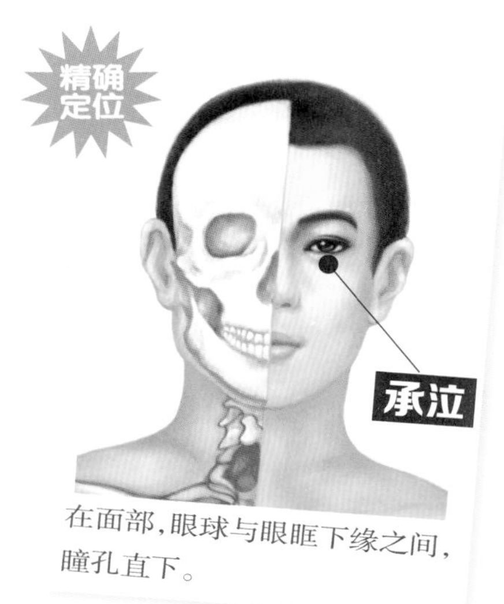

在面部，眼球与眼眶下缘之间，瞳孔直下。

一穴多用

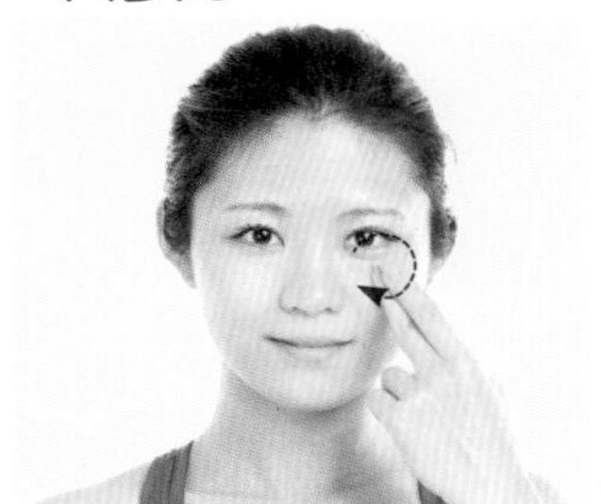

按摩 由于熬夜出现了黑眼圈，用中指指腹按揉承泣穴 3~5 分钟，可促进黑眼圈的消退。

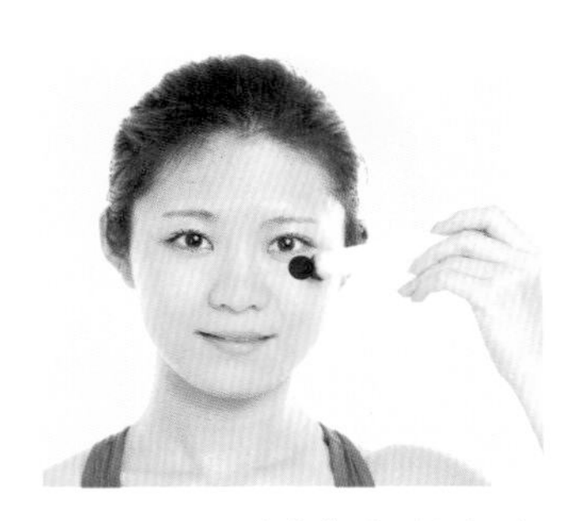

艾灸 用艾条温和灸 5~20 分钟，每天 1 次，可以减轻黑眼圈。

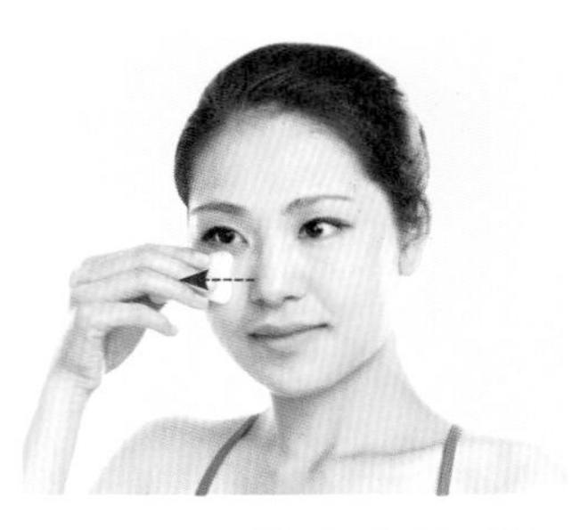

刮痧 从内向外刮拭 3~5 分钟，隔天 1 次，可以治疗白内障、口眼㖞斜等。

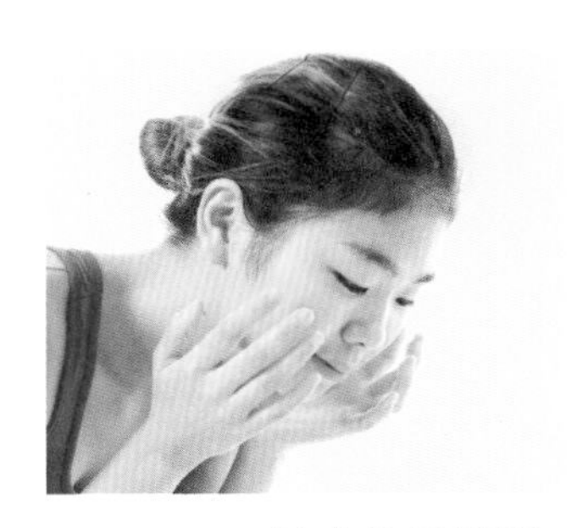

妙招 想改善黑眼圈，除指压外，洗脸时还可在脸盆中滴入几滴精油，进行熏洗。

颧髎穴——色斑、粉刺一扫光

颧髎穴位于颧骨之下，面部的中央，用之可起到明显的面部美白作用，可淡化色斑，消除粉刺，故又称之为“美白穴”。

穴位功效

- 颧髎穴是面部美容的特效穴。
- 常按摩可以改善面部血液循环，对色斑和粉刺有很好的调理和治疗作用。

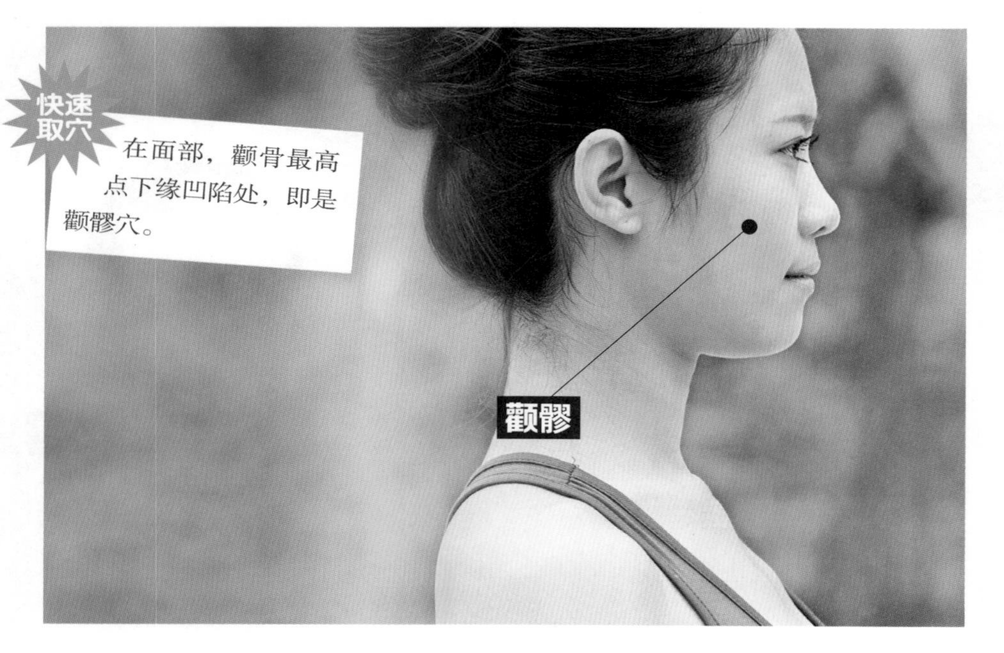

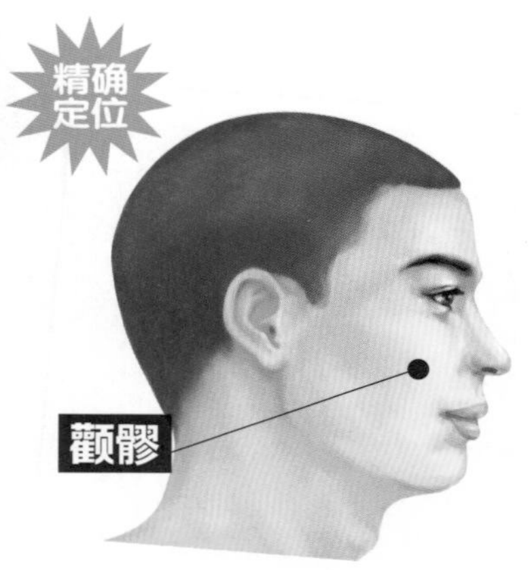

在面部，颧骨下缘，目外眦直下凹陷中。

一穴多用

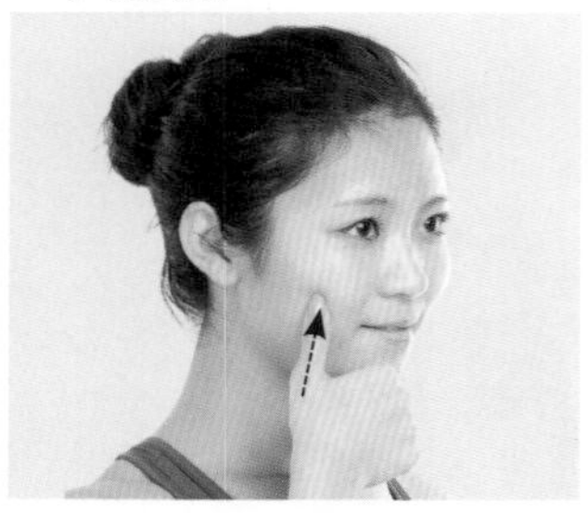

按摩 面颊有粉刺的人按摩颧髎穴会有痛感，每天用拇指指尖垂直按压1~3分钟。

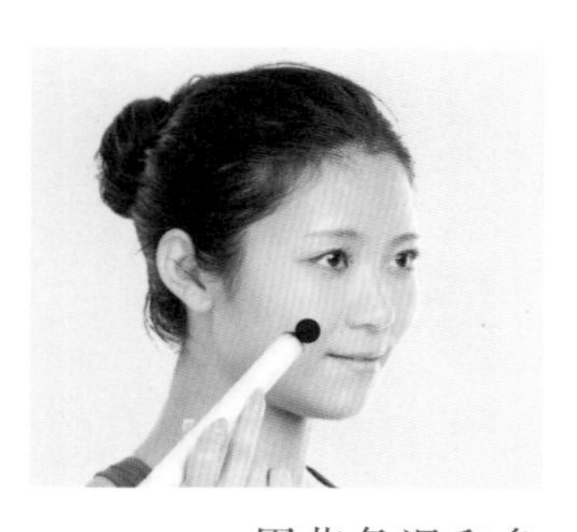

艾灸 用艾条温和灸5~20分钟，每天1次，可用于治疗口眼㖞斜、牙痛、目黄。

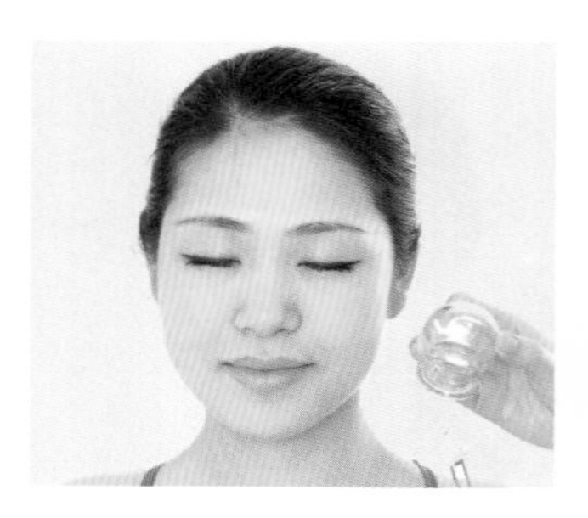

拔罐 用火罐留罐5~10分钟，隔天1次，可用于治疗粉刺。

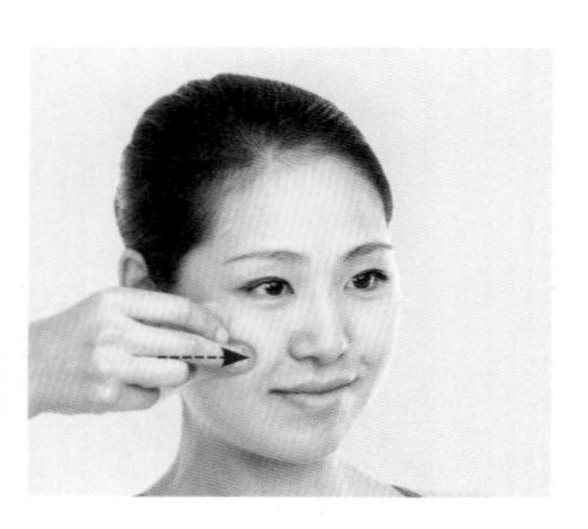

刮痧 经常用平刮法刮拭面部颧髎穴，可以淡化色斑。

配合 4 穴位 4 步按摩更有效

推压颧髎穴

在面部，颧骨下缘，目外眦直下凹陷中

按揉太阳穴

在头部，眉梢与目外眦之间，向后约 1 横指的凹陷中

按压肺俞穴

在脊柱区，第 3 胸椎棘突下，后正中线旁开 1.5 寸

摩擦血海穴

在股前区，髌底内侧端上 2 寸，股内侧肌隆起处

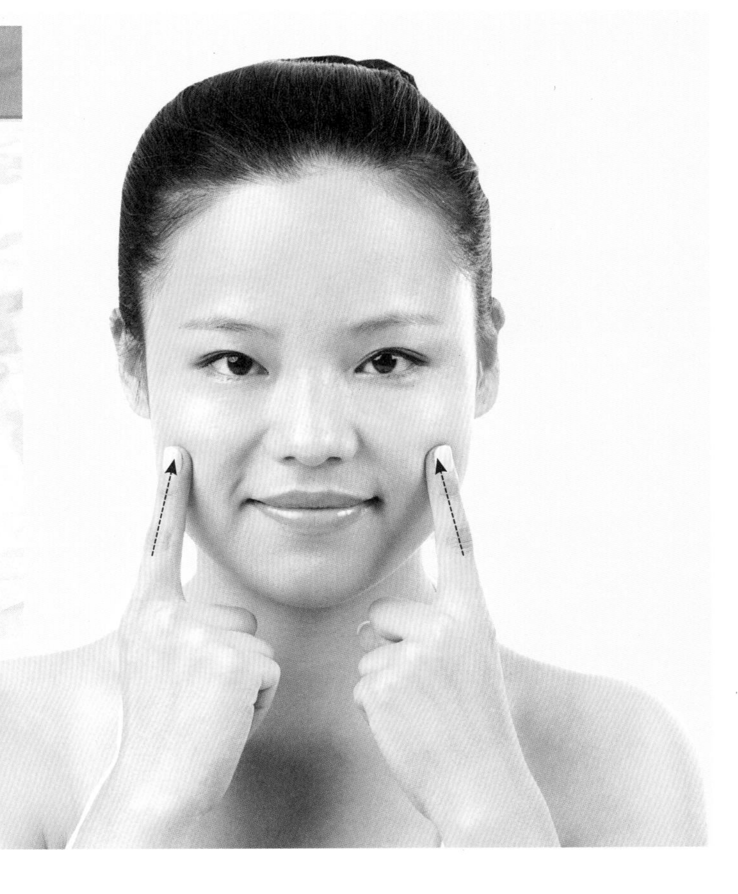

1 用食指指腹向上推压颧髎穴，力度逐次加重，双侧穴各推压 1 分钟。

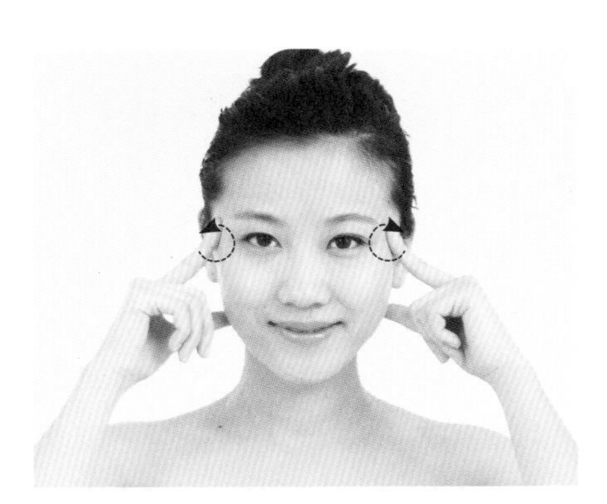

2 用双手食指同时按揉太阳穴，顺时针与逆时针方向各按揉 1 分钟，可消除眼角附近的斑点和皱纹。

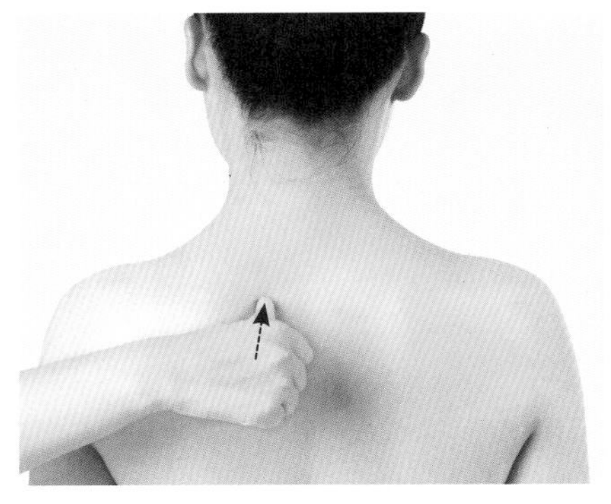

3 每天用大拇指指端按压肺俞穴，按压 20 次，特别适合月经不调的黄褐斑患者。

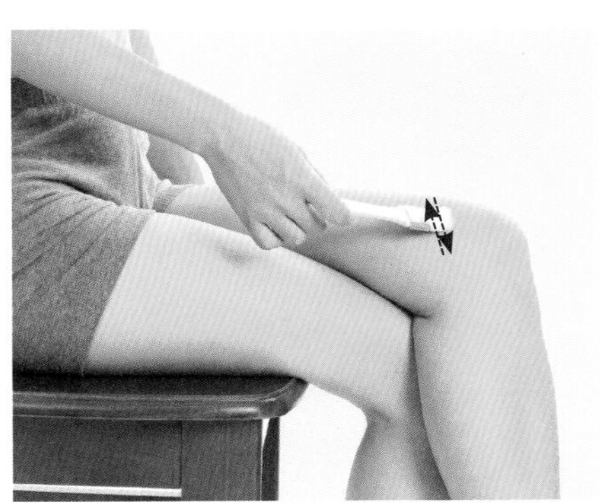

4 用质地柔软的刷子，在血海穴上来回摩擦 1~3 分钟，有助于通畅体内气血，使黄褐斑减轻。

颊车穴——防止面部皱纹

颊车穴是面部的一个重要穴位，大部分面部的疾病都可以取颊车穴治疗，因而古人有云："只要此处（颊车）一通，内外上下皆无滞塞"，可见颊车穴的重要性。

穴位功效

- 按摩颊车穴可缓解胃肠积热引起的齿龈肿痛。
- 颊车穴可疏通面部经络，具有美白保养作用。

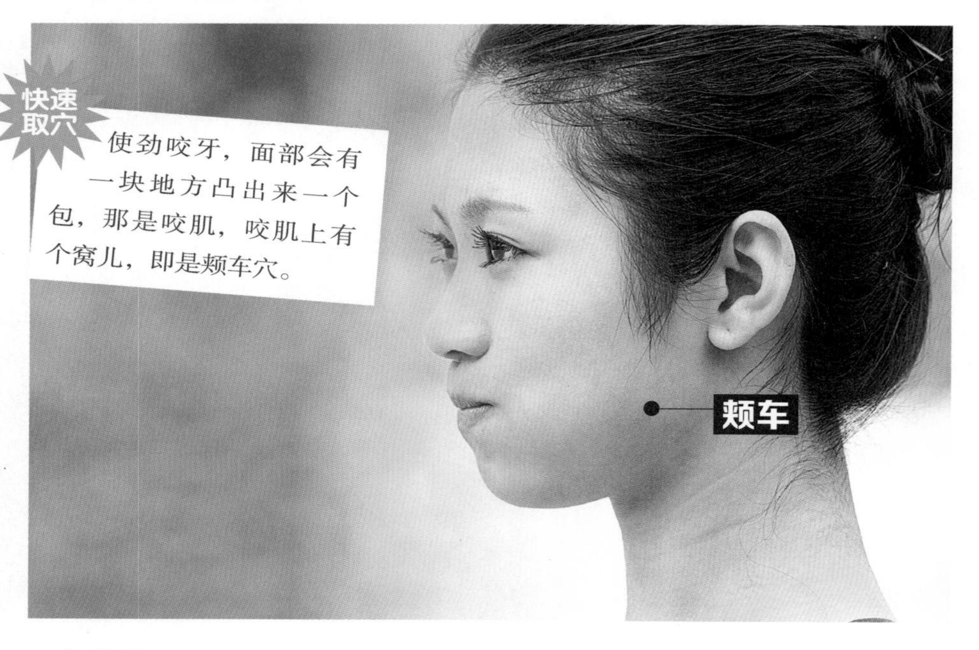

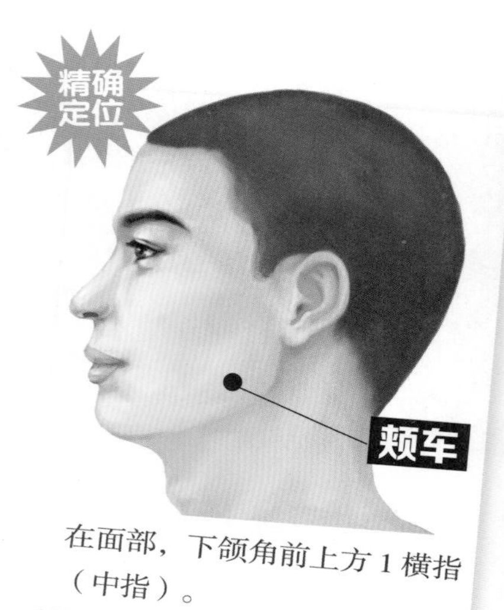

在面部，下颌角前上方1横指（中指）。

一穴多用

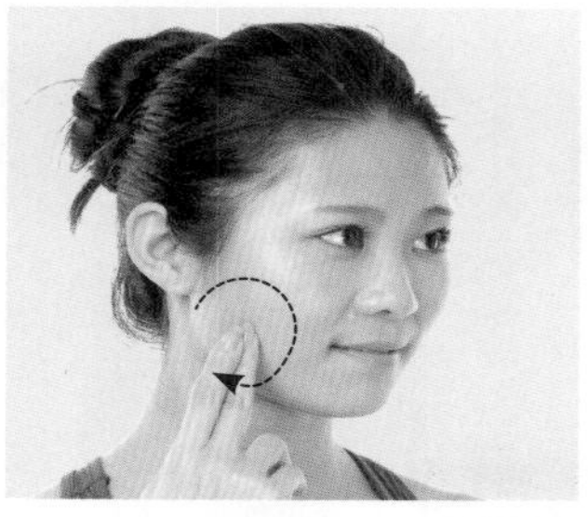

按摩 用手指轻轻按揉颊车穴，可以收紧肌肤、活血养颜，预防皱纹的出现。

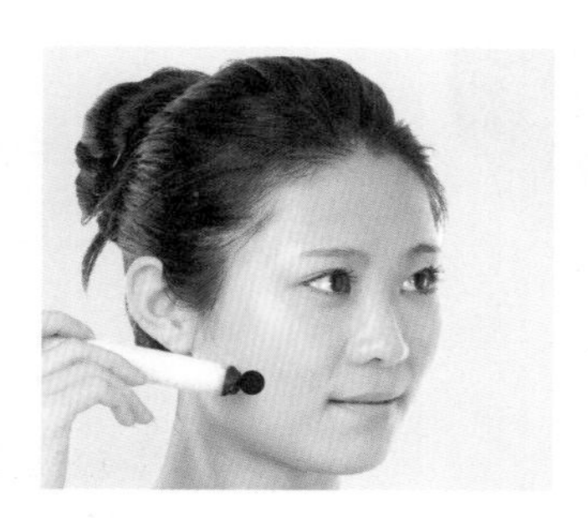

艾灸 用艾条温和灸5~20分钟，每天1次，可用于治疗口眼㖞斜、牙痛。

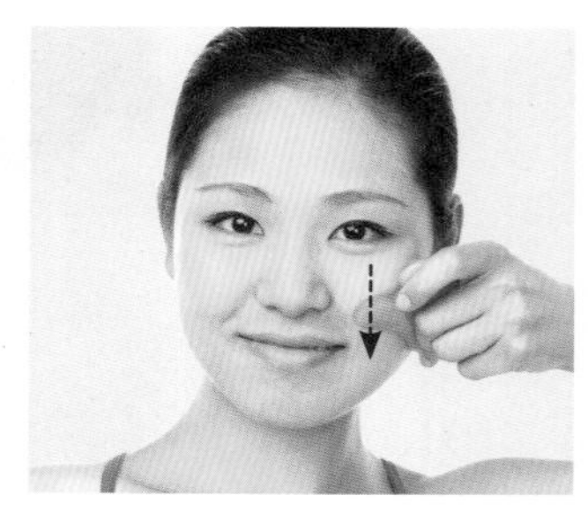

刮痧 从上向下刮拭3~5分钟，每天1次，可用于治疗牙关紧闭、齿痛等。

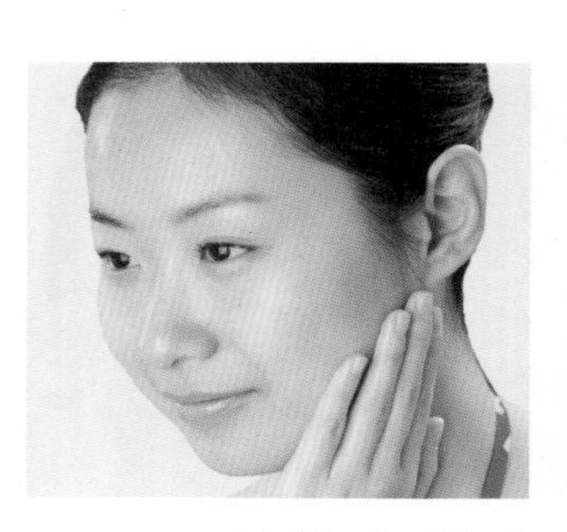

妙招 洗脸时，用手轻轻拍打该穴位及其周围，有很好的美容作用。

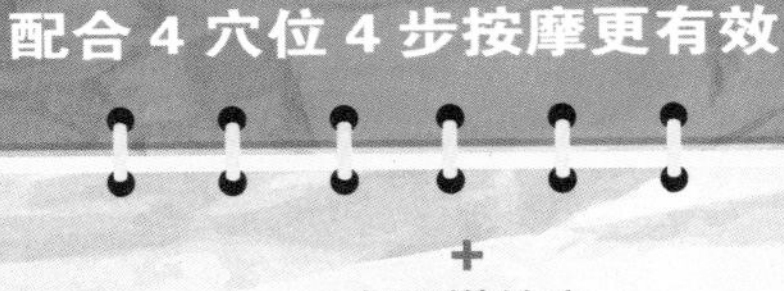

配合 4 穴位 4 步按摩更有效

+ **点压攒竹穴**

在面部，眉头凹陷中，额切迹处

+ **揉按瞳子髎穴**

在面部，目外眦外侧 0.5 寸凹陷中

+ **点揉太阳穴**

在头部，眉梢与目外眦之间，向后约 1 横指的凹陷中

+ **推压颧髎穴**

在面部，颧骨下缘，目外眦直下凹陷中

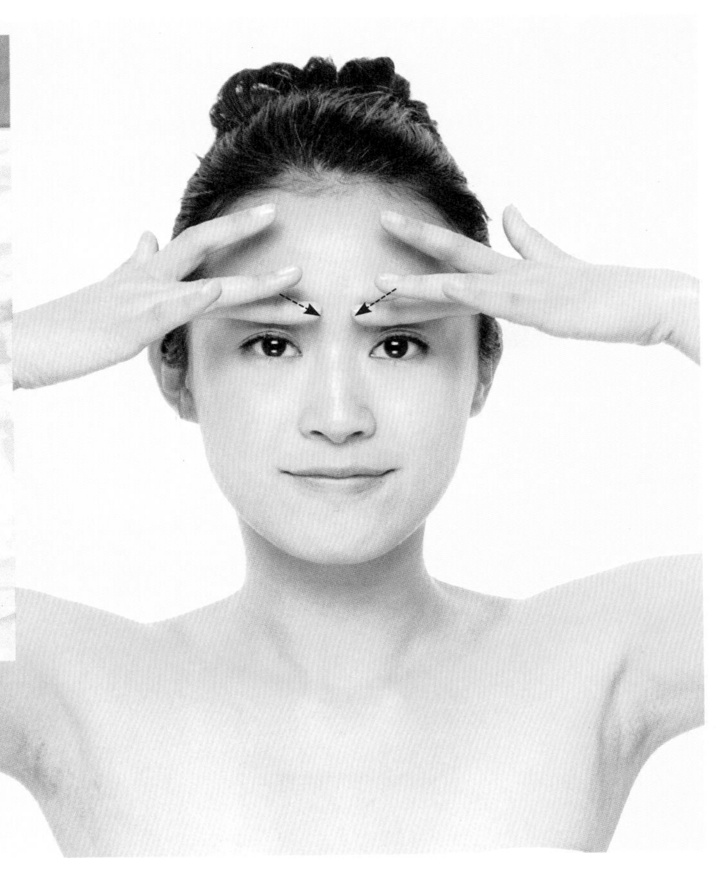

1 用双手食指轻轻点压攒竹穴 20 次，可减少色斑、提神醒脑。

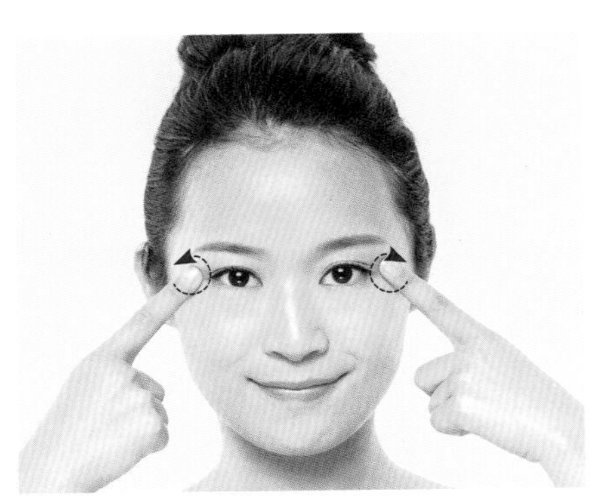

2 用双手食指揉按瞳子髎穴，有助于消除眼角皱纹。

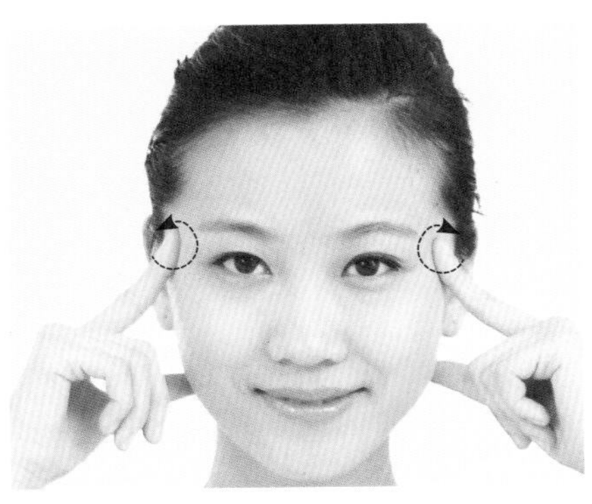

3 用双手食指稍重力点揉太阳穴 1 分钟，能改善脸色无华、精神不振的状况。

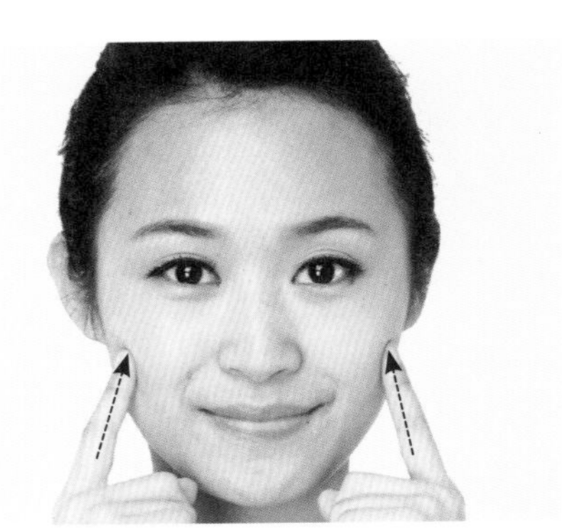

4 用食指指腹向上推压颧髎穴，力度逐次加重，双侧穴各推压 1 分钟。

鸠尾穴——皮肤干燥不用愁

鸠尾穴是任脉的络穴，根据中医经络理论，凡在本经脉分布经过处的疾病，或属于本络脉的虚实病症，都可取络穴加以治疗，因此只要是任脉或属于本络脉的疾病，都可取鸠尾穴治疗。

穴位功效

- 鸠尾穴有宽胸止痛、降逆止呕、开窍醒神的功效。
- 主治胸满咳逆、咽喉肿痛、呕吐、胃脘痛等症。

快速取穴
从胸骨最下端沿前正中线直下1横指处，即是鸠尾穴。
1横指→
胸骨最下端
鸠尾

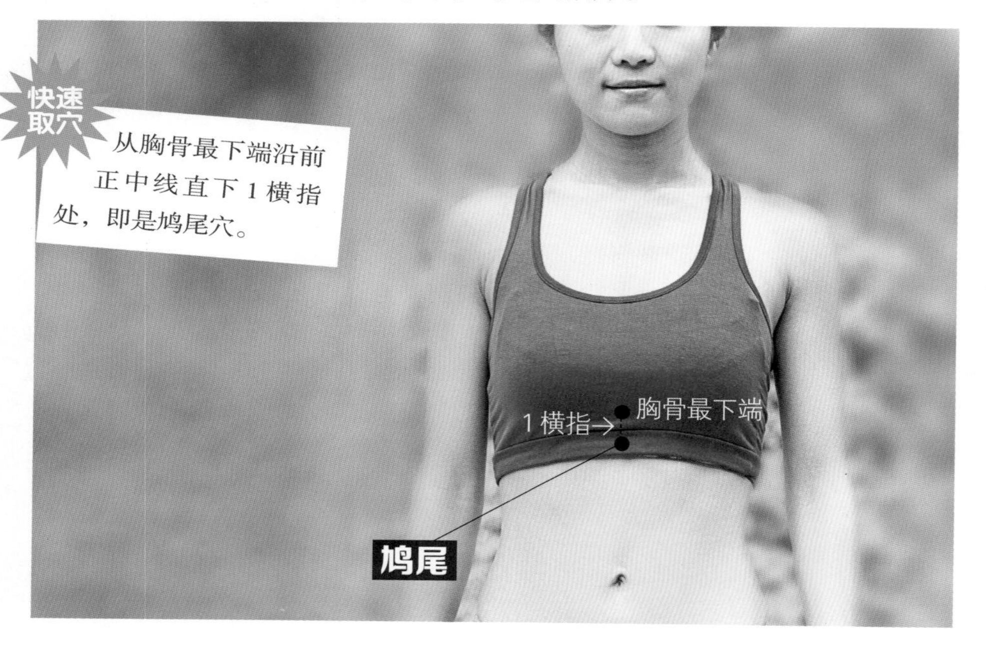

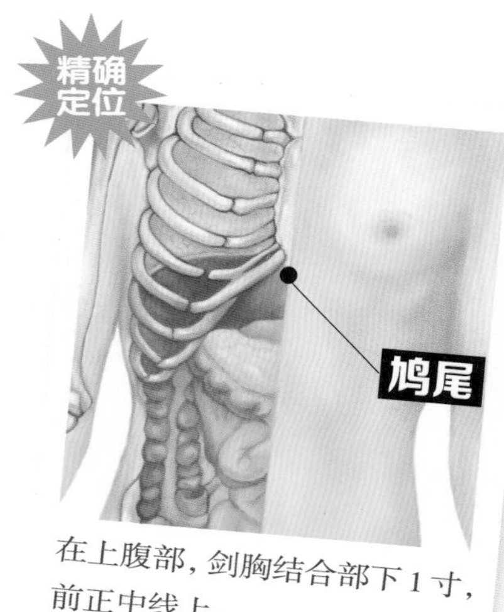

在上腹部，剑胸结合部下1寸，前正中线上。

一穴多用

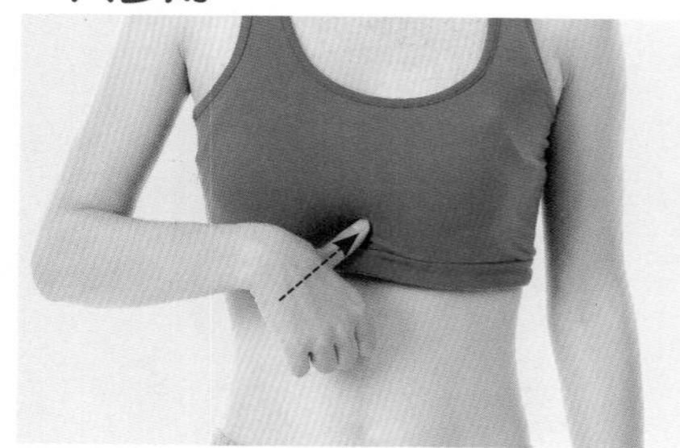

按摩 经常用拇指指腹按压此穴，每次1~3分钟，可使皮肤富有光泽，气色饱满。

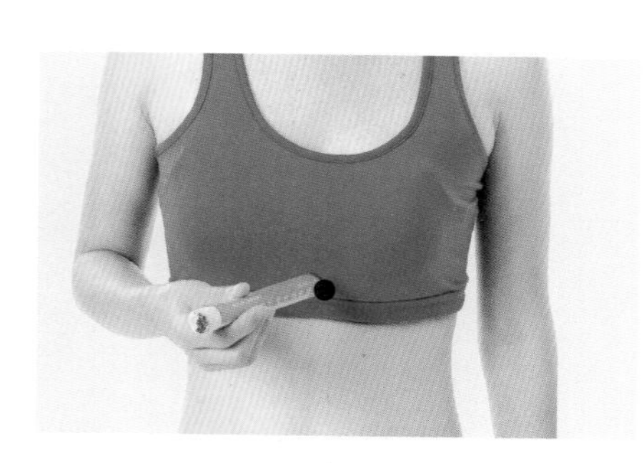

艾灸 用艾条温和灸5~20分钟，每天1次，可用于治疗胃痛、小儿脱肛。

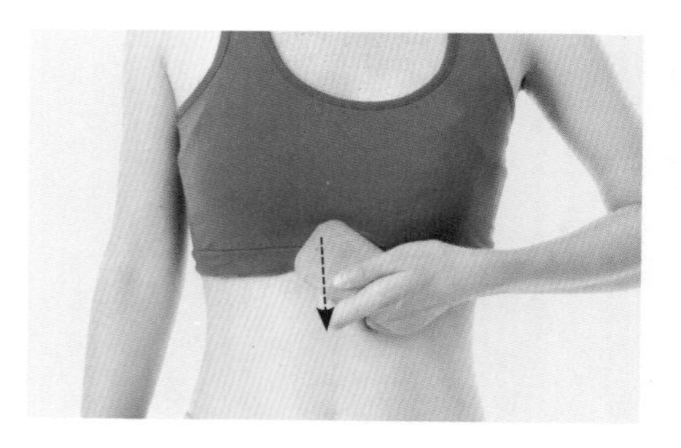

刮痧 用平刮法刮拭鸠尾穴3~5分钟，隔天1次，可用于治疗呕吐。

交信穴——调经养血止崩漏

经常按摩交信穴可活血化瘀、补血养血，还可以调节血压，尤其适宜于高血压患者。

穴位功效

- 交信穴有补脾益肾、清热利湿、温阳通便的功效。
- 主治月经不调、痛经、子宫脱垂、便秘等症。

快速取穴

先找到复溜穴，再前推 0.5 寸处，即是交信穴。

0.5 寸

复溜

交信

精确定位

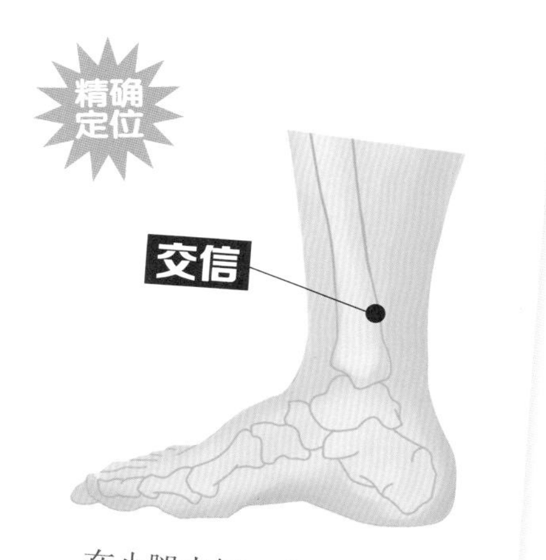

在小腿内侧，内踝尖上 2 寸，胫骨内侧缘后际凹陷中。

一穴多用

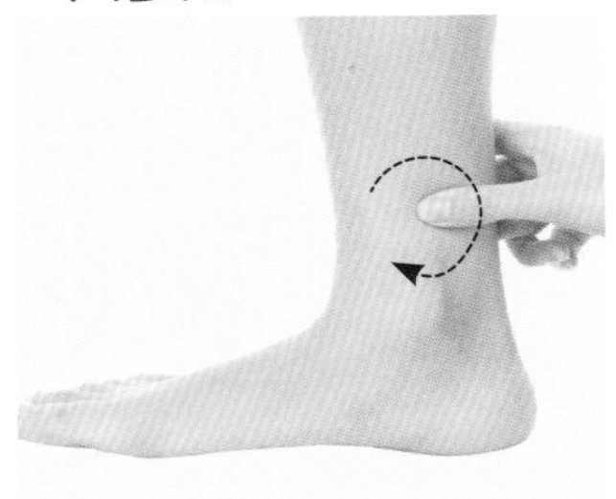

按摩 月经之前每天用拇指指腹按摩交信穴 1~3 分钟，连续按摩 3~5 天。

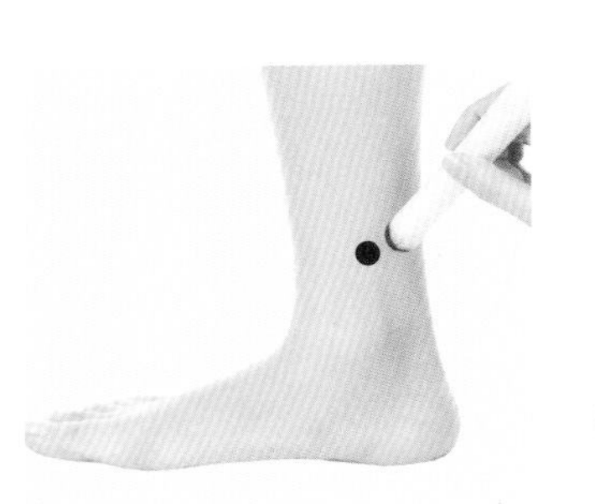

艾灸 用艾条温和灸 5~20 分钟，每天 1 次，可用于治疗月经不调。

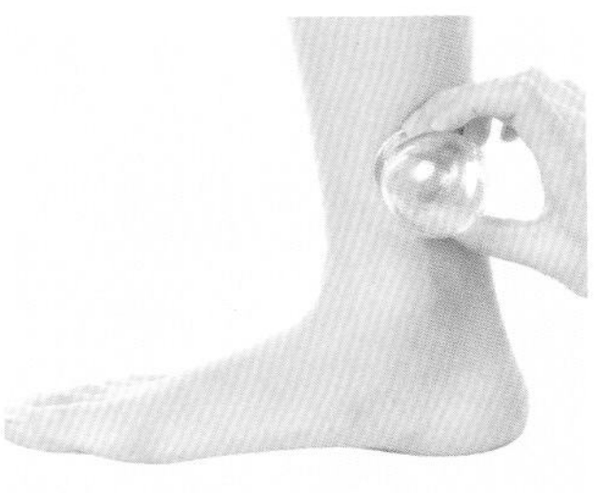

拔罐 用火罐留罐 5~10 分钟，隔天 1 次，可用于治疗痛经、月经不调。

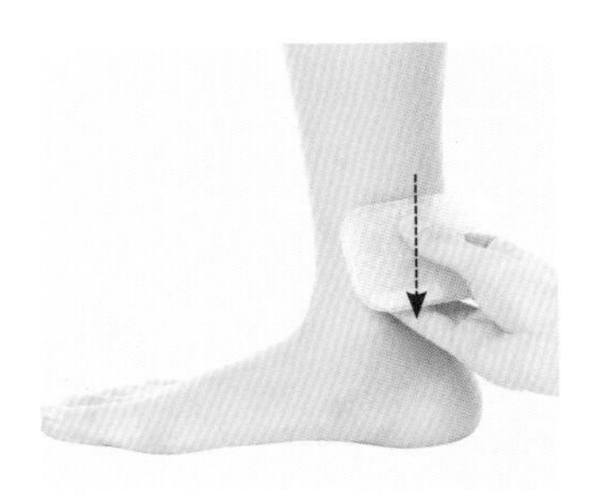

刮痧 从上向下刮拭交信穴 3~5 分钟，可用于治疗痛经。

足临泣穴——呵护女性乳房

足临泣穴是八脉交会穴之一，与带脉相通，另一方面又通过带脉，与任脉、督脉等脉紧密相连。可见，足临泣穴虽只是足少阳胆经中的一个穴位，但它联系着的却是全身所有的经脉。

穴位功效

- 足临泣穴有清热消肿、通经活络的功效。
- 可以治疗女性的乳房疾病，如乳腺炎、乳腺增生等。

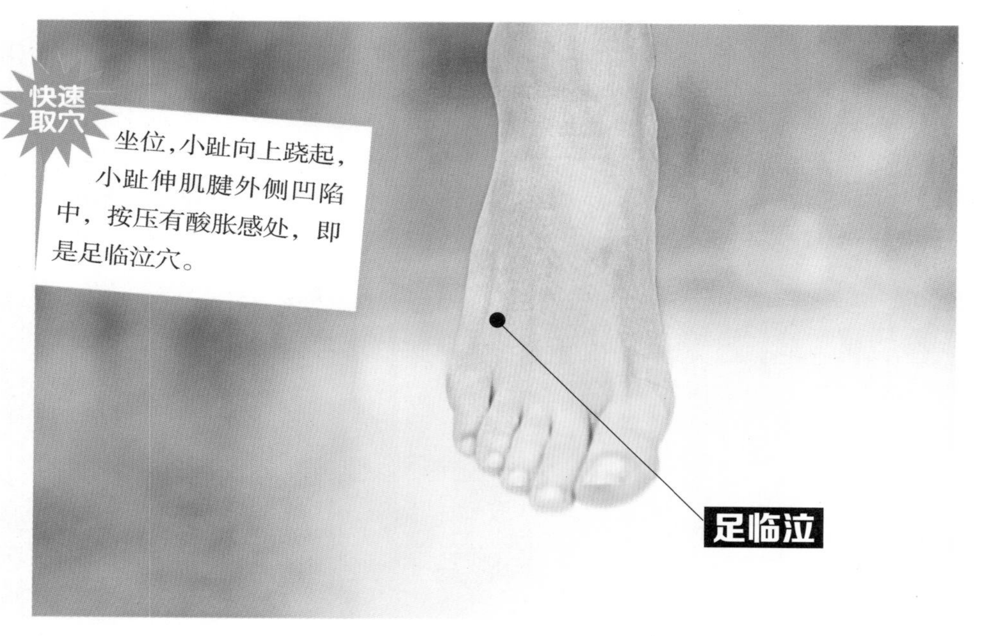

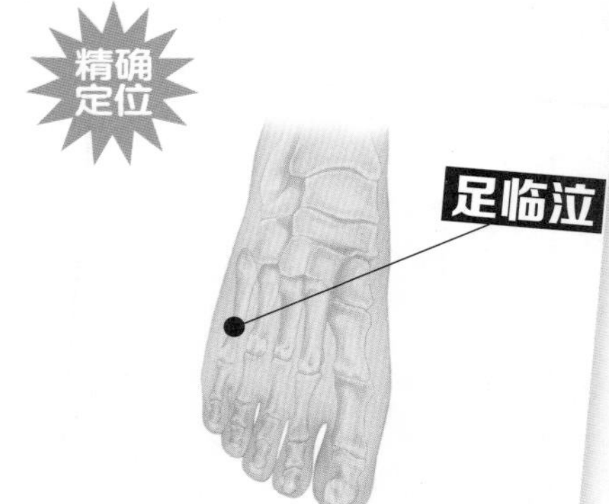

在足背，第4、第5跖骨底结合部的前方，第5趾长伸肌腱外侧凹陷中。

一穴多用

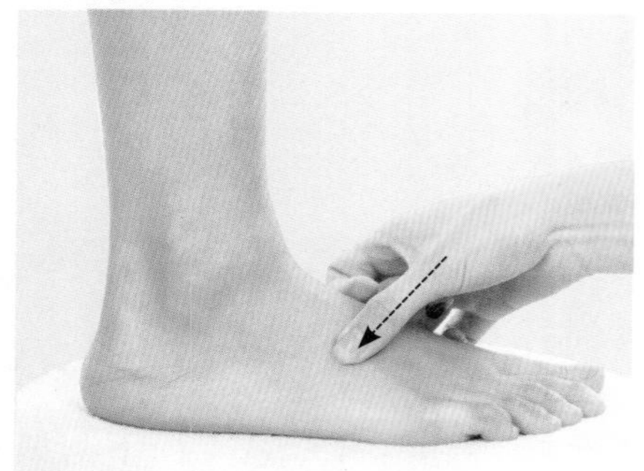

按摩 乳房胀痛时用拇指指腹揉按足临泣穴，左右各揉按1~3分钟，就能很快止痛。

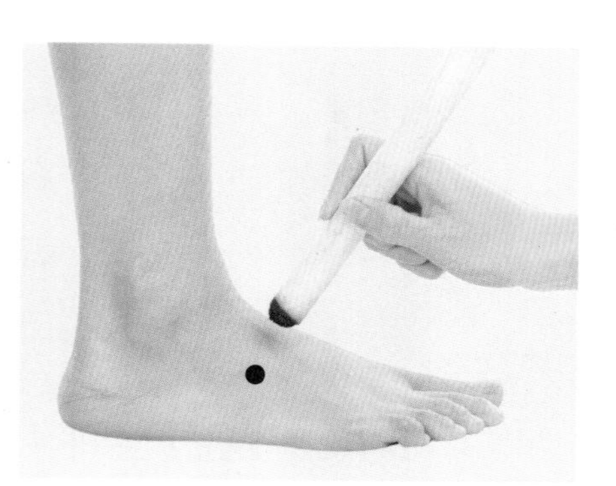

艾灸 用艾条温和灸5~20分钟，每天1次，可用于治疗月经不调、头痛、胁肋痛。

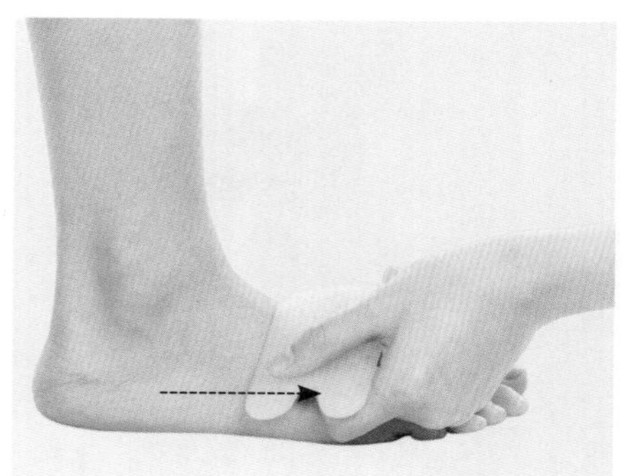

刮痧 用角刮法刮拭足临泣穴5~10分钟，每日1次。对乳腺增生、乳房胀痛有很好效果。

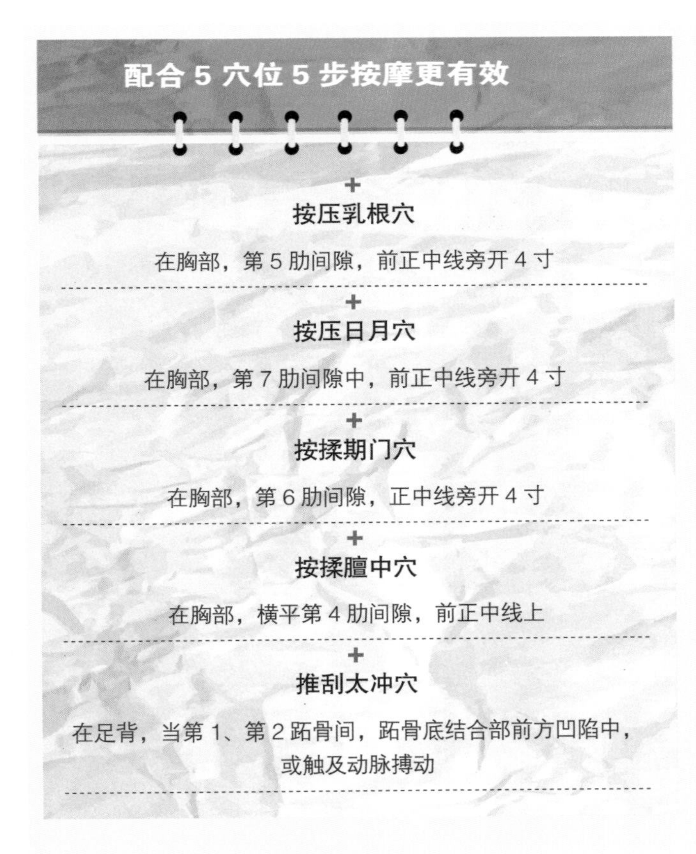

配合 5 穴位 5 步按摩更有效

按压乳根穴

在胸部，第 5 肋间隙，前正中线旁开 4 寸

按压日月穴

在胸部，第 7 肋间隙中，前正中线旁开 4 寸

按揉期门穴

在胸部，第 6 肋间隙，正中线旁开 4 寸

按揉膻中穴

在胸部，横平第 4 肋间隙，前正中线上

推刮太冲穴

在足背，当第 1、第 2 跖骨间，跖骨底结合部前方凹陷中，或触及动脉搏动

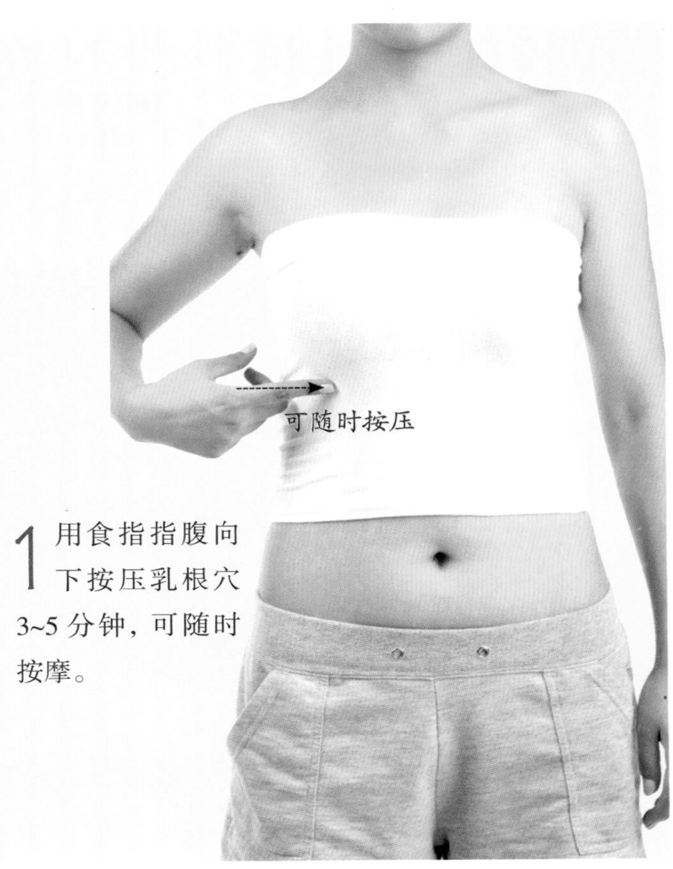

1 用食指指腹向下按压乳根穴 3~5 分钟，可随时按摩。

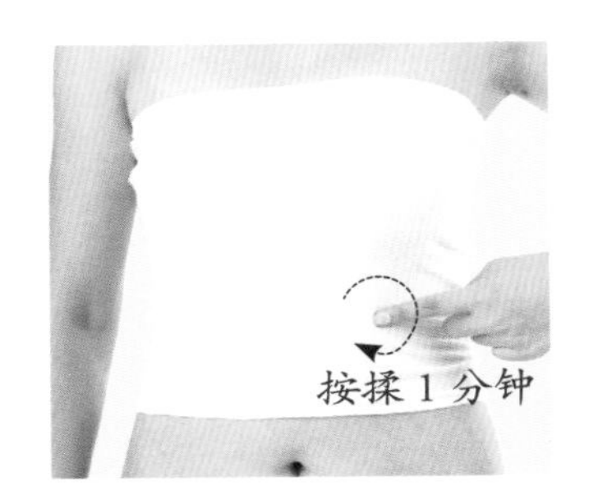

2 用食指指腹向下按压日月穴，并按顺时针方向按揉。

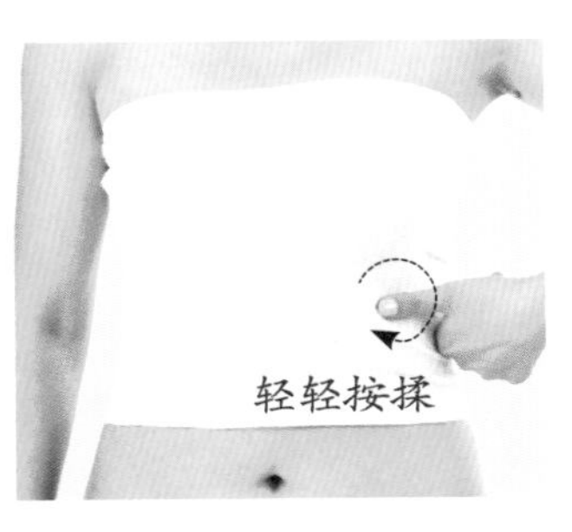

3 用大拇指指腹轻轻按揉期门穴，直到产生酸麻的感觉为止。

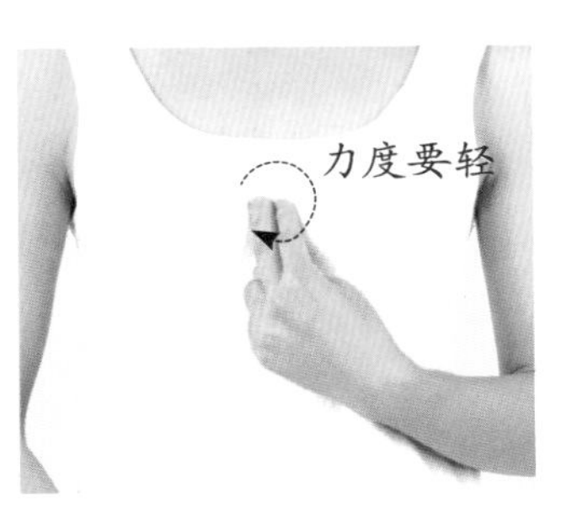

4 用食指和中指指腹按揉膻中穴，力度较轻，点到即可。

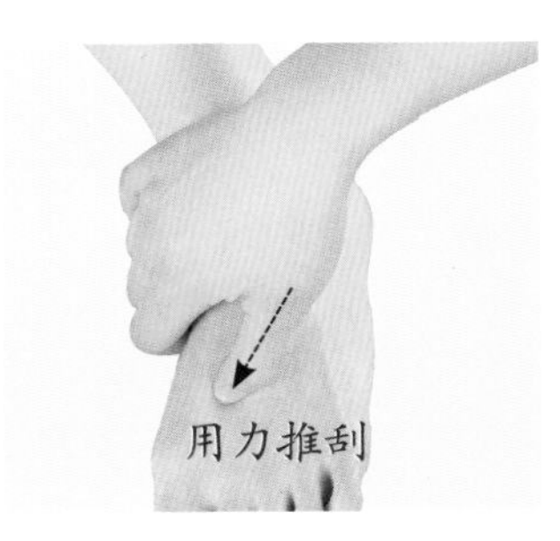

5 用大拇指指腹推刮太冲穴 7~15 次，可以促进乳腺增生的消除。

照海穴——月经不调的救星

照海穴是八脉交会穴之一，与阴跷脉相通。两脉分别代表着阴阳二气，主要功能与人的睡眠活动有关。因而照海穴除了具有滋阴清热的作用外，还可平衡阴阳，宁神助眠。

穴位功效

- 照海穴有清热利咽、温经散寒、养心安神的功效。
- 主治咽喉肿痛、气喘、便秘、月经不调、痛经等。

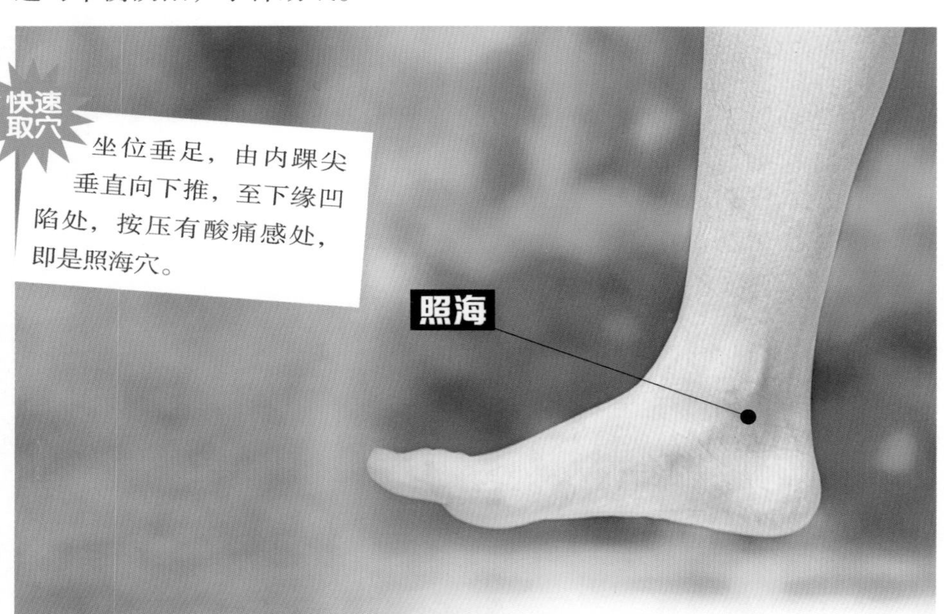

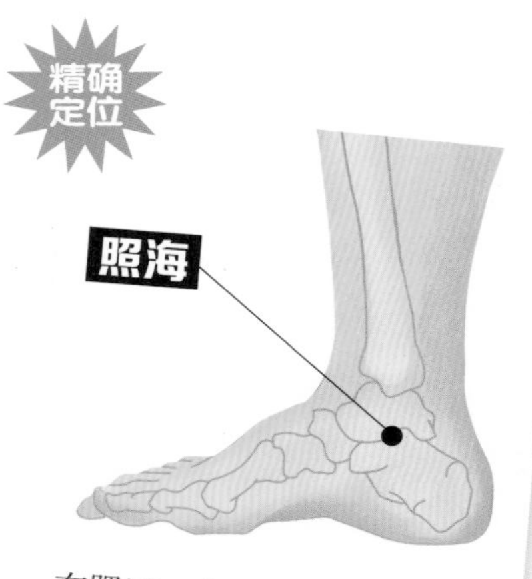

在踝区，内踝尖下1寸，内踝下缘边际凹陷中。

一穴多用

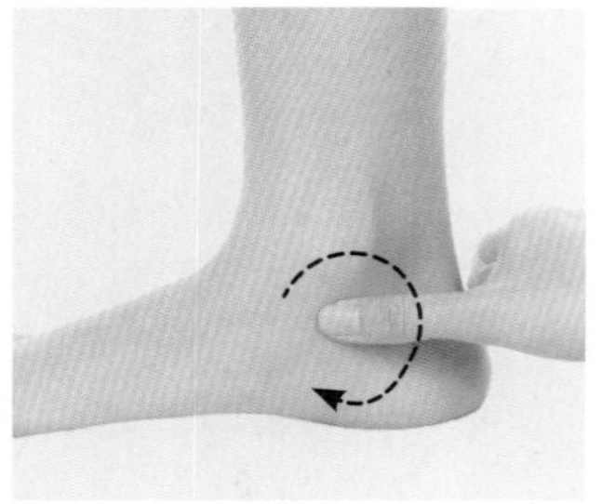

按摩 每天睡觉前用拇指指腹点揉照海穴，可以滋阴降火、补肾益气。

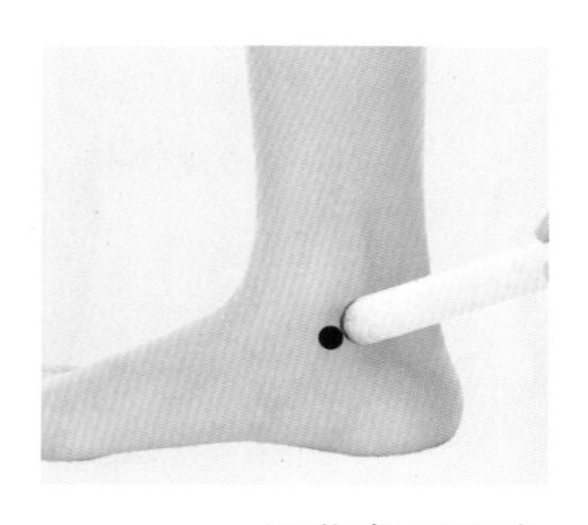

艾灸 用艾条温和灸5~20分钟，每天1次，可用于治疗月经不调、痛经。

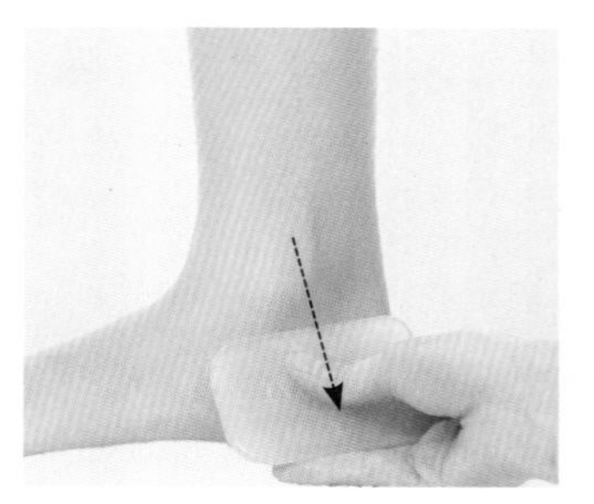

刮痧 从踝关节向足底方向刮拭3~5分钟，隔天1次，可用于治疗咽喉疼痛。

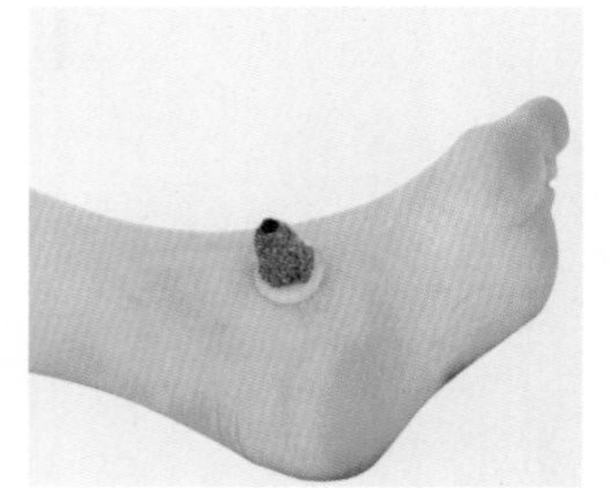

妙招 取一小瓣生蒜，切成硬币样厚度，施灸时将其放在照海穴上，可以加强治疗效果。

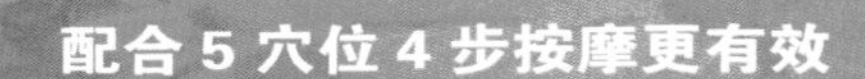

配合 5 穴位 4 步按摩更有效

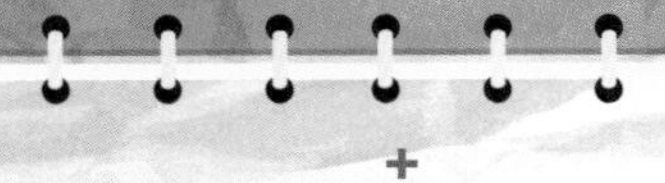

+
点按三阴交穴

在小腿内侧，内踝尖上 3 寸，胫骨内侧缘后际

+
按压中极穴

在下腹部，脐中下 4 寸，前正中线上

+
按压关元穴

在下腹部，脐中下 3 寸，前正中线上

+
揉按肾俞穴

在脊柱区，第 2 腰椎棘突下，后正中线旁开 1.5 寸

+
揉按血海穴

在股前区，髌底内侧端上 2 寸，股内侧肌隆起处

1 用大拇指指腹点按三阴交穴，力度适中，左右两侧各点按 1 分钟。

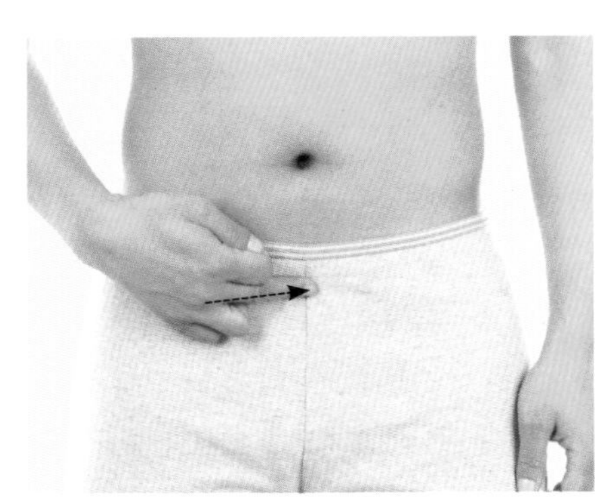

2 中指指腹按压中极穴、关元穴，用力要轻柔。或用吹风机的暖风在中极穴上下移动，以感到温热为宜。

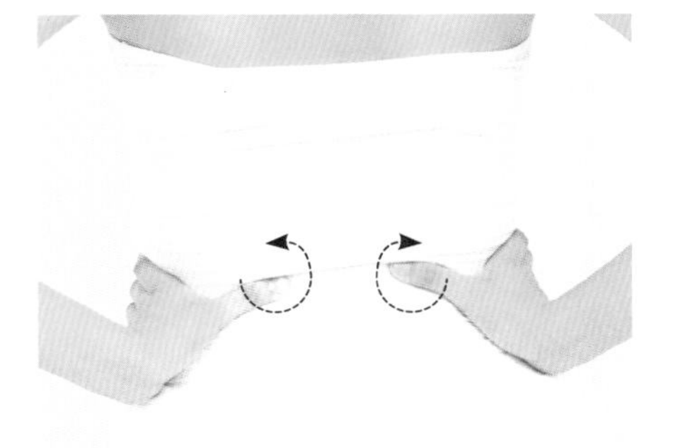

3 两手叉腰，将大拇指按在同侧肾俞穴，其余四指附在腰部，适当用力揉按 1 分钟。

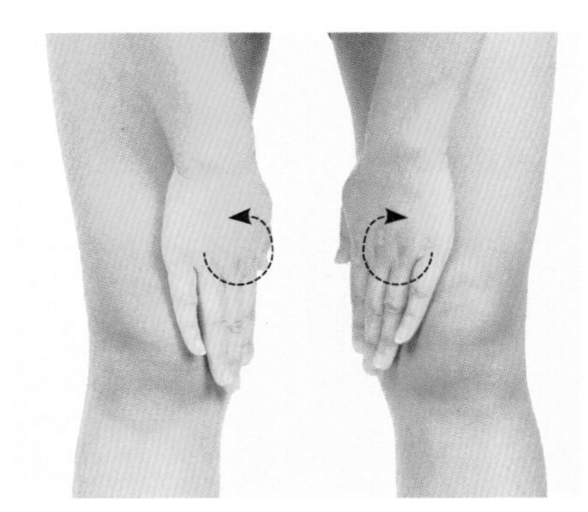

4 将手掌心放在同侧血海穴上，适当用力揉按 1 分钟。双侧交替进行。

少府穴——远离外阴瘙痒

少府穴是手少阴经的荥穴，治疗重点首先在心与神，手、足少阴经心肾相连，而肾主生殖，掌管水液排泄，肾又主骨，齿为骨之余，所以，阴器（尿道、生殖器）病患、牙齿疼痛，都可取少府穴而治。

穴位功效

- 少府穴能通达心、肾，能舒解心经、肾经的郁结之气。
- 可以医治女性生殖器官部位的疾病，如遗尿、尿闭、外阴瘙痒等。

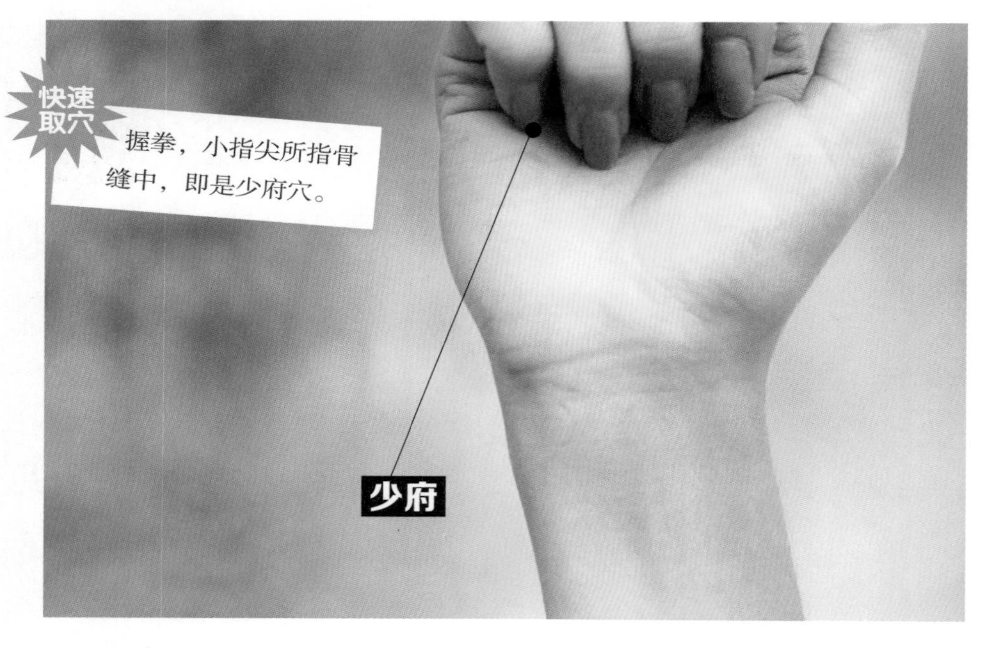

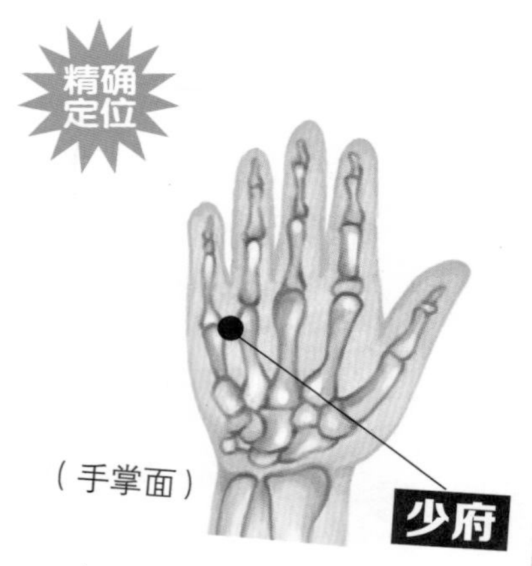

在手掌，横平第5掌指关节近端，第4、5掌骨之间。

一穴多用

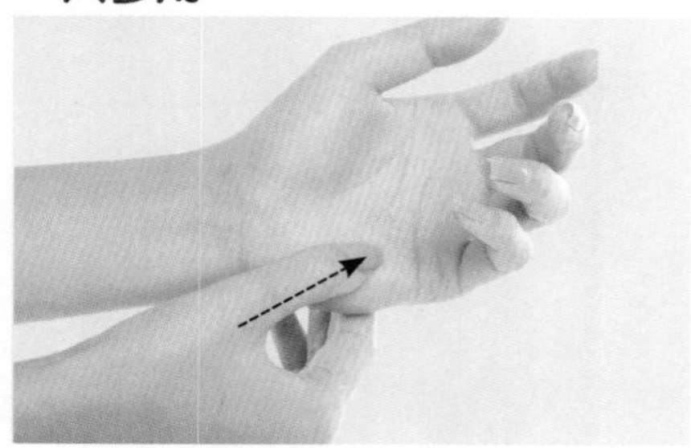

按摩 用拇指指尖按压此穴，早、晚各1次，左右各揉按3~5分钟。

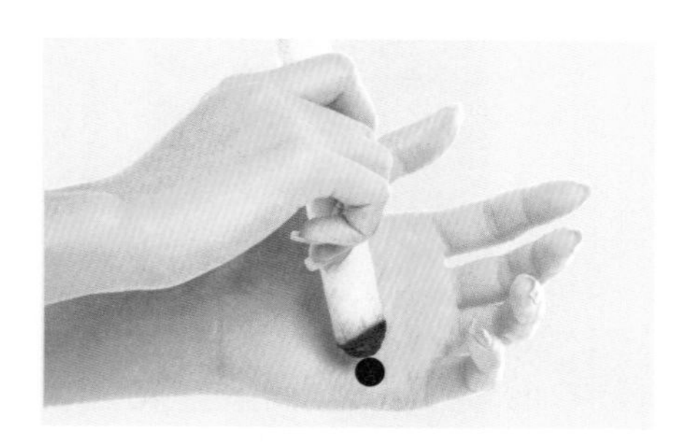

艾灸 用艾条温和灸5~20分钟，每天1次，可用于治疗小便不利。

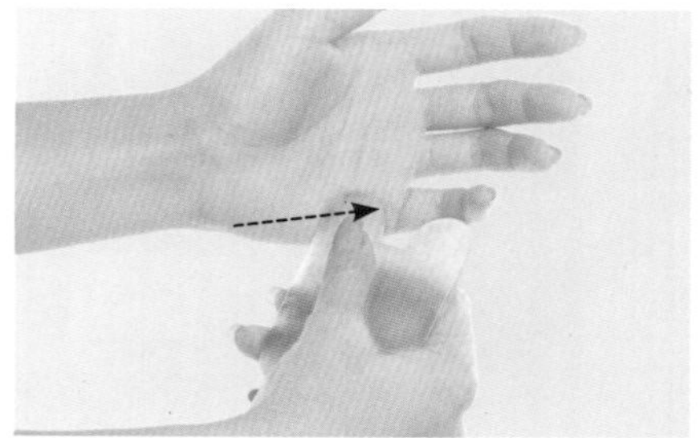

刮痧 从掌根向指尖刮拭3~5分钟，隔天1次，可用于治疗痈疡、阴痛、心烦。

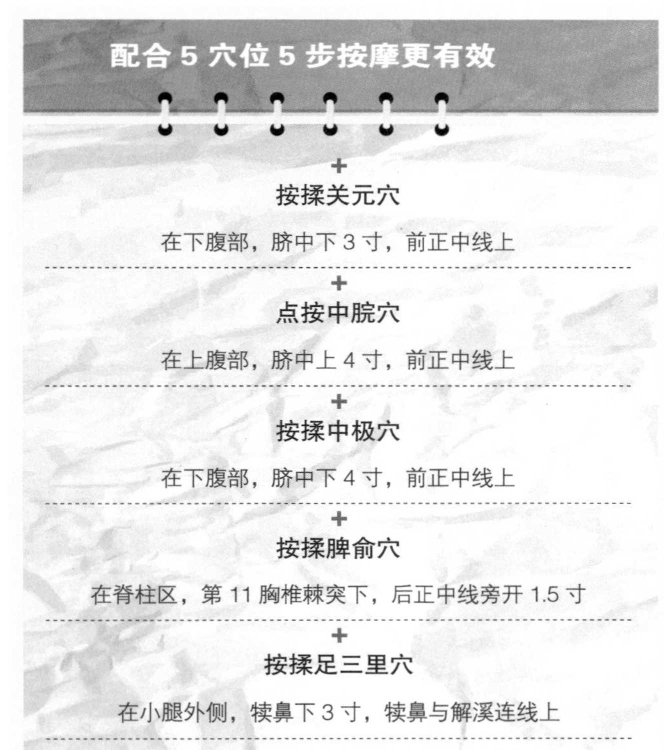
配合 5 穴位 5 步按摩更有效

＋
按揉关元穴
在下腹部，脐中下 3 寸，前正中线上

＋
点按中脘穴
在上腹部，脐中上 4 寸，前正中线上

＋
按揉中极穴
在下腹部，脐中下 4 寸，前正中线上

＋
按揉脾俞穴
在脊柱区，第 11 胸椎棘突下，后正中线旁开 1.5 寸

＋
按揉足三里穴
在小腿外侧，犊鼻下 3 寸，犊鼻与解溪连线上

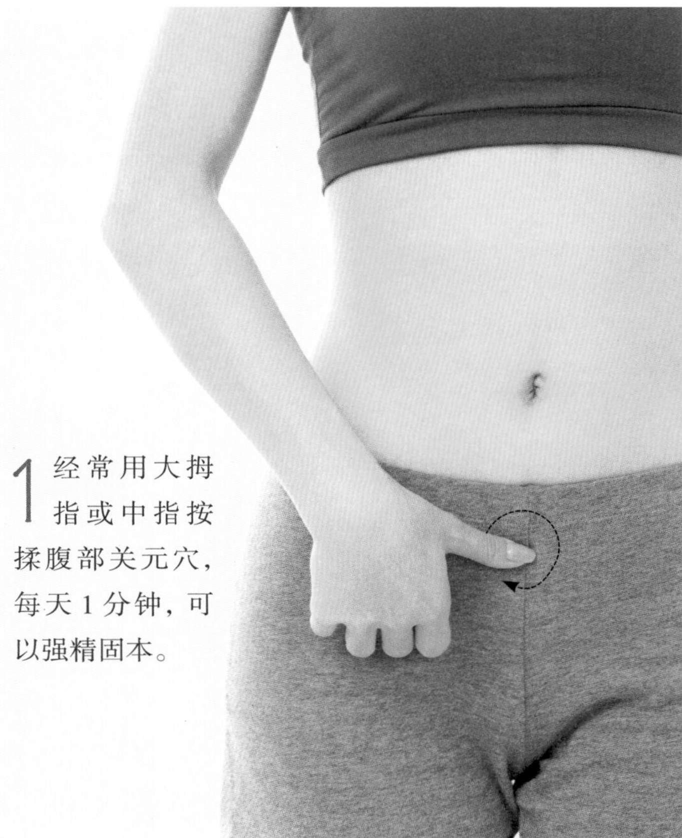

1 经常用大拇指或中指按揉腹部关元穴，每天 1 分钟，可以强精固本。

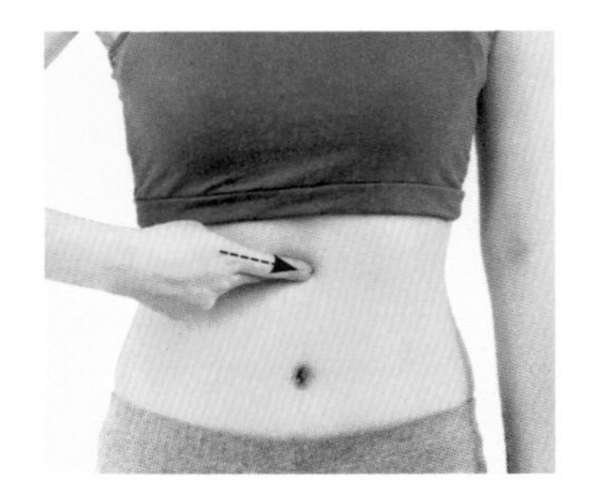

2 用中指指端点按中脘穴 1 分钟，感到局部温热为佳。

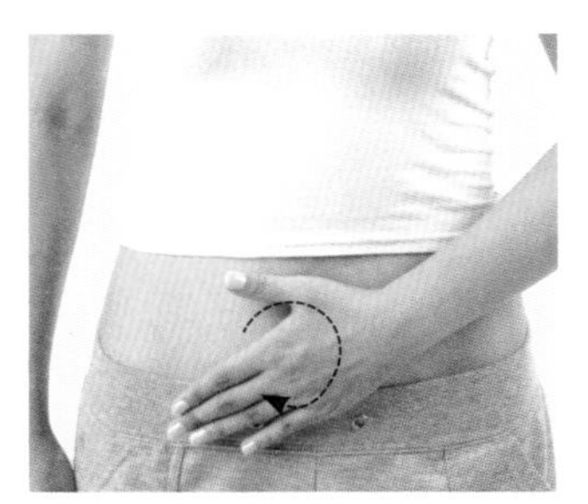

3 用掌心按揉中极穴，用力要轻柔。另外，也可用吹风机热疗。

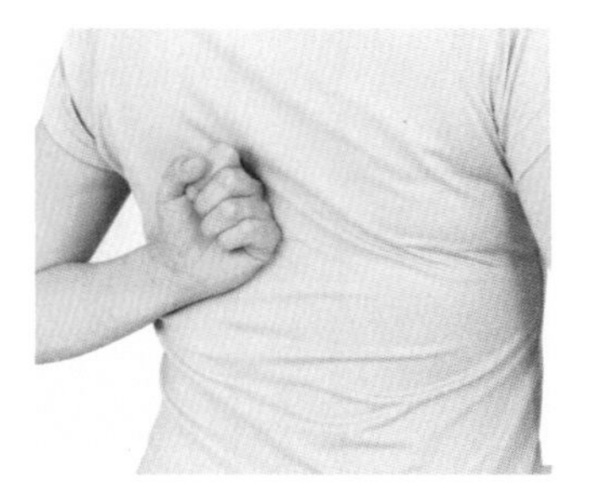

4 双手握拳，用拳背按揉脾俞穴 1 分钟。

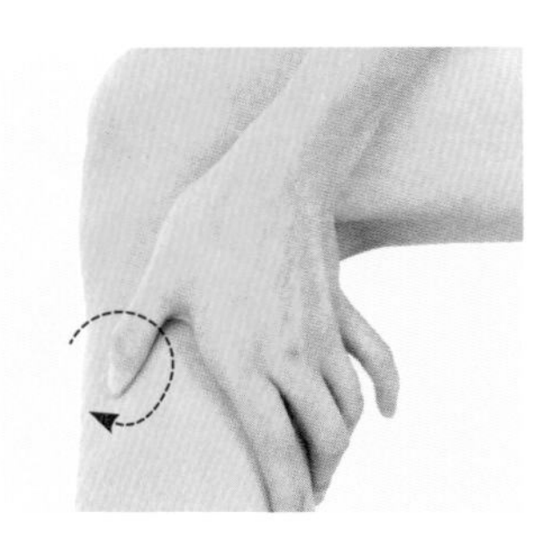

5 用大拇指按揉足三里穴 1 分钟，每天坚持按摩，可防治老年性阴道炎。

少泽穴——通乳功臣

少泽穴最善于清心中之火、通心之脉络。若是心火上炎，则头痛发热、口舌生疮、眼耳炎症。若心络痹阻、心血不通，哺乳期女性则乳汁分泌过少，易罹患乳腺炎。此时最好的经穴治疗，就是少泽穴。

快速取穴
屈小指，沿指甲底部与指尺侧引线交点处，即是少泽穴。
少泽

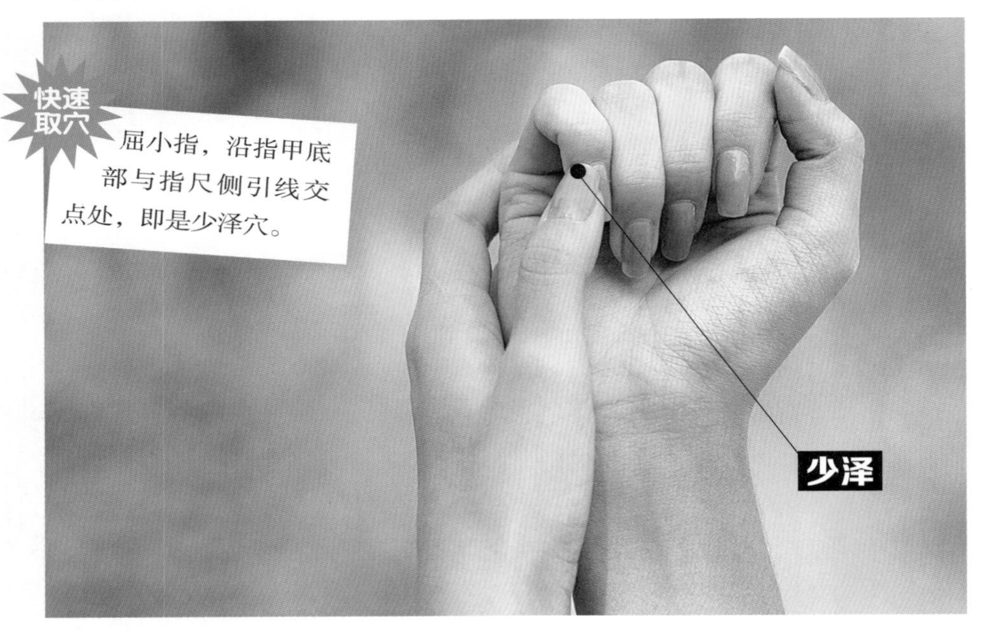

穴位功效

- 少泽穴是女性保健的重要穴位之一，有调气血、通血脉的功能。
- 是治疗乳房胀痛和乳汁不通的主穴之一。
- 此穴还是治疗昏迷、休克等症的急救穴。

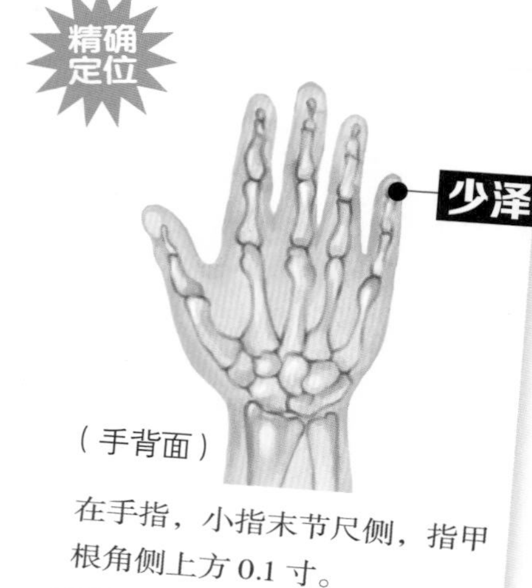

在手指，小指末节尺侧，指甲根角侧上方 0.1 寸。

一穴多用

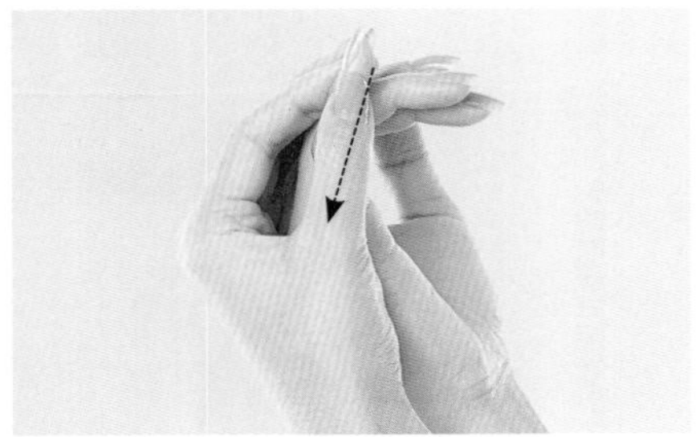

按摩 乳汁分泌不足时，用指甲尖端垂直下压，每次掐按 1~3 分钟。

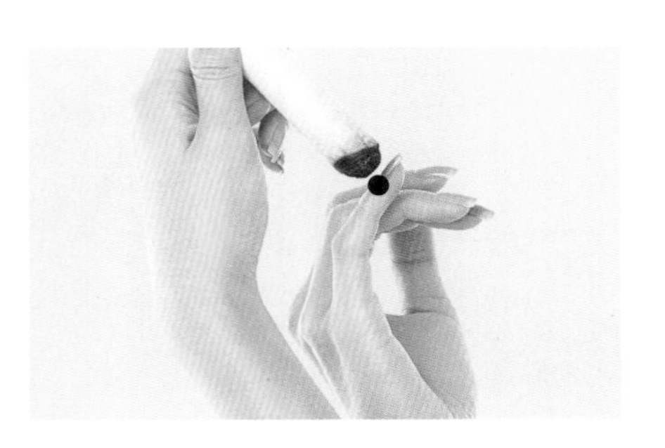

艾灸 用艾条温和灸 5~20 分钟，每天 1 次，可用于治疗乳汁不足，乳房胀痛。

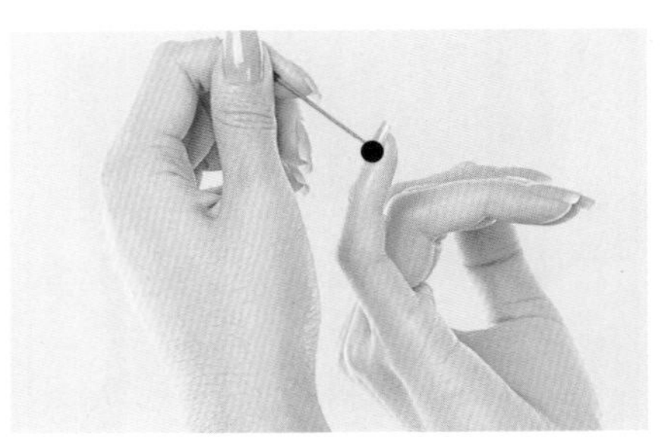

刺血 用三棱针在少泽穴点刺放血 1~2 毫升，可用于治疗乳痈、产后缺乳。

阳池穴——驱走手脚的寒冷

阳池穴属手少阳三焦经，为三焦经之原穴，用之可振奋三焦之原气，可治疗手足冰冷等症状。

穴位功效

- 刺激阳池穴可以恢复三焦经的功能，将热能传达到全身。
- 对手脚冰冷、腰寒等疾患有很好的治疗效果。

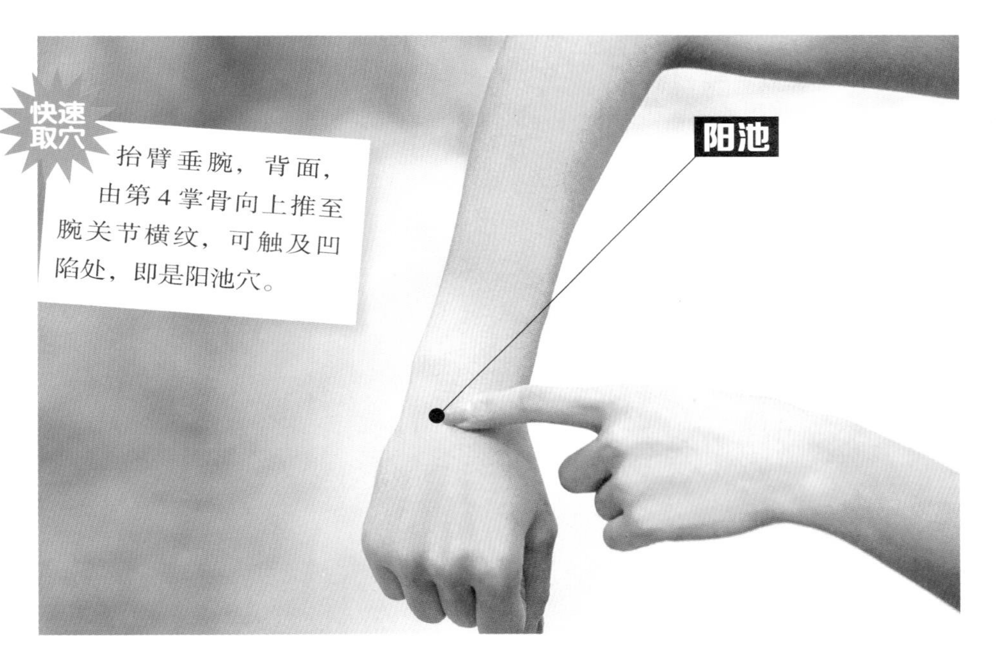

抬臂垂腕，背面，由第4掌骨向上推至腕关节横纹，可触及凹陷处，即是阳池穴。

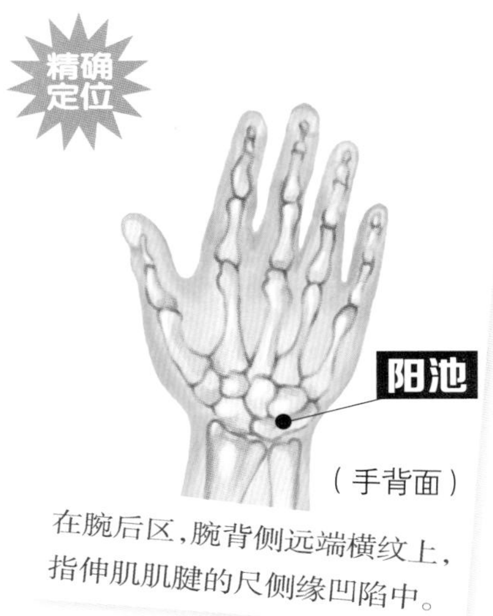

在腕后区，腕背侧远端横纹上，指伸肌肌腱的尺侧缘凹陷中。

一穴多用

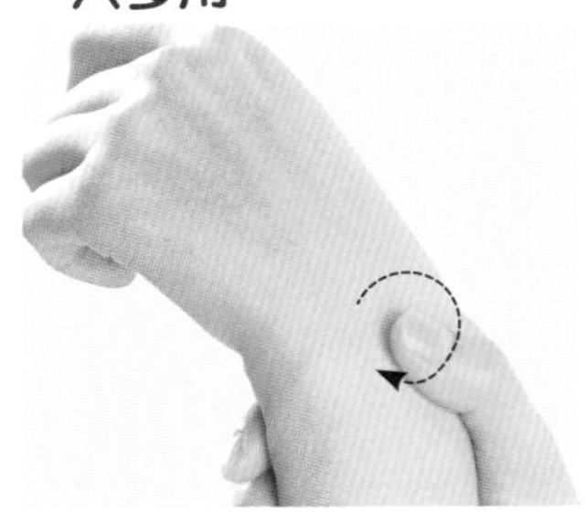

按摩 经常用拇指指腹按揉此穴，能温暖全身，特别适合手脚冰凉的人。

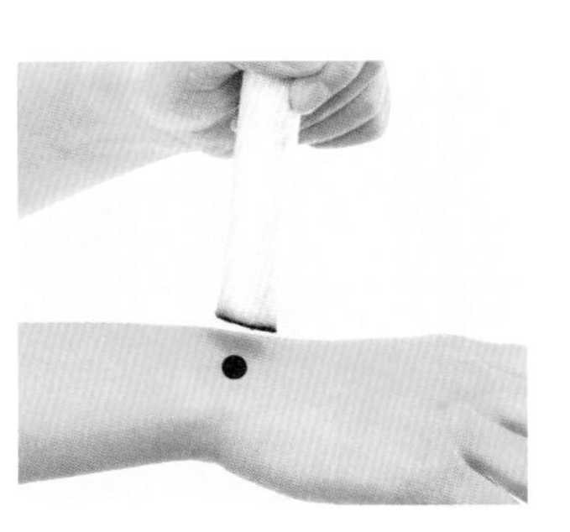

艾灸 用艾条温和灸5~20分钟，每天1次，可用于治疗肩背痛、手腕痛。

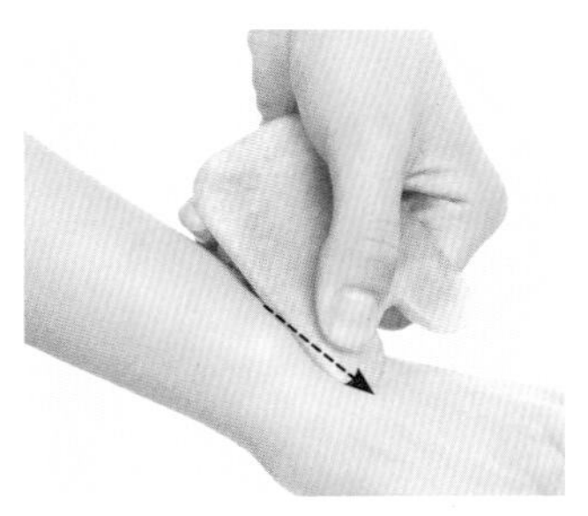

刮痧 从手指近端向指尖刮拭3~5分钟，每天3~5次，可用于辅助治疗糖尿病。

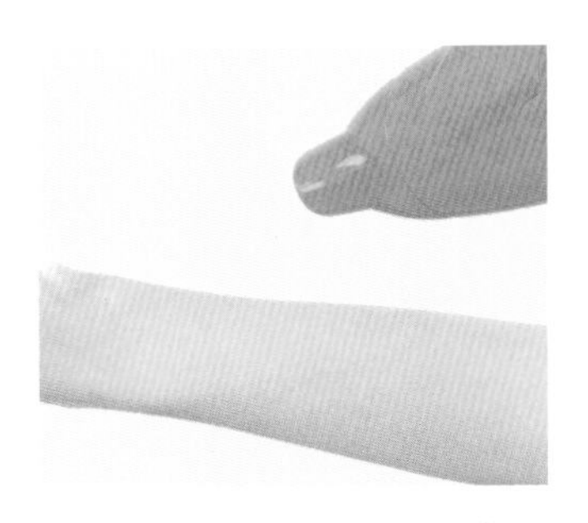

妙招 可用吹风机将阳池穴吹到暖和，不可太靠近，以免烫伤皮肤。可缓解手脚冰冷等症状。

关爱男性的奇效穴位

关元穴——固精养元

关元穴是“元阴、元阳、关藏出入之所”。元气是人体的生发之气，元气虚弱，则各脏难安、百病易生。因此，人若要想身体健康长寿，首先得培补元气、温肾壮阳。

穴位功效

- 关元穴是泌尿、生殖系统疾病的克星。
- 经常按摩关元穴对遗精、阳痿、早泄、前列腺炎的治疗都大有裨益。

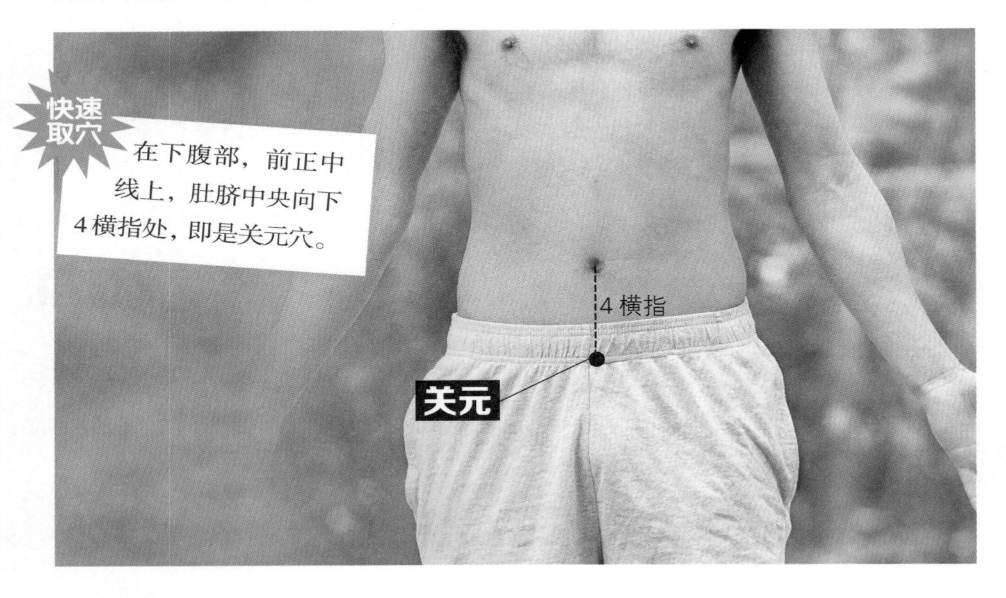

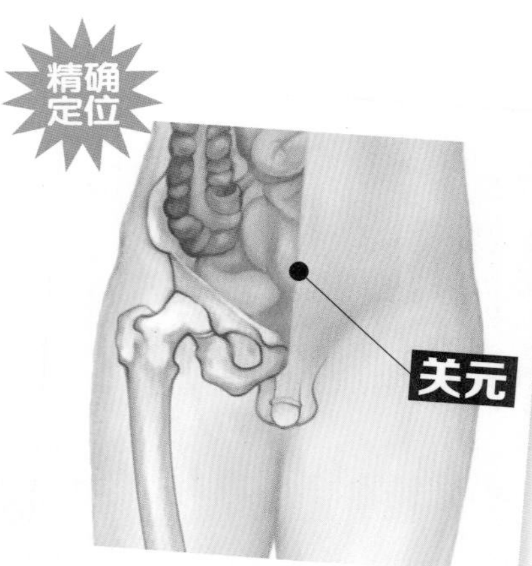

在下腹部，脐中下3寸，前正中线上。

一穴多用

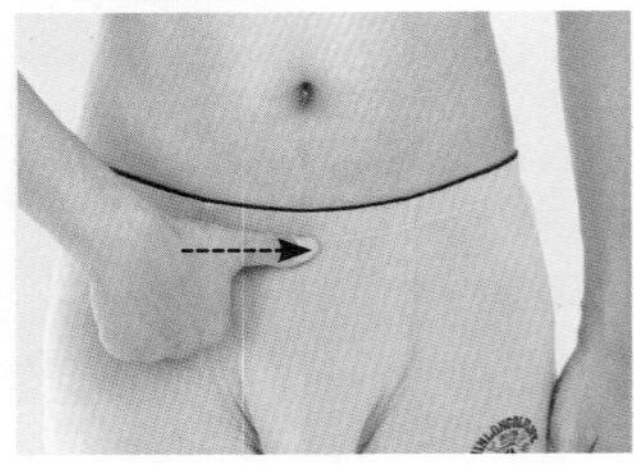

按摩 用拇指按压此穴，有酸胀感为宜，每次按压3~5分钟。能培肾固本、调气回阳。

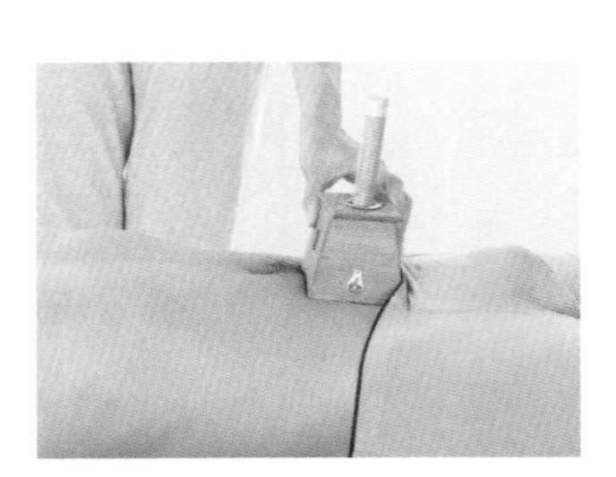

艾灸 用艾盒温和灸或隔姜灸5~20分钟，每天1次，可用于治疗各种虚证。

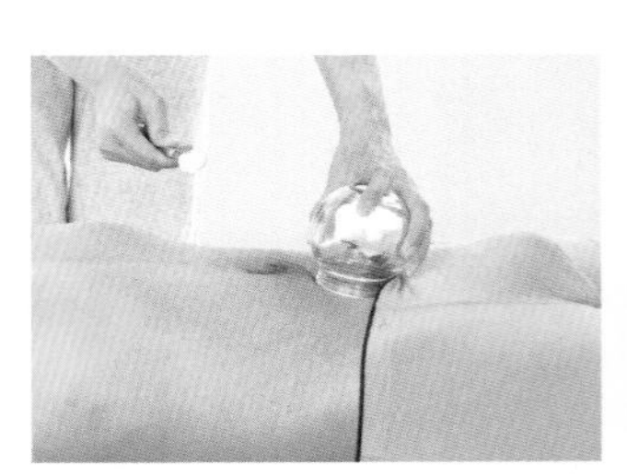

拔罐 用火罐留罐5~10分钟，隔天1次，用于治疗癃闭、淋证。

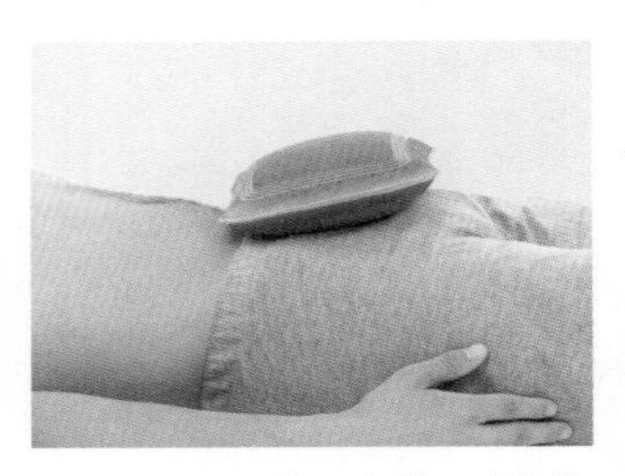

妙招 指压前，用热水袋敷在关元穴上，可增加刺激时的舒适感。

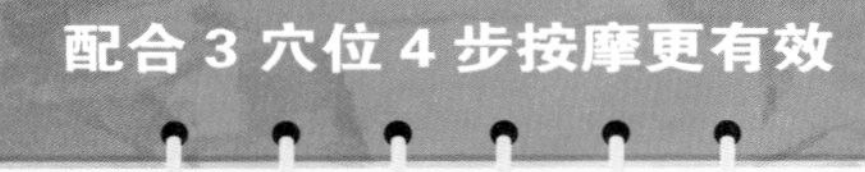

配合 3 穴位 4 步按摩更有效

击打肾俞穴

在脊柱区，第 2 腰椎棘突下，后正中线旁开 1.5 寸

按压肾俞穴

在脊柱区，第 2 腰椎棘突下，后正中线旁开 1.5 寸

按压气海穴

在下腹部，脐中下 1.5 寸，前正中线上

按揉三阴交穴

在小腿内侧，内踝尖上 3 寸，胫骨内侧缘后际

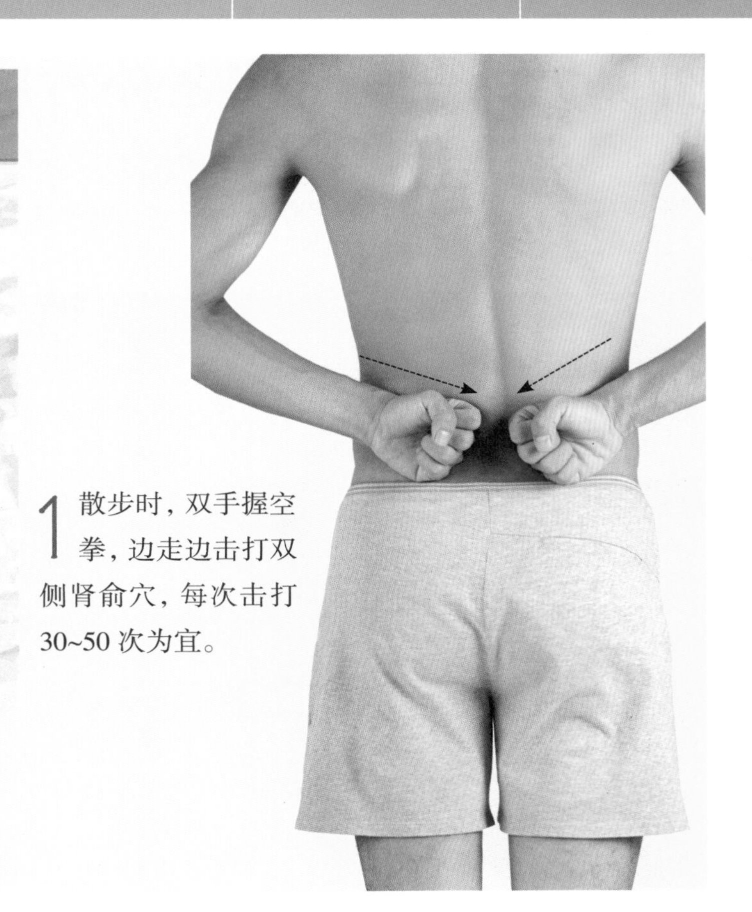

1 散步时，双手握空拳，边走边击打双侧肾俞穴，每次击打 30~50 次为宜。

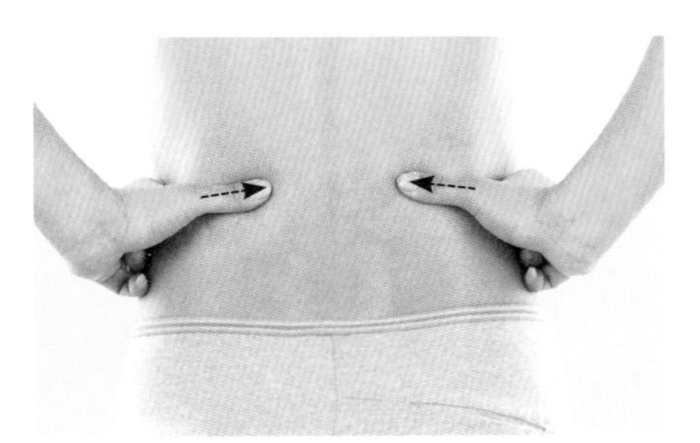

2 双手叉腰，用大拇指指腹按压背部肾俞穴 1~3 分钟，力度要适中。

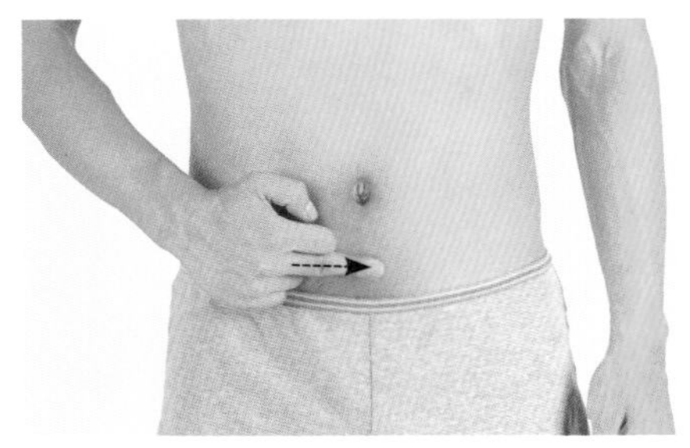

3 用中指按压气海穴，或用吹风机的暖风对其进行热疗。

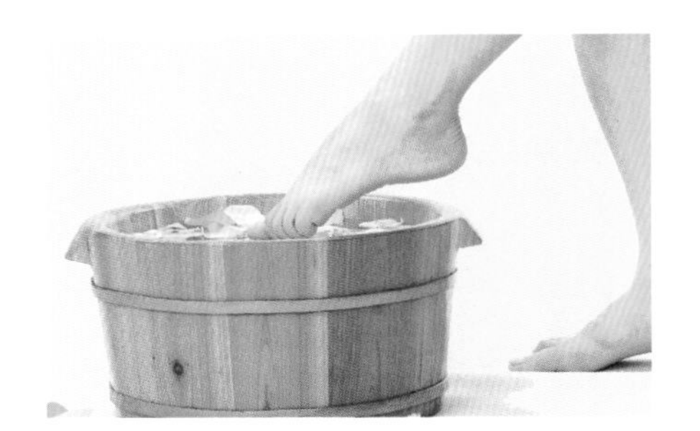

4 在水中加入玫瑰花、红花、三七等，水浸至三阴交穴，浸泡半小时左右，擦干，按揉三阴交穴 1 分钟。

神阙穴——睡前按之补亏虚

中医以脐养生，以脐疗病，现已发展成为一门独特的脐疗学。大凡虚损性疾病，尤其人在急性虚脱时，以脐灸之，最能补气益血、回阳固脱，救人于险境。

穴位功效

- 神阙穴为养生保健的"要塞"，是中医学内病外治的首选部位。
- 对腹痛肠鸣、水肿腹胀、慢性肠炎有治疗功效。

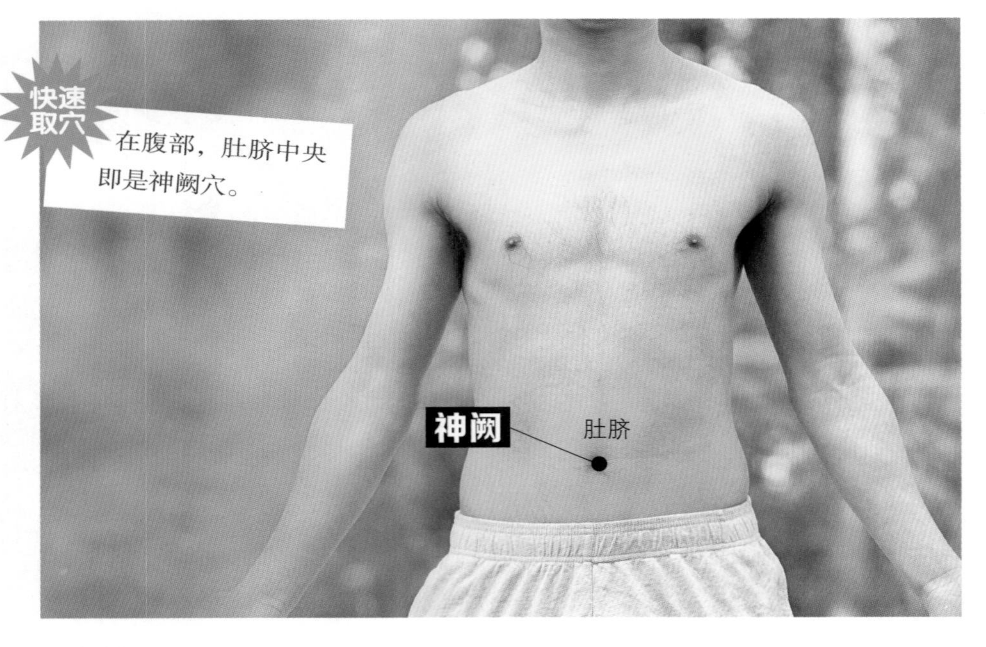

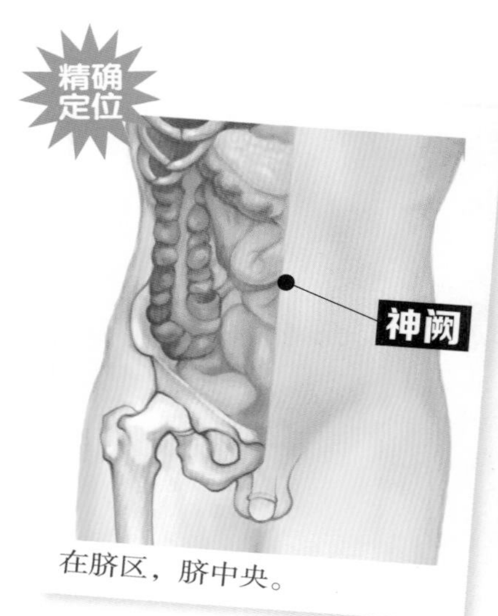

在脐区，脐中央。

一穴多用

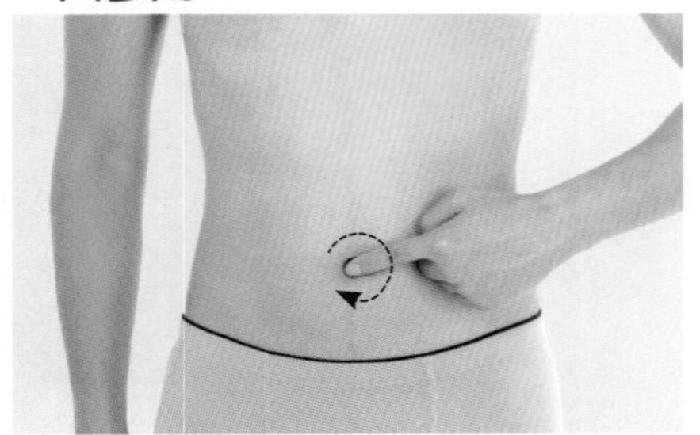

按摩 用食指指腹揉按神阙穴，有酸痛感，每次1~3分钟。可使人体力充沛。

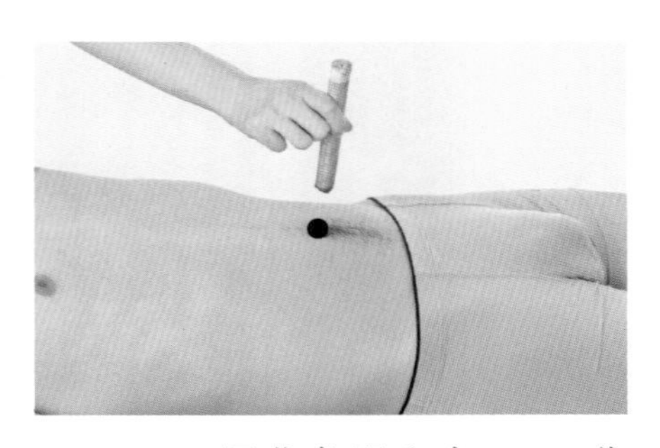

艾灸 用艾条温和灸5~20分钟，每天1次，可用于治疗肠鸣、腹痛、泄泻、脱肛。

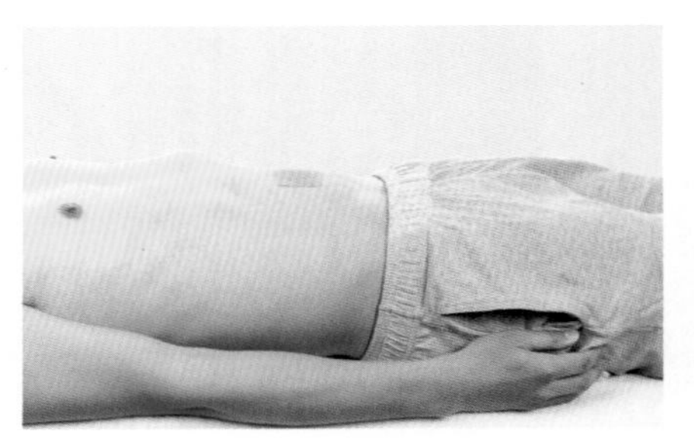

妙招 可将肉桂、丁香、茴香、降香等中药研成细末，做成贴剂贴在脐孔处。

气海俞穴——提高性致除腰痛

任脉之中有一气海穴，足太阳膀胱经之中又有气海俞穴，虽然前者在腹为阴，后者在背为阳，但两者的作用都可益气补血。气海穴和气海俞穴搭配，既能相互配合，又有默契分工。

穴位功效

- 气海俞穴有疏通经脉、调和脏腑气血的功效。
- 可防治腰背酸痛、腰膝无力、阳痿等症。

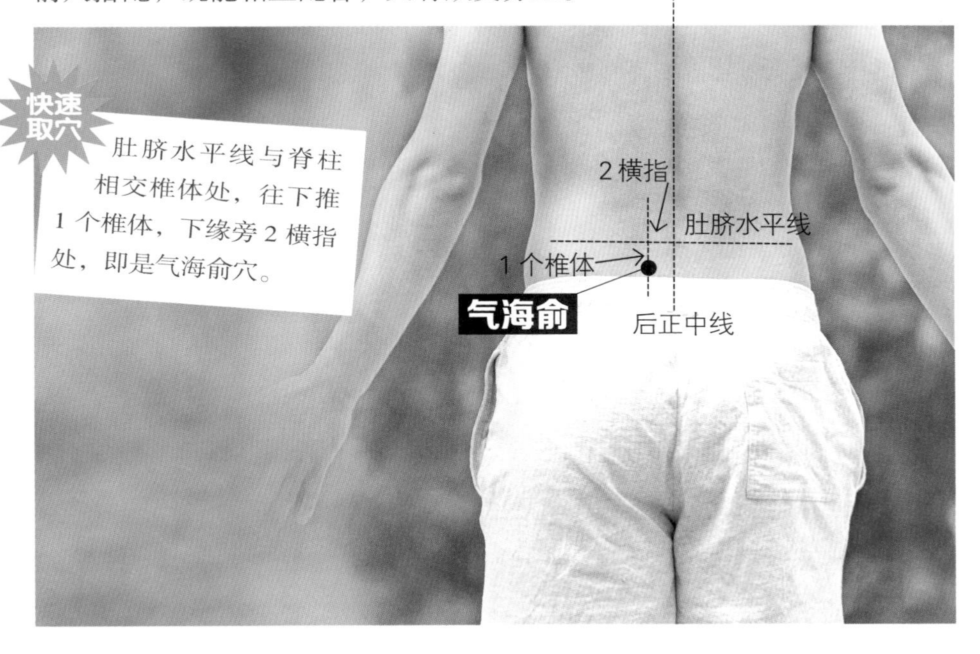

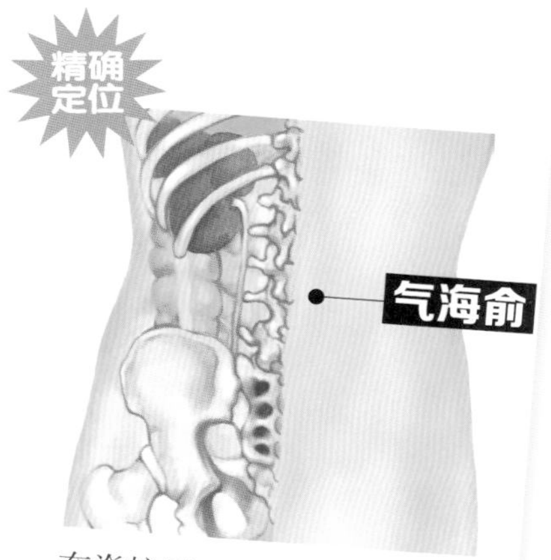

在脊柱区，第3腰椎棘突下，后正中线旁开1.5寸。

一穴多用

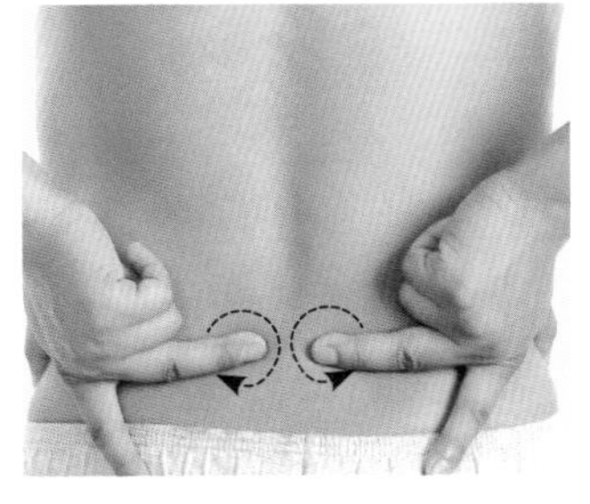

按摩 用两手中指指腹按揉此穴，持续10分钟。能强腰壮肾，益于提高性能力。

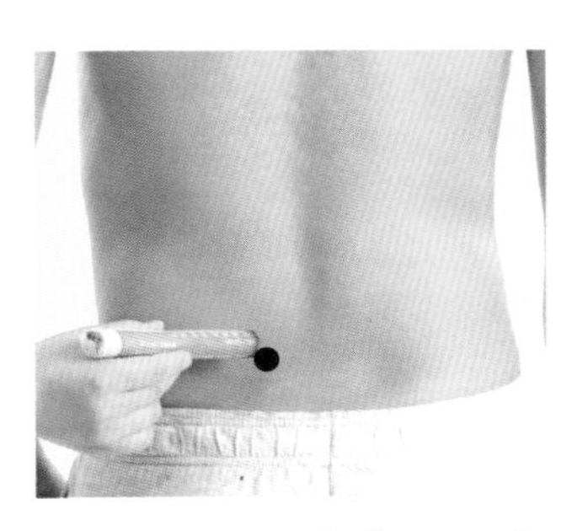

艾灸 用艾条温和灸5~20分钟，每天1次，可用于治疗腰膝酸软、水肿、痔疮。

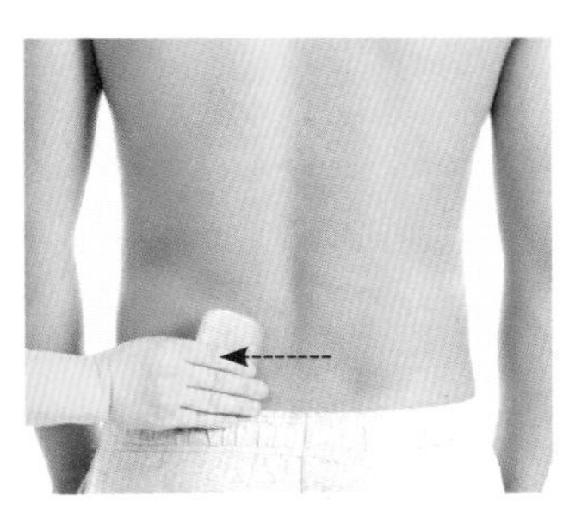

刮痧 从中间向外侧刮拭3~5分钟，隔天1次，可用于治疗腰背痛、痔疮、便血。

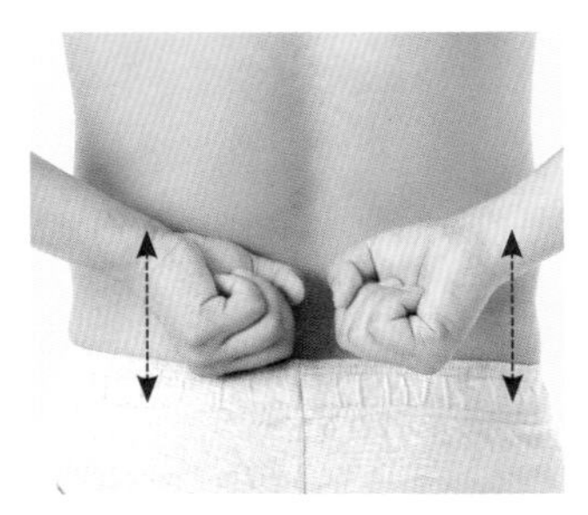

妙招 双手轻握拳，叩击气海俞穴，配合上下来回按摩，效果更佳。

腰阳关穴——遗精、阳痿不复返

腰阳关穴在第 4 腰椎棘突下缘，正好处于易受寒的中间地带，又是阳气通行的关隘，经络不通，就会感到后背发凉，这时，只要打通腰阳关，所有的问题就迎刃而解了。

穴位功效

- 腰阳关穴为督脉阳气通过之关。按摩此穴具有疏通阳气、强腰膝、益下元等作用。
- 主治腰骶痛、下肢痿痹、遗精、阳痿等症。

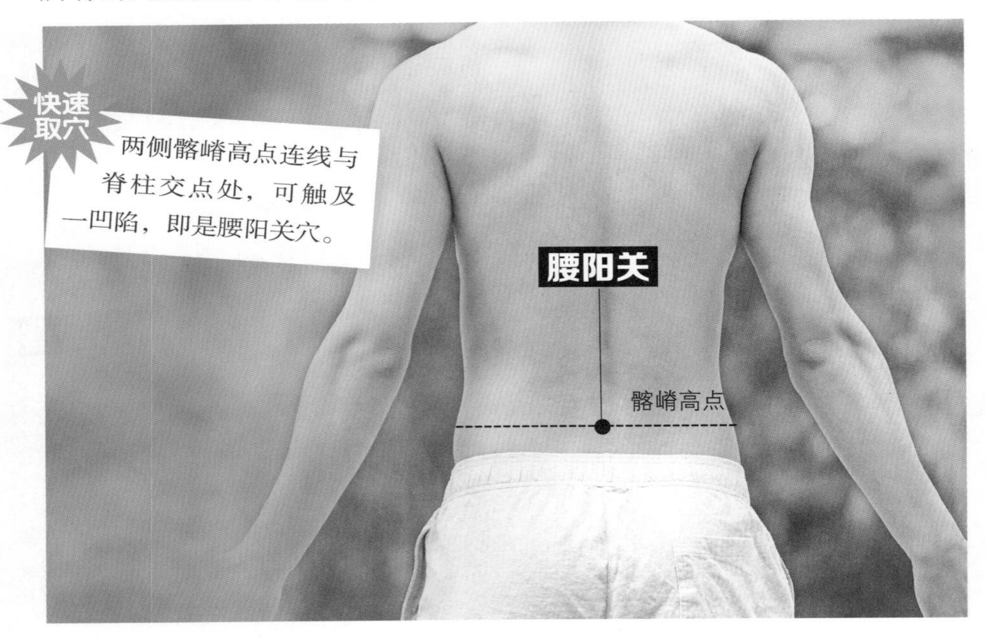

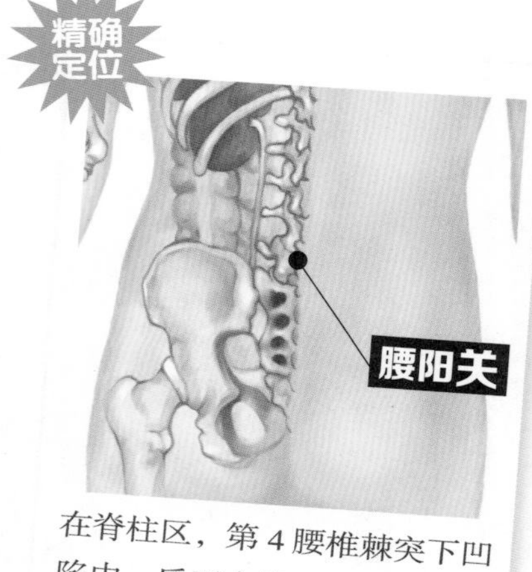

在脊柱区，第 4 腰椎棘突下凹陷中，后正中线上。

一穴多用

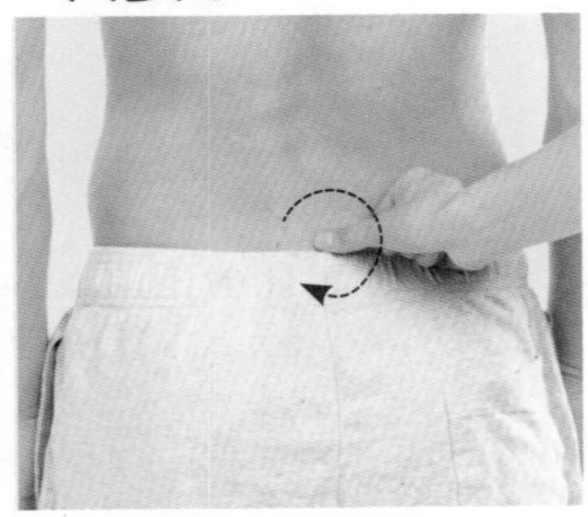

按摩 坚持每天用拇指指腹按揉此穴 1~3 分钟，可调理遗精、阳痿。

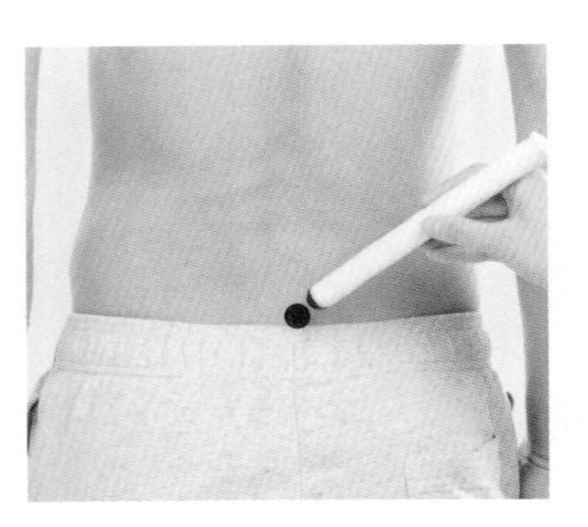

艾灸 用艾条温和灸 5~20 分钟，每天 1 次，可用于治疗腰脊冷痛、遗精、阳痿等。

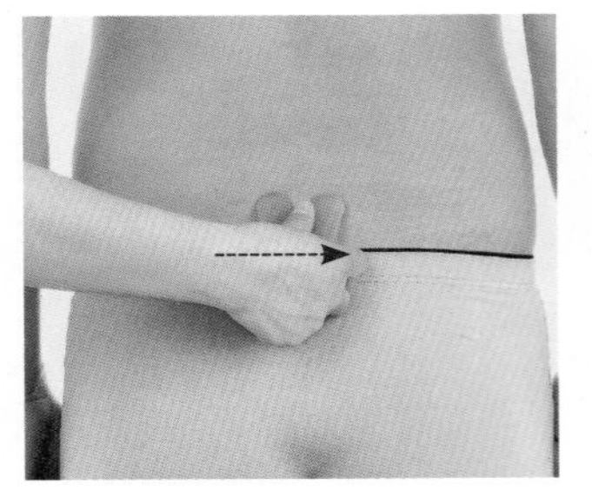

刮痧 从中间向外侧刮拭 3~5 分钟，隔天 1 次，可用于治疗小便不利、腰痛等。

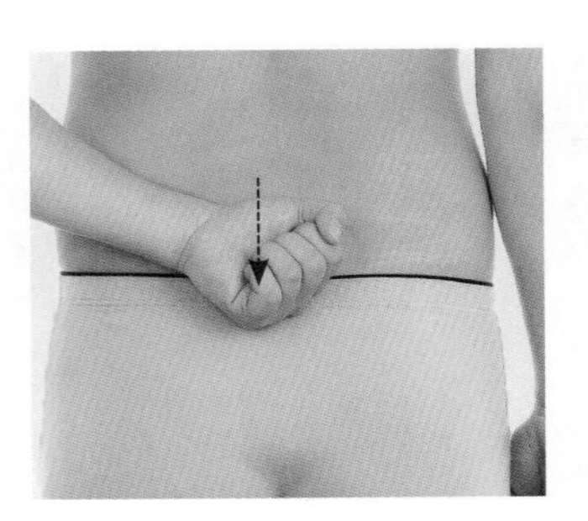

妙招 用拳叩击腰阳关穴 200 次，长期坚持可以改善腰痛症状。

强健腰腿这样做： ✓取穴按摩 ✓适当锻炼 ✗避免劳累 ✗忌寒凉

殷门穴——强健腰腿有绝招

双腿是人立足的根基，无力则不能远行。而殷门穴可以加强腿部血液循环，疏通腿部筋脉。

穴位功效

- 殷门穴有除湿散寒、缓痉止痛、通经活络的功效。
- 主治腰、骶、臀、股部疼痛等症，并且立竿见影，效果非常明显。

快速取穴

先找到承扶穴，承扶穴下8横指处，即是殷门穴。

承扶

8横指

殷门

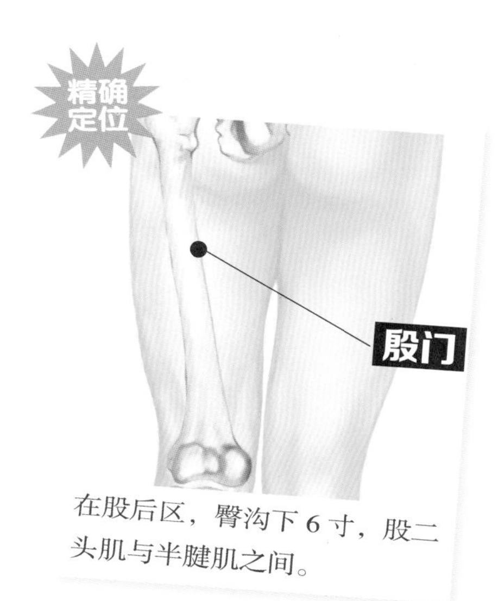

在股后区，臀沟下6寸，股二头肌与半腱肌之间。

一穴多用

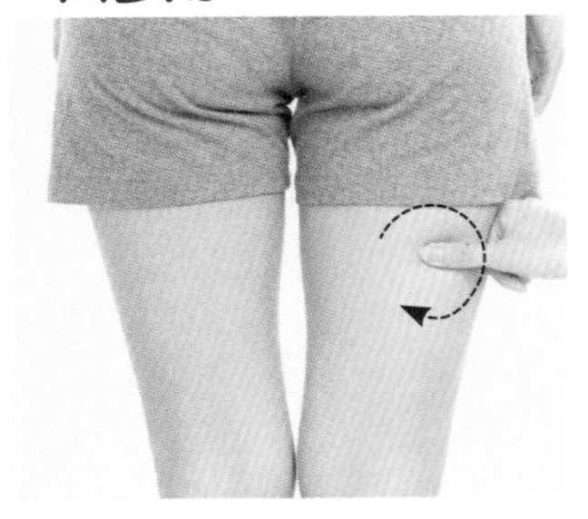

按摩 用拇指指腹按摩，或用小木槌敲打此穴，能通经活络、疏通筋脉。

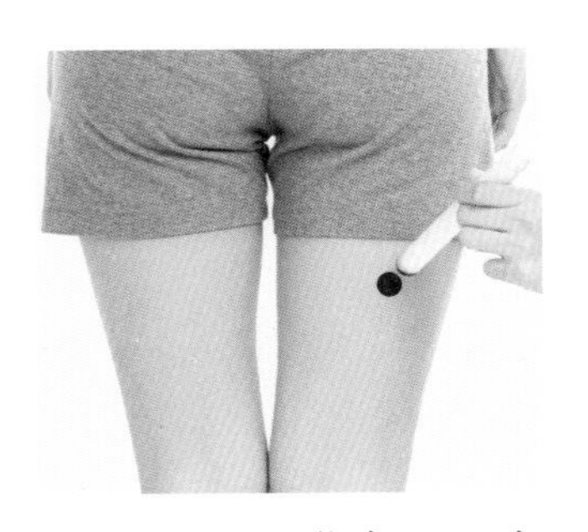

艾灸 用艾条温和灸5~20分钟，每天1次，可除湿散寒。

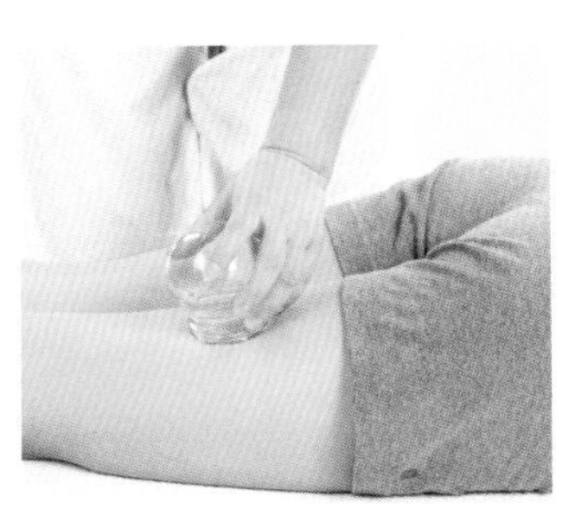

拔罐 用火罐留罐5~10分钟，隔天1次，可用于治疗下肢疼痛。

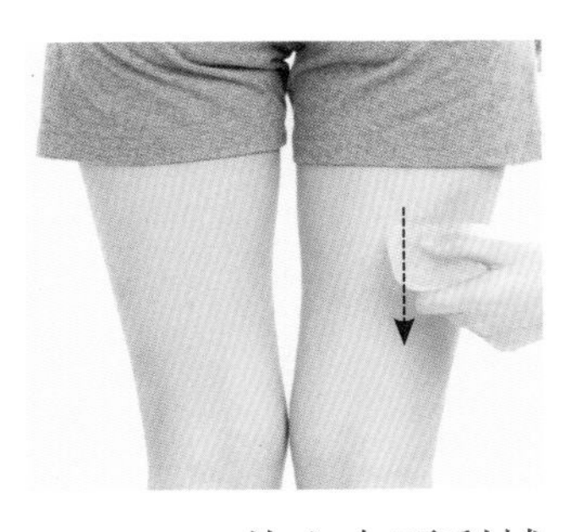

刮痧 从上向下刮拭殷门穴3~5分钟，可以瘦腿。

复溜穴——缓解手足多汗、四肢乏力

对于阳痿、遗精、手足多汗等虚证，指压复溜穴重在补益；对于肢体水肿、尿路感染等实证，指压或按摩此穴偏于通利。

穴位功效

- 复溜穴是足少阴肾经上的重要穴位，有补肾益气的作用。
- 对泄泻、盗汗、四肢乏力、腰脊强痛等具有缓解、改善的功效。

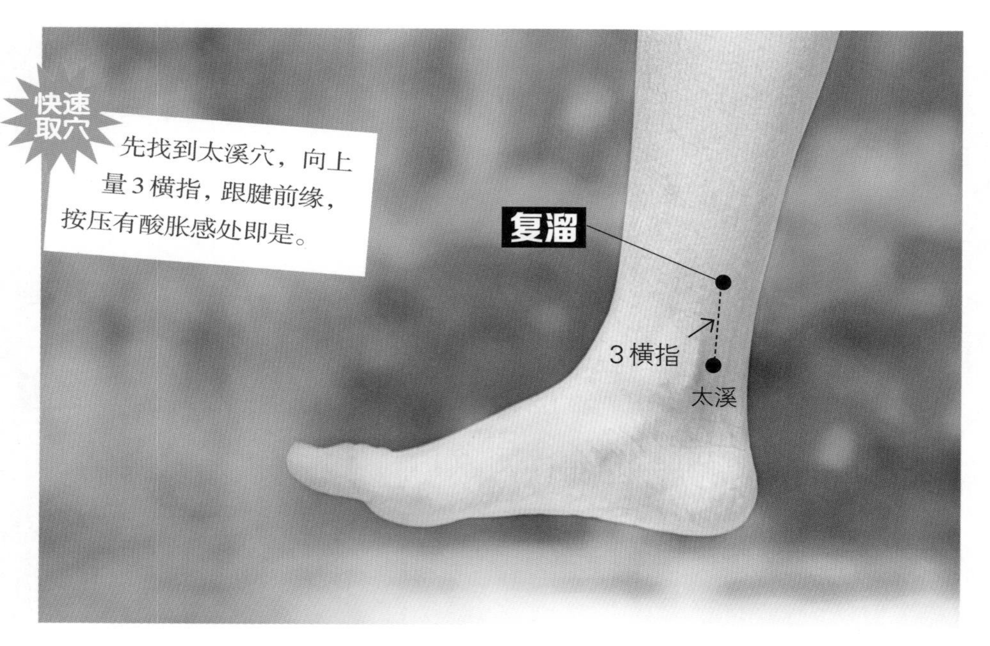

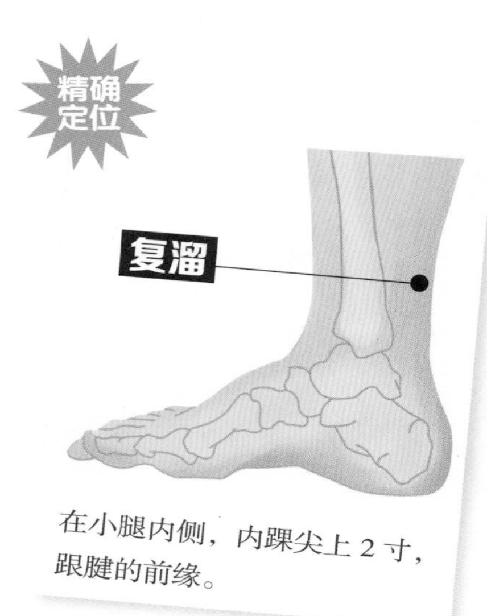

在小腿内侧，内踝尖上2寸，跟腱的前缘。

一穴多用

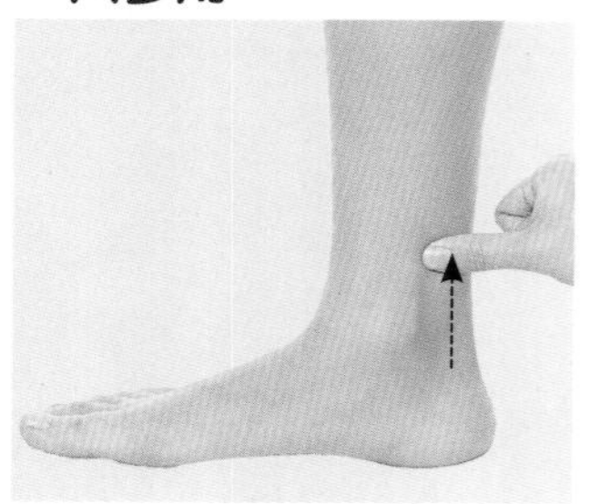

按摩 用拇指指腹由下往上推按此穴，左右腿各1~3分钟。能改善肾炎，尤其适宜男性。

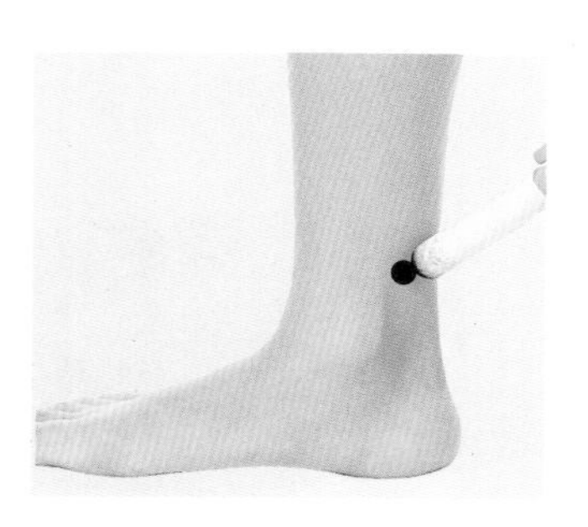

艾灸 用艾条温和灸5~20分钟，每天1次，可用于治疗水肿、腹胀、盗汗。

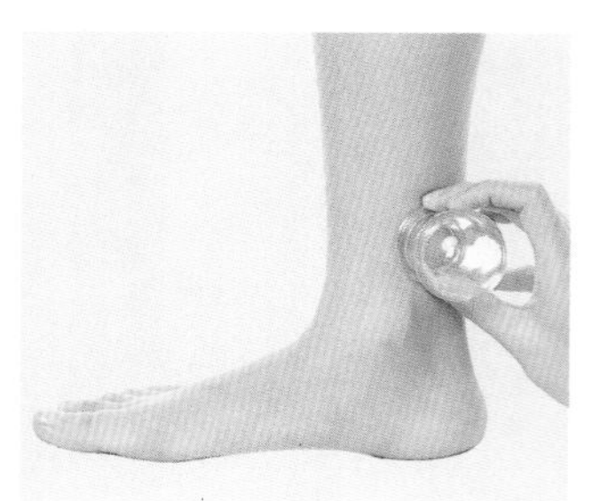

拔罐 用火罐留罐5~10分钟，隔天1次，可用于治疗腿痛、肠鸣泄泻、水肿。

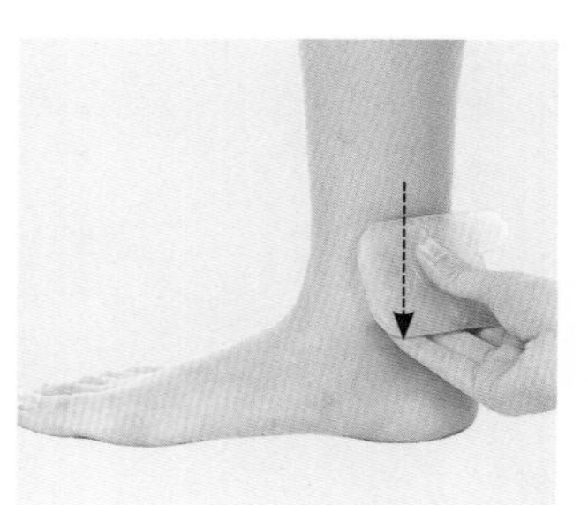

刮痧 从上向下刮拭3~5分钟，隔天1次，可用于治疗四肢乏力。

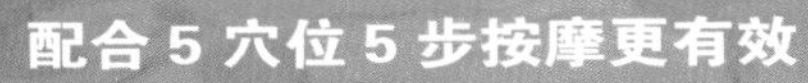

配合 5 穴位 5 步按摩更有效

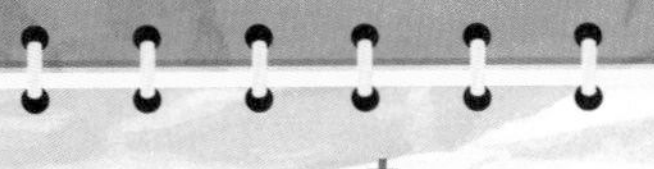

点揉肩井穴

在肩胛区，第 7 颈椎棘突与肩峰最外侧点连线的中点

刺激劳宫穴

在掌区，横平第 3 掌指关节近端，第 2、3 掌骨之间偏于第 3 掌骨

掐按合谷穴

在手背，第 2 掌骨桡侧的中点处

按压足三里穴

在小腿外侧，犊鼻下 3 寸，犊鼻与解溪连线上

点揉涌泉穴

在足底，屈足蹠趾时足心最凹陷处

1 用手指指腹点揉或按压肩井穴，以产生酸、麻、胀的感觉为度。

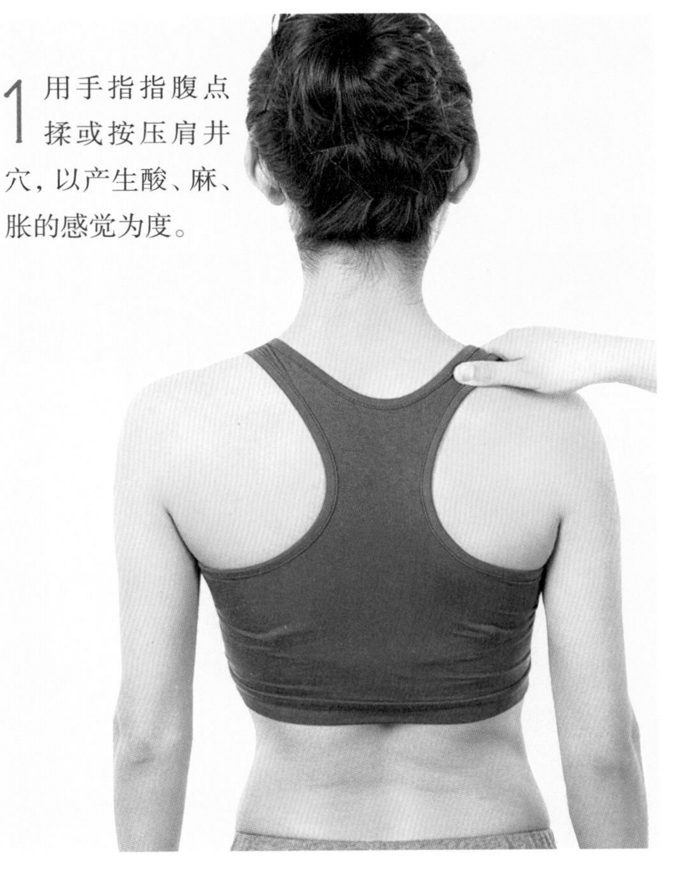

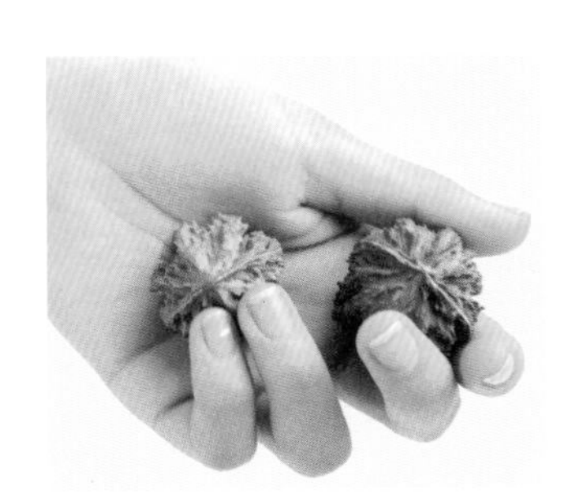

2 取两个带壳的核桃，在手里来回转动，来刺激劳宫穴。

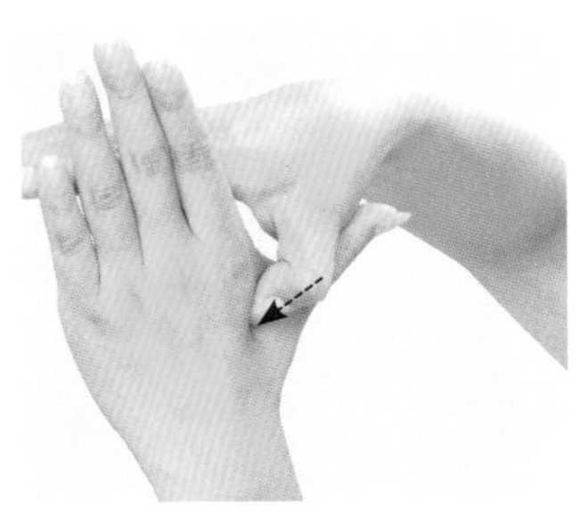

3 先用大拇指指端用力掐合谷穴 1 分钟，再按揉 10 次，反复操作 5 遍。

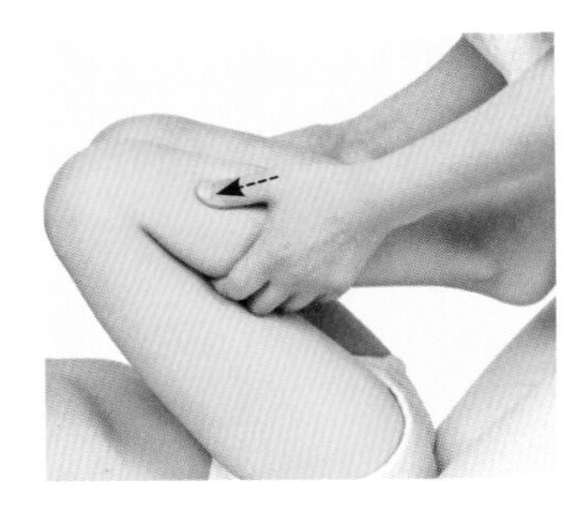

4 用双手大拇指同时按压两侧足三里穴 1 分钟，力度适中。

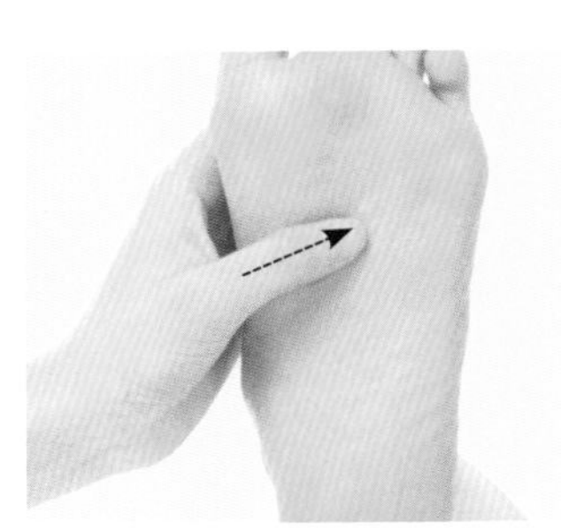

5 用大拇指点揉涌泉穴 5 次，力道在能承受的程度下尽量加重。

漏谷穴——主治前列腺疾病

前列腺疾病是男性特有疾病。随着生活方式的转变，如久坐、运动减少，加之社会老龄化，前列腺疾病发病率逐年增加。漏谷穴对于前列腺疾病有较好的调理作用。

穴位功效

- 漏谷穴有健脾和胃、利尿除湿、通经活络的功效。
- 主治肠鸣、腹胀、腹痛、水肿、小便不利、腰腿疼痛、前列腺炎等病。

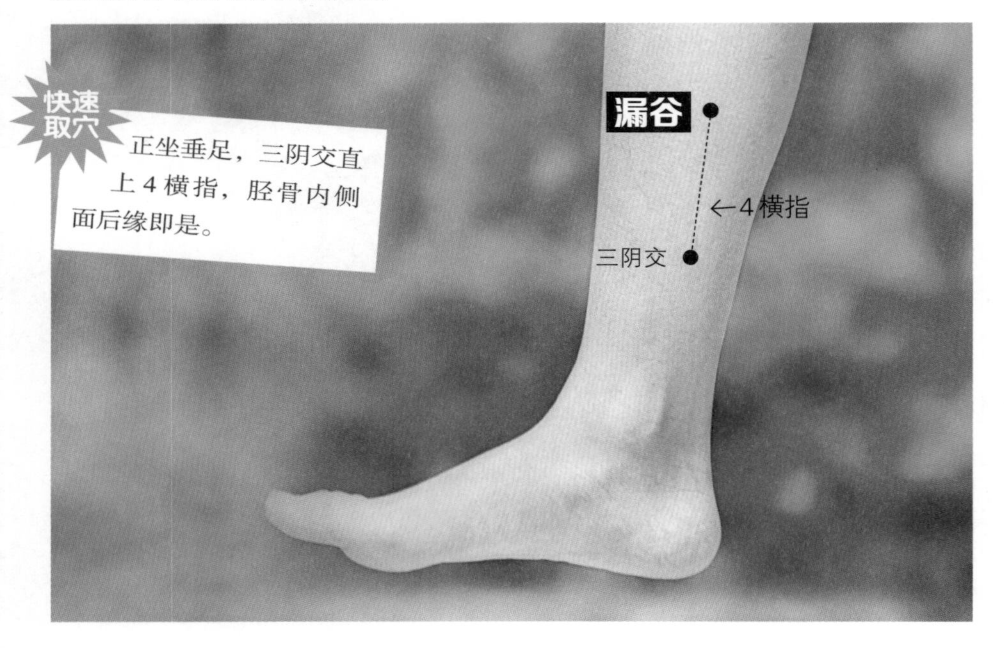

快速取穴：正坐垂足，三阴交直上4横指，胫骨内侧面后缘即是。

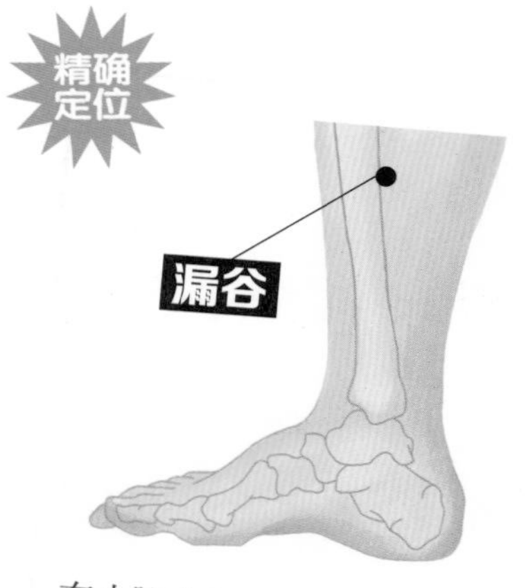

精确定位：在小腿内侧，内踝尖上6寸，胫骨内侧缘后际。

一穴多用

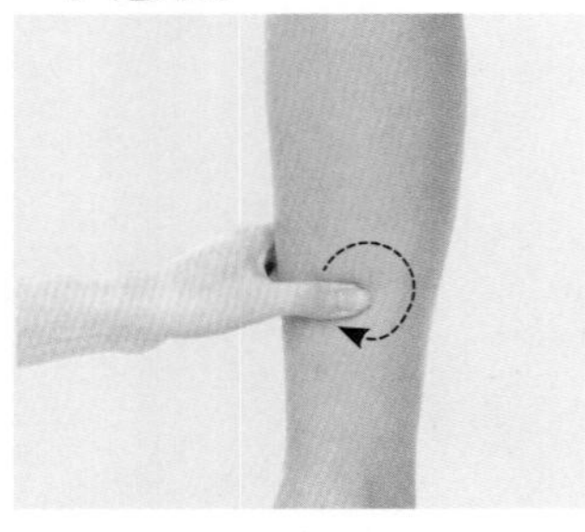

按摩 用拇指指尖垂直按揉此穴，可改善男性因劳累导致小腿酸麻胀痛。

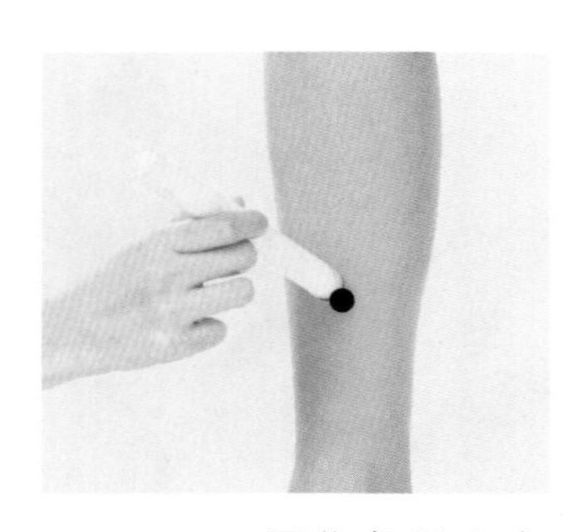

艾灸 用艾条温和灸5~20分钟，每天1次，可用于治疗水肿、小便不利。

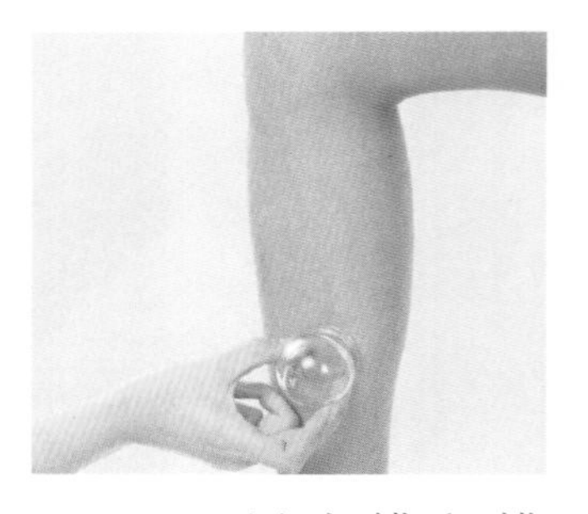

拔罐 用火罐留罐5~10分钟，隔天1次，可用于治疗下肢疼痛。

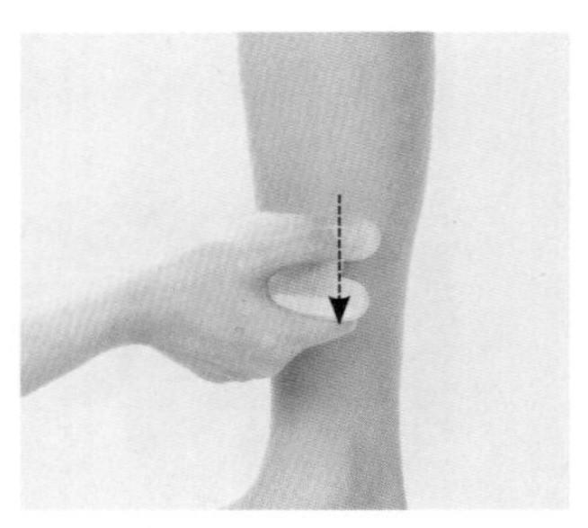

刮痧 从上向下刮拭3~5分钟，隔天1次，可用于辅助治疗前列腺疾病。

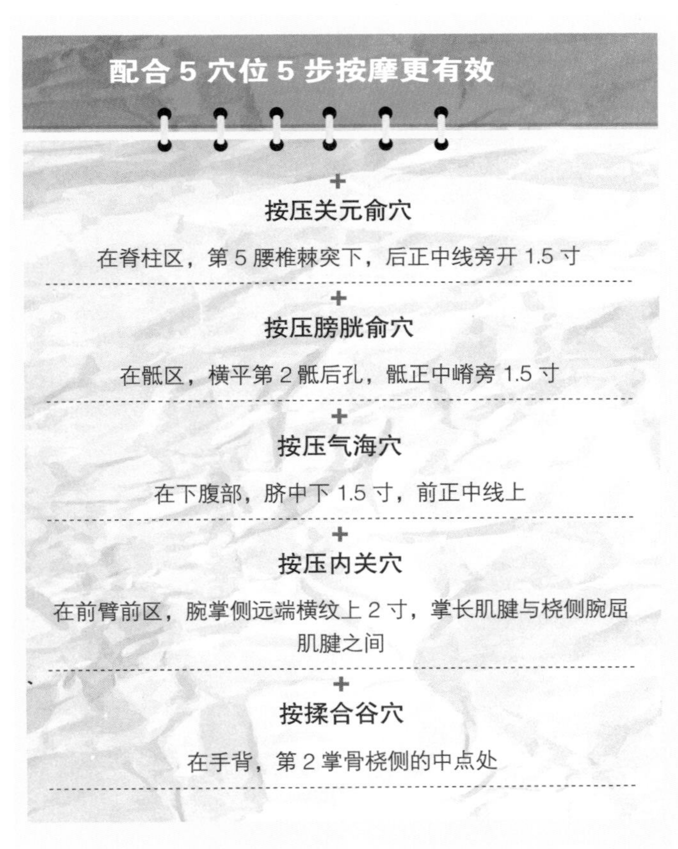

配合 5 穴位 5 步按摩更有效

\+ **按压关元俞穴**

在脊柱区，第 5 腰椎棘突下，后正中线旁开 1.5 寸

\+ **按压膀胱俞穴**

在骶区，横平第 2 骶后孔，骶正中嵴旁 1.5 寸

\+ **按压气海穴**

在下腹部，脐中下 1.5 寸，前正中线上

\+ **按压内关穴**

在前臂前区，腕掌侧远端横纹上 2 寸，掌长肌腱与桡侧腕屈肌腱之间

\+ **按揉合谷穴**

在手背，第 2 掌骨桡侧的中点处

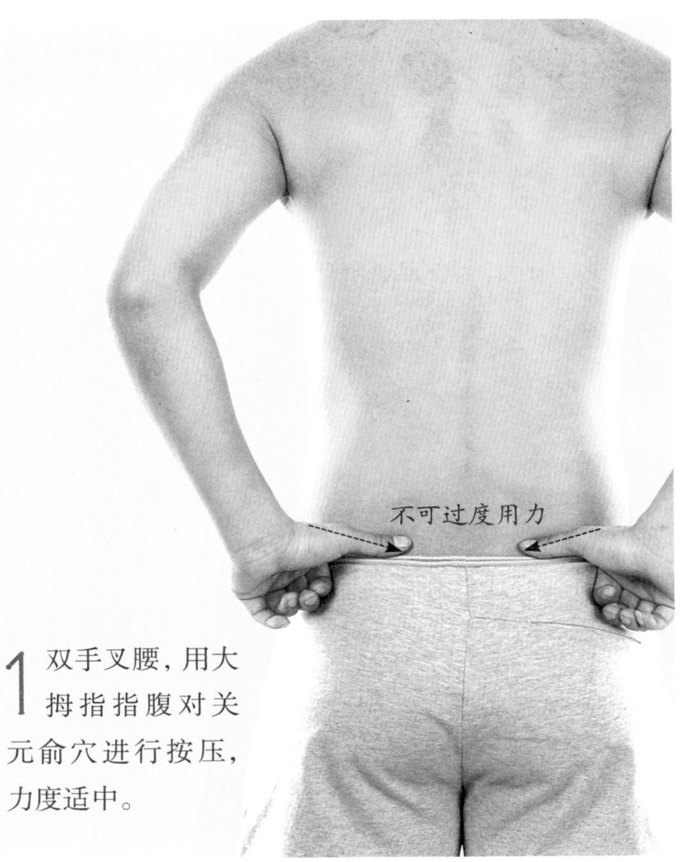

1 双手叉腰，用大拇指指腹对关元俞穴进行按压，力度适中。

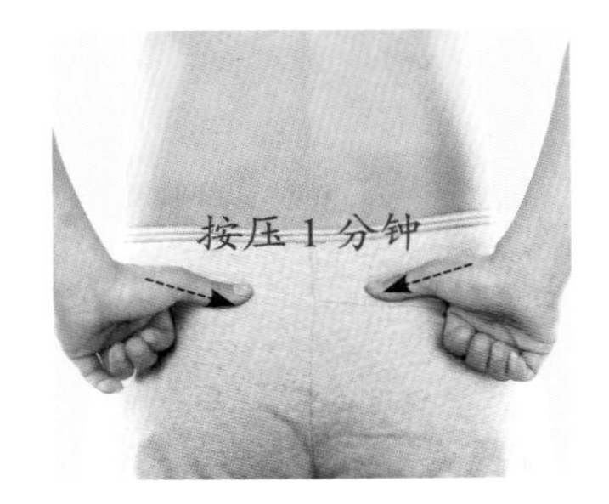

2 用双手大拇指按压膀胱俞穴，可使排尿顺畅，以减轻前列腺炎症。

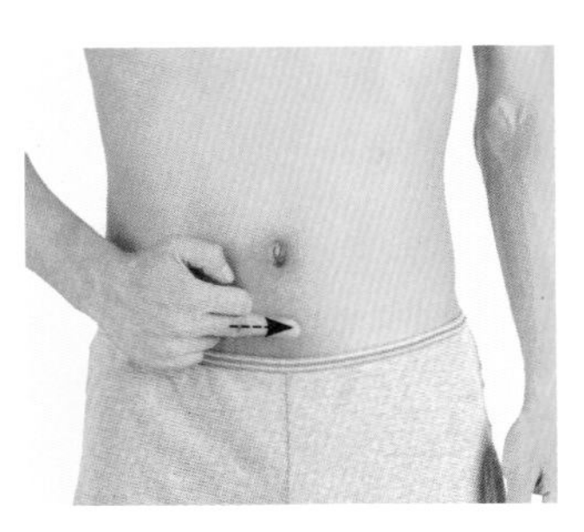

3 用中指指腹按压气海穴，用力要轻柔。

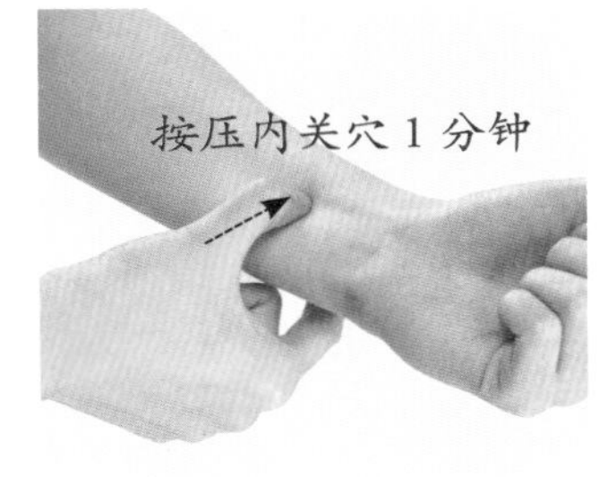

4 用大拇指、食指同时按压内关穴，力度适中。

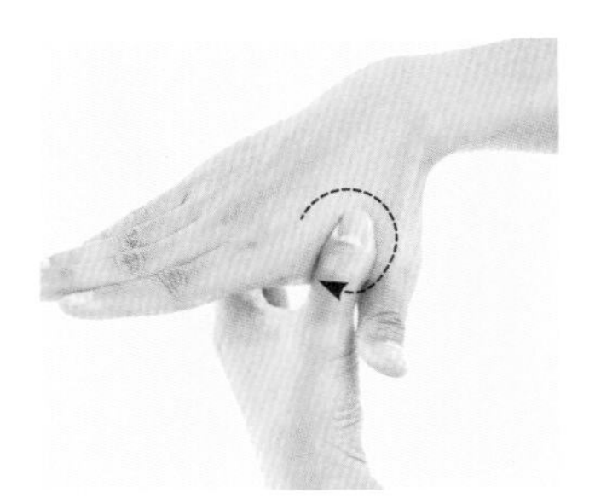

5 用另一只手的大拇指和食指夹住合谷穴的上下方进行按揉。

足五里穴——通利小便见效快

经常揉按足五里穴，可以改善肾脏和膀胱的亚健康状态，预防腰酸背痛、尿频、尿急等肾虚病症。

穴位功效

- 按摩足五里穴有行气提神、通利水道的作用。
- 主治腹胀、小便不通、阴囊湿痒等症。

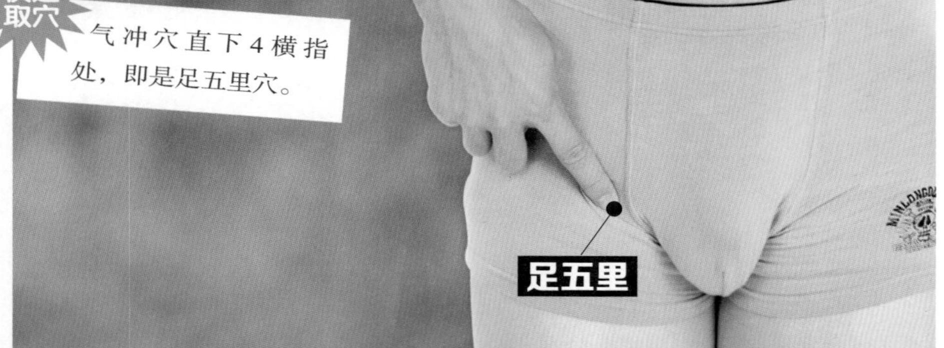

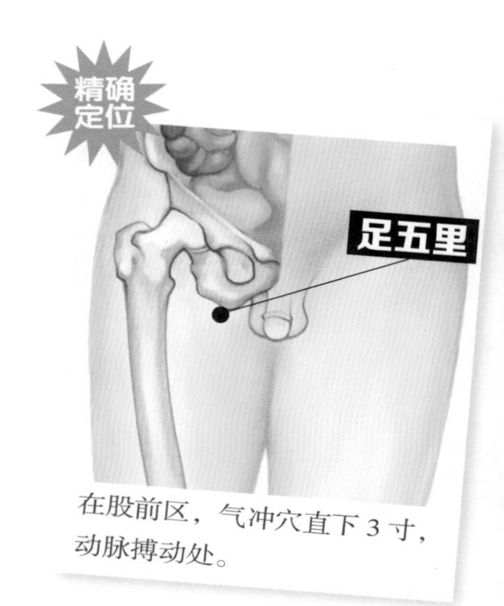

在股前区，气冲穴直下3寸，动脉搏动处。

一穴多用

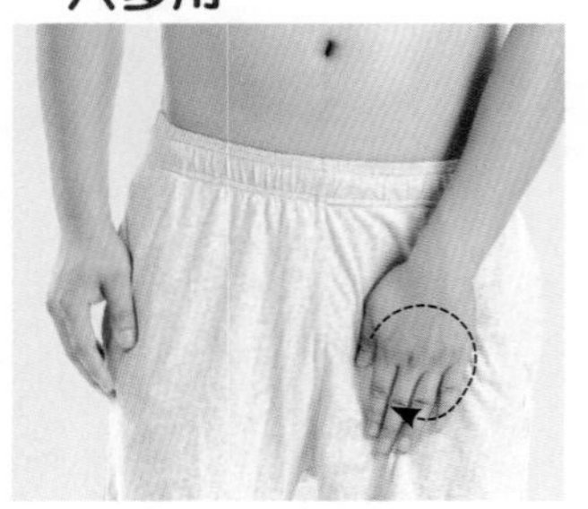

按摩 用手按揉此穴3~5分钟，能缓解小便不畅、阴部湿痒、浑身无力。

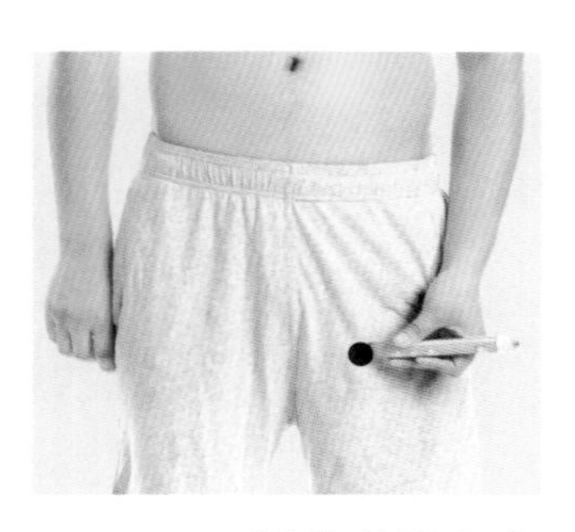

艾灸 用艾条温和灸5~20分钟，每天1次，可用于治疗腹痛、小便不利。

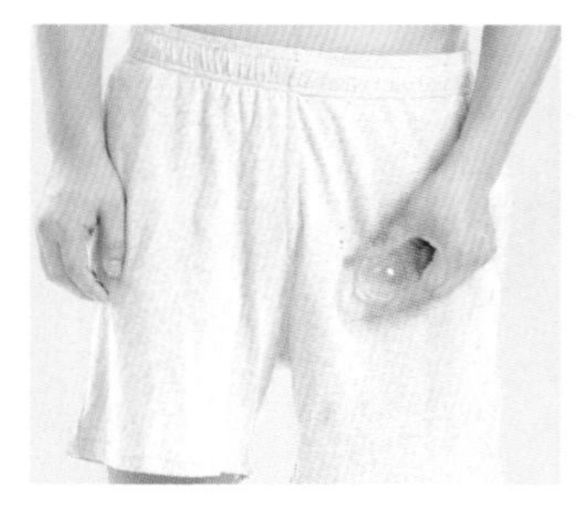

拔罐 用火罐留罐5~10分钟，隔天1次，可用于治疗小便不利。

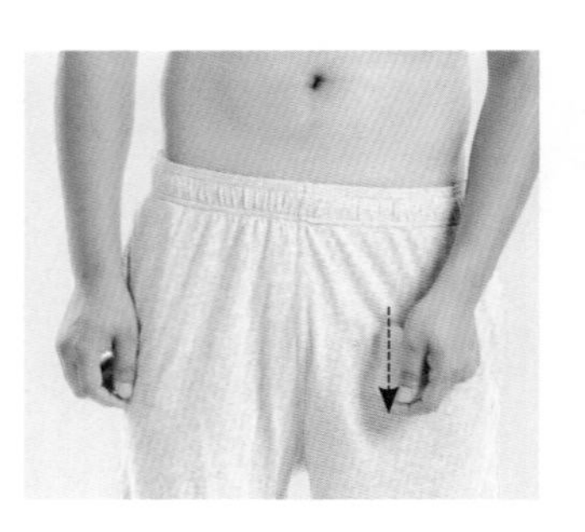

刮痧 从上向下刮拭3~5分钟，隔天1次，可用于治疗阴痒、阴囊湿疹。

箕门穴——远离难言之痒

经常用拇指指腹按揉箕门穴，对泌尿生殖系统有很好的保养作用。

穴位功效

- 箕门穴性平和，有较好的利尿去湿的功效。
- 可以辅助治疗男性阴囊湿疹。对小便不通、睾丸肿痛等有良好的疗效。

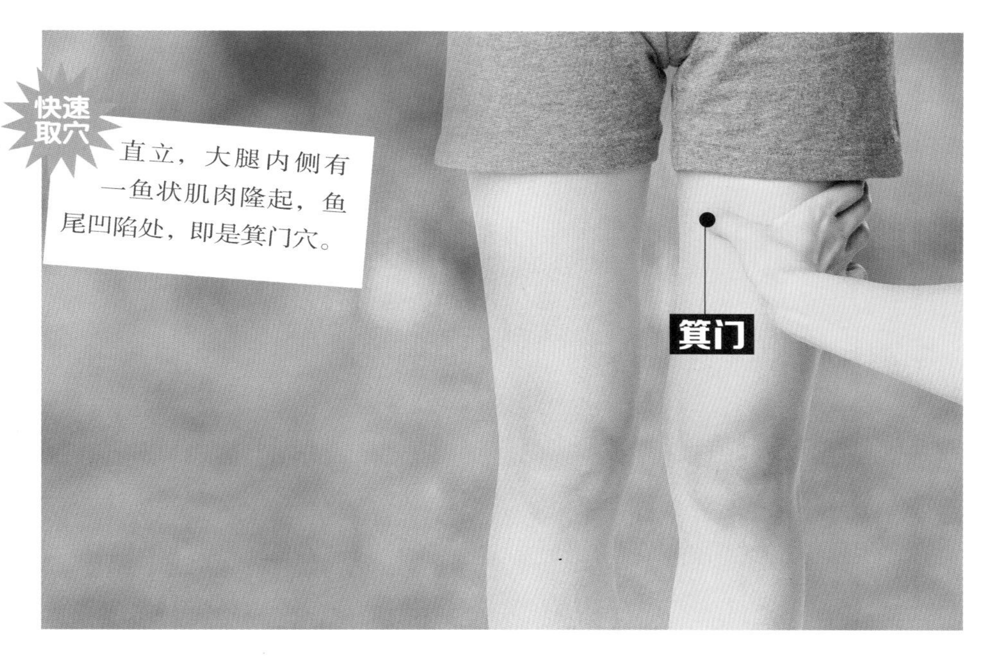

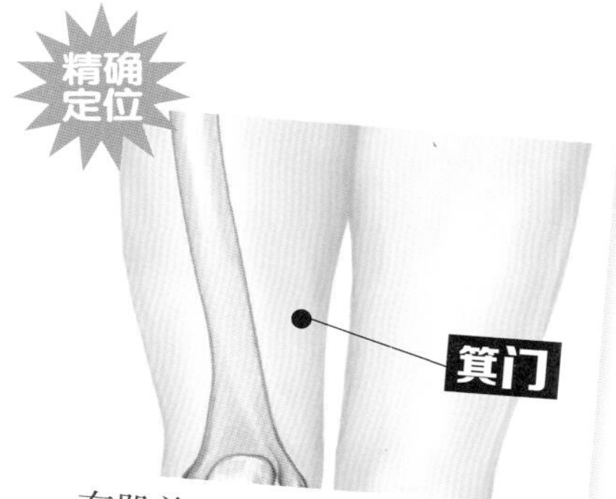

在股前区，髌底内侧端与冲门穴连线上 1/3 与下 2/3 交点，长收肌和缝匠肌交角的动脉搏动处。

一穴多用

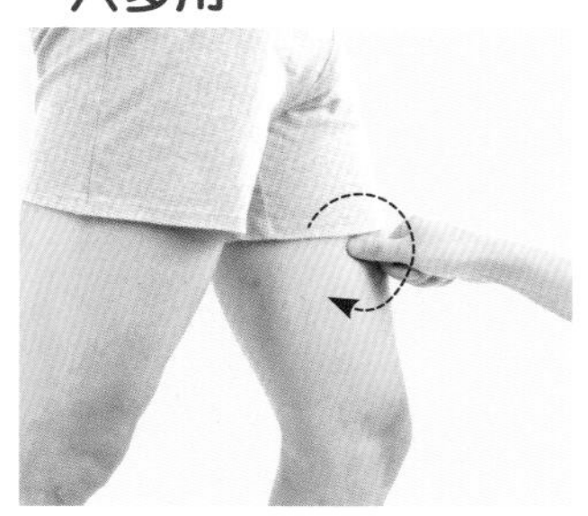

按摩 用拇指指腹揉按此穴，有酸胀感，每次左右各按 1~3 分钟，对阴囊瘙痒有效。

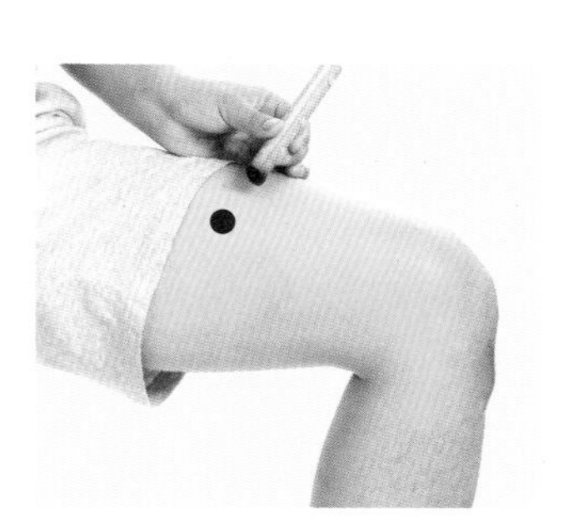

艾灸 用艾条温和灸 5~20 分钟，每天 1 次，可用于治疗小便不通。

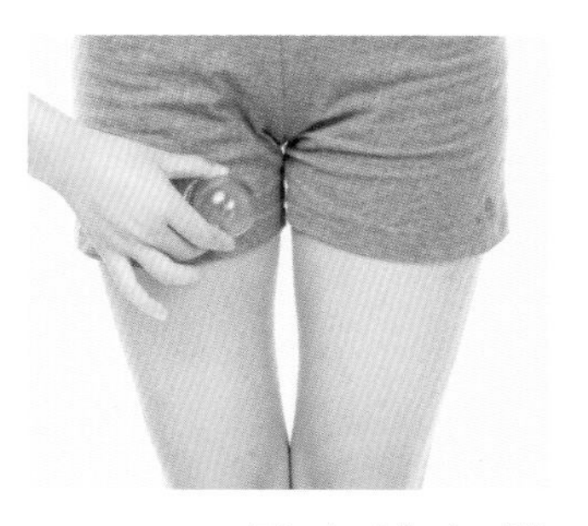

拔罐 用火罐留罐 5~10分钟，隔天 1 次，可用于治疗阴囊湿疹。

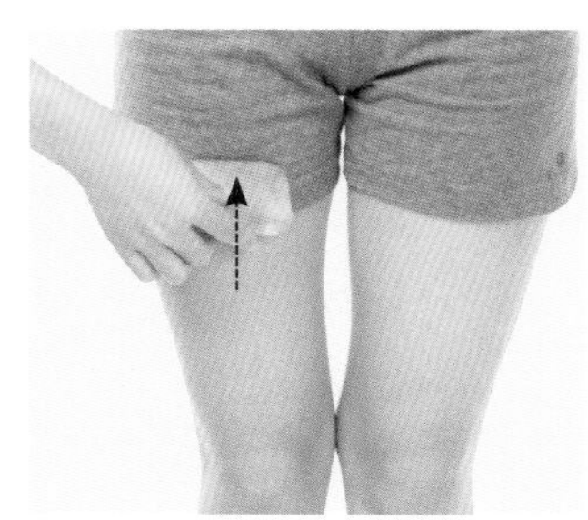

刮痧 用平刮法刮拭箕门穴 10~30 次，可有效缓解小便不通。

中封穴——保养精血之要穴

中封穴属足厥阴肝经，肝主筋，男子阳器为宗筋汇聚之所，肝气血旺盛通畅，阳器才能行其令，故中封穴对治疗男科疾病有良效。

穴位功效

- 中封穴有温经散寒、缓急止痛、补脾益肾的功效。
- 主治内踝肿痛、足冷、腹痛、肝炎、遗精、小便不利等疾患。

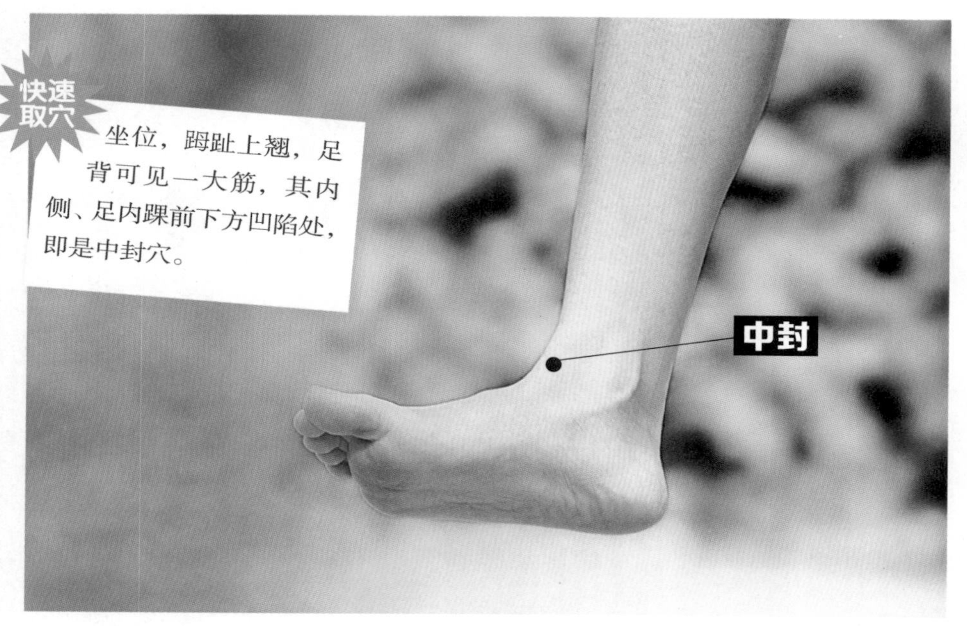

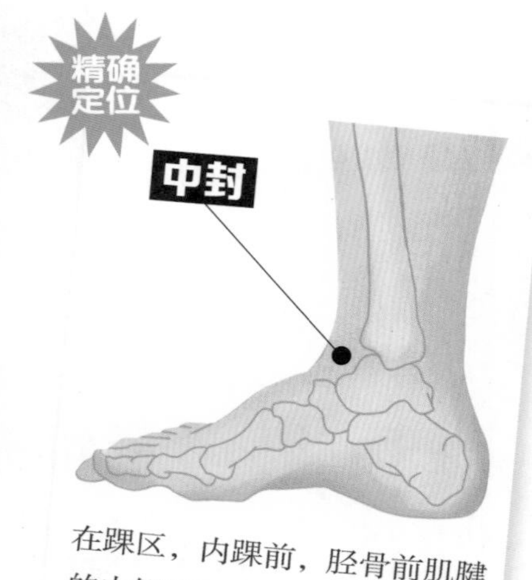

在踝区，内踝前，胫骨前肌腱的内侧缘凹陷中。

一穴多用

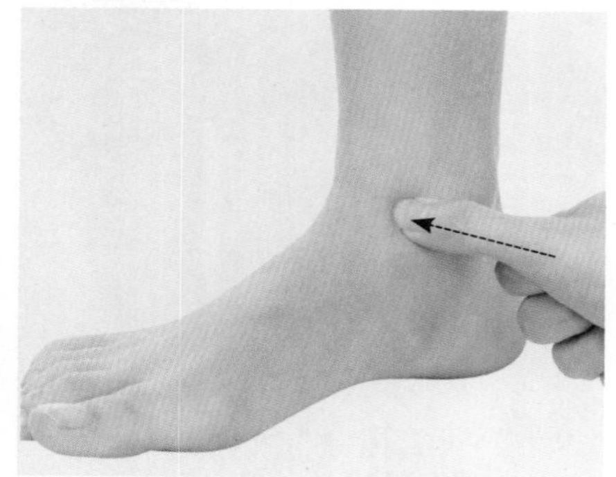

按摩 用拇指指腹揉按此穴，每次左右各3~5分钟。男性多按摩，胜似吃补药。

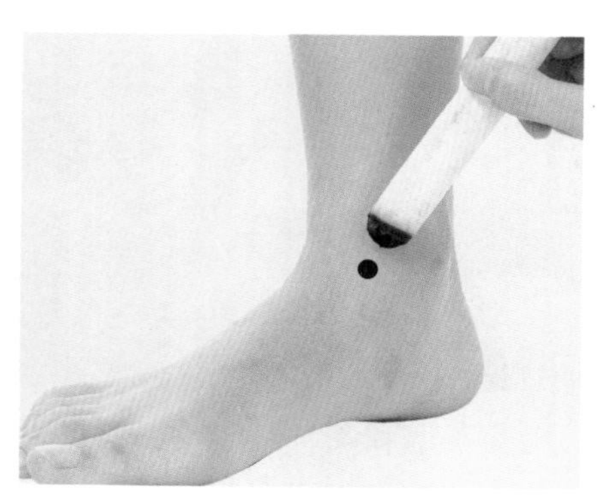

艾灸 用艾条温和灸5~20分钟，每天1次，可用于治疗遗精、小便不利等。

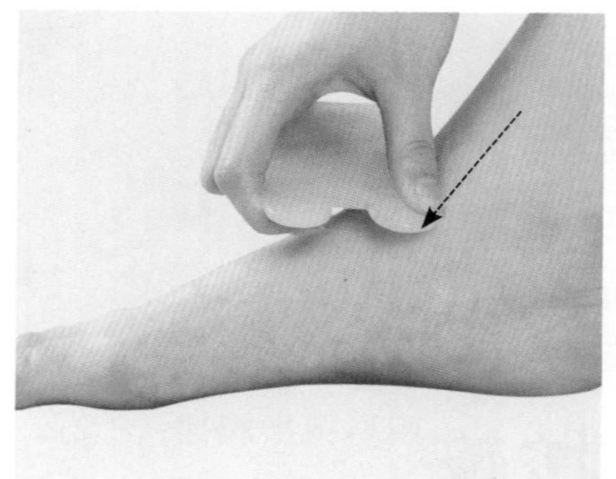

刮痧 从上向下刮拭中封穴10~20次，可改善内踝肿痛。

太溪穴——补肾气、除百病

太溪穴属足少阴肾经，且为肾经原穴，故太溪穴能补肾填精，培元固本。肾为先天之本，肾气足则百病不生。

穴位功效

- 太溪穴擅长治疗由肾虚所引发的病症，有固肾强腰膝的作用。
- 对腿脚抽筋、牙痛等有辅助治疗效果。

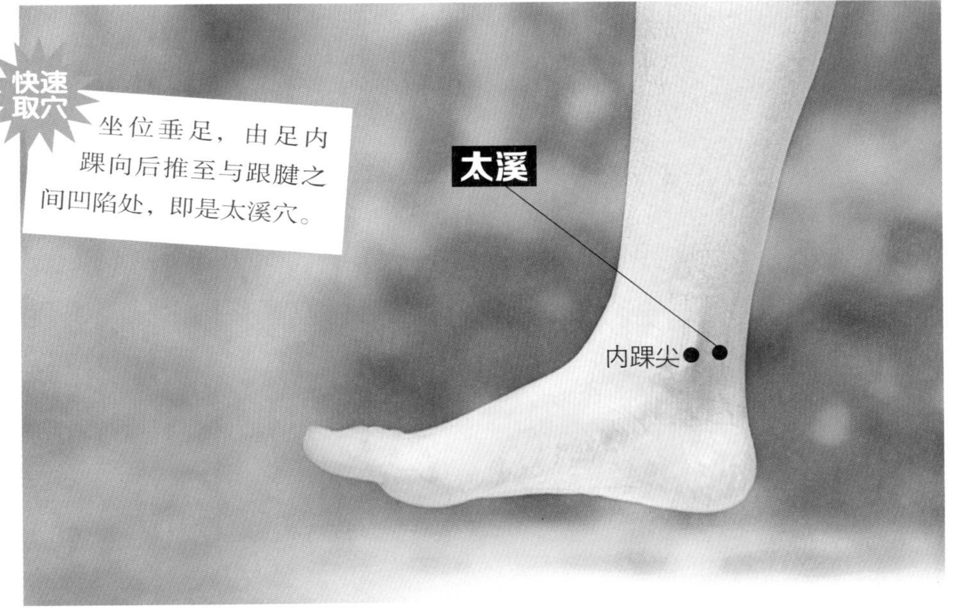

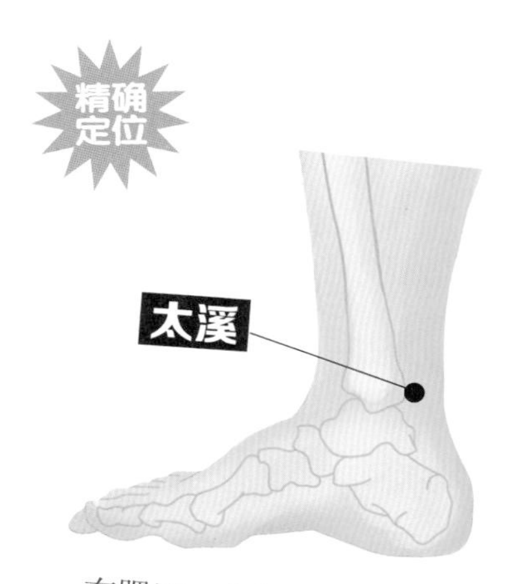

在踝区，内踝尖与跟腱之间的凹陷中。

一穴多用

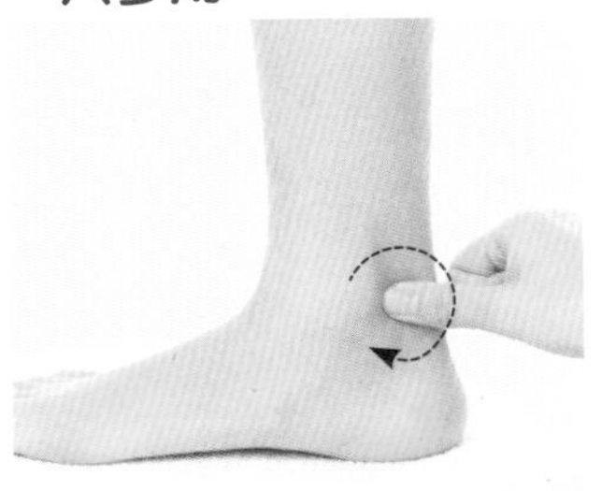

按摩 用拇指指腹按揉此穴，早晚各1次，对肾炎、膀胱炎、遗精、腰腿痛等有效。

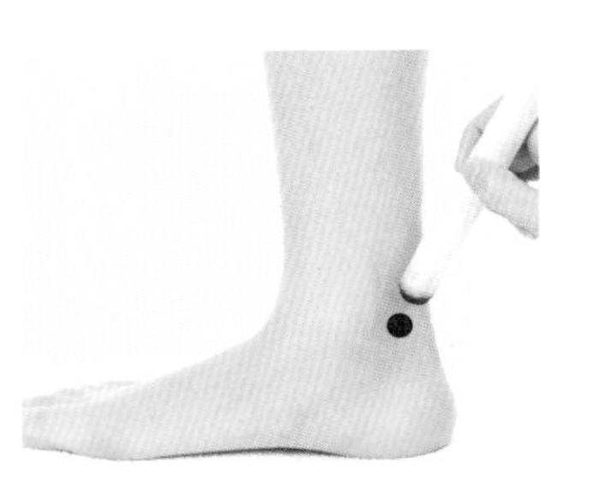

艾灸 用艾条温和灸5~20分钟，每天1次，可用于治疗由肾虚引起的一些病症。

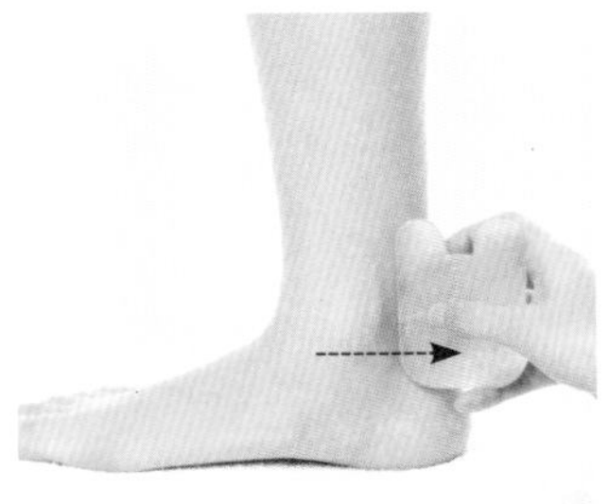

刮痧 从踝关节向跟腱方向刮拭3~5分钟，可用于治疗肾阴虚引起的虚热证。

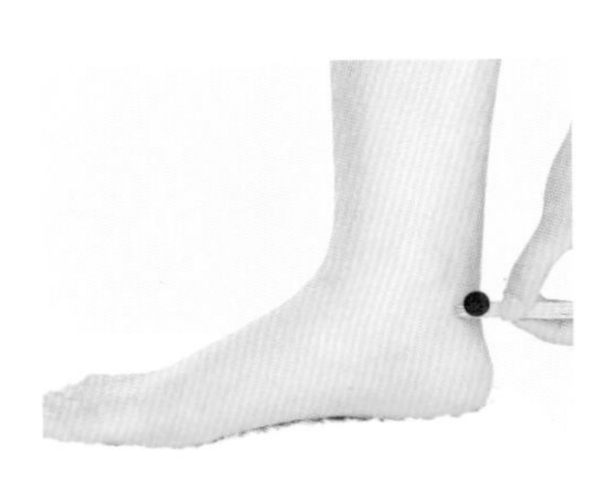

妙招 经常用牙签或发夹刺激太溪穴，可用于治疗头痛、眩晕、耳鸣等。

商阳穴——强精壮阳

商阳穴是手阳明经的井穴，手阳明经内大肠，与肺互为表里，所以，只要是发生于肺经和大肠经的急性疾病，都可取商阳穴治疗。

穴位功效

- 经常按摩商阳穴，可强精壮阳、延缓衰老。
- 此穴还有开窍、泻热、利咽喉的作用。
- 点刺商阳穴放血，对于治疗扁桃体炎有很好的疗效。

快速取穴
食指末节指甲根角，靠拇指侧的位置，即是商阳穴。
商阳

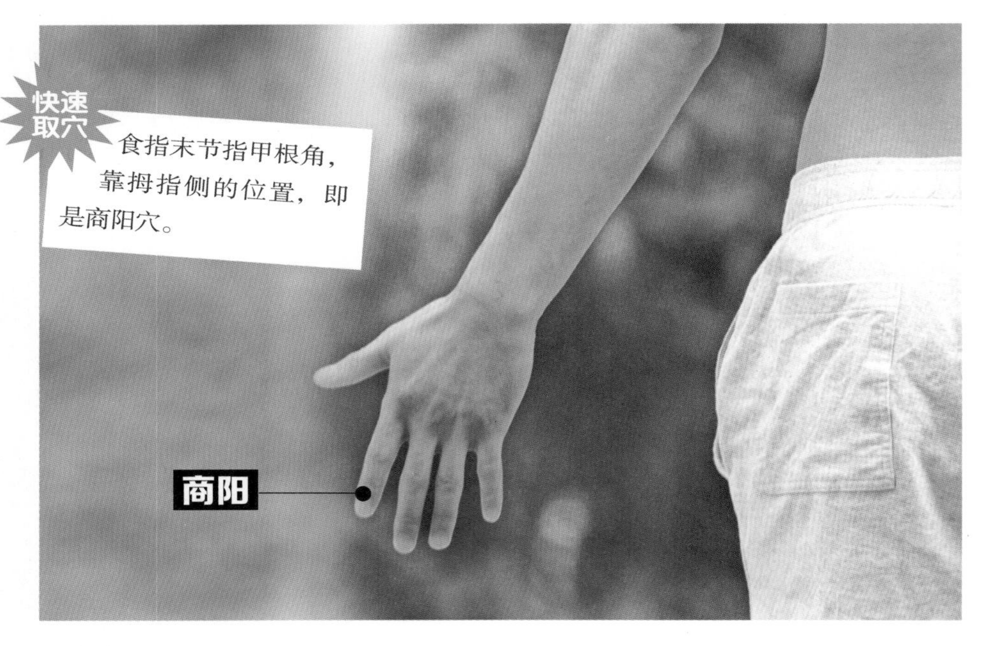

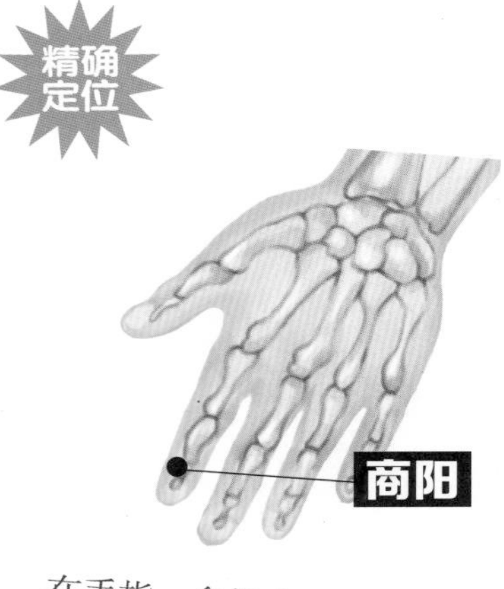

在手指，食指末节桡侧，指甲根角侧上方0.1寸。

一穴多用

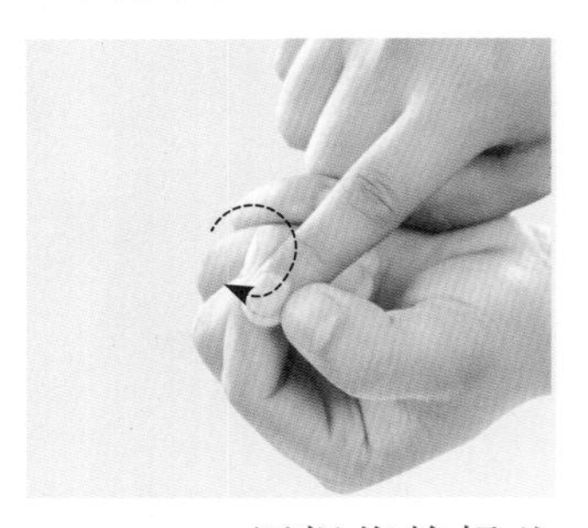

按摩 用拇指掐揉此穴，每次5~10分钟，有明显强精壮阳之效。

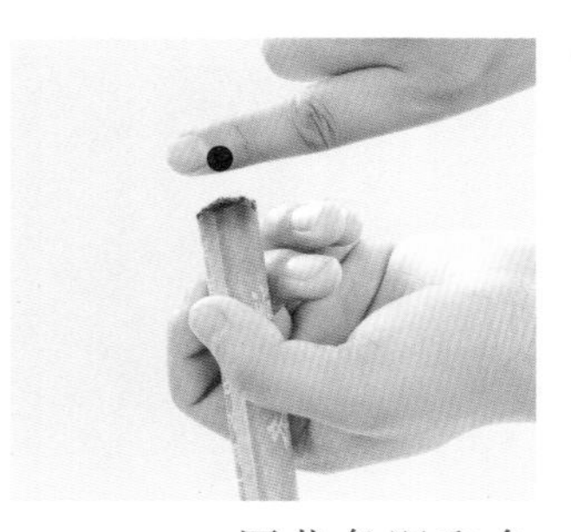

艾灸 用艾条温和灸5~20分钟，每天1次，可用于治疗牙痛、耳鸣、耳聋。

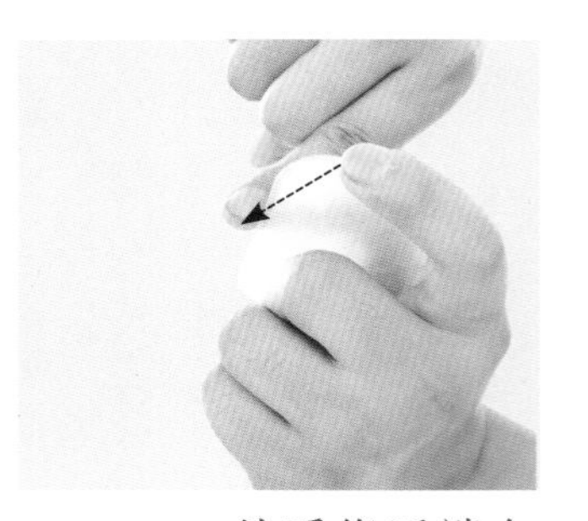

拔罐 从手指近端向远端刮拭3~5分钟，每天3~5次，可用于治疗咽痛、颈肩痛。

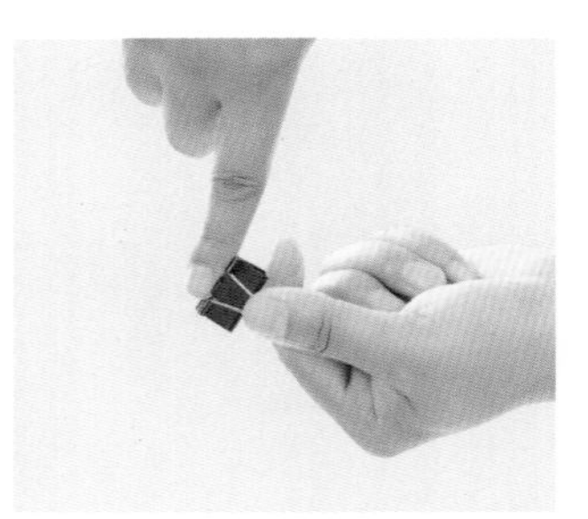

妙招 用小夹子夹住商阳穴，如产生强烈的刺激，效果会更佳。

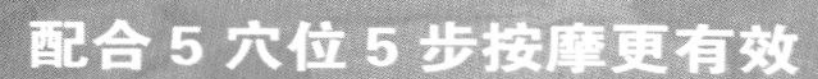

配合 5 穴位 5 步按摩更有效

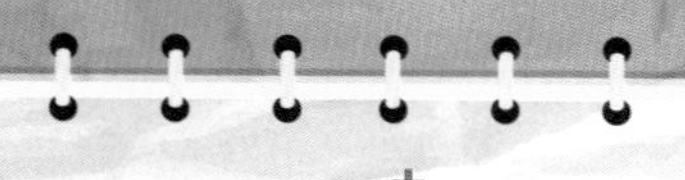

按压关元俞穴

在脊柱区，第 5 腰椎棘突下，后正中线旁开 1.5 寸

点压次髎穴

在骶区，正对第 2 骶后孔中

按揉气海穴

在下腹部，脐中下 1.5 寸，前正中线上

按压中极穴

在下腹部，脐中下 4 寸，前正中线上

按揉涌泉穴

在足底，屈足踡趾时足心最凹陷中

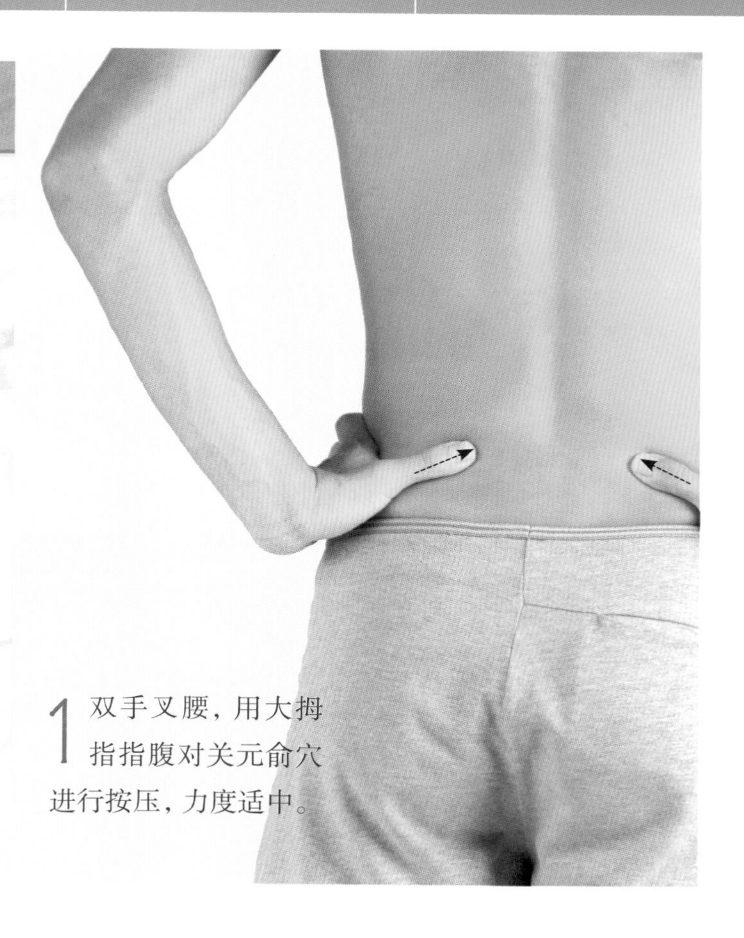

1 双手叉腰，用大拇指指腹对关元俞穴进行按压，力度适中。

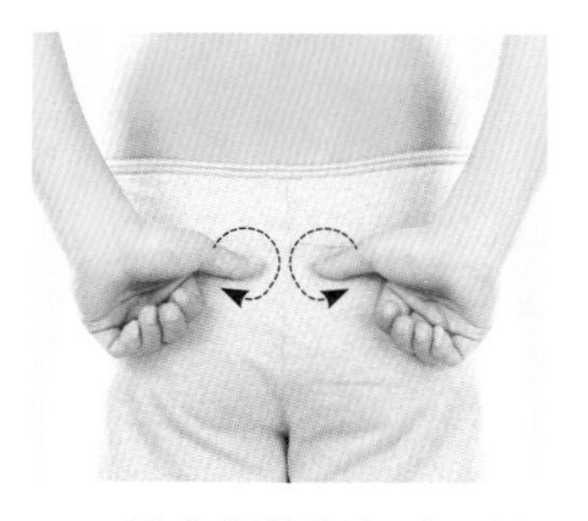

2 用大拇指轻轻点压次髎穴，同时大拇指做小幅度的旋转。

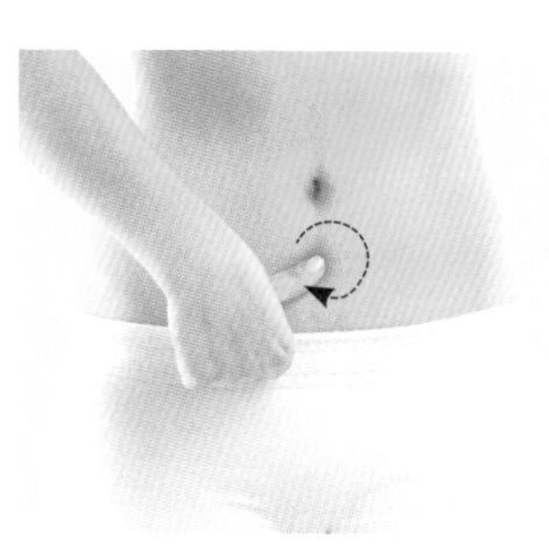

3 用大拇指或中指按揉腹部气海穴 1 分钟。

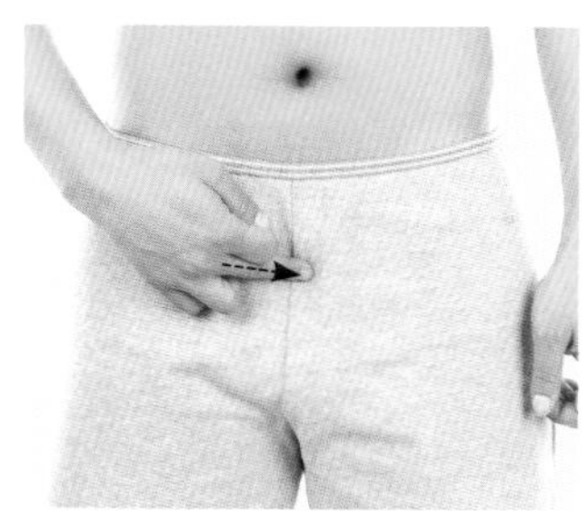

4 用中指指腹按压中极穴 3~5 分钟，用力要轻柔，每天按摩 1~2 次。

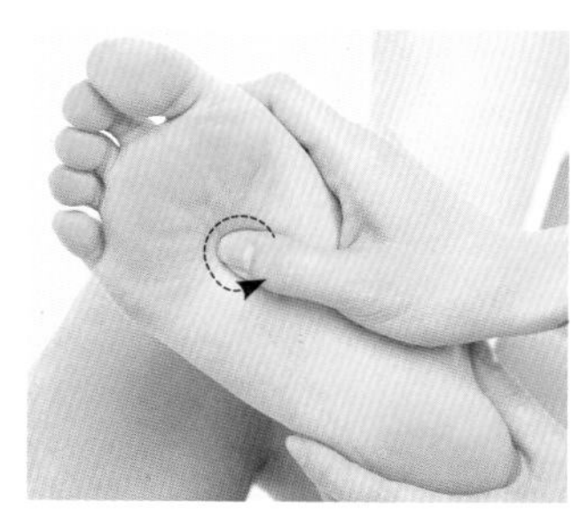

5 用大拇指指腹对涌泉穴进行按揉，每次按揉 3~5 分钟，应长期坚持。

肾俞穴——肾气不固找肾俞

肾俞穴属足太阳膀胱经，它是肾的保健要穴，对腰膝酸软、肢体水肿、尿频、性欲低下、阳痿、阴冷、早泄、遗精、咳喘、耳鸣等有治疗功效。

穴位功效

- 温补肾阳，适用于肾虚不足所致的腰痛水肿，阳痿遗精等症。
- 常按摩可补肾助阳，生精益髓。

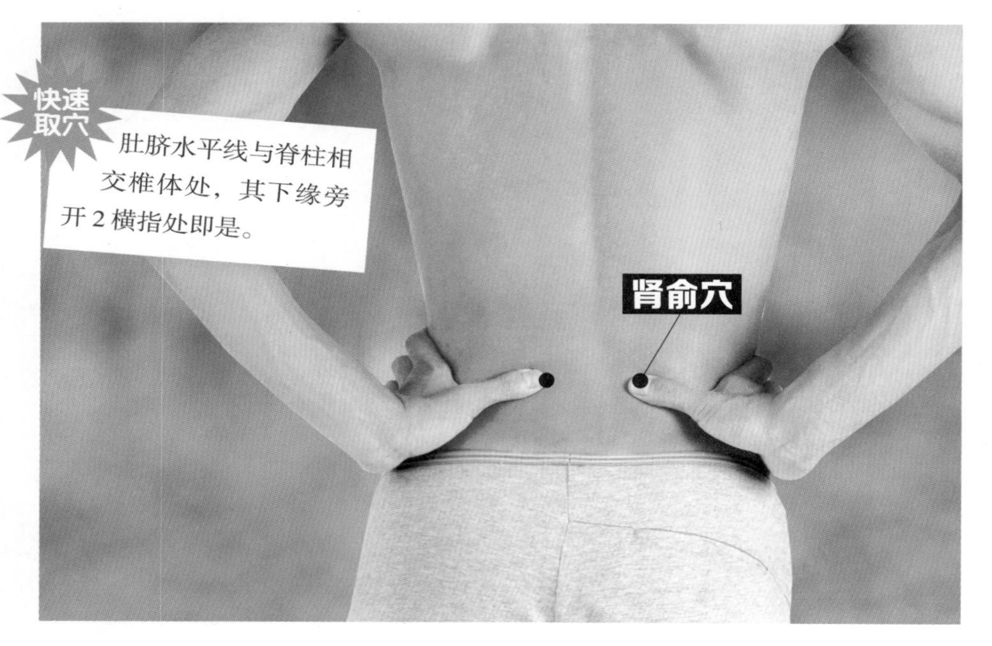

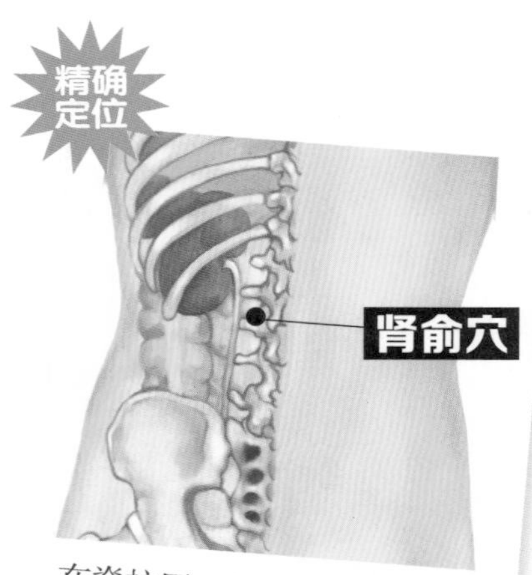

在脊柱区，第2腰椎棘突下，后正中线旁开1.5寸。

一穴多用

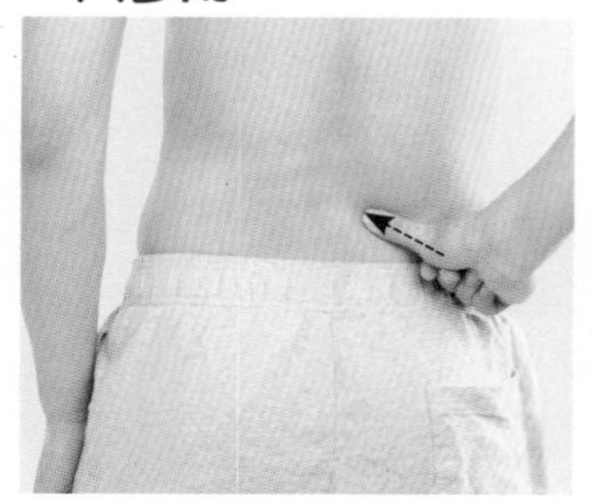

按摩 用拇指指腹按压肾俞穴，有酸胀感后，再揉动数十次。每天睡前按摩为最佳时间。

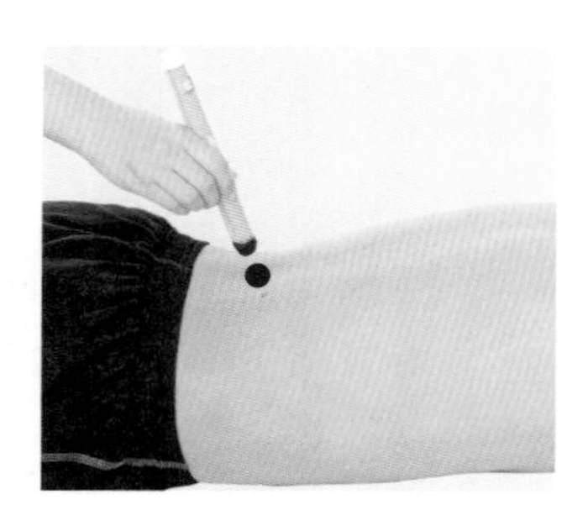

艾灸 艾条温和灸肾俞穴10~15分钟，每日1次。

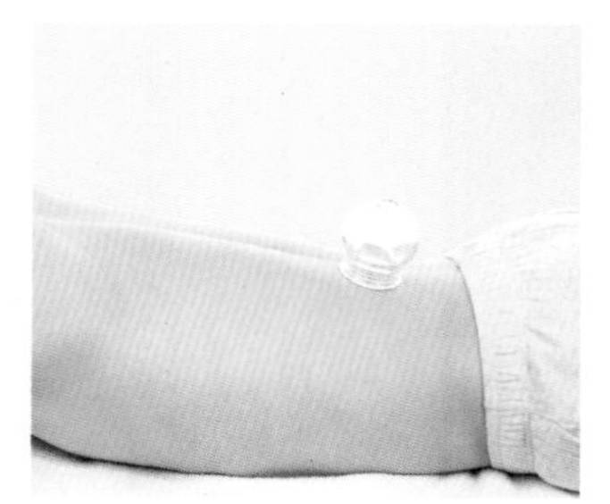

拔罐 在背部膀胱经循行部位走罐至皮肤发红。后在肾俞穴处吸拔，留罐5~10分钟。

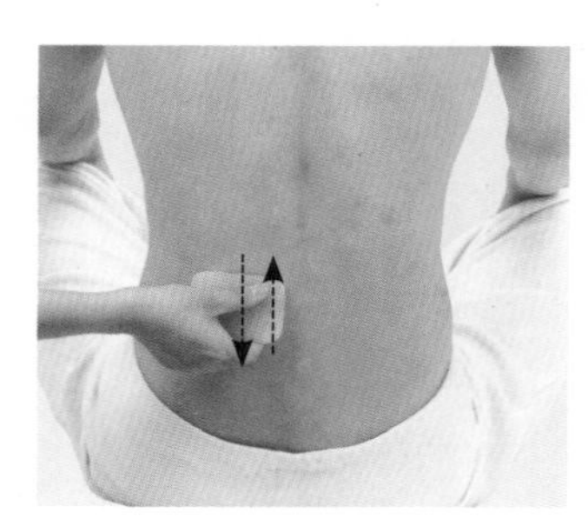

刮痧 每天用刮痧板平刮肾俞穴20~30次。

阴谷穴——遗尿、遗精选阴谷

阴谷穴属足少阴肾经，为肾经合穴，善补益肾气，治疗肾虚导致的遗尿、遗精、阳痿、早泄、性欲低下等。

穴位功效

- 阴谷穴可疏通经络、行气活血、振奋阳气。
- 对早泄、前列腺炎等男性性功能障碍疗效显著。
- 能改善尿频、尿急等不适症状。

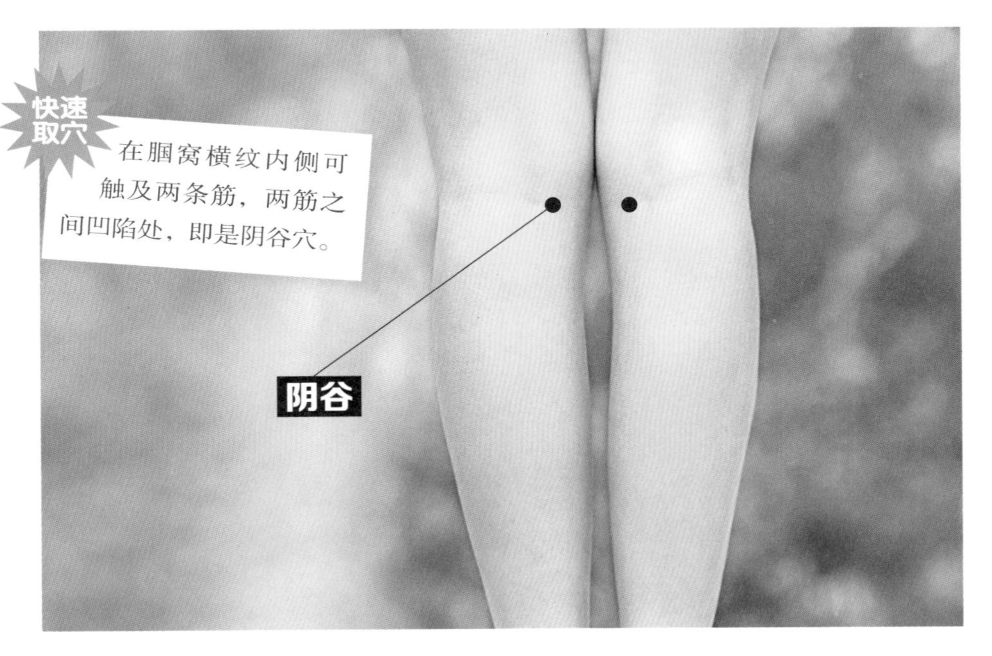

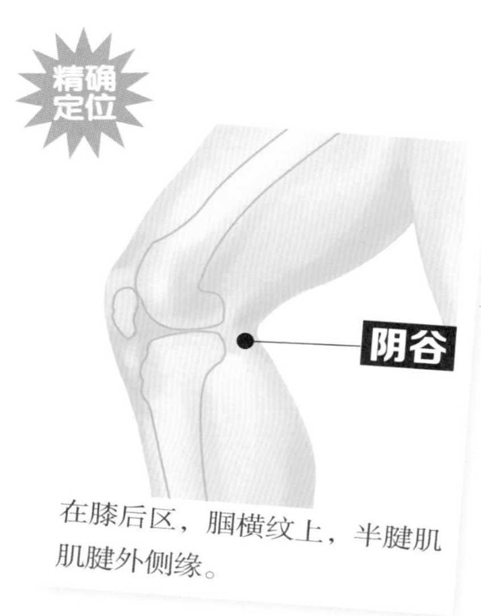

在膝后区，腘横纹上，半腱肌肌腱外侧缘。

一穴多用

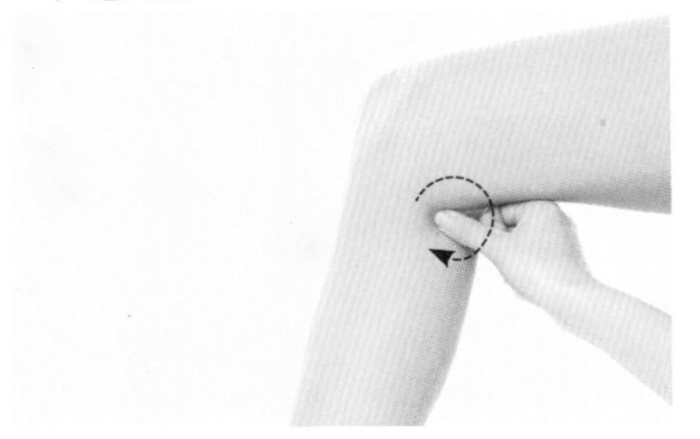

按摩 用拇指指腹按揉此穴，每次1~3分钟，可提高男性性能力，远离遗尿、遗精烦恼。

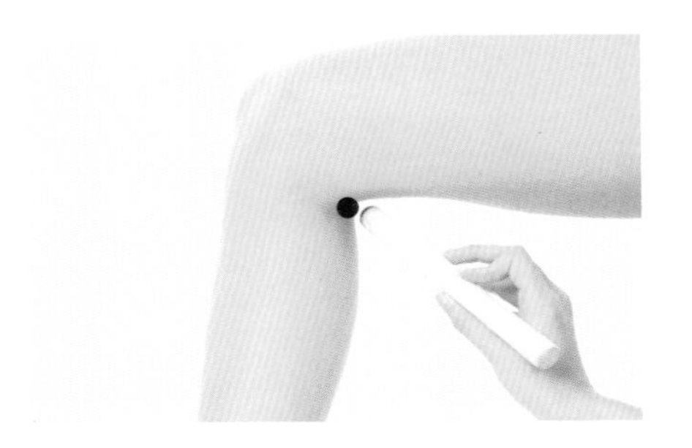

艾灸 用艾条温和灸5~20分钟，每天1次，可用于治疗阳痿、疝气等疾病。

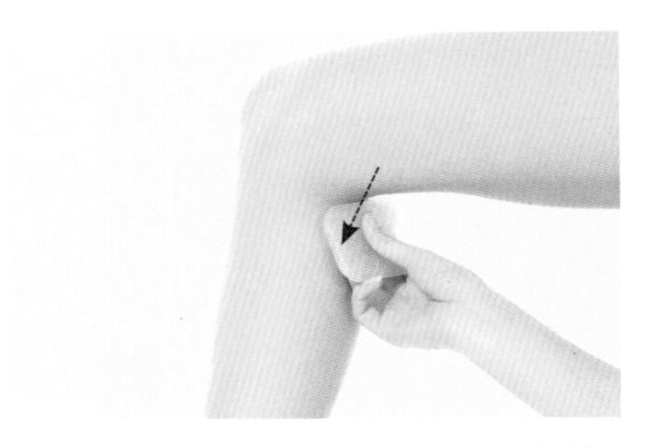

刮痧 从上向下刮拭3~5分钟，隔天1次，可用于治疗小便困难、癫狂、阴中痛等疾病。

命门穴——强腰膝、补肾气

命门，按字面上理解，即生命之门。但它在中医里却有着特定的含义，一般是指生命之火起源的地方，也就是肾阳之气聚集之处，因而平常人们所说的命门进补，其实就是益肾壮阳。

穴位功效

- 命门对肾虚所致的泌尿生殖系统病症有着良好的疗效。
- 经常搓擦命门穴可强肾固本、温肾壮阳、延缓衰老。

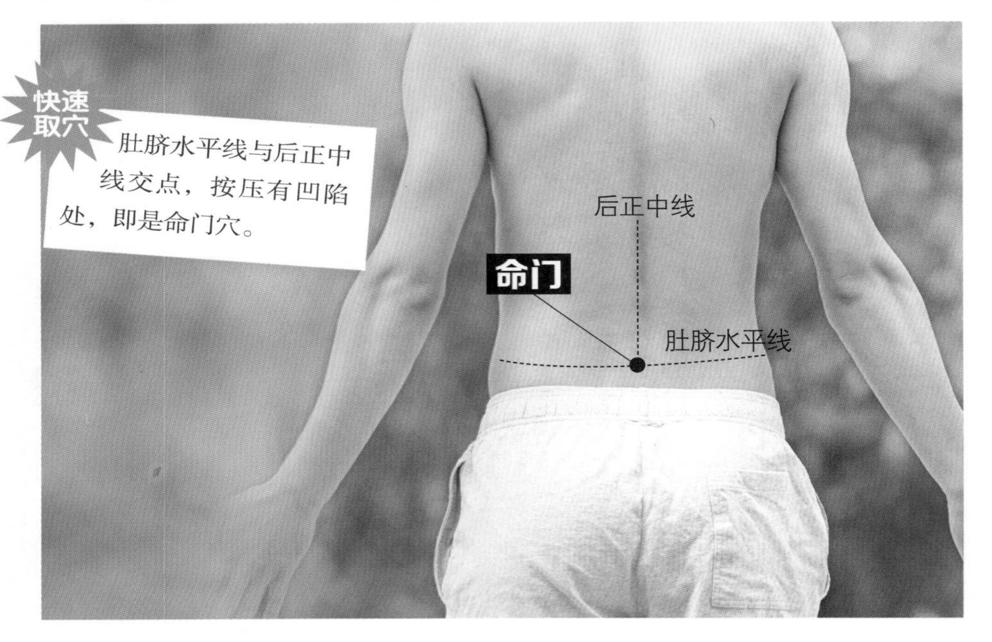

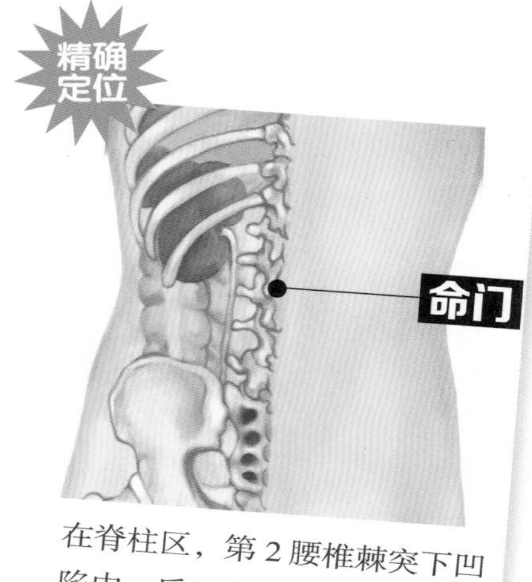

在脊柱区，第2腰椎棘突下凹陷中，后正中线上。

一穴多用

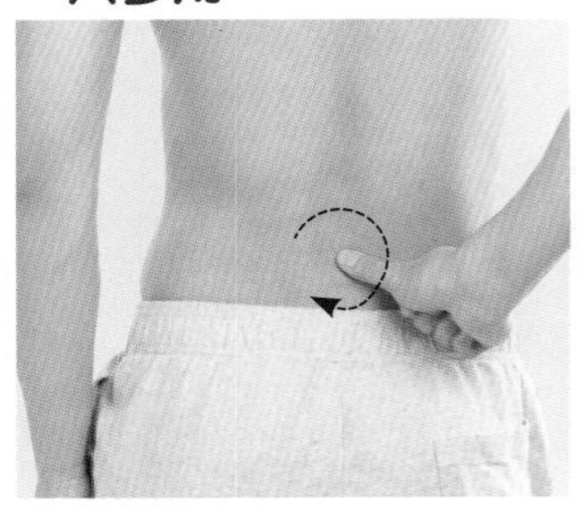

按摩 用拇指指腹用力按揉此穴，有强烈压痛感，每次3~5分钟。可改善阳痿、遗精。

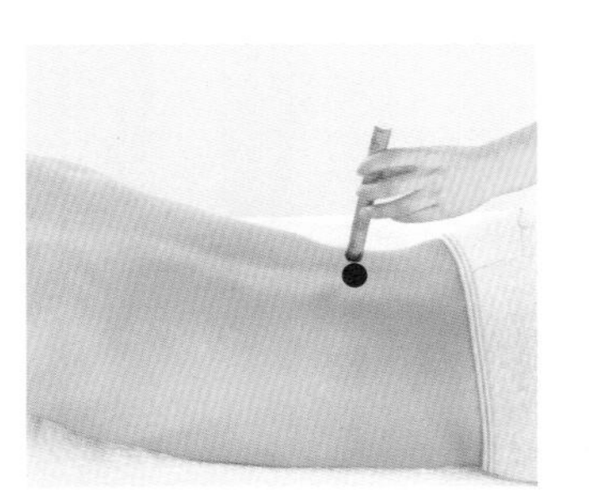

艾灸 用艾条温和灸5~20分钟，每天1次，可用于治疗腰脊冷痛、遗精。

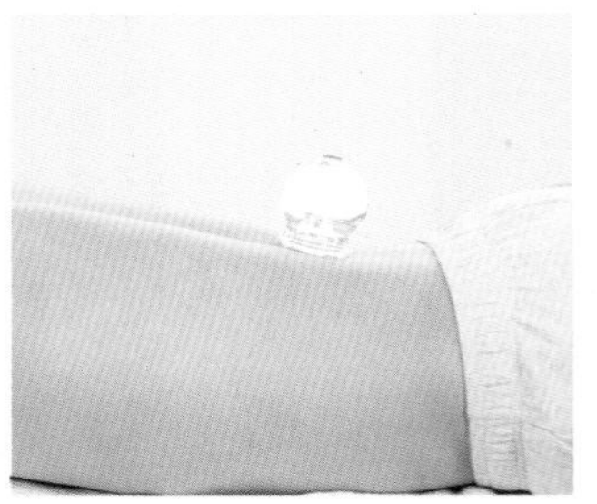

拔罐 用火罐留罐5~10分钟，隔天1次，可用于治疗腰腿痛、下肢痹痛。

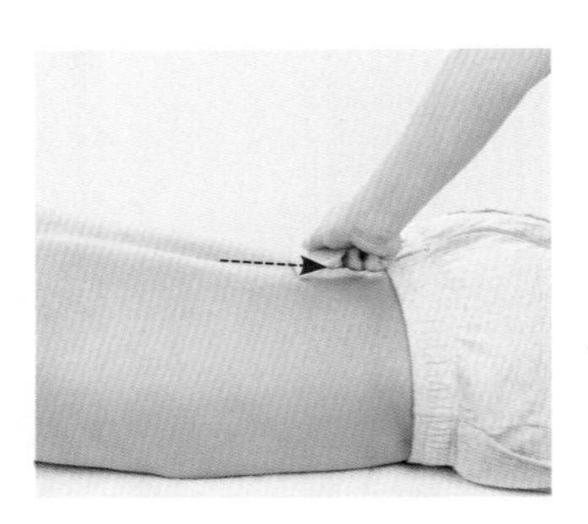

刮痧 从上向下刮拭命门穴30~50次，可强腰膝、益肾壮阳。

胆俞穴——养胆护体

中医理论认为胆主决断，与肝相表里。胆的功能异常就会出现惊悸、胆怯、失眠、胁肋胀痛、口苦、黄疸等症状。

穴位功效

- 胆俞穴是胆的背俞穴，主治胆经疾病，如胆囊炎、胆结石、惊悸、失眠等。

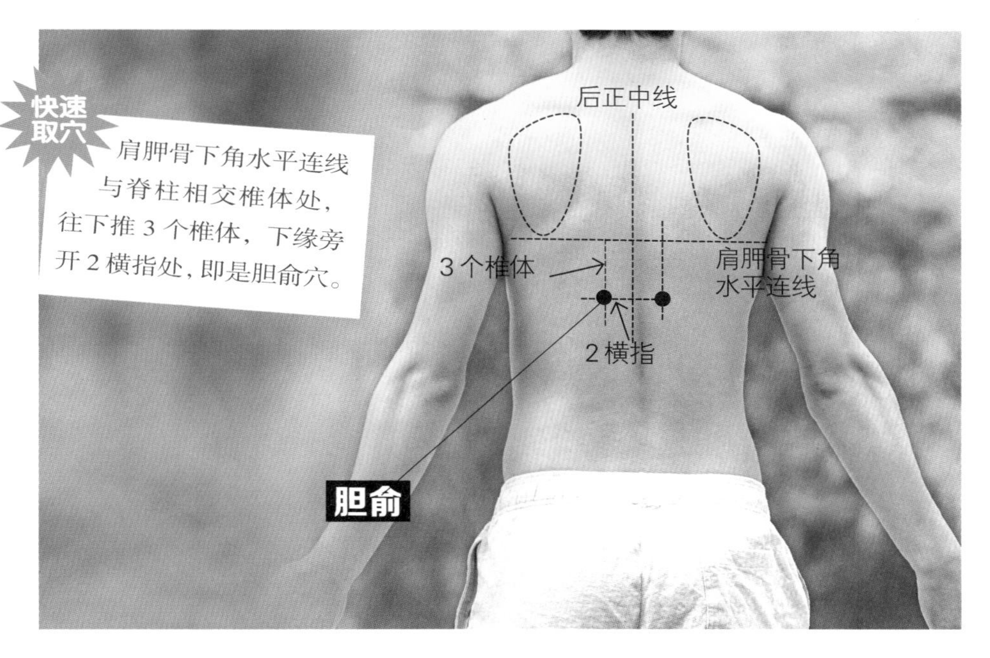

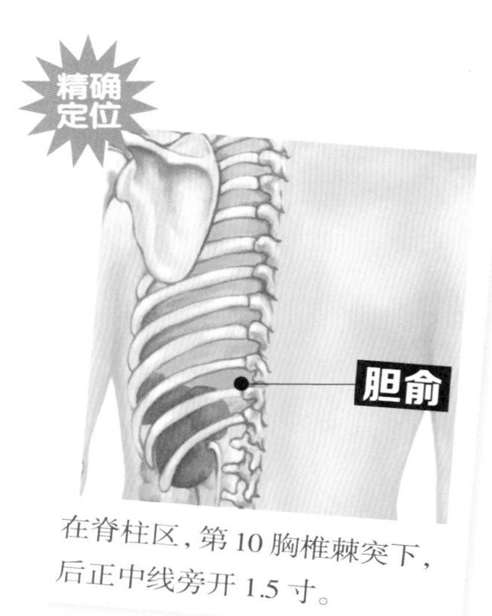

在脊柱区，第10胸椎棘突下，后正中线旁开1.5寸。

一穴多用

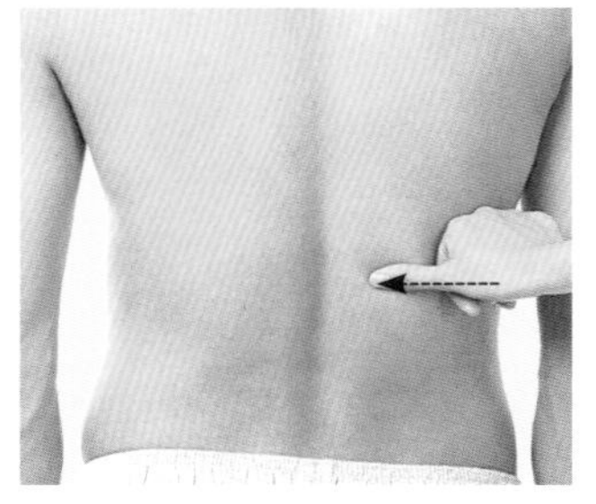

按摩 按摩胆俞穴时，可用拇指点压该穴，坚持每分钟按摩100次。

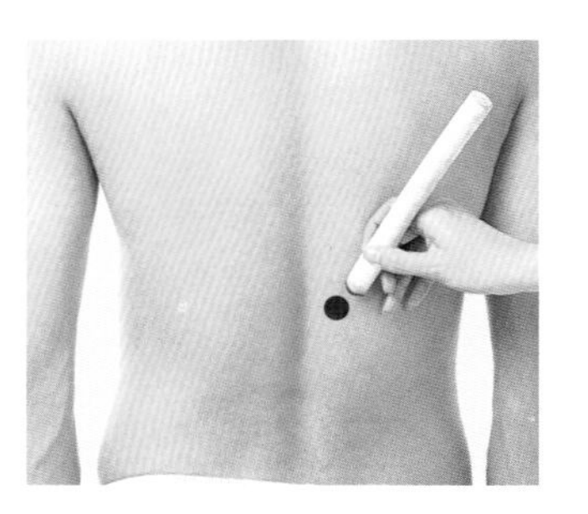

艾灸 用艾条温和灸5~20分钟，每天1次，可用于治疗呕吐、胁痛。

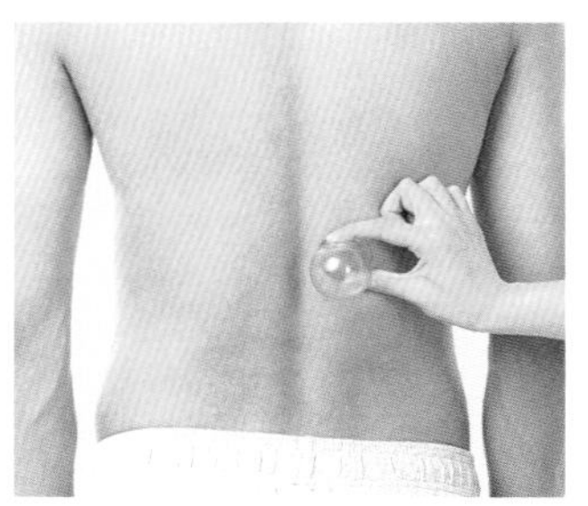

拔罐 用火罐留罐5~10分钟，隔天1次，可用于治疗骨蒸潮热、耳鸣、耳聋等疾病。

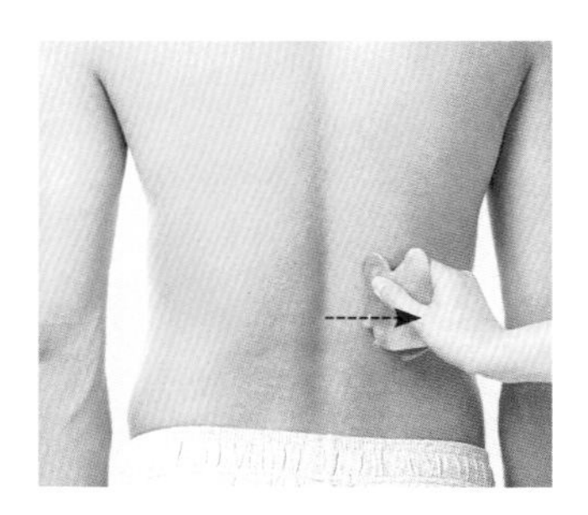

刮痧 从中间向外侧刮拭3~5分钟，隔天1次，可用于治疗黄疸、骨蒸潮热。

强壮孩子的奇效穴位

开天门——提神醒脑

按摩

拇指自下而上交替直推天门30~50次，叫作开天门。若用两拇指自下而上交替推至囟门，就叫作大开天门。

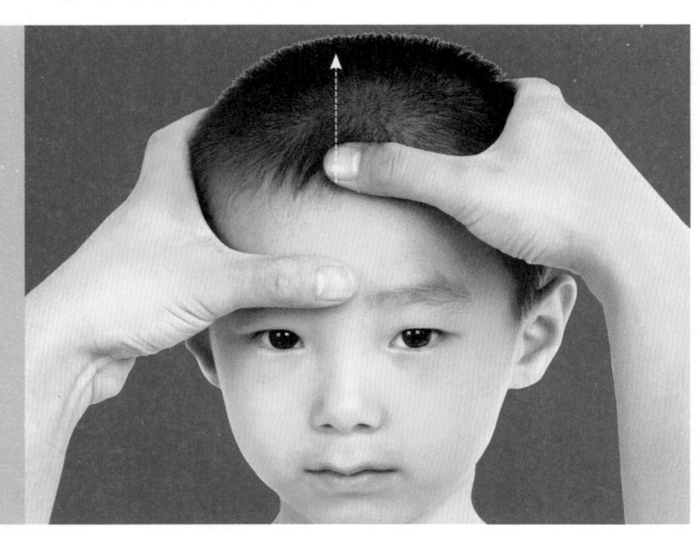

穴位功效

- 醒脑祛风，镇惊安神。
- 主治外感发热、头痛、感冒、惊风、呕吐等。

精确定位

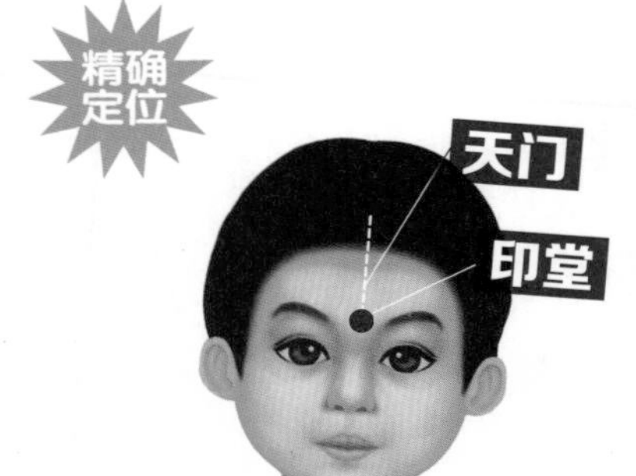

两眉中间（印堂穴）至前发际正中的一条直线。

揉印堂——外感发热好得快

按摩

用拇指指甲掐印堂穴3~5次，叫作掐印堂穴。用指端按揉印堂穴30~50次，叫作按揉印堂。

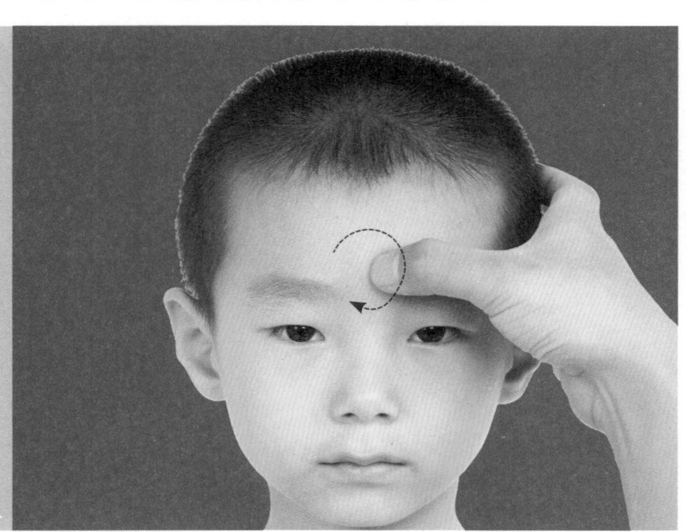

穴位功效

- 安神镇惊，明目通窍。
- 主治感冒、头痛、惊风、抽搐、近视、斜视、鼻塞等。

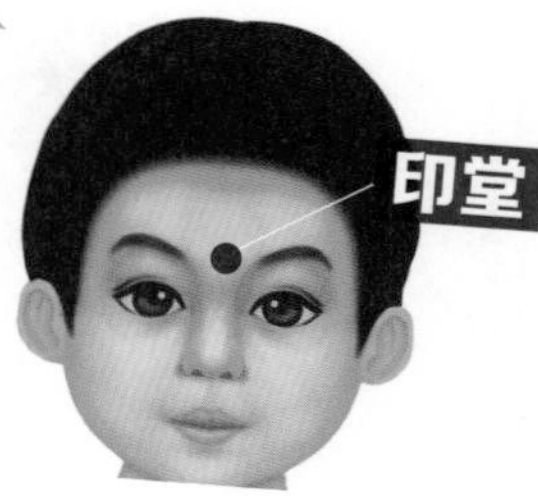

在头部，两眉毛内侧端中间的凹陷中。

配合 4 穴位 4 步按摩更有效

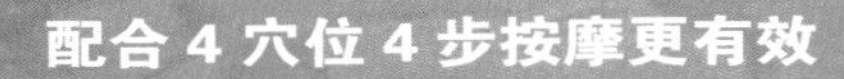

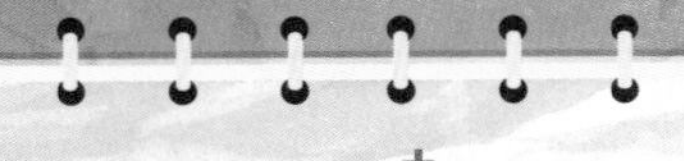

按压大椎穴

在脊柱区，第 7 颈椎棘突下凹陷中，后正中线上

掐合谷穴

在手背，第 2 掌骨桡侧的中点处

按摩外关穴

在前臂后区，腕背侧远端横纹上 2 寸，尺骨与桡骨间隙中点

按压太冲穴

在足背，第 1、第 2 跖骨间，跖骨底结合部前方凹陷中，或触及动脉搏动

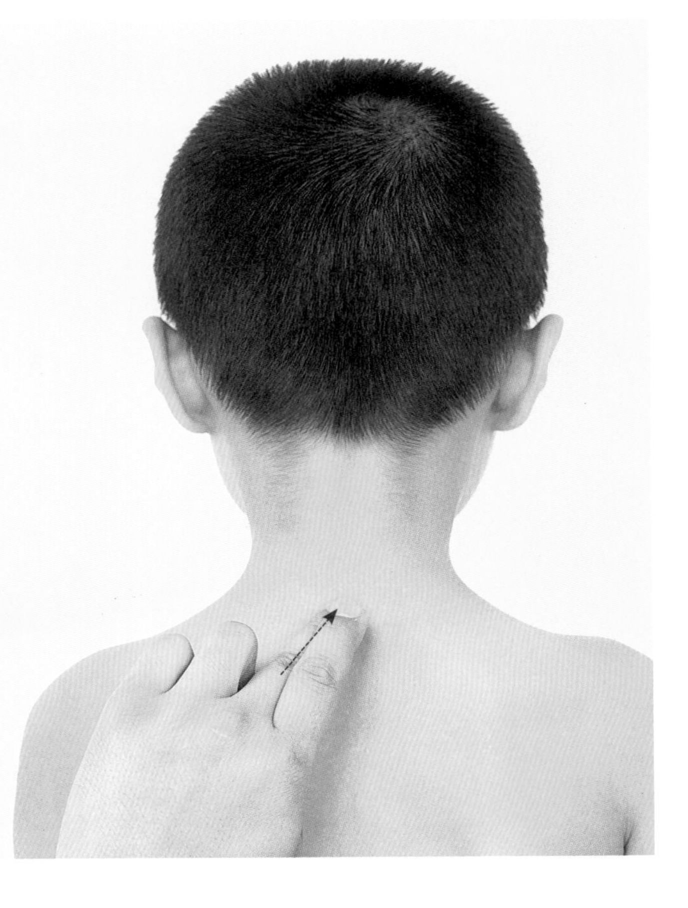

1 先用手指指腹按压大椎穴 20 次，再轻轻按揉 1 分钟，效果甚好。

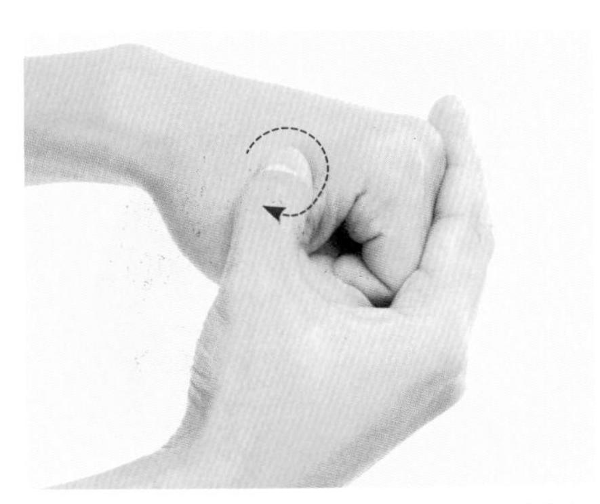

2 用大拇指用力掐合谷穴 1 分钟，按揉 10 次 5 遍。在合谷穴处用刮痧板刮拭，可快速帮助人体退热。

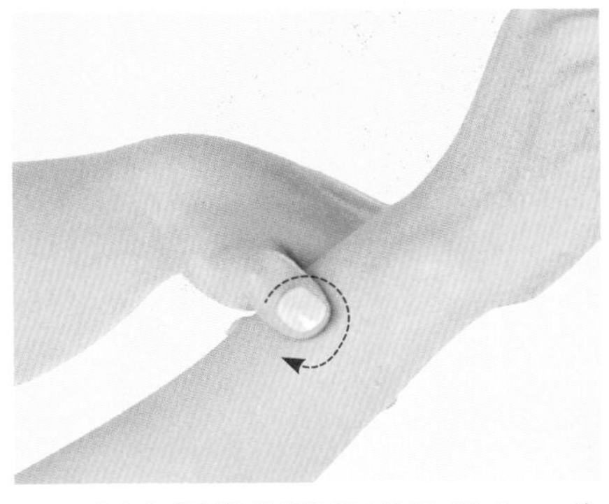

3 用大拇指指腹按摩外关穴 2 分钟，可起到解表退热的作用。

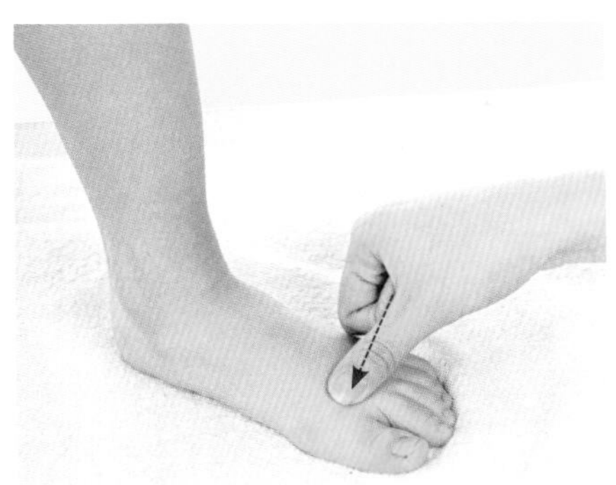

4 大拇指指尖按压太冲穴，力度要重，每按压 15 秒钟放松 1 次。

揉天心——安神醒脑离不了

按摩 用中指指端按揉天心30~50次，叫作揉天心。

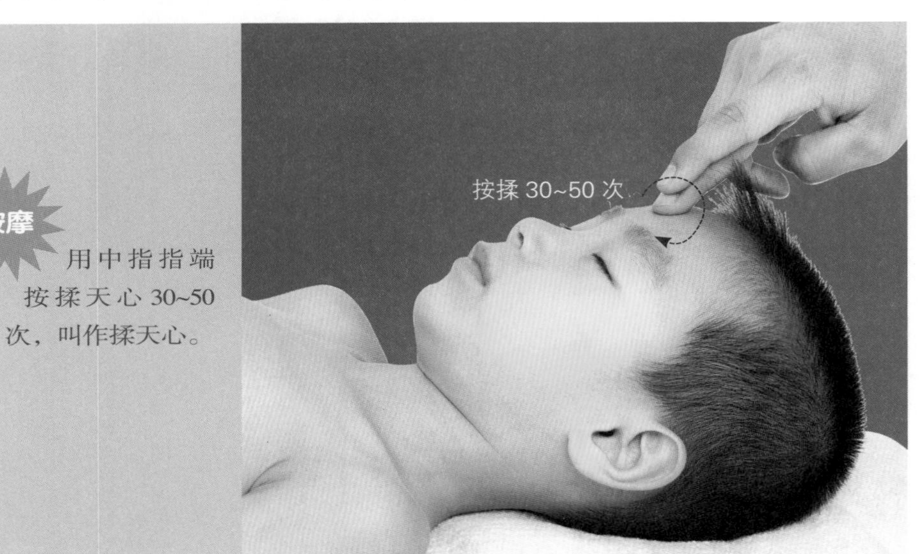

穴位功效

- 安神醒脑，明目通窍。
- 主治头昏、头痛、眩晕、失眠、鼻炎、鼻窦炎等。

精确定位

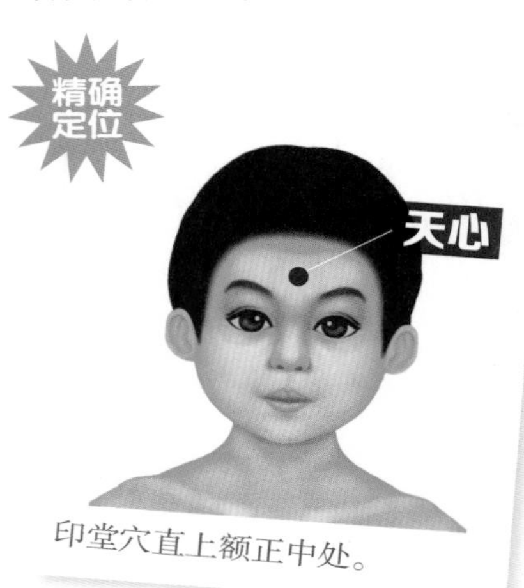

印堂穴直上额正中处。

推坎宫——让孩子眼睛亮起来

按摩 用两拇指螺纹面自眉头向眉梢分推坎宫50次，叫作推坎宫，也叫作分阴阳。

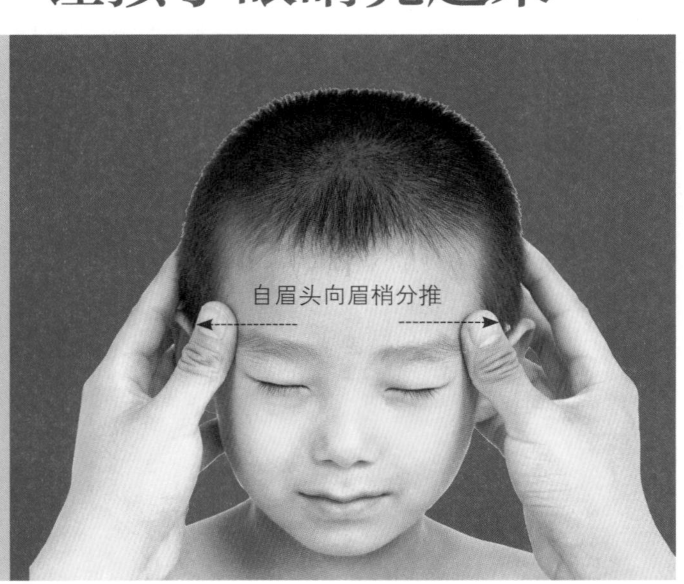

穴位功效

- 疏风解表，醒神明目。
- 主治外感发热、头痛、目赤痛、惊风、近视、斜视等。

精确定位

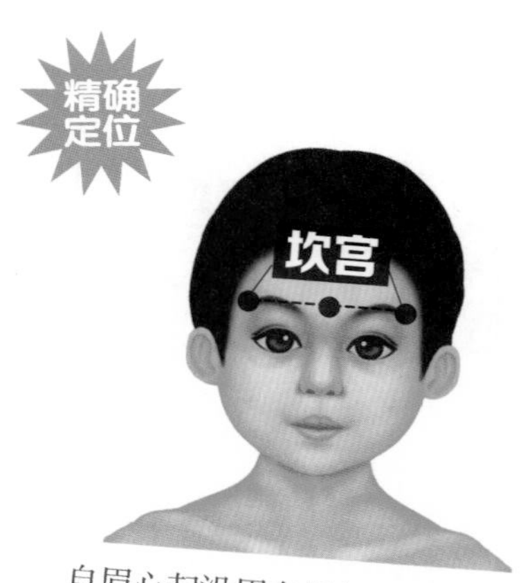

自眉心起沿眉向眉梢呈1横线。

推六腑——缓解宝宝便秘

按摩 用拇指指腹从孩子的肘推向腕，推 100 次。

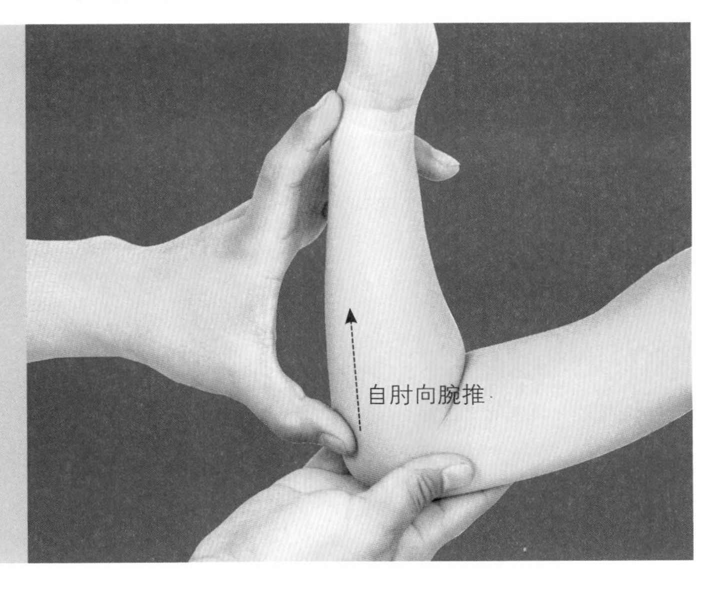

穴位功效

- 清热，凉血，解毒。
- 主治一切实热病症，如高热、大便秘结干燥等。

精确定位

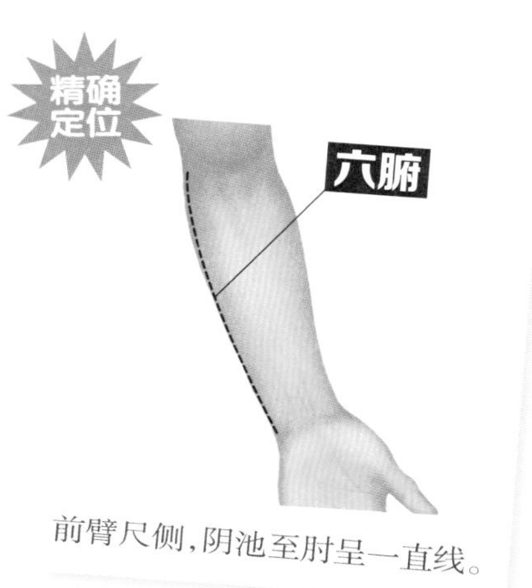

前臂尺侧，阴池至肘呈一直线。

推三关——风寒感冒记得推

按摩 用拇指桡侧面（外侧）或食指、中指指腹从孩子的腕推向肘，推 300 次。

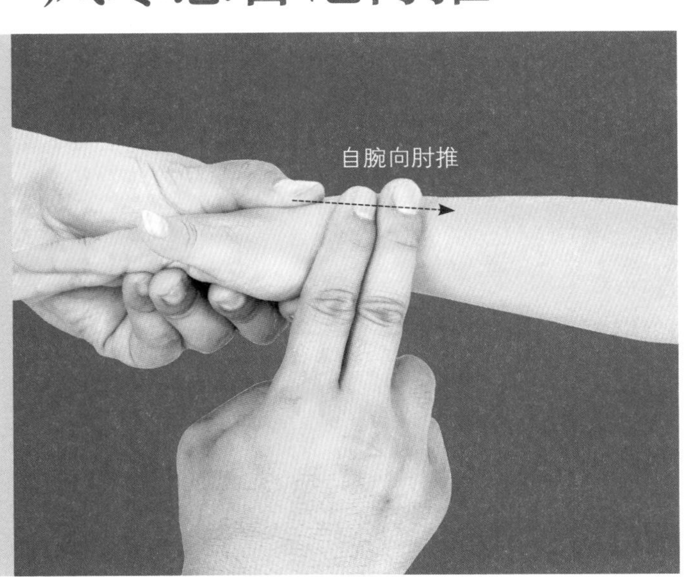

穴位功效

- 补气行气，温阳散寒，发汗解表。
- 主治气血虚弱、阳虚肢冷、腹痛、斑疹以及感冒风寒等虚寒病症。

精确定位

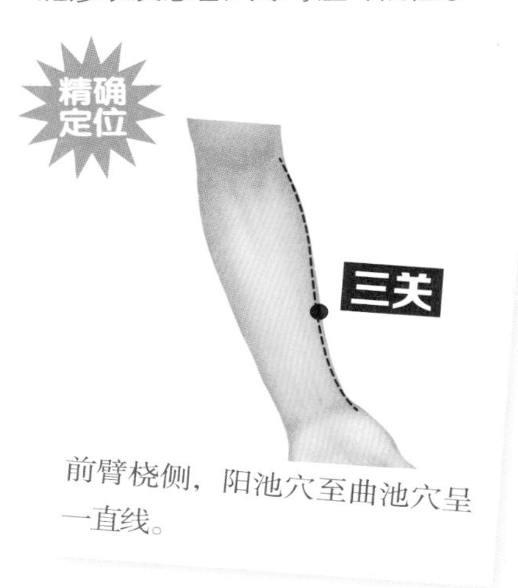

前臂桡侧，阳池穴至曲池穴呈一直线。

推大横纹——消食导滞

按摩 两拇指自掌后横纹中（总筋）向两旁分推大横纹 50~100 次，叫作分阴阳；自两旁（阴池、阳池）向总筋合推大横纹 50~100 次，叫作合阴阳。

穴位功效

- 平衡阴阳，调和气血，化痰散结。
- 主治寒热往来、腹胀、痢疾、食积、烦躁不安、痰涎壅盛。

精确定位

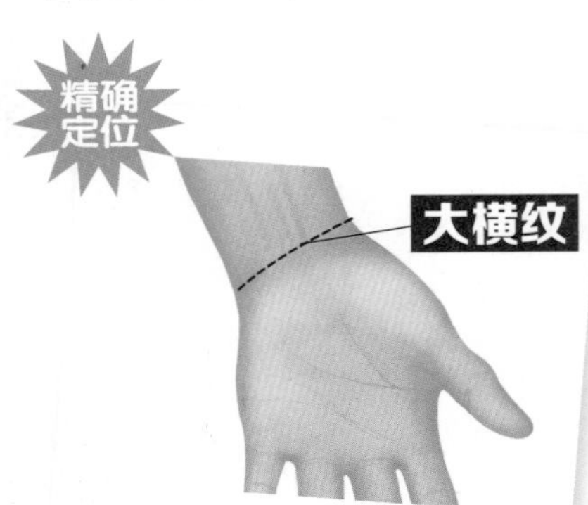

仰掌，掌后横纹。近拇指端称阳池，近小指端称阴池。

推大肠经——清利湿热

按摩 从食指指尖直推向虎口 100~300 次，叫作补大肠；从虎口直推向食指指尖 100~300 次，称清大肠。补大肠和清大肠，合称推大肠。

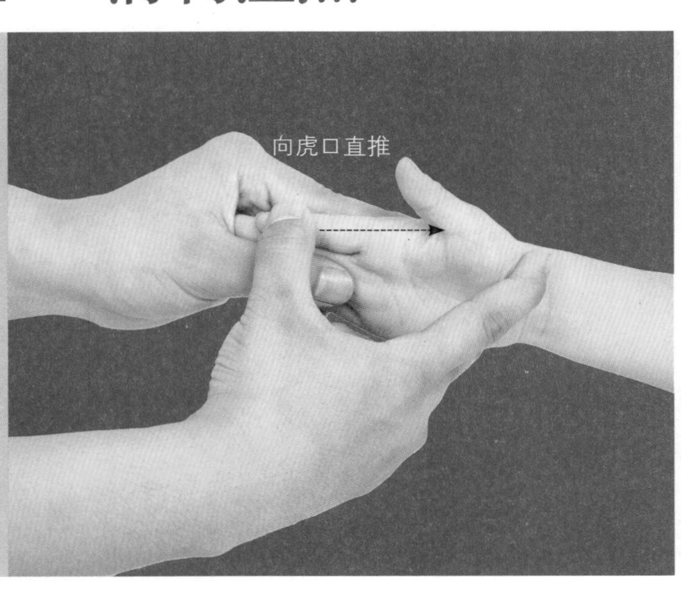

穴位功效

- 补大肠能温中止泻，涩肠固脱；清大肠能清利湿热，通腑导滞。
- 主治腹泻、脱肛、痢疾、便秘等。

精确定位

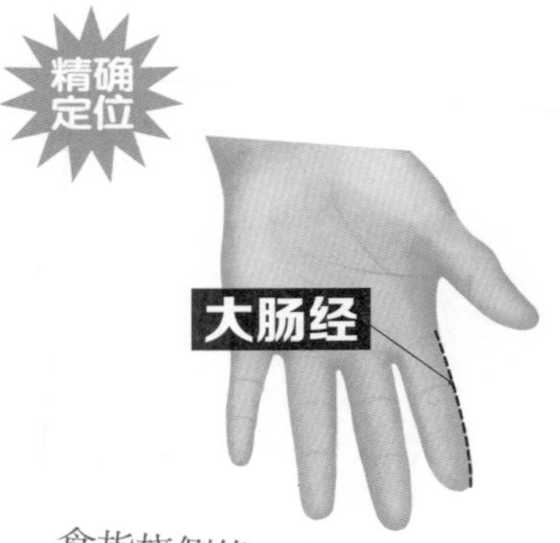

食指桡侧缘，自食指指尖至虎口呈一直线。

补肾经——补先天之不足

按摩 用拇指指腹旋推肾经100~300次，叫作补肾经；向指根方向直推50~100次，叫作清肾经。清肾经和补肾经合称推肾经。肾经宜补不宜清，需用清法时，多以清小肠代之。

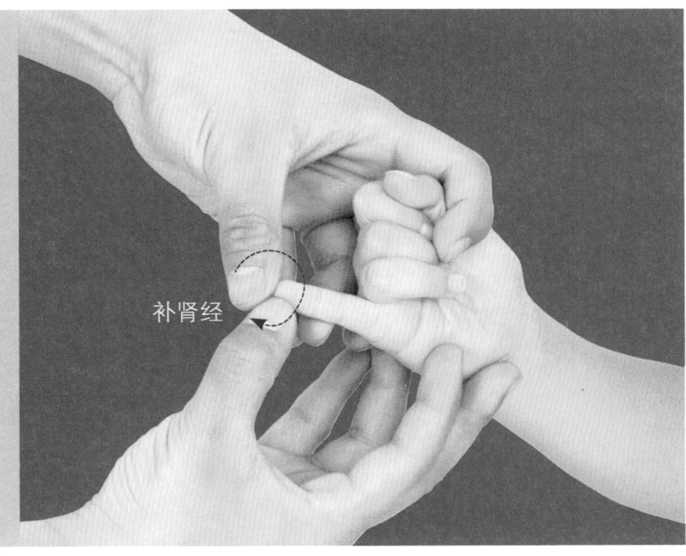

穴位功效

- 补肾益脑，温补下元。
- 主治先天不足、遗尿、虚喘、小便淋漓刺痛等。

精确定位

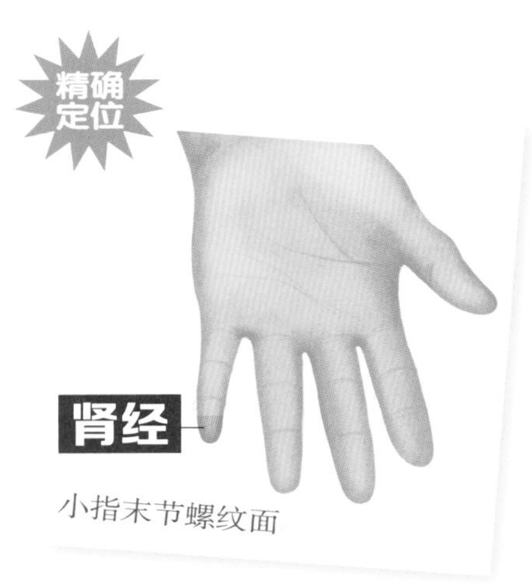

小指末节螺纹面

清心经——给宝宝清热泻火

按摩 用拇指指腹向孩子中指指根方向直推，推100~300次，叫作清心经。

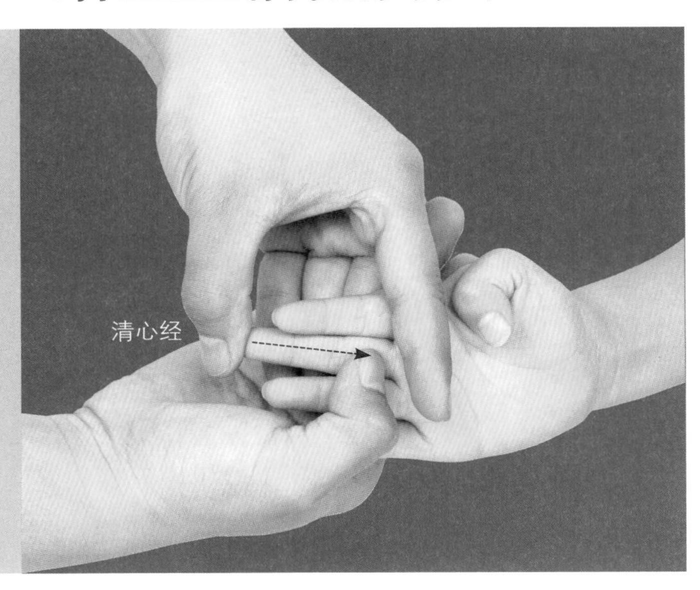

穴位功效

- 有清热泻火功效。
- 主治五心烦热、口舌生疮、小便赤涩、惊惕不安等。

精确定位

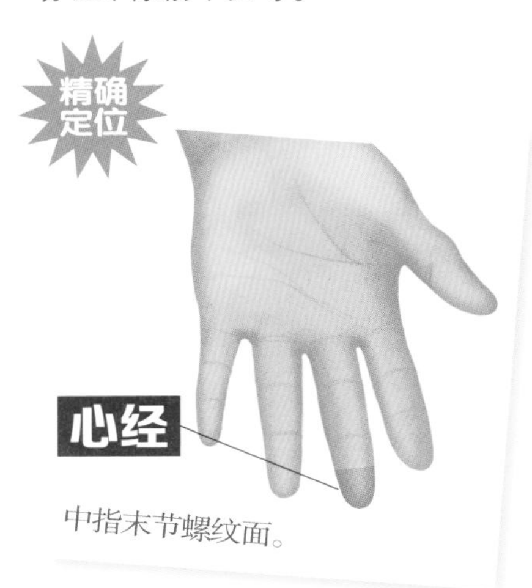

中指末节螺纹面。

推肝经——平肝泻火

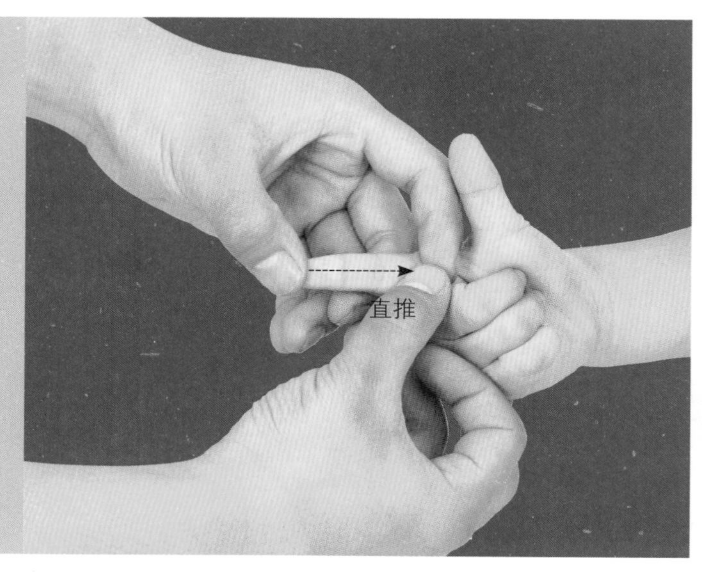

按摩 用拇指指腹旋推肝经 50~100 次，叫作补肝经；向指根方向直推肝经 100~500 次，叫作清肝经。补肝经和清肝经，合称推肝经。肝经宜清不宜补，若需补时，常用补肾经代之。

穴位功效

- 平肝泻火，息风镇惊，解郁除烦。
- 主治烦躁不安、目赤、五心烦热、口苦咽干等。

精确定位

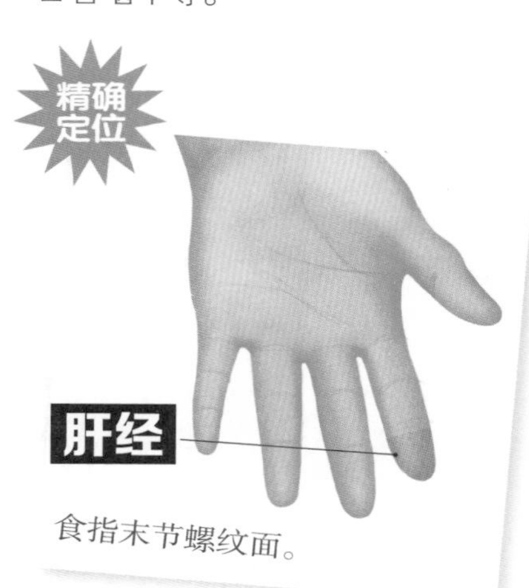

食指末节螺纹面。

揉板门——消化食积

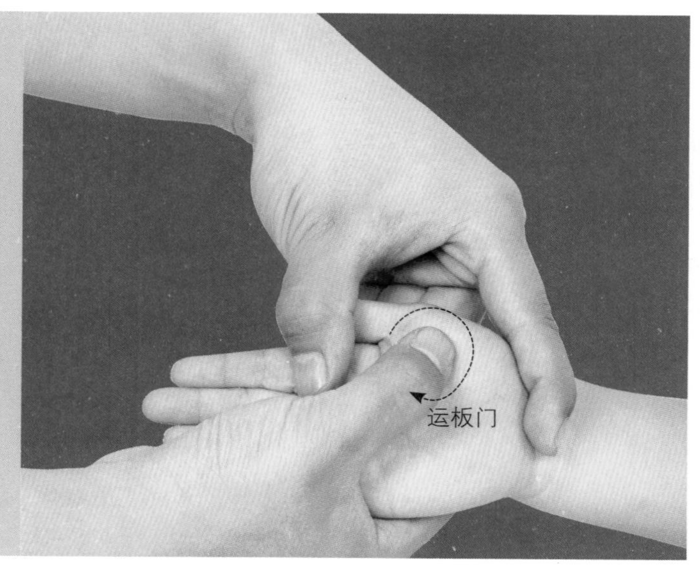

按摩 用指端揉板门 100~300 次，叫作揉板门，也叫运板门。用推法自指根推向腕横纹，叫作板门推向横纹。用推法自腕横纹推向指根，叫作横纹推向板门。

穴位功效

- 健脾和胃，消食化积。
- 主治食欲缺乏、疳积、呕吐、腹泻、气喘等。

精确定位

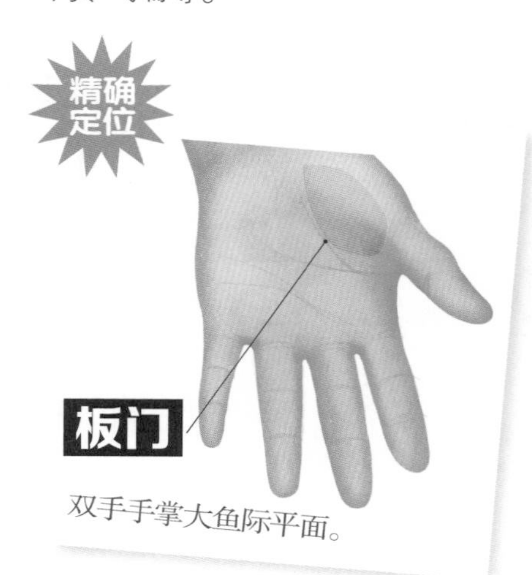

双手手掌大鱼际平面。

预防遗尿这样做： ✓保障充足睡眠 ✓穴位按摩 ✗避免受凉 ✗少食寒凉食物

揉肾俞——预防遗尿

按摩 用拇指螺纹面按揉肾俞穴10~30次。

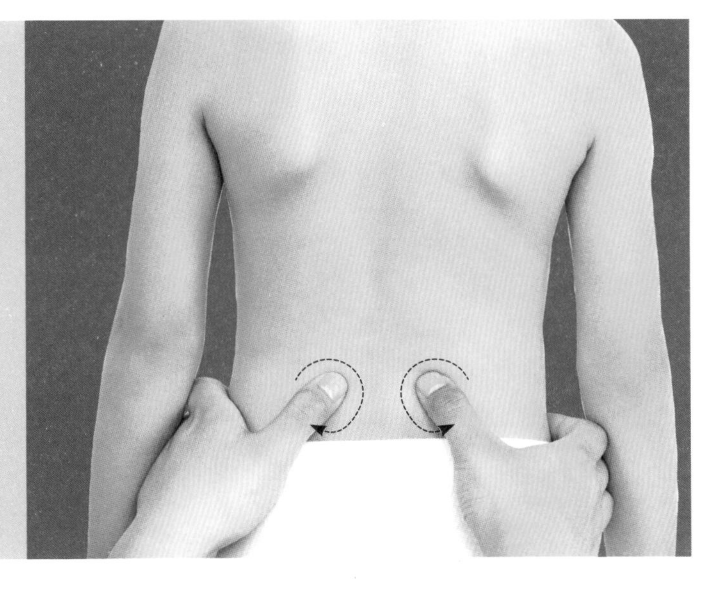

穴位功效

- 治疗先天肾气不足、下元虚冷。
- 主治由于各种疾病引起的脾肺虚损、气虚下陷等。

精确定位

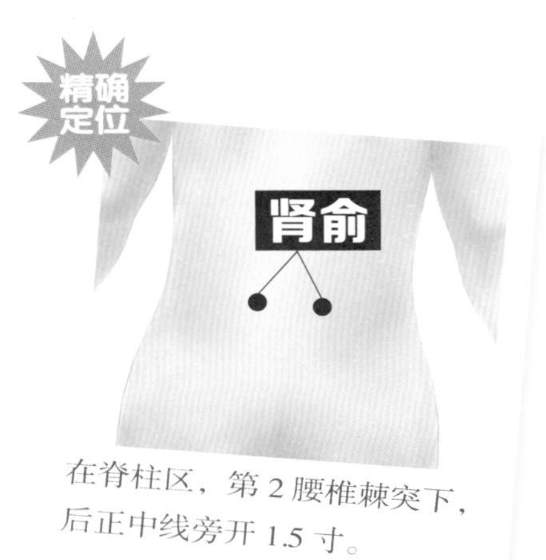

在脊柱区，第2腰椎棘突下，后正中线旁开1.5寸。

按揉三焦俞——预防湿疹

按摩 按揉三焦俞穴时，用手掌自上向下摩擦1分钟。

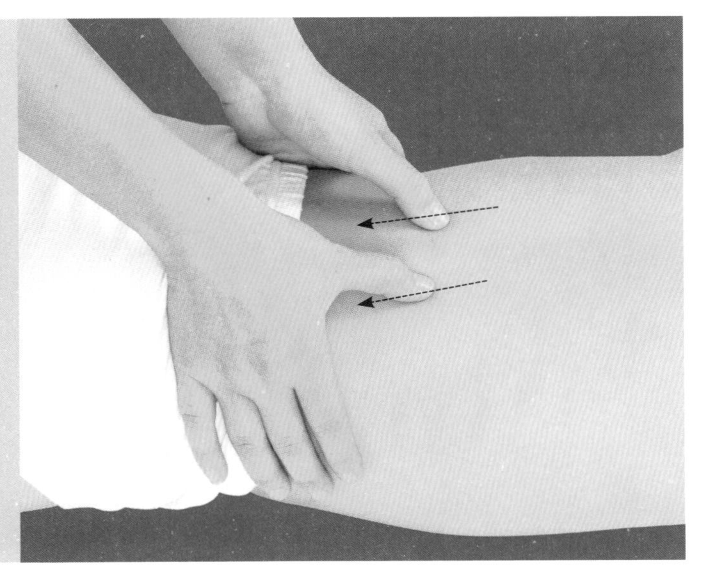

穴位功效

- 主治水肿、腹水、遗尿、湿疹。
- 湿性体质的宝宝可经常按摩这个穴位。

精确定位

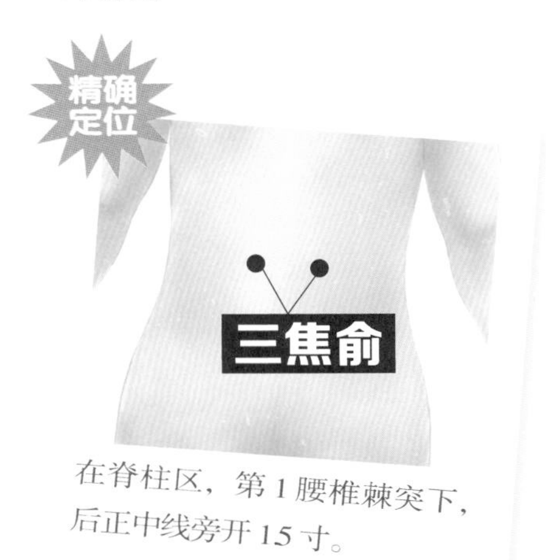

在脊柱区，第1腰椎棘突下，后正中线旁开1.5寸。

附录 教你八大奇效穴！关键时刻解烦忧

穴位是人体自带的药箱，若应用得当，可效如桴鼓，效果显著。我们归纳总结了八大奇效穴，关键时刻能帮您解烦忧。

穴位名称	穴位功效	穴位位置
劳宫穴——迅速降血压	有清心泻火的作用，它主要治疗心火过盛引起的疾病，如精神烦躁、心痛、口舌生疮、口臭等	**精确定位：**在掌区，横平第3掌指关节近端，第2、第3掌骨之间偏于第3掌骨 **快速取穴：**握拳屈指，中指指尖所指掌心处，按压有酸痛感处，即是劳宫穴

一穴多用

按摩	艾灸	刮痧	刺血
以一只手拇指反复按压另一只手劳宫穴，能快速缓解疲劳症状	用艾条温和灸5~20分钟，每天1次，可用于治疗体倦乏力，心悸怔忡	从手指近端向远端刮拭3~5分钟，隔天1次，可用于治疗癫狂、鹅掌风	用三棱针在劳宫穴点刺放血1~2毫升，可治疗中暑昏迷

合谷穴是手阳明大肠经合穴，善治一切胃肠道病变，如胃痛、肠炎、痢疾、泄泻等。阳明经多气多血，其通经活络行气之力尤著，故对全身因经络不通导致的痛证均有效，常与太冲合用，称之为“开四关”。

穴位名称	穴位功效	穴位位置
合谷穴——消炎镇痛的救星	有解表退热、理气止痛、活血调肠、调理汗液的作用，最善于调理大肠经的病变，可以补虚泻实，治疗胃痛、腹痛、肠炎、痢疾等	**精确定位：**在手背，第2掌骨桡侧的中点处。 **快速取穴：**食指、拇指并拢，肉最高点处，即是合谷穴。 **禁忌：**孕妇禁针

一穴多用

按摩	艾灸	刮痧	刺血
用拇指指腹按压合谷穴，对胃肠疾病有很好的消炎镇痛效果	用艾条温和灸5~20分钟，每天1次，可治疗急性腹痛、头痛	用平刮法刮拭合谷穴30~50次，可治疗胃痛、腹痛	用三棱针在合谷穴点刺放血1~2毫升，可治疗痔疮或便血

三阴交穴的功效非常特别，它可同时调补人体脾、肝、肾三脏，健脾益气、柔肝养血、益肾固本。尤其是对于女性朋友，三阴交穴的治疗保健意义更为重大。

穴位名称	穴位功效	穴位位置
三阴交穴——三条阴经气血的交会处	对妇科疾病有很好治疗效果，如痛经、月经不调、带下、不孕、产后恶露不尽等，都可以通过按摩三阴交穴来进行辅助治疗	**精确定位：**在小腿内侧，内踝尖上3寸，胫骨内侧缘后际 **快速取穴：**正坐，胫骨内侧面后缘，内踝尖直上4横指

一穴多用

按摩	艾灸	拔罐	妙招
坚持用拇指指尖垂直按压三阴交穴，可起到通经活络、补气养血的作用	用艾条温和灸5~20分钟，每天1次，可用于治疗痛经、疝气、水肿等	用火罐留罐5~10分钟，隔天1次，可用于治疗下肢疼痛	晚间用玫瑰花水泡脚，水面一定要没过三阴交穴，对改善痛经有明显效果

足三里穴是中医经穴治疗中涉及病症范围最广的穴位之一。它能补能泻，可寒可热，不仅能够疏经通络、消积化滞、祛风除湿、瘦身减肥，而且还可以健脾和胃、益气生血、防病保健、强身健体。

穴位名称	穴位功效	穴位位置
足三里穴——天然营养补品	对循环、消化、呼吸、免疫等各系统疾病的恢复都有积极作用，但以治疗消化系统疾病疗效最为显著	**精确定位：**在小腿外侧，犊鼻下 3 寸，犊鼻与解溪连线上 **快速取穴：**站位弯腰，同侧手虎口围住髌骨上外缘，其余四指向下，中指指尖处，即是足三里穴

一穴多用

按摩	艾灸	拔罐	刮痧
用拇指按压足三里穴，每次按压 5~10 分钟，可以使胃肠功能得到改善	用艾条温和灸 5~20 分钟，每天 1 次，可补气培元，还可治疗脾胃病、下肢痹痛	用火罐留罐 5~10 分钟，隔天 1 次，可用于治疗腰腿酸痛、胃痛	从上向下刮拭 3~5 分钟，隔天 1 次，可用于治疗脾胃病、下肢痹痛

水沟穴最大的特点是具有显著的双向调节作用，既能开窍醒脑，又可镇静宁神。按压水沟穴，还可治疗脊柱疾病，尤其是治疗急性扭伤的效果颇佳。

穴位名称	穴位功效	穴位位置
水沟穴——人体急救120	人事不省之际，迅速针刺水沟穴，有起死回生的功效。这是因为刺激水沟穴可以升高血压，而在紧要关头升高血压可以保证机体各个重要脏器的血液供应，维持生命活力	**精确定位：**在面部，人中沟的上1/3与中1/3交点处 **快速取穴：**面部人中沟上1/3处，按压有酸胀感处，即是水沟穴

一穴多用

刺血	妙招
可用三棱针点刺水沟穴，出血2~3滴	一些疾病突然发作时，如休克、晕厥、窒息、中暑等，都可以用拇指指尖掐按水沟穴。用力宜大，以患者苏醒为度。
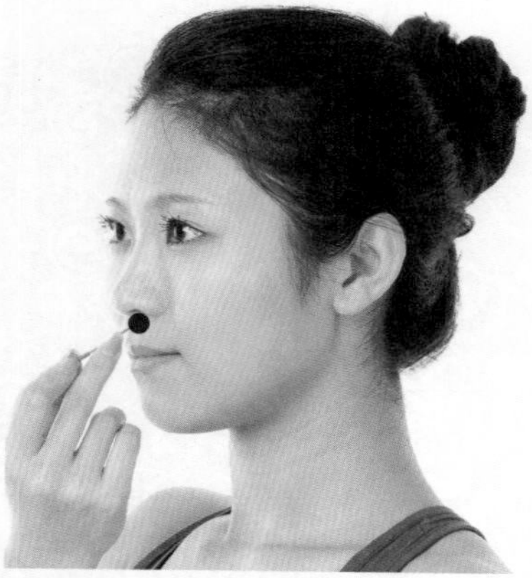	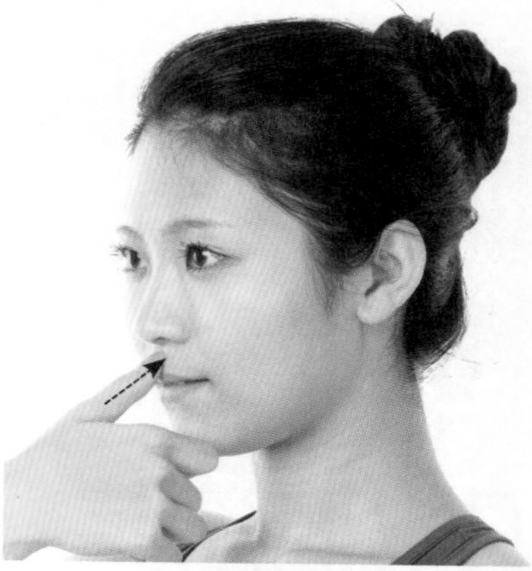

至，到达；阳，阴阳之阳。至阳穴与横膈平。经气自此从膈下的阳中之阴到达膈上的阳中之阳。

穴位名称	穴位功效	穴位位置
至阳穴——急性胃痛就按它	具有壮阳益气的功效，主要用于治疗胸胁胀痛、黄疸、腰脊疼痛、脊强等	**精确定位：**在脊柱区，第 7 胸椎棘突下凹陷中，后正中线上 **快速取穴：**两侧肩胛骨下角水平连线与后正中线相交处椎体下缘凹陷处

一穴多用

按摩	艾灸	拔罐	刮痧
针对胃痉挛等急性胃痛，用拇指指腹按揉两三分钟就可缓解 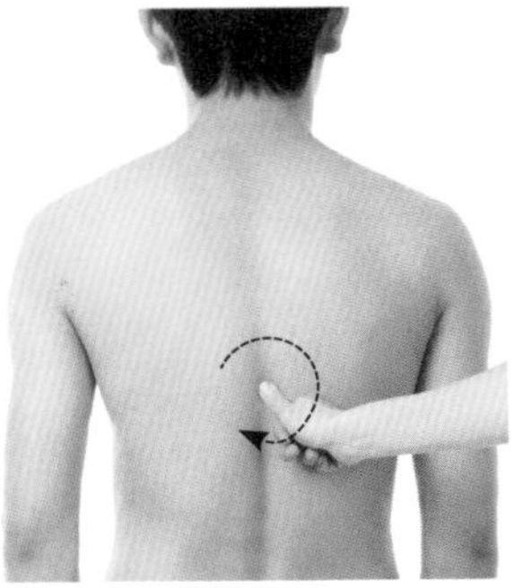	用艾条温和灸 5~20 分钟，每天 1 次，可用于治疗心悸、心律不齐 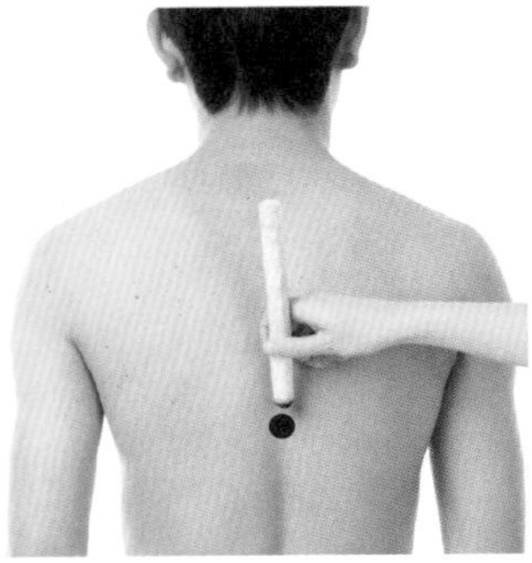	用火罐留罐 5~10 分钟，或连续走罐 5 分钟，隔天 1 次，可用于治疗背痛 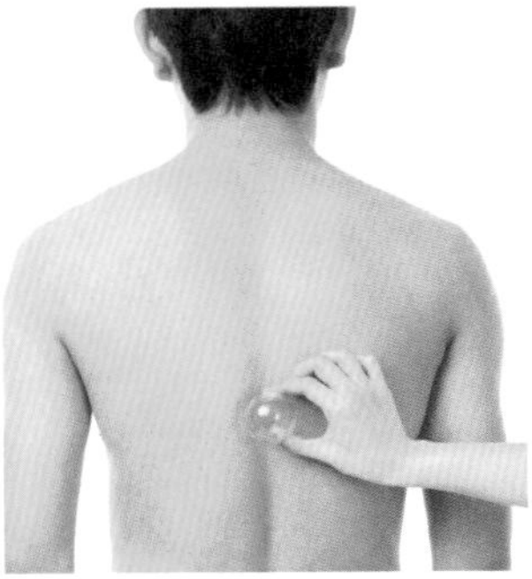	用面刮法由内向外刮拭至阳穴 30~50 次，可用于治疗腰脊疼痛 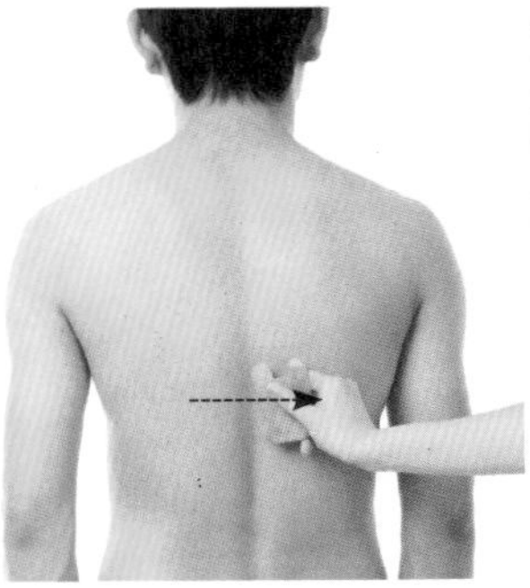

百会穴属督脉，“头为诸阳之会”，百会穴又位于人体巅顶之上，是体内多条阳经和阳气汇聚之处，所以平时按压百会穴，能提升体内的阳气，维持阴阳的平衡，有助于人的养生保健、疾病预防。急救时，按压百会穴，则可平肝息风、清热开窍，救人于危难。

穴位名称	穴位功效	穴位位置
百会穴——长命百岁保健穴	不仅对于调节机体的阴阳平衡起着重要作用，还是调节大脑功能的要穴，常用于头昏头痛、失眠、神经衰弱等疾病的治疗	**精确定位：**在头部，前发际正中直上5寸 **快速取穴：**正坐，两耳尖与头正中线相交处，按压有凹陷处，即是百会穴

一穴多用

按摩	艾灸	刮痧	妙招
用拇指按摩百会穴，顺、逆时针各50圈，每天2~3次。开慧增智、益寿延年	用艾条温和灸5~10分钟，每天1次。坚持艾灸，可缓解失眠、头痛	用角刮法按揉百会穴5~10分钟，每天1次。对头昏、头痛有效	平时多用手轻叩头部，尤其是百会穴，能起到保健、益寿延年的作用

中医认为，人的情志除了心之外，还与肝胆密切相关，由于阳陵泉穴归属于胆经，所以情绪烦躁，抑郁不乐，沉默寡言或因心理紧张而引起的血管神经性头痛、偏头痛等，都可取阳陵泉穴进行治疗。

穴位名称	穴位功效	穴位位置
阳陵泉穴——口苦口干无影踪	有舒筋、壮筋、通络的作用，是治疗下肢疾病的要穴，如下肢痿弱无力、膝关节疼痛等	**精确定位：**在小腿外侧，腓骨头前下方凹陷中 **快速取穴：**屈膝 90°，膝关节外下方，腓骨小头前下方凹陷处，即是阳陵泉穴

一穴多用

按摩	艾灸	拔罐	刮痧
每天用拇指指腹按揉阳陵泉穴 5~10 分钟，可有效缓解口苦口干的症状	用艾条温和灸 5~20 分钟，每天 1 次，可用于治疗膝痛、下肢痹痛、呕吐	用火罐留罐 5~10 分钟，隔天 1 次，可用于治疗膝痛、下肢痹痛、头痛	从上向下刮拭 3~5 分钟，隔天 1 次，可用于治疗头痛、黄疸、疟疾、水肿等疾病

图书在版编目（CIP）数据

一穴一方对症按摩 / 刘乃刚主编 . -- 南京：江苏凤凰科学技术出版社，2018.1

（汉竹•健康爱家系列）

ISBN 978-7-5537-8603-2

Ⅰ．①一… Ⅱ．①刘… Ⅲ．①按摩疗法（中医）－基本知识 Ⅳ．① R244.1

中国版本图书馆 CIP 数据核字 (2017) 第 250191 号

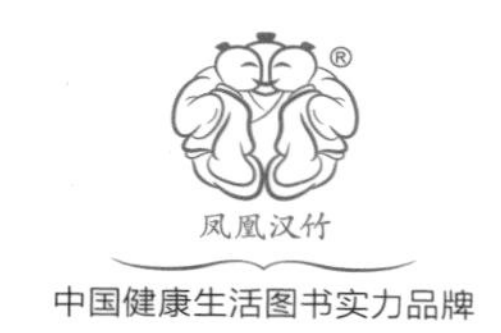

中国健康生活图书实力品牌

一穴一方对症按摩

主　　编　刘乃刚
编　　著　汉　竹
责任编辑　刘玉锋　张晓凤
特邀编辑　张　瑜　麻丽娟　任志远
责任校对　郝慧华
责任监制　曹叶平　方　晨

出版发行　江苏凤凰科学技术出版社
出版社地址　南京市湖南路 1 号 A 楼，邮编：210009
出版社网址　http://www.pspress.cn
印　　刷　南京新世纪联盟印务有限公司

开　　本　715 mm × 868mm　1/12
印　　张　16
字　　数　100 000
版　　次　2018 年 1 月第 1 版
印　　次　2018 年 1 月第 1 次印刷

标准书号　ISBN 978-7-5537-8603-2
定　　价　45.00 元（附赠：标准经络穴位挂图）